最新ガイドラインに基づく

# 呼吸器疾患診療指針

## 第6版

編集 **弦間昭彦**
日本医科大学 学長

総合医学社

# 序

「最新ガイドラインに基づく 呼吸器疾患 診療指針 2023-'24」が刊行されて2年余が過ぎました．その前身にあたる「呼吸器疾患診療 最新ガイドライン」「最新ガイドラインに基づく 呼吸器疾患 診療指針 2021-'22」に引き続き，多くの皆様のご好評をいただきました．

各疾病の診療の進歩は目覚ましく，この度，改訂を行い，「最新ガイドラインに基づく 呼吸器疾患 治療指針（第6版)」として出版することになりました．

本書の旧版との大きな違いは，**疾患別診療指針では取り上げにくいガイドライン，手引き，指針**

「喘息とCOPDのオーバーラップ診断と治療の手引き」
「肺癌患者におけるバイオマーカー検査の手引き」
「クライオ生検指針」
「肺がん検診ガイドライン」
「緩和医療・ガイドライン」
「呼吸器内視鏡診療を安全に行うために」

**をトピックスとして，巻頭にまとめて取り上げた**ことが挙げられます．

そのほか，
「成人肺炎診療ガイドライン 2024」
「新型コロナウイルス感染症 COVID-19 診療の手引き」第 10.1 版
「COVID-19 に対する薬物療法の考え方」第 15.1 版
「JAID/JSC 感染症治療ガイド 2023」
「成人肺非結核性抗酸菌症化学療法に関する見解—2023 年改訂—」
「希少深在性真菌の診断・治療ガイドライン」（2024 年）
「肺癌診療ガイドライン」
「特発性肺線維症の治療ガイドライン 2023」
「An update on management of adult patients with acute respiratory distress syndrome：an official American Thoracic Society clinical practice guideline」（2024 年）
「Revised ISHAM-ABPA working group clinical practice guidelines for diagnosing, classifying and treating alergic bronchopulmonary aspergillosis/mycoses」（2024 年）
「ANCA 関連血管炎診療ガイドライン 2023」
「呼吸不全に関する在宅ケア白書 2024」

「サルコイドーシス診療の手引き 2023」
「線毛機能不全症候群の診療の手引き」（2023 年）
「生体部分肺移植ガイドライン」（2023 年）
「脳死肺移植レシピエントの適応基準」（2023 年）

など，最近発行されたガイドラインを新たに踏まえて，専門家による説明がなされています（「ガイドラインの現況」に変化を　　　　　で明示してあります）．

　急速な進歩の中で，最新の医療レベルの知識を広い領域で保つことは容易でなくなっております．したがって各領域の診療ガイドラインへのアクセスは，医療レベルの担保になくてはならないものとなっています．そのような状況下で，呼吸器疾患全般の診療ガイドラインへの道標を目指した本書をご活用いただければ幸いです．

　旧版である「呼吸器疾患診療 最新ガイドライン」「最新ガイドラインに基づく呼吸器疾患 診療指針 2021-'22」「最新ガイドラインに基づく呼吸器疾患 診療指針 2023-'24」の以下の基本方針

## ●専門でない疾患ガイドラインへのアクセスを示す

　ガイドラインは，極めて多数存在し，その作成は多数の学会に委ねられているため，専門ではない特定の疾患に関するガイドラインへのアクセスは，大変，難しくなっています．そのため，ガイドラインそのものの存在などの基本情報や情報内容の適正な解釈などを紹介するツールが必要となっています．すなわち，**「ガイドラインへのガイドライン」が必要な状況になっており，その要望に応える**

## ●総合診療医として，かかりつけ医として，他疾患の呼吸器専門医として，研修医として，疾患の非専門家が診療する状況において，専門家でない医師の知りたい情報をまとめる

を維持し，最新の知見をしっかりと加えていただきました．診療の現場で大いに参考にしていただける内容と確信しております．執筆の皆様には，この場を借りて，御礼申し上げます．
　皆様の「幅の広い安定した呼吸器疾患の診療」のお役に立てることを願います．

2024 年 12 月
日本医科大学 学長

弦 間 昭 彦

# 執筆者一覧

## ● 編　集

弦 間 昭 彦　　日本医科大学 学長

## ● 執　筆（執筆順）

山 田 志 保　　日本大学医学部内科学系 呼吸器内科学分野

丸 岡 秀一郎　　日本大学医学部内科学系 呼吸器内科学分野

權 　 寧 博　　日本大学医学部内科学系 呼吸器内科学分野

谷 田 部 　恭　　国立がん研究センター中央病院 病理診断科

品 川 尚 文　　KKR 札幌医療センター 呼吸器内科

中 山 富 雄　　国立がん研究センターがん対策研究所 検診研究部

井 上 　彰　　東北大学大学院医学系研究科 緩和医療学分野

堀 之 内 宏 久　　さいたま市立病院 呼吸器外科

藤 田 和 恵　　日本医科大学付属病院 呼吸器内科／同 医療安全管理部 感染制御室

川 名 明 彦　　防衛医科大学校 内科学講座（感染症・呼吸器）

佐 田 　充　　杏林大学医学部付属病院 呼吸器内科

石 川 周 成　　杏林大学医学部付属病院 呼吸器内科

石 井 晴 之　　杏林大学医学部付属病院 呼吸器内科

岩 永 直 樹　　長崎大学病院 呼吸器内科

迎 　 寛　　長崎大学大学院医歯薬学総合研究科 呼吸器内科学分野

時 松 一 成　　昭和大学医学部内科学講座 臨床感染症学部門

矢 﨑 　海　　筑波大学附属病院 呼吸器内科

檜 澤 伸 之　　筑波大学附属病院 呼吸器内科

進 藤 有一郎　　名古屋大学医学部附属病院 呼吸器内科

石 田 　直　　公益財団法人大原記念倉敷中央医療機構 倉敷中央病院 呼吸器内科

吉 田 耕一郎　　近畿大学病院 安全管理センター 感染対策部

露 口 一 成　　NHO 近畿中央呼吸器センター 臨床研究センター 感染症研究部

伊 藤 優 志　　結核予防会複十字病院 呼吸器センター

森 本 耕 三　　結核予防会複十字病院 呼吸器センター

住 吉 　誠　　宮崎大学医学部内科学講座 呼吸器・膠原病・感染症・脳神経内科学分野

宮 崎 泰 可　　宮崎大学医学部内科学講座 呼吸器・膠原病・感染症・脳神経内科学分野

淺 井 麻依子　　がん・感染症センター都立駒込病院 呼吸器内科

福 島 一 彰　　がん・感染症センター都立駒込病院 感染症科

| | |
|---|---|
| 細見幸生 | がん・感染症センター都立駒込病院 呼吸器内科 |
| 山口博樹 | 日本医科大学大学院医学研究科 血液内科学分野 |
| 神津 悠 | 日本大学医学部内科学系 呼吸器内科学分野 |
| 日野光紀 | 日本医科大学 呼吸ケアクリニック |
| 佐藤 晋 | 京都大学大学院医学研究科 呼吸管理睡眠制御学 |
| 神尾孝一郎 | 日本医科大学大学院医学研究科 呼吸器内科学分野 |
| 橋本直純 | 藤田医科大学 呼吸器内科学 |
| 長谷川好規 | 国立病院機構名古屋医療センター |
| 黒川敦志 | 東京女子医科大学 呼吸器内科学講座 |
| 多賀谷悦子 | 東京女子医科大学 呼吸器内科学講座 |
| 松根彰志 | 日本医科大学武蔵小杉病院 耳鼻咽喉科 |
| 大久保公裕 | 日本医科大学付属病院 耳鼻咽喉科・頭頸部外科 |
| 堀 益靖 | 広島大学病院 呼吸器内科 |
| 服部 登 | 広島大学病院 呼吸器内科 |
| 田坂定智 | 弘前大学大学院医学研究科 呼吸器内科学 |
| 臼杵二郎 | 東京臨海病院 呼吸器内科 |
| 赤坂圭一 | さいたま赤十字病院 呼吸器内科 |
| 中田 光 | 新潟大学医歯学総合病院 高度医療開発センター先進医療開拓部門 |
| 田中庸介 | 日本医科大学付属病院 呼吸器内科 |
| 木村 弘 | 日本医科大学付属病院 呼吸器内科 |
| | 結核予防会複十字病院 呼吸不全管理センター |
| 山本 剛 | 日本医科大学付属病院 心臓血管集中治療科・循環器内科 |
| 淺井邦也 | 日本医科大学付属病院 心臓血管集中治療科・循環器内科 |
| 田邉信宏 | 千葉県済生会習志野病院 肺高血圧症センター |
| 藤島清太郎 | 慶應義塾大学 予防医療センター |
| 齊藤英正 | 日本医科大学付属病院 放射線科 |
| 上田達夫 | 日本医科大学付属病院 放射線科 |
| 汲田伸一郎 | 日本医科大学付属病院 放射線科 |
| 加賀谷 尽 | 慶應義塾大学医学部 内科学教室（呼吸器） |
| 加畑宏樹 | 慶應義塾大学医学部 内科学教室（呼吸器） |
| 福永興壱 | 慶應義塾大学医学部 内科学教室（呼吸器） |
| 青木絢子 | 横浜市立大学大学院医学研究科 呼吸器病学 |
| 原 悠 | 横浜市立大学大学院医学研究科 呼吸器病学 |
| 金子 猛 | 横浜市立大学大学院医学研究科 呼吸器病学 |
| 伊藤 理 | 愛知医科大学医学部 内科学講座（呼吸器・アレルギー内科） |
| 財前圭晃 | 久留米大学医学部内科学講座 呼吸器・神経・膠原病内科部門 |
| 木下 隆 | 久留米大学医学部内科学講座 呼吸器・神経・膠原病内科部門 |
| 星野友昭 | 久留米大学医学部内科学講座 呼吸器・神経・膠原病内科部門 |
| 髙木弘一 | 鹿児島大学大学院医歯学総合研究科 呼吸器内科学 |
| 井上博雅 | 鹿児島大学大学院医歯学総合研究科 呼吸器内科学 |

| | |
|---|---|
| 新 実 彰 男 | 名古屋市立大学大学院医学研究科 呼吸器・免疫アレルギー内科学 |
| 宮 崎 泰 成 | 東京科学大学病院 呼吸器内科 |
| 坂 東 政 司 | 自治医科大学 内科学講座 呼吸器内科学部門 |
| 桑 名 正 隆 | 日本医科大学付属病院 アレルギー膠原病内科 |
| 馬 場 智 尚 | 神奈川県立循環器呼吸器病センター 呼吸器内科 |
| 山 口 正 雄 | 帝京大学ちば総合医療センター 第三内科（呼吸器） |
| 萩 谷 政 明 | 帝京大学ちば総合医療センター 第三内科（呼吸器） |
| 大倉真喜子 | 順天堂大学大学院医学研究科 呼吸器内科学 |
| 瀬 山 邦 明 | 順天堂大学大学院医学研究科 呼吸器内科学 |
| 矢 寺 和 博 | 産業医科大学医学部 呼吸器内科学 |
| 菅 沼 成 文 | 高知大学医学部 環境医学 |
| 森 部 玲 子 | 高知大学医学部 環境医学<br>防治会きんろう病院 |
| 田 村 太 朗 | 高知大学医学部 環境医学<br>防治会いずみの病院 |
| 永 田　　真 | 埼玉医科大学 呼吸器内科<br>埼玉医科大学病院 アレルギーセンター |
| 齋 藤 好 信 | 日本医科大学武蔵小杉病院 呼吸器内科 |
| 弦 間 昭 彦 | 日本医科大学 |
| 大西かよ子 | 国際医療福祉大学医学部 放射線医学 |
| 石 川　　仁 | 量子科学技術研究開発機構 QST 病院 |
| 伊 豫 田 明 | 東邦大学外科学講座 呼吸器外科学分野 |
| 東　　陽 子 | 東邦大学外科学講座 呼吸器外科学分野 |
| 中 村 晃 史 | 兵庫医科大学 呼吸器外科学 |
| 舟 木 壮 一 郎 | 兵庫医科大学 呼吸器外科学 |
| 長谷川誠紀 | 兵庫医科大学 呼吸器外科学 |
| 廣 瀬　　敬 | 日本医科大学多摩永山病院 呼吸器・腫瘍内科 |
| 滝 口 裕 一 | 翠明会山王病院 腫瘍内科・呼吸器内科 |
| 陳　　和 夫 | 日本大学医学部 内科学系睡眠学分野 睡眠医学・呼吸管理学 |
| 寺 田 二 郎 | 成田赤十字病院 呼吸器内科 |
| 巽　　浩 一 郎 | 千葉大学真菌医学研究センター 呼吸器生体制御学研究部門 |
| 谷内七三子 | 日本医科大学付属病院 呼吸器内科 |
| 東 出 直 樹 | 東北大学大学院医学系研究科 内科病態学講座 呼吸器内科学分野 |
| 杉 浦 久 敏 | 東北大学大学院医学系研究科 内科病態学講座 呼吸器内科学分野 |
| 武 田 幸 久 | 東京医科大学 呼吸器内科学分野 |
| 阿 部 信 二 | 東京医科大学 呼吸器内科学分野 |
| 姫 路 大 輔 | 宮崎県立宮崎病院 内科（呼吸器部門） |
| 林　　秀 敏 | 近畿大学医学部内科学 腫瘍内科部門 |
| 安田裕一郎 | 兵庫県立がんセンター 呼吸器内科 |
| 里内美弥子 | 兵庫県立がんセンター 呼吸器内科 |

| | |
|---|---|
| 河口洋平 | 東京医科大学 呼吸器・甲状腺外科学分野 |
| 池田徳彦 | 東京医科大学 呼吸器・甲状腺外科学分野 |
| 笠原寿郎 | 日本医科大学付属病院 呼吸器内科 |
| 二宮貴一朗 | 岡山大学病院 ゲノム医療総合推進センター |
| 堀田勝幸 | 岡山大学病院 新医療研究開発センター |
| 小島宏司 | 聖マリアンナ医科大学 呼吸器外科 |
| 佐治 久 | 聖マリアンナ医科大学 呼吸器外科 |
| 吉野一郎 | 国際医療福祉大学成田病院 呼吸器外科 |
| 坪島顕司 | 公益財団法人日産厚生会玉川病院 気胸研究センター |
| 栗原正利 | 公益財団法人日産厚生会玉川病院 気胸研究センター |
| 古川欣也 | 同愛記念病院<br>東京医科大学茨城医療センター 呼吸器外科 |
| 奥村明之進 | 国立病院機構大阪刀根山医療センター |
| 新谷 康 | 大阪大学大学院医学系研究科 外科学講座 呼吸器外科学 |
| 臼田実男 | 日本医科大学付属病院 呼吸器外科 |
| 井上義一 | 大阪府結核予防会 大阪複十字病院 内科<br>国立病院機構近畿中央呼吸器センター 臨床研究センター |
| 伊達洋至 | 京都大学大学院医学研究科 器官外科学講座 呼吸器外科学 |

# 目　次

## トピックス

| | | |
|---|---|---|
| 喘息と COPD のオーバーラップ 診断と治療の手引き | 山田　志保 他 | 1 |
| 肺癌バイオマーカーに関するガイドライン・ガイダンス（手引き） | 谷田部　恭 | 8 |
| クライオ生検指針 | 品川　尚文 | 12 |
| 肺がん検診ガイドライン | 中山　富雄 | 16 |
| 緩和医療・ガイドライン | 井上　　彰 | 20 |
| 呼吸器内視鏡診療を安全に行うために | 堀之内宏久 | 24 |

## 1. 呼吸器感染症

| | | |
|---|---|---|
| ウイルス性肺炎 | 藤田　和恵 | 30 |
| SARS, MERS, COVID-19 | 川名　明彦 | 40 |
| 急性上気道炎（かぜ症候群など），急性気管支炎 | 佐田　　充 他 | 48 |
| 市中肺炎（細菌性肺炎を中心に） | 岩永　直樹 他 | 56 |
| 市中肺炎（非定型肺炎） | | |
| 　マイコプラズマ肺炎，レジオネラ肺炎 | 時松　一成 | 63 |
| 誤嚥性肺炎 | 矢﨑　　海 他 | 71 |
| 肺膿瘍 | 進藤有一郎 | 77 |
| 医療・介護関連肺炎 | 石田　　直 | 83 |
| 院内肺炎 | 吉田耕一郎 | 90 |
| 肺結核症 | 露口　一成 | 95 |
| 肺非結核性抗酸菌症 | 伊藤　優志 他 | 101 |
| 肺真菌症 | 住吉　　誠 他 | 110 |
| ヒト免疫不全ウイルス（HIV）感染症に合併する呼吸器感染症 | | |
| 　（ニューモシスチス肺炎を中心として） | 淺井麻依子 他 | 118 |
| 血液疾患に合併する呼吸器感染症 | 山口　博樹 | 126 |

## 2. 閉塞性肺疾患

| | | |
|---|---|---|
| COPD（薬物療法） | 神津　　悠 他 | 135 |
| COPD（呼吸リハビリテーション） | 日野　光紀 | 144 |
| 嚢胞性肺疾患 | 佐藤　　晋 | 150 |
| びまん性汎細気管支炎 | 神尾孝一郎 | 156 |
| 閉塞性細気管支炎 | 橋本　直純 他 | 163 |
| 気管支拡張症，線毛機能不全症候群 | 黒川　敦志 他 | 167 |
| 耳鼻咽喉科と呼吸器疾患の関連疾患（副鼻腔気管支症候群など） | 松根　彰志 他 | 173 |

## 3. 間質性肺疾患

特発性間質性肺炎 ———————————————————— 堀益　靖 他　180
急性間質性肺炎 ————————————————————— 田坂　定智　186

## 4. 肺胞性肺疾患

肺胞出血 —————————————————————————— 臼杵　二郎　191
肺胞蛋白症 ———————————————————————— 赤坂　圭一 他　196

## 5. 肺循環に起因する肺疾患

肺動脈性肺高血圧症 ————————————————— 田中　庸介 他　201
肺性心 ————————————————————————————— 山本　剛 他　208
肺血栓塞栓症 ———————————————————————— 田邉　信宏　213
肺水腫 ————————————————————————————— 藤島清太郎　219
肺動静脈瘻 ————————————————————————— 齊藤　英正 他　226

## 6. アレルギー性肺疾患

気管支喘息 ————————————————————————— 加賀谷　尽 他　232
アレルギー性気管支肺アスペルギルス症 ———————— 青木　絢子 他　243
急性好酸球性肺炎 —————————————————————— 伊藤　理　252
慢性好酸球性肺炎 —————————————————————— 財前　圭晃 他　257
好酸球性多発血管炎性肉芽腫症 ———————————— 髙木　弘一 他　262
慢性咳嗽（咳喘息） ———————————————————— 新実　彰男　270
過敏性肺炎 ————————————————————————— 宮崎　泰成　277

## 7. 全身性疾患と肺病変

サルコイドーシス ——————————————————— 坂東　政司　286
膠原病に合併する肺病変 ——————————————— 桑名　正隆　295
ANCA 関連肺疾患 ————————————————————— 馬場　智尚　303
アミロイドーシス ——————————————————— 山口　正雄 他　312
Langerhans 細胞組織球症 ————————————————— 大倉真喜子 他　318

## 8. 職業性肺疾患／環境性肺疾患

アスベスト関連肺疾患 ———————————————— 矢寺　和博 他　325
その他じん肺 ———————————————————————— 菅沼　成文 他　330
職業性喘息 ————————————————————————— 永田　真　336

## 9. 医原性肺疾患

薬剤性肺障害 ———————————————————————— 齋藤　好信 他　341
放射線肺臓炎 ———————————————————————— 大西かよ子 他　346

## 10. 胸膜の疾患

気 胸 ——————————————————————— 伊豫田　明 他 353
胸膜中皮腫およびその他の胸膜疾患 ————————— 中村　晃史 他 359
非癌性胸膜炎（細菌性胸膜炎，膿胸）————————— 廣瀬　　敬 369
悪性胸水 ————————————————————————— 滝口　裕一 374

## 11. 呼吸不全と換気障害

睡眠時無呼吸症候群 ——————————————————— 陳　　和夫 379
特発性中枢性肺胞低換気 ——————————————— 寺田　二郎 他 385
過換気症候群 ————————————————————————— 谷内七三子 392
慢性呼吸不全 ————————————————————————— 東出　直樹 他 397
急性呼吸不全（代表的な ARDS について）————— 武田　幸久 他 404

## 12. 肺腫瘍

肺癌の診断 ————————————————————————— 姫路　大輔 410
限局型小細胞肺癌 ——————————————————————— 林　　秀敏 416
進展型小細胞肺癌 ——————————————————————— 安田裕一郎 他 421
Ⅰ，Ⅱ期非小細胞肺癌 ——————————————————— 河口　洋平 他 427
Ⅲ期非小細胞肺癌 ——————————————————————— 笠原　寿郎 432
Ⅳ期非小細胞肺癌 ——————————————————————— 二宮貴一朗 他 439
転移性肺腫瘍 ————————————————————————— 小島　宏司 他 448
良性腫瘍 ————————————————————————————— 吉野　一郎 453

## 13. 縦隔の疾患

縦隔気腫 ————————————————————————————— 坪島　顕司 他 458
縦隔炎 ———————————————————————————————— 古川　欣也 462
胸腺上皮性腫瘍 ——————————————————————— 奥村明之進 他 466
縦隔腫瘍（胚細胞腫瘍，神経原性腫瘍ほか）———— 臼田　実男 474

## 14. その他

リンパ脈管筋腫症 ——————————————————————— 井上　義一 479
肺移植ガイドライン ————————————————————— 伊達　洋至 488

索　引 ————————————————————————————————————— 493

---

[読者の皆様へ] 処方の実施にあたりましては，必ず添付文書などをご参照のうえ，読者ご自身で
十分な注意を払われますようお願い申し上げます．

**トピックス**

# 喘息と COPD のオーバーラップ
# 診断と治療の手引き

**山田志保，丸岡秀一郎，権　寧博**
日本大学医学部内科学系 呼吸器内科学分野

## ▶ はじめに

　ACO（asthma and COPD overlap）は気管支喘息（以下，喘息）と COPD（chronic obstructive pulmonary disease）の両方の特徴をあわせもつ疾患であり，単独の疾患に比べ，増悪の頻度が高く，QOL の低下や，呼吸機能の急速な低下を起こし，予後不良であることが指摘されている．しかし，ACO には長らく統一的な定義や診断が存在しなかったため，病態に関する研究の進展が困難であった．本邦においては 2017 年に「ACO 診断と治療の手引き 2018」によって診断基準が明示さ

れた．この診断基準に基づき，2 年間にわたる多施設共同の前向き観察研究「ACO Japan Cohort Study」が行われ，わが国における ACO の実態の一端が明らかになった．その結果も踏まえ，「ACO 診断と治療の手引き　第 2 版 2023」[1] が刊行された．第 2 版では初版以降に蓄積された研究結果や，新たな治療薬（3 剤配合吸入薬や生物学的製剤など）の選択が反映され，より具体的な診療指針として改訂が行われた．本稿では，初版からの変更点を含め概要を解説する．

## ▶ ACO とは

　喘息と COPD はともに閉塞性障害をきたす慢性気道炎症性疾患である．喘息の主座は好酸球を主体としたタイプ 2 炎症であり，COPD の主座は好中球やマクロファージを主体としたタイプ 1 炎症であるなど，機序や気流閉塞の特徴，症状などが異なっており，それぞれは独立した別疾患である．しかし，咳や痰，喘鳴，呼吸困難などの共通した特徴をもつため，臨床現場において両者を明確に区別することは困難であった．

　このような状況を鑑みて，2014 年には喘息の国際組織である GINA（Global Initiative for Asthma）と COPD の国際組織である GOLD（Global Initiative for Chronic Obstructive Lung Disease）によって，喘息と COPD のオーバーラップ症候群（asthma and COPD overlap syndrome：ACOS）という概念が提唱された．その後 2017 年に ACOS を「症候群」と表することは，喘息や COPD とは別の疾患である誤解を招くことから，「症候群」を外した

ACOと呼称さるようになった．日本においても「ACO診断と治療の手引き2018」が発刊され，この呼称が浸透するようになった．

しかし，2020年にGOLDはACOの名称を否定し，「喘息とCOPDは共通の症状や特性を有するが，むしろ別疾患である」と声明を出した．GOLD2024ではACOは使用されず，COPD & Asthma（COPD-A）といった表記がされるようになった[2]．一方GINA2024では，引き続きACOの概念が支持されており，asthma + COPDもしくはasthma-COPD overlapの呼称が用いられている[3]．先述のように疾患定義がされない限り疾患理解は深まらないため，本邦においてはACOの疾患概念および，「ACO診断と治療の手引き2018」の診断基準を第2版でも引き継いでいる．

## ▶ ACOの定義・診断（図1）

ACOは「慢性の気流閉塞を示し，喘息とCOPDのそれぞれの特徴をあわせもつ病態である」と定義される[1]．喘息らしい症状として，症状の日内変動や季節性の変動，アレルゲンの曝露による症状増悪，治療による寛解を認めることや年単位の症状の進行・悪化は認めないことなどが挙げられる．COPDらしい症状としては，特に労作時の慢性の息切れ，咳，痰があり，多少の変動はあるがその症状が持続し治療下でも年単位で進行・悪化することが挙げられる．

初診患者のACOの診断フローを**図1a**に示す．40歳以上で慢性の呼吸器症状（咳，痰，呼吸困難，喘鳴）を呈する場合，あるいは呼吸機能検査で1秒率が70%未満を指摘された場合には，まずは胸部X線やCT撮影を行い，鑑別を要する他疾患（びまん性汎細気管支炎，先天性副鼻腔気管支症候群，閉塞性細気管支炎，気管支拡張症，肺結核，じん肺症，リンパ脈管筋腫症，うっ血性心不全，間質性肺炎，肺がんなど）を否定する．そのうえで気管支拡張薬投与後の1秒率を測定し，

70%未満であれば改めて症状の詳細な問診を行う．画像検査で肺気腫の有無，呼吸機能検査で拡散能，呼気中一酸化窒素濃度（FeNO），気道可逆性，末梢血好酸球数，IgEなどを測定，評価し，総合判定する．ACOの診断は図1aのCOPDの特徴の1項目＋喘息の特徴の1，2，3の2項目あるいは1，2，3のいずれか1項目と4の2項目以上を満たす場合に確定される．満たさない場合はCOPDもしくはリモデリングを伴った喘息と診断する．当初は明確でなかった特徴的な症状や兆候が，時間の経過とともに現れACOの診断となることも多いため，単一の時点だけで判断するのではなく，長期的な経過を追うことが重要である．

喘息からみたACOの診断（**図1b**）には，タバコ煙を主とする有害物質の長期曝露，末梢気道病変や気腫性病変によって生じる気流閉塞を証明する必要がある．また拡散能障害は喘息単独では認めないが，COPDやACOでは認めることがあり，指標のひとつである．COPD患者の25.5%でACOの診断基準を満たしている報告もあ

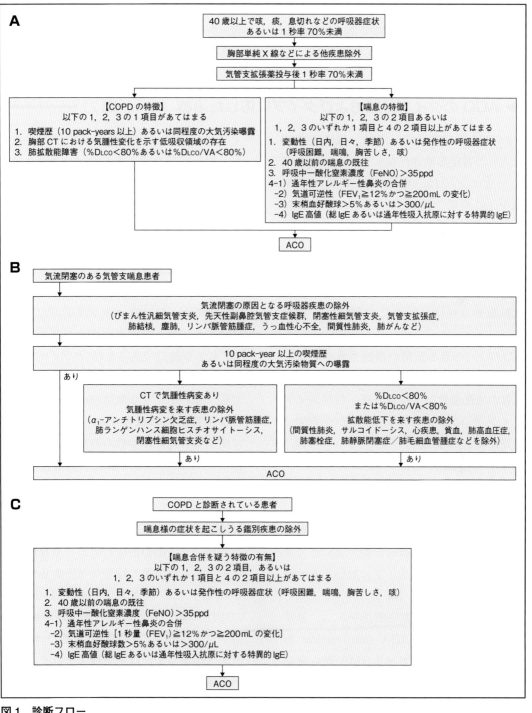

**図1 診断フロー**
　A：ACO の診断手順
　B：喘息患者において ACO を診断するためのフロー
　C：COPD 患者において ACO を診断するためのフロー

（文献1より引用）

り，既存の COPD 患者でも ACO か否か を再評価することが重要である．COPD からみた ACO の診断（**図1c**）には，症状の変動性や気道可逆性，FeNO，血液検査（好酸球，IgE）を確認し，喘息らしさがあるかの確認が必要となる．

## ▶ ACO のタイプ分類およびタイプに応じた治療（表1，図2）

ACO の重症度に関しては，現時点で確立された判定基準は存在しない．前版のガイドラインでは，喘息の重症度および COPD の病期分類に基づき，より重症なほうの基準を採用していた．しかし，この方法では，COPD の視点からみた際に ICS（inhaled corticosteroid）の過小使用または過剰使用，または喘息の視点からの気管支拡張薬（特に長時間作用型抗コリン薬（long-acting muscarinic antagonist：LAMA））の過小使用が指摘されていた．第2版ではこれらを改善するため，ACO 患者の増悪頻度は「喘息予防・管理ガイドライン」[4] に基づいて評価する一方で，COPD 特有の安定期の症状については，mMRC（modified British Medical Research Council）や CAT（COPD Assessment Test）を用いて，患者報告アウトカム（patient-reported outcome：PRO）として評価した．これらの指標を組み合わせることでタイプ分類を行い，各タイプに対応する治療法が提案されている（**表1**）．

新規 ACO 患者の薬物療法導入は，通常は中用量の ICS/LABA（long-acting $\beta_2$ agonis）もしくは ICS + LAMA から開始し，1〜3ヵ月後に再評価し（**図2**），表1のタイプ・病態に応じて治療変更や追加を考慮する．喘息患者が ACO と診断された場合は LAMA 導入，SITT（single inhaler triple therapy）への変更も考慮される．

すでに気流閉塞が固定されている場合でも，喘息病態を中心とした ACO 患者では ICS の継続が重要である．一方で，COPD 患者が ACO と診断された場合には，ICS の追加を検討する．すでに3剤を使用している場合でも，デバイスの変更や SITT への切り替えによって治療効果が改善される可能性がある．ACO では ICS の継続を原則とするが，COPD ガイドライン[5] と同様に肺炎や重篤な副作用のリスクがある場合や，ICS が無効であった場合には ICS の中止が考慮される．以上の治療を行ったうえでも，強いタイプ2気道炎症が残存する場合は生物学的製剤も考慮されるが，ACO に関する有効性は少数の観察研究での増悪頻度や QOL の改善の報告があるのみで，明確なコンセンサスは得られていない．

ACO の増悪は「安定期よりも呼吸困難の増加，喘鳴の出現，咳や喀痰の増加などを認め，安定期の治療の変更（全身性ステロイド薬・抗菌薬の投与など）が必要となる状態」と定義される．ACO 増悪時は COPD に準じて，軽度増悪（短時間作用型気管支拡張薬のみで対応可能），中等度増悪（抗菌薬または全身性ステロイド投与が必要），重度増悪（救急外来受診あるいは入院を要する）の3つに分類される．増悪時の全身性ステロイドの投与量は，喘息要素が強い場合にはメチルプレドニゾロン 40〜125mg を6〜8時間ごと[4]，COPD 要

**表1 ACO のタイプ分類およびタイプに応じた薬物治療**

| COPD 重症度[1] ＼ 喘息重症度 | | | 軽症間欠型 | 軽症持続型 | 中等症持続型 | 重症持続型〜最重症持続型 |
|---|---|---|---|---|---|---|
| 基本治療 | PRO[2] | mMRC 0〜1 CAT<10 | タイプ1A | タイプ2A | タイプ3 | タイプ4 |
| | | mMRC≧2 CAT≧10 | タイプ1B | タイプ2B | | |

＊1：COPD 増悪は喘息増悪と同等に考える.
＊2：patient-reported outcome

| COPD 重症度 ＼ 喘息重症度 | | | 軽症間欠型 | 軽症持続型 | 中等症持続型 | 重症持続型〜最重症持続型 |
|---|---|---|---|---|---|---|
| 基本治療 | PRO[1] | mMRC 0〜1 CAT<10 | ICS（低用量）+LABA or ICS（低用量）+LAMA | ICS（低〜中用量）+LABA or ICS（低〜中用量）+LAMA | LAMA+LABA+ICS（中〜高用量）[2] | LAMA+LABA+ICS（中〜高用量）[2,7] |
| | | mMRC≧2 CAT≧10 | LAMA+LABA+ICS（低用量）[2,3] | LAMA+LABA+ICS（低〜中用量）[2,3] | | |
| 追加治療 | | | LTRA，テオフィリン徐放製剤, 喀痰調整薬 | | 左記に加えてマクロライド（一部の生物学的製剤[4]） | 左記に加えて生物学的製剤[4]，経口ステロイド薬 |
| | | | アレルゲン免疫療法[5] | | | |
| 増悪時ないしは頓用吸入として | | | 吸入 SABD 頓用[6] | | | |

＊1：patient-reported outcome
＊2：Single-inhaler triple therapy（SITT）が望ましい.
＊3：LAMA + LABA + ICS は，LABA/ICS + LAMA，LAMA/LABA + ICS いずれも可.
＊4：生物学的製剤の適応については，添付文書，『喘息予防・管理ガイドライン 2021』，『喘息診療実践ガイドライン 2023』を参照のこと.
＊5：ダニアレルギーで特にアレルギー性鼻炎合併例で，安定期の% FEV$_1$ ≧ 70%の場合に考慮.
＊6：Short acting bronchodilators. 通常は SABA が頻用されるが，COPD では症状緩和に SAMA の有効性も示されている.
＊7：重症喘息の場合は高用量 ICS が必要である. 一方で COPD の要素が大きい場合，肺炎リスクの上昇を考慮して，ICS の用量は中〜高用量とした.
注：気管支喘息・COPD ともに ICS は用量依存性に気道感染リスクを上昇させるという報告がある. 必要に応じて ICS 用量の増減は常に念頭に置く必要がある.

（文献 1 より引用）

喘息と COPD のオーバーラップ 診断と治療の手引き　**5**

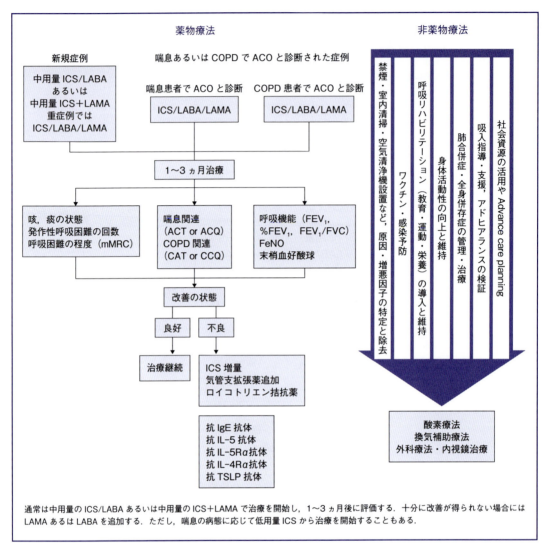

図2 ACOの治療方針と治療評価 （文献1より引用）

素が強い場合はプレドニゾロン換算30～40 mg/日を5～7日間投与が推奨される[5]．

ACOの管理目標は，①症状およびQOLの改善，②呼吸機能障害の改善および気道炎症の制御，③運動耐容能・身体活動性の向上および維持，④呼吸機能の経年低下および疾患進行の抑制，⑤増悪の予防，⑥合併症・併存症の予防と治療，⑦生命予後の改善と健康寿命の延長，治療薬による副作用の回避と定められている．安定期の長期管理はタイプ別の薬物療法（表1）を基本とし，禁煙やワクチン，呼吸リハビリテーションなどの非薬物療法を組み合わせて治療にあたる（図2）．

## ▶ 専門医への紹介のタイミング

　診断が確定しない場合，症状が非典型である場合，治療にもかかわらず症状が持続・悪化する場合などでは，専門医，専門施設への紹介が望ましい．また，呼吸機能検査やFeNOなどが測定できない施設で長期管理中の場合も，コントロールの客観的評価のために専門医へ紹介することも検討する．

### 文　献

1) 日本呼吸器学会喘息とCOPDのオーバーラップ（Asthma and COPD Overlap：ACO）診断と治療の手引き第2版作成委員会 編：喘息とCOPDのオーバーラップ（Asthma and COPD Overlap：ACO）診断と治療の手引き 第2版 2023. メディカルレビュー社，2024

2) Global Initiative for Chronic Obstructive Lung Disease：Global Strategy for the Diagnosis, Management, and Prevention of COPD. 2024 https://goldcopd.org/2024-gold-report/

3) Global Initiative for Asthma：Global Strategy for Asthma Management and Prevention. 2024 https://ginasthma.org/2024-report/

4) 一般社団法人日本アレルギー学会喘息ガイドライン専門部会 監：「喘息予防・管理ガイドライン2021」作成委員：喘息予防・管理ガイドライン2021. 協和企画，2021

5) 日本呼吸器学会COPDガイドライン第6版作成委員会 編：COPD（慢性閉塞性肺疾患）診断と治療のためのガイドライン2022（第6版）. メディカルレビュー社，2022

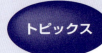

# 肺癌バイオマーカーに関するガイドライン・ガイダンス（手引き）

谷田部恭
国立がん研究センター中央病院 病理診断科

## ▶POINT

肺癌治療には多様なバイオマーカーが存在し，それらを標的とした個別化医療が早くから適応されている．それぞれのバイオマーカー検査は複数のコンパニオン診断薬として，その検査内容に合った条件に沿った検体を提出する必要がある．

## ▶はじめに

肺癌，特に進行再発非小細胞癌では薬物治療が主体となるが，2004年の*EGFR*変異の同定およびその変異に対するEGFRチロシンキナーゼ阻害薬による治療を皮切りとして，現在は9つの遺伝子異常に対する分子標的薬が存在する．また，2010年代になってからは免疫チェックポイント阻害薬の登場により，効果予測因子としてのPD-L1検査が登場している．さらに2020年代にはT細胞誘導のための二重特異性抗体，抗体薬を結合させた抗癌薬なども登場しており，腫瘍細胞の標的分子発現の有無についての検査もなされつつある．臨床で用いられる遺伝子異常については表1のようにまとめることができる．いずれも生検組織をはじめとする病理組織標本が用いられるが，注意しなくてはならないのは，それぞれの異常を検出するための検体・方法はアッセイごとに異なる点である．

これら混沌としたバイオマーカー検査の中で，臨床の現場で従事する医師に対し簡便でわかりやすく解説することを目標に作られた日本肺癌学会「肺癌患者におけるバイオマーカー検査の手引き」について紹介したい．

表1 臨床で検討される遺伝子異常とその検出法

| 遺伝子異常 | 肺癌に関与する遺伝子 | 検出方法 |
|---|---|---|
| SNV, Indel | *EGFR, KRAS, BRAF, HER2* | Mutation specific PCR, NGS |
| 遺伝子増幅，コピー数変化 | *FGFR2, MET* | FISH |
| 遺伝子再構成，融合遺伝子 | *ALK, ROS1, RET* | FISH, RT-PCR, NGS |
| 蛋白発現 | MET, PD-L1, HER2 | IHC |

NGS：next generation sequencing，FISH：fluorescent in-situ hybridization，RT-PCR：reverse transcriptase PCR，IHC：immunohistochemistry

# ▶ バイオマーカー検査の手引き

日本肺癌学会「バイオマーカー検査の手引き」は 2009 年の EGFR 検査の手引きとしてスタートした．よく知られているが *EGFR* 変異の同定は，すでに認可されているゲフィチニブに対して効果予測因子として報告された．そのため，*EGFR* 変異を有する肺癌に投与しようとしても，それを検索するコンパニオン診断薬のような標準的な解析技術が存在しなかった．多くは直接塩基配列決定法（ダイレクトシークエンス）が用いられていたが，腫瘍細胞が 25% 以上ない場合は偽陰性を生じるなど問題点も多かった．これらの状況に対して，さまざまな解析手法を紹介するとともに，それぞれの解析方法の利点・弱点を記載し，実臨床に役立つ内容が記載されている．この手引きが好評を博したため，次に登場した ALK 検査にも適応された．特に ALK 検査は，FISH 法による break apart 法が当初はコンパニオン診断薬となったため，これまで肺癌領域での経験がほとんどなく，どのような検体を提出すればよいのか，スクリーニング検査ができるのか，結果の解釈はどうすればよいのかなどのクリニカルクエスチョンに答えた内容となっている．以降，新たなバイオマーカー検査が承認されるごとに追加された．さらには次世代シーケンサー（NGS）の登場により，マルチプレックス検査の手引きが加わるとともに，2024 年にはこれまでそれぞれが独立していた手引きを「肺癌患者におけるバイオマーカー検査の手引き」として，総論と各論とに分けて紹介されるようになった（**表2**）[1]．総論部分では肺癌でのバイオ

表2　日本肺癌学会 バイオマーカー委員会による「肺癌患者におけるバイオマーカー検査の手引き」（2024 年 4 月改訂版）

1. 目次・序文
2. バイオマーカー検査の流れとマルチプレックス遺伝子検査
3. バイオマーカー検査に用いる検体とその取扱い
4. バイオマーカー検査の対象となる遺伝子とその異常
    - 4-1.　EGFR
    - 4-2.　ALK
    - 4-3.　ROS1
    - 4-4.　BRAF
    - 4-5.　MET
    - 4-6.　RET
    - 4-7.　KRAS
    - 4-8.　HER2
    - 4-9.　NTRK
    - 4-10. PD-L1
5. バイオマーカー検査の保険点数について

（付録）各コンパニオン診断法における報告対象バリアント

（文献1より引用）

表3　IASLC アトラスシリーズのリスト

| タイトル | 発行年度 |
| --- | --- |
| The IASLC Atlas of Molecular Testing for Targeting Therapy in Lung Cancer | 2023 |
| The IASLC Atlas of Diagnostic Immunohistochemistry (IHC) | 2020 |
| The IASLC Atlas of PD-L1 Immunohistochemistry testing in Lung Cancer | 2018 |
| The IASLC Atlas of EGFR testing in Lung Cancer | 2017 |
| The IASLC Atlas of ALK and ROS1 testing in Lung Cancer | 2016 |

肺癌バイオマーカーに関するガイドライン・ガイダンス（手引き）

マーカー検査の流れやマルチプレックス検査について紹介するとともに，検体の取り扱い方について述べられている．

これに相当するバイオマーカー検査のガイダンスは世界肺癌学会（International Association for the Study of Lung Cancer：IASLC）では，IASLC ATLAS として冊子体および電子版として公表されている．これまでに発表されているATLAS を表3に示した．この中で2023年に発表された遺伝子検査アトラス[2]は，本邦で承認されているバイオマーカー検査以外の技術も広く記載されており，一読に値する．

## ▶ バイオマーカー検査のガイドライン

バイオマーカー検査に関しては国際的なガイドラインとして，IASLC/CAP/AMPのチロシンキナーゼ阻害薬治療における肺癌患者選択のための遺伝子検査のガイドラインがある[3]．すでに5年が経過し，今年度には新しいガイドラインが発表される見通しである．このガイドラインはシステマティックレビューによるGRADE を用いたエビデンスレベル，推奨グレードが用いられている一方で，免疫チェックポイント阻害薬に関する PD-L1 および遺伝子変異量（TMB）検査については，2024年に米国病理医協会から発表されている[4]．いずれのガイドラインも推奨のまとめはそれほど目新しいものではないが，その説明文には数々の注目すべき記載がある．例えば，遺伝子検査ガイドラインでは ALK 検査における FISH 法と IHC 法についての記載や，NGS におけるアンプリコン，ハイブリットキャプチャー法の使い分けが記載されている．また，PD-L1 に関しては，細胞診検体の取り扱い，原発巣と転移巣との選択などについての考察は一読に値するであろう．また，TMB 検査ではエビデンスが不足していることを理由として，免疫チェックポイント阻害薬治療の患者選択にTMB 検査のみを用いるべきではないことを推奨している．臓器横断的に TMB-high 患者に対するペンブロリズマブが承認されてはいるが，肺癌における8つの臨床試験の結果をもとに，奏効率・生存率を検討し，エビデンスレベルが低いとされたためである．また，CheckMate-227 におけるTMB 検査による患者選択についても触れられている．

また，北米を中心とした上記バイオマーカーガイドラインのほか，ESMO では臨床診療ガイドラインに加え，医療現場の状況の異なるアジア諸国に適応するためのPan-Asian Guidelines Adaptation として転移性肺癌のガイドライン[5]において遺伝子検査が触れられているだけでなく，EGFR 変異肺癌についての Expert Consensus Statement が存在する[6]．同様の Expert Consensus Statement は，シンガポールを中心とした Asian Thoracic Oncology Research Group も発表している[7]．

## ▶ 本邦におけるバイオマーカー検査のガイドライン

　本邦における肺癌診療ガイドラインは日本肺癌学会が発行しているが，その中にはバイオマーカー検査のガイドラインは存在せず，別途ガイダンスとして「肺癌患者におけるバイオマーカー検査の手引き」が存在している．その理由として，バイオマーカー検査そのものについては比較試験が乏しく，多くが Expert Consensus Statement として発表せざるを得ないことが挙げられる．しかしながら，臓器横断的バイオマーカーである TMB, MSI, NTRK, RET については検査法を含めたガイドラインを，日本臨床腫瘍学会が中心となって，関連学会と共同発表している[8].

### 文　献

1) 日本肺癌学会 バイオマーカー委員会 編：肺癌患者におけるバイオマーカー検査の手引き（2024年4月）．2024
https://www.haigan.gr.jp/publication/guidance/inspection/

2) Sholl LM, Cooper WA, Kerr KM et al：IASLC atlas of molecular testing for targeting therapy in lung cancer. 2023
https://www.iaslc.org/file/9936/download?token=L_k2lMWl

3) Lindeman NI, Cagle PT, Aisner DL et al：Updated molecular testing guideline for the selection of lung cancer patients for treatment with targeted tyrosine kinase inhibitors: guideline from the College of American Pathologists, the International Association for the Study of Lung Cancer, and the Association for Molecular Pathology. J Thorac Oncol 13：323-358, 2018

4) Sholl LM, Awad M, Basu Roy U et al：Programmed death ligand-1 and tumor mutation burden testing of patients with lung cancer for selection of immune checkpoint inhibitor therapies: guideline from the College of American Pathologists, Association for Molecular Pathology, International Association for the Study of Lung Cancer, Pulmonary Pathology Society, and LUNGevity Foundation. Arch Pathol Lab Med 148：757-774, 2024

5) Wu YL, Planchard D, Lu S et al：Pan-Asian adapted Clinical Practice Guidelines for the management of patients with metastatic non-small-cell lung cancer：a CSCO-ESMO initiative endorsed by JSMO, KSMO, MOS, SSO and TOS. Ann Oncol 30：171-210, 2019

6) Passaro A, Leighl N, Blackhall F et al：ESMO expert consensus statements on the management of EGFR mutant non-small-cell lung cancer. Ann Oncol 33：466-487, 2022

7) Ahn MJ, Mendoza MJL, Pavlakis N et al：Asian Thoracic Oncology Research Group (ATORG) expert consensus statement on MET alterations in NSCLC：diagnostic and therapeutic considerations. Clin Lung Cancer 23：670-685, 2022

8) 日本臨床腫瘍学会，日本癌治療学会，日本小児血液・がん学会 編：成人・小児進行固形がんにおける臓器横断的ゲノム診療のガイドライン 第3版．2022
http://www.jsco-cpg.jp/precision-medicine/

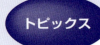

# クライオ生検指針

品川尚文
(しながわなおふみ)
KKR札幌医療センター 呼吸器内科

## ▶ クライオ生検とは

　気管支鏡検査におけるクライオ生検は，気管支鏡の鉗子口に挿入可能な特殊なプローブを用いて行う．液化二酸化炭素の気化熱を利用してプローブの先端をおよそマイナス50℃まで冷却することで，プローブと接した組織を凍結させ，大きな検体を回収できる．気管支鏡を用いた検体採取において課題となっている，検体の小ささを解決できる可能性がある一方，生検時に発生する出血量が多くなるというリスクがある．気道におけるクライオ生検は欧州で開発され，主に気管支鏡で直視下に確認できる病変に対して生検を行う際[1]に用いられてきた．2013年を過ぎたあたりから，これを間質性肺疾患の診断のために用いる研究が海外で盛んに行われるようになった．

## ▶ クライオ生検指針

　日本国内では，肺癌診療においてドライバー遺伝子検査のために質の高い検体を十分量生検することが求められるようになり，クライオ生検を肺癌診療に対しても用いたいという需要が高まりをみせた．そんな中，2017年3月にERBECRYO®2が日本で薬事承認を取得し，一般の臨床現場での使用が可能となった．まだ保険診療点数が付く前の段階ではあったが，日本国内で使用される頻度が急激に上昇する可能性があると考えられ，日本呼吸器内視鏡学会でクライオ生検を安全に行うための指針・あるいはガイドライン作りを行うこととなった．実際にERBECRYO®2は順調に販売台数を増やし，2024年2月末現在，日本国内で143の施設において使用されている．

## ▶ 「クライオ生検指針」の概要

　エビデンスレベルを決定する引用論文の検索結果から，ガイドラインと称することは難しいと考えられ，エキスパートオピニオンを交えた「指針」として報告することとした[2]．厳密な無作為化試験が乏しいことが最大の理由である．詳しくは「クライオ生検指針」の本文を参照していただきたいが，この指針作成において最も重視した

目的は，「安全にクライオ生検を施行すること」である．そのために，適切な対象とは何か，施行する医師，あるいは設備として必要なものは何か，得られる結果は何か，合併症はどの程度起こることが予想されるのか，といったことを記載している．この指針を作成するにあたって，クライオ生検をびまん性肺疾患に対して盛んに行っている施設と，肺癌に対して行っている施設，それぞれから作成委員を選抜した．それぞれの施設で行っている生検方法に違いがあったが，それは，びまん性肺疾患に対して行う場合と肺癌に対して行う場合では，出血，気胸とも発生リスクに差があり，自ずと生検方法も止血対策も別の方法をとることがベストであると考えられた．そこで，この指針では，①中枢気道病変，②びまん性肺疾患，③肺末梢病変（肺癌を含む孤立性陰影）に分けて，生検方法，止血方法を記載した．

## ▶ 凍結時間について

一方で1回あたりの生検における凍結時間については，紛らわしい記述はリスクになると考えられたため，びまん性肺疾患，孤立性陰影の両者に対して同一の時間を記載することにした．びまん性肺疾患に対する検体を採取する際には，凍結時間が3秒では短すぎてまともな検体を採取することは難しいが，肺癌では3秒でもそれなりの大きさの検体が採取できることもあり，初心者が初めて行う生検の秒数は3秒でもよいと思われた．十分な大きさの検体を取るために，びまん性肺疾患では6秒の凍結でもよいのではないかと考えられたが，医師の止血の技量がどの程度か，個々の症例における出血のリスクがどの程度かによっても危険性は異なり，少なくとも指針に6秒から開始すると記載するのはリスクが高いと考えられた．そこで，「凍結時間は3～5秒から開始する」という文言が最終的に採用された．

## ▶ 「クライオ生検指針」1.1 版の発行について

「クライオ生検指針」は2021年7月に1.0版が掲載されたが，2022年3月に1.1版を掲載した．これは，従来のリユースタイプのクライオ生検プローブに加えて，シングルユースタイプのプローブが発売されることに対応したもので，2022年12月にリユースタイプのプローブが販売終了となることがわかり，早急に対応をしたためである．従来のリユースプローブはφ1.9mmとφ2.4mmの2タイプであったが，それと同等に用いられるのが，シングルユースのφ1.7mmとφ2.4mmである．リユースプローブではプローブの硬さゆえに上葉支，B6などへのアプローチは難しいことが多かったが，シングルユースプローブは柔軟性が高くなり，そうした気管支への挿入性が高まった．また，同時にφ1.1mmのプローブが発売されたが，この指針が安全に使用するための手引きであることから，リユースタイプと運用方法にお

いては大きな差異はないと考えられ，2024年7月の段階でも1.1版以後の改訂は行われていない状況である．

##  「クライオ生検指針」1.1版　掲載後の動き

### 1 肺末梢病変

　先述した通り，1.1版はシングルユースプローブに対応した点が最大の変更であるが，具体的な使用法においては，1.1mmプローブが登場したことで，クライオ生検の利用法がバリエーション豊かになったことが最も大きい変化である．1.1mmプローブは，同梱されている専用のシースと組み合わせた使用法や，いわゆる細径EBUS用のガイドシースとの併用，さらにシースを使わなければ極細径気管支鏡との併用も可能である．Okiらは極細径気管支鏡下にラジアル走査式EBUSプローブを使って病変を確認し，鉗子生検で54％の診断率がクライオ生検では62％の生検となり，その組み合わせで診断率が74％まで上昇すると報告している．採取された検体のサイズが鉗子生検の1.3mm$^2$と比較し7.0mm$^2$とクライオ生検の検体が有意に大きく，末梢病変に対して高い診断率と豊富な検体量の採取が可能であることを示した[3]．また，クライオ生検では大きい検体が取れるがゆえに，プローブを気管支鏡ごと抜き去るのが一般的な生検法であるが，Nakaiらは細径気管支鏡と1.1mmプローブを組み合わせ，クライオプローブを鉗子口から抜き去る方法で生検を行っている[4]．気管支鏡の先端が生検部位近くに残ることで安全性が高まることが期待されるが，採取される検体の大きさは生検鉗子の2.4mm$^2$に比べクライオ生検で2.2mm$^2$と有意差はない．しかし，検体を凍結させ挫滅が少ないことで検体のクオリティスコアが有意に高く，診断率も鉗子生検70.8％に対してクライオ生検は82.3％と有意に高いことを示した（p = 0.009）．

### 2 EBUS-TBNAとの併用

　さらに直近となるこの1～2年の動きでみていくと，肺門・縦隔リンパ節病変に対してクライオ生検を併用する技術に関する報告が増加してきている．この領域は超音波気管支鏡ガイド下吸引針生検（EBUS-TBNA）が広く用いられているが，EBUS-TBNAで空けた針穴に1.1mmのクライオプローブを挿入し，エコーガイド下にリンパ節内でクライオプローブの位置を確認しながら凍結，生検を行う[5]．肺癌の診断においては，診断率に有意差はないが，良性疾患，あるいはリンパ腫などの肺癌以外の悪性腫瘍の診断においては診断率が高まる可能性があると報告されている．この手技は，通常のEBUS-TBNA用の穿刺針も使用したうえで，1.1mmクライオプローブを用いるので日本国内ではコスト面の問題がある．しかし，こうした使用方法が国内で増えてくるようであれば，コストの問題は度外視して，指針の改訂が必要になるかもしれない．

## 文　献

1) Hetzel J, Eberhardt R, Herth FJ et al：Cryobiopsy increases the diagnostic yield of endobronchial biopsy：a multicentre trial. Eur Respir J 39：685-690, 2012

2) 品川尚文，今林達哉，沖　昌英 他；日本呼吸器内視鏡学会 クライオ生検指針作成ワーキンググループ：クライオ生検指針 —安全にクライオ生検を行うために— 第1.1版. 気管支学 44：121-131, 2022

3) Oki M, Saka H, Kogure Y et al：Ultrathin bronchoscopic cryobiopsy of peripheral pulmonary lesions. Respirology 28：143-151, 2023

4) Nakai T, Watanabe T, Kaimi Y et al：Diagnostic utility and safety of non-intubated cryobiopsy technique using a novel ultrathin cryoprobe in addition to conventional biopsy techniques for peripheral pulmonary lesions. Respiration 102：503-514, 2023

5) Fan Y, Zhang AM, Wu XL et al：Transbronchial needle aspiration combined with cryobiopsy in the diagnosis of mediastinal diseases：a multicentre, open-label, randomised trial. Lancet Respir Med 11：256-264, 2023

# 肺がん検診ガイドライン

中山富雄
国立がん研究センターがん対策研究所 検診研究部

## ▶ はじめに

　肺がん検診としてこれまでわが国では，胸部単純X線を用いた検診が行われてきた．その根拠は90年代以降に行われた日本での症例対照研究によるとされてきた．一方，低線量CT検診に関するエビデンスが蓄積し，海外でも国策として導入の動きがみられてきたこともあり，日本肺癌学会は2022年に肺がん検診ガイドラインを更新した[1,2]．本稿では，日本肺がん学会編集「肺がん検診ガイドライン」更新版について概説する．

## ▶ 低線量CTの肺癌死亡率減少効果

　今回のガイドラインの前身である「肺癌集団検診ガイドライン」（2010年）[3]では欧米のランダム化比較試験（RCT）がまだ報告されていなかったことから，「死亡率減少効果を示す証拠が不十分であるので，行うよう勧めるだけの根拠が明確でない」と位置づけられていた．

　2022年版の検討では，計8件のRCTと3件のメタ解析，1件のシステマティックレビューの成績が検討された．大規模試験であるNLST（National Lung Screening Trial）とNELSON（Nederlands-Leuvens Longkanker Screenings Onderzoek）において，低線量CT検診の受診により統計学的有意な肺癌死亡率減少効果が示されたものの，その他の小規模なRCTでは有意な肺癌死亡率減少効果は示されていなかった．欧米で報告された研究はすべて重喫煙者を対象としたもので，非喫煙者や軽度の喫煙者を対象とした研究はない．これらのエビデンスを受けて，2022年版では「重喫煙者に対する低線量CT検診は，わが国においても有効である可能性が高いと考えられる」とし，一方，「非喫煙者・軽喫煙者に対する死亡率減少効果の証拠は十分ではなかった」としている．

## ▶ 低線量CT検診以外の検診の死亡率減少効果

「肺癌集団検診ガイドライン」(2010年)[3] では，非喫煙者を対象とした胸部X線と重喫煙者を対象とした胸部X線・喀痰細胞診併用法が「死亡率減少効果を示す相応な証拠があるので，行うよう勧める」としていたが，2022年版の検討では，これまでのエビデンスに加えてPLCO（Plostate-Lung-Colorectal-Ovarian study）の結果が検討された[4]．PLCOは非喫煙者を45%含んだ男女に対し，年1回の胸部X線検査を3～4回提供する検診群と無検診の対照群を13年追跡した研究である．研究開始後7年目を頂点とし死亡率に差がみられていたが，追跡期間がさらに延長すると死亡率の差が消失した．このことは希釈効果（無検診での追跡期間の長期化で検診の効果が減弱する）の影響ではないかとして，これまでの判断を覆すものではないと解釈された．

## ▶ 過剰診断

低線量CT検診は，進行速度の遅い上皮内腺癌（AIS）や異型腺腫様過形成（AAH）などの病変が多数みつかる．これらの多くは長い年数にわたって目立った進行がないことから，放置しても死に至らない可能性が高い．これらは検診での過剰診断に該当し，検診の最も大きな不利益となる．低線量CT検診の過剰診断割合のシステマティックレビューでは10.99～25.83%，0～67.2%と報告されている．これらは研究により大幅に異なり，必ずしも信頼できる成績ではなかった．非喫煙者女性に関しての任意型CT検診の普及により女性の肺癌過剰診断割合が上昇した（0～Ⅰ期肺癌の罹患率が6倍になったが，Ⅱ～Ⅳ期の罹患率，死亡率は減少しなかった）との台湾の報告が言及されており，アジア人や非喫煙者において過剰診断が欧米に比して高い可能性を指摘している．

## ▶ 偽陽性

偽陽性はスクリーニング検査で陽性と判定され，その後に肺癌の診断に至らなかったものと定義されている．低線量CT検診のシステマティックレビューでは単回検診で中央値25.53%，複数回検診で中央値23.28%と報告されている．一方胸部X線検査ではシステマティックレビューで中央値6.50%と報告されている．

## ▶ 推　奨

非高危険群に対する胸部X線検査，および高危険群に対する胸部X線検査と喀痰細胞診併用を用いた肺がん検診は，行うよう勧められるとし，重喫煙者に対する低

線量胸部 CT を用いた肺がん検診も行うよう勧められるとした．一方で非／軽喫煙者に対する低線量胸部 CT を用いた肺がん検診は，対策型検診としては行うよう勧められない．任意型検診として実施する場合には，日本 CT 検診学会・日本肺癌学会など

が提示する方法で，「死亡率減少効果が確定していないことと不利益に関する十分なインフォームドコンセント」を得たうえで行われる必要があるとしている．また非低線量 CT による検診は，放射線被曝の面から行うべきではないとしている（表1）．

表1　総括表

| 喫煙歴 | 推奨 | 推奨の詳細 | 今後の課題 |
|---|---|---|---|
| 非高危険群に対する胸部 X 線検査，および高危険群に対する胸部 X 線検査と喀痰細胞診併用法 | | | |
| — | A | 40 〜 79 歳を対象とした研究で死亡率減少効果を示す証拠があるので，行うよう勧められる．ただし，二重読影，比較読影などを含む標準的な方法が行われている場合に限定される． | ・精度管理を徹底する必要がある．<br>・精度の全国的な均てん化を図る．<br>・がん登録などを活用して，地域ごとに感度・特異度を測定する．<br>・対象年齢の範囲に関する研究が必要である．<br>・全国的な死亡率減少への寄与がどの程度あるかに関する研究が必要である． |
| 低線量 CT 検診 | | | |
| 重喫煙者（喫煙指数 600 以上） | A | 50 〜 74 歳を対象とした研究で死亡率減少効果を示す証拠があるので，行うよう勧められる．ただし，十分な精度管理の体制下で実施されている場合に限定され，精検受診率が低い場合や，要精密検査者の追跡が十分できないなどの不十分な精度管理体制下では，行うよう勧められない．また，過剰診断例を減らすために判定や治療適応に関する基準を策定し全国で遵守させる必要があるとともに，偽陽性率（要精検率）を日本 CT 検診学会・日本肺癌学会の基準にとどめることが望ましい． | ・非低線量 CT による検診は，放射線被曝の面から，検診としては行うべきではない．<br>・非喫煙者／軽喫煙者に対する死亡率減少効果に関する研究を遂行する必要がある．<br>・日本における過剰診断，偽陽性，偽陰性，偶発症をはじめとする有害事象，検診や経過観察での放射線被曝などの不利益がどの程度存在するかを研究する必要がある． |
| 非／軽喫煙者 | I | 死亡率減少効果を示す証拠が十分ではないので，対策型検診としては行うよう勧められない．任意型検診として実施する場合には，日本 CT 検診学会・日本肺癌学会などが提示する方法で，「死亡率減少効果が確定していないことと不利益に関する十分なインフォームドコンセント」を得たうえで行われる必要がある．さらに，喫煙者よりも肺癌の有病率が低いため偽陽性例が増加しやすく，また過剰診断となる例も増えることが想定されるため，学会の定める判定基準や治療適応を守ることが重要である．判定や治療の対象を恣意的に拡大することは，偽陽性や過剰診断の増大に直結し患者に不利益をもたらすことを理解する必要がある． | ・過剰診断を減らすこと，偽陽性率を下げること，望ましい検診間隔，対象者の範囲（年齢，喫煙歴）など，検診実施のさまざまな条件に関する研究が必要である．<br>・対策型検診としての実施には，コスト・リソース・精度管理などに関して，全国的な均てん化が可能かどうかに関する研究も必要である． |

（文献 1 を参照して作成）

## ▶ 今後の課題

　低線量CT検診については，今回のガイドラインで推奨されたものの，対象が重喫煙者に限られている．これは有効性評価が行われた欧米では非喫煙者肺癌の肺癌罹患率が低く対象に含まれなかったことが原因である．台湾での事例を考えると非喫煙者に対しては死亡率減少のエビデンスがなく過剰診断を生み出し「利益がなく不利益のみ生じる」懸念があり，現状ではエビデンスの蓄積を待つ必要がある．進捗中のJECS（Japan Efficiency CT Screening）[5]研究の結果を期待したい．

### 文　献

1) 日本肺癌学会 肺がん検診委員会 編：肺がん検診ガイドライン 2022年版.
https://www.haigan.gr.jp/uploads/files/%E8%82%BA%E3%81%8C%E3%82%93%E6%A4%9C%E8%A8%BA%E3%82%AC%E3%82%A4%E3%83%89%E3%83%A9%E3%82%A4%E3%83%B3%E3%80%802022%E3%80%80%E7%A2%BA%E5%AE%9A%E7%89%88.pdf
2) 佐川元保，桜田　晃，芦澤和人 他：肺がん検診ガイドラインの2022年改訂．肺癌 63：351-354, 2022
3) 日本肺癌学会肺がん検診委員会 編：肺癌集団検診ガイドライン．2010
https://www.haigan.gr.jp/uploads/files/photos/249.pdf
4) Oken MM, Hocking WG, Kvale PA et al；PLCO Project Team：Screening by chest radiograph and lung cancer mortality：the Prostate, Lung, Colorectal, and Ovarian（PLCO）randomized trial. JAMA 306：1865-1873, 2011
5) Sagawa M, Nakayama T, Tanaka M et al；JECS Study Group：A randomized controlled trial on the efficacy of thoracic CT screening for lung cancer in non-smokers and smokers of ＜30 pack-years aged 50-64 years（JECS study）：research design. Jpn J Clin Oncol 42：1219-1221, 2012

肺がん検診ガイドライン

**トピックス**

# 緩和医療・ガイドライン

井上　彰
（いのうえ　あきら）
東北大学大学院医学系研究科 緩和医療学分野

## ▶ はじめに

　呼吸器疾患の患者には，呼吸困難をはじめとするさまざまな身体的苦痛やせん妄などの精神的苦痛が伴う．これらの苦痛に対しては，「原疾患に対する治療とともに」適切な緩和医療を行うことで，原疾患の治療自体にもよい結果をもたらす．「緩和医療は終末期に行うもの」との誤った認識を捨て，以下に示すガイドラインなどを参照しながら患者・家族の苦痛緩和に努めていただきたい．

## ▶ 呼吸困難に関するガイドライン

　ほとんどの呼吸器疾患患者が訴える呼吸困難症状に関するガイドラインとしては，日本緩和医療学会による「進行性疾患患者の呼吸困難の緩和に関する診療ガイドライン」を第一に挙げたい．本ガイドラインは，「がん患者の呼吸器症状」に対応した2016年版から，非がんも含めた疾患に対象を広げた形で2023年版として改訂・改題されたものであり，**図1**に示すようなアルゴリズムで，患者の状態に応じた標準療法が推奨されている[1]．

　ただし，モルヒネなどのオピオイドに関する記載は，すべて「がん患者」を対象とした推奨にとどまっていることに注意を要する．一方，COPDなど非がん性呼吸器疾患に特化した緩和ケアに関しては，日本呼吸器学会から「非がん性呼吸器疾患緩和ケア指針」が出されており，同書には非がん性呼吸器疾患患者に対するオピオイド使用に関するアルゴリズムが示されている（**図2**）[2]．重要な点は，がん疼痛に対するエビデンスと異なり呼吸困難に対するオピオイドの有用性については上限があることであり，モルヒネの場合は30mg/日が目安とされている．それ以上の投与量においては，オピオイドによる副作用のリスクを上回るベネフィットは乏しいと考えられるため，図1に準じて抗不安薬の併用などを検討すべきである．それでも緩和されない難治性の苦痛症状の場合は，鎮静を含めた対処法について緩和ケアの専門家を交えて検討することが望ましい．

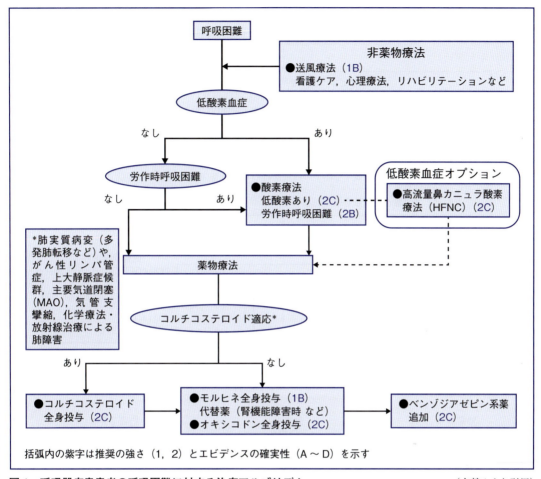

図1 呼吸器疾患患者の呼吸困難に対する治療アルゴリズム　　　　　（文献1より引用）

## ▶ その他の緩和医療に関するガイドライン

　呼吸器疾患の患者は呼吸困難以外にも疼痛やその他の身体的苦痛を伴いやすいことが知られており，それらへの対応も重要である．日本緩和医療学会からは，**表1**に示すような各種のガイドラインが出されており，それらはすべて無料でWEB閲覧可能であるため日常診療において積極的に活用されたい[3]．肺癌患者におけるがん疼痛に関しては，近年使用可能なオピオイドの種類が増えたことで適切な使い分けが重要であり，便秘や嘔気などの副作用対策も含めた基本的な知識を習得する必要がある．最新のWHOガイドラインにおいては，従来「がん疼痛治療5原則」として提唱されていた「除痛ラダー」が削除され，強い疼痛に対してははじめから強オピオイドが推奨されていることや弱オピオイドの推奨度が下がっていることに留意されたい[4]．一方，がん患者であっても術後痛や抗癌薬治療に伴う神経障害性疼痛などの慢性疼痛

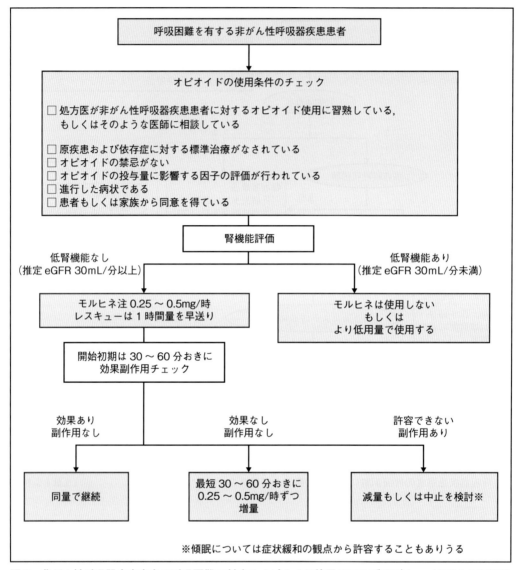

**図2 非がん性呼吸器疾患患者の呼吸困難に対するオピオイド使用のアルゴリズム** (文献2より引用)

に対しては非オピオイド製剤が第一選択となり，むしろオピオイドは極力用いないことが推奨されているため，疼痛の要因の鑑別は極めて重要である（非がん呼吸器疾患患者に伴う廃用症候群などによる疼痛についても同様）[5].

さらに著者が日頃の緩和ケアチーム活動などにおいて高頻度にみかけるものの，主治医側の問題意識が低い医療行為として「不適切な輸液」を挙げさせていただく．肺癌などの悪性疾患の終末期においては悪液質により食欲低下や倦怠感などの症状が生じ，るい痩を伴う体重減少や筋力低下も進行するが，それらに対して高カロリー輸液を含む1,000 mL以上の輸液は有害無益であり，胸腹水や浮腫としての体液貯留や

表1 日本緩和医療学会による各種ガイドライン

| ガイドライン名 | 最新発行年 |
| --- | --- |
| がん疼痛の薬物療法に関するガイドライン | 2020年 |
| がん患者の治療抵抗性の苦痛と鎮静に関する基本的な考え方の手引き | 2023年 |
| がん患者の消化器症状の緩和に関するガイドライン | 2017年 |
| 進行性疾患患者の呼吸困難の緩和に関する診療ガイドライン | 2023年 |
| 終末期がん患者の輸液療法に関するガイドライン | 2013年版 |
| がん患者の泌尿器症状の緩和に関するガイドライン | 2016年 |
| がんの補完代替療法クリニカル・エビデンス | 2016年 |
| 患者さんと家族のためのがんの痛み治療ガイド | 2017年 |

（文献3を参照して作成）

喀痰の増加に患者は悩まされる（非がん性呼吸器疾患患者の終末期も同様）．「食べられない辛さ」には十分な理解を示しつつ，輸液を減らすことが苦痛の軽減につながることを丁寧に説明すれば，患者・家族の理解が得られることは多い．

## おわりに

呼吸器疾患の患者に伴う苦痛症状の緩和に有用なガイドラインについて概説した．それらの成書を活用し，主治医として基本的な緩和ケアの実践に努めていただけると幸いである．ただし最も重要なのは，自身の技量では対処が難しいと判断した際に，躊躇せず緩和ケアチームなどの専門家に助けを求める謙虚な姿勢であることを強調したい．

## 文献

1) 日本緩和医療学会ガイドライン統括委員会 編：進行性疾患患者の呼吸困難の緩和に関する診療ガイドライン2023年版．金原出版，2023
2) 日本呼吸器学会・日本呼吸ケア・リハビリテーション学会合同 非がん性呼吸器疾患緩和ケア指針2021作成委員会 編：非がん性呼吸器疾患緩和ケア指針2021．メディカルレビュー社，2021
3) 日本緩和医療学会：ガイドライン．https://www.jspm.ne.jp/publication/guidelines/index.html
4) 木澤義之，塩川 満，鈴木 勉 監訳：WHOガイドライン 成人・青年における薬物療法・放射線治療によるがん疼痛マネジメント．金原出版，2021
5) 日本ペインクリニック学会 非がん性慢性疼痛に対するオピオイド鎮痛薬処方ガイドライン作成ワーキンググループ 編：非がん性慢性疼痛に対するオピオイド鎮痛薬処方ガイドライン 改訂第3版．文光堂，2024

**トピックス**

# 呼吸器内視鏡診療を安全に行うために

### 堀之内宏久
ほり の うちひろひさ

さいたま市立病院 呼吸器外科

## ▶ はじめに

呼吸器疾患の診療は，近年著しく進歩しており，それに伴い，気管支鏡の役割も飛躍的に大きくなっている．ゲノム診断，びまん性肺疾患診断に必要な組織検体の採取法も大きく変化した．標的領域へのアプローチも，高精細CTをもとにした枝読みが普遍の技術となり，バーチャル気管支鏡による支援のもと，ラジアル型超音波プローブを用いて末梢病巣を確実に把握する技術が普及している．今後，ロボット気管支鏡によって末梢病変の診断率が向上するかに関心が集まっている．縦隔疾患に対するEBUS-TBNAも新しい生検処置具の開発が進んでいる．また，治療手技としては，気道ステント，EWS，気管支バルブ，サーモプラスティなど多くの新しいデバイスと手技が開発されている．

気管支鏡検査を受ける患者が苦痛なく，安全に，期待する結果を得てもらうためには，検査を行うチームが基本手技に習熟し，新しい技術を習得し，安定した成績を出せるよう修練することが重要である．一方，検査の適応や実施法の標準化として，エビデンスに基づくガイドラインを周知することで，医療水準を高めてゆくことが可能と考えられている．

2020年に全世界を覆った新型コロナウイルス感染症（以下COVID-19）のパンデミックは，気管支鏡診療を大きく様変わりさせた[1]．診療上の進歩と感染に対する意識が高まり，気管支鏡診療においてガイドラインの再確認が必要となっているので，国内，海外の最新の知見を含め，気管支鏡診療の指針についてまとめた．

## ▶ 日本呼吸器内視鏡学会の取り組みと海外での動き

気管支鏡診療における診療水準の向上のために日本呼吸器内視鏡学会（当時は日本気管支学会）は1992年に認定医制度（のちの専門医制度）を整備した．加えて安全対策委員会において全国の認定・関連施設を対象に実態調査を行い，その結果をもとに，エ

キスパートオピニオンの形で，「手引き書—気管支鏡検査を安全に行うために—第1版」を2005年に発表した．その後，全国調査を繰り返し，得られた結果をもとに，時代に即した気管支鏡に関する安全性情報を周知する目的で手引き書の改訂を重ね，2017年に第

4 版を発表, 2023 年に改訂を行っている[2].

欧米では, 英国胸部学会 (British Thoracic Society：BTS) が 2013 年に気管支鏡に対するガイドラインを改訂し[3], 米国気管支学会 (American Association for Bronchology and Interventional Pulmonology：ABBIP) は 2019 年に軟性気管支鏡の安全な使用を目的に資格制度を設けることを発表している[4].

気管支鏡診療の領域では, ランダム化比較試験 (RCT) の実施が困難な場合が多く, ガイドライン作成に採用できる臨床研究結果がなかなか得られない. このため, いずれの学会でもエキスパートオピニオンをまとめて, ガイドラインとしている. わが国では, 臨床現場で新たな方針の策定が必要と考えられた課題については, 学会で発表される症例対照研究や少数の症例検討のディスカッションを経て, 日本呼吸器内視鏡学会がワーキンググループを編成, 審議し, 結果を診療の指針として発表している[5].

最近では, 臨床に重要と考えられる鎮静と鎮痛, クライオ生検, 局所麻酔下胸腔鏡手技の項目についての指針が, 日本呼吸器内視鏡学会から発表されている. また, 気管支鏡を用いた治療や処置についても, サーモプラスティ, 気道ステント, 気管支バルブについては課題ごとに学会で作成した診療指針が示されている.

本稿では, 気管支鏡診療に際して必要な日本呼吸器内視鏡学会の手引き書, 各種の診療指針, BTS, AABIP のガイドライン, WHO や CDC の提言などを参考に各項目をまとめた.

## ▶ パンデミックを経たガイドラインの変化

COVID-19 のパンデミックは患者のみならず, 術者の安全と感染に対する意識を大きく変化させた. パンデミック以前より, 米国 CDC は医療関連の感染防御について厳しい水準を求めており, 2003 年 7 月には, 診療環境, 医療者の遵守すべき標準手順 (PPE 装着も含む), 機材の管理, 廃棄物処理までガイドラインとして示した[6]. 気管支鏡診療については Culver らが 2003 年 2 月に気管支鏡を媒体とした感染に対しての提言を発表している[7].

COVID-19 は, 2020 年当時は, 感染して肺炎を発症すると 4〜8％は呼吸不全状態を呈し, 2％程度の死亡率があると報告され[8], 飛沫感染, エアロゾル感染, 接触感染にて感染が成立するため, エアロゾルを発生する手技である気管支鏡診療に対して規制を厳しくすることが求められた.

2020 年には日本呼吸器内視鏡学会[9], 日本呼吸器学会[10], 外科系の学会[11], BTS, AABIP, ATS, CDC[12] などで言及があり, 気管支鏡検査の実施を最小限にし, 対象患者を制限することが推奨されてきた. 検体採取および患者の条件については, AABIP が指針を発表しており[13], COVID-19 のパンデミックの終了宣言が出された現在でもルーチンの手技として行われるようになっている.

COVID-19 は, 本邦では 2023 年 5 月 8 日より 5 類の感染症 (全数報告のみ) となり, WHO および米国 CDC も 2023 年 5 月にパンデミックの終了を宣言している. 今

呼吸器内視鏡診療を安全に行うために **25**

後も感染の波を繰り返すと考えられるが，感染防御については一定のコンセンサスが得られているものと考えられ，今後は日本呼吸器内視鏡学会の指針[9]に従って診療を進めることになると考えられる．気管支鏡実施前検査としてのCOVID-19の抗原検査やPCR検査については，感染動向を見ながら活用することとなると考えられる．一方，結核症や，他のウイルス性疾患のことも考慮し，検査室の環境整備と個人防護具の装着は最新の指針を順守することが必要であろう．

## ▶ 患者の安全（検査前の注意事項）

検査前の患者の安全性確保については，日本呼吸器内視鏡学会の手引き書が詳しい．特に，抗血栓療法を受けている患者が気管支鏡検査，処置を受ける際に注意すべき点，抗血栓薬の期間，休薬時のリスク，検査前後の注意すべき点を標準化してエキスパートオピニオンとして記載されている．検査・処置後の抗菌薬投与については，エビデンスは少ないが，症例ごとに検討して投与とされている．

## ▶ 麻酔・鎮静および検査中の安全管理

麻酔および鎮静については，RCTおよびメタ解析が行われており，米国麻酔科学会（ASA）は非麻酔医による鎮静と麻酔のガイドラインを発表し[14]，これらの報告とBTSのガイドライン，American College of Chest Physician（ACCP）からの声明[15]も参考にして，第4版の手引書[2]および，その後に発表された麻酔，鎮静についてのガイドラインが日本呼吸器内視鏡学会で作成された．その方法，薬品の選択，投与の順番，患者への説明の方法などについて細かく記載があり，実務的な内容となっている[16]．

本邦では，2016年の調査では75.3％の施設が経静脈経路の鎮静を考慮していた．

患者の状態評価のため，検査中には，心電図，経皮的動脈血酸素飽和度，換気状態，意識状態の変化を頻回にチェックをすることが推奨されている．特に鎮痛，鎮静下の検査では，低換気状態の監視が重要である．換気状態の監視にカプノメトリーが信頼できるとの報告がある[17, 18]．挿管しない場合でもEtCO$_2$をモニターできるデバイスも開発されており，鎮静時の呼吸抑制を経時的にモニターする方法として使用可能な段階にきている．

## ▶ 検体採取・気管支鏡検査に伴う有害事象

検体採取については，処置具の改良が進み，それぞれの処置具に習熟することで，安全な検査が可能となっている．その中で，生検にあたっての出血は遭遇する確率の高い有害事象であるが，ガイドシースを用いた場合の発生率は0.29％で，用いない

場合（0.58％）に比し出血の合併症が減少しており，安全な生検法を考慮するうえで示唆に富む結果が得られている[19].

また，新しい生検手技として，クライオ生検が普及しつつあり，当初の目的であった間質性肺疾患の生検だけでなく，腫瘍性病変の生検にも応用されるようになって，症例が増えている．クライオ生検による有害事象のひとつに大量出血があり，的確に対応することにより大量出血を予防できることから，日本呼吸器内視鏡学会として手引き書を発表し，ハンズオン講習会を催し，安全なクライオ生検を普及，推進するよう努力している[20].

有害事象への対応について，2023年改訂の手引き書（第4版）に，低酸素状態，心合併症，出血，気胸と感染に対するエキスパートオピニオンが記載されている．最近，十分な鎮静と鎮痛下に検査を行う施設の増加，生検手技の変化に伴い，有害事象の発生頻度，割合も変化してきていると考えられる．今後の大規模調査の結果が期待される．また，侵襲的な生検手技（クライオ生検，EBUS-TBCB（経気管支縦隔鉗子生検））などの際の予防的抗菌薬投与についても，今後の課題と思われる．

併存疾患を有する患者に気管支鏡検査を行う際の注意事項については，本邦での調査結果をもとにして手引き書（第4版）にまとめられているので，参照されたい[2].

## ▶ 気管支鏡検査に用いる機器の洗浄と消毒

COVID-19の時代を経て，洗浄，消毒について再確認することとなった．日常的には使用直後の蛋白分解酵素配合洗浄剤の使用と内視鏡用洗浄機を用いた高水準消毒薬による洗浄で，プリオンを除く病原体の感染力をほぼなくすことが可能であるので，オートクレーブが必要な状況に至るのは稀である．

本邦では低蔓延国になったとはいえ，結核菌に遭遇することは少なくない．グルタールアルデヒドは結核菌や芽胞菌に対して十分な消毒効果をもたないので，フタラールや過酢酸を使用する洗浄機を用いることが望ましい．機材の消毒と滅菌に関しては，手引き書が参考となる[2]が，BTSのガイドライン[3]でも基本的には変わらない．洗浄，消毒を行う環境と従事する技術者が感染防御に十分な状態であることが必要である．

## ▶ 気管支鏡下治療および処置について

処置・治療については，1990年代までは，YAG-レーザー，マイクロターゼ，ステント手技など，限られた施設で，症例ごとに工夫をして実施されていたが，ステントの規格化，低侵襲化，気管支鏡下のインターベンションの簡易化，低コスト化（高周波デバイスの使用）を受けて，気管支鏡下の治療・処置を行う施設が増加した．2016年の全国アンケート調査では，治療による直接の死亡は報告されていなかったが，気管支鏡下の治療・処置は侵襲が非常に高度であることは言を俟たない．治療に

呼吸器内視鏡診療を安全に行うために　27

おけるリスク回避の手段，バックアップ体制の確保などについて日本呼吸器内視鏡学会でのシンポジウムの討論などで周知が図られている．ポルトガル胸部疾患学会は2020年6月に専門家によるコンセンサスステートメントを発表し，気管支鏡検査・処置・治療に関する留意事項を系統的にまとめている[21]．世界気管支会議は，気道ステントに対するエキスパートオピニオンを発表し[22]，気管支鏡下の治療に対する診療側のスタンスについて明らかにしている．日本呼吸器内視鏡学会でもステント治療についてワーキンググループの審議を経て2016年に指針を発表し[23]，安全な施行を求めている．

## ▶ まとめ

　気管支鏡診療で，患者の安全と利益につながるようにするためには，専門医制度の拡充と診療ガイドラインの整備・充実による診療レベルの向上が必要不可欠である．現時点では，クリニカルクエスチョンについて推奨度を決定して指針を示すだけの臨床研究のデータが十分でなく，診療の指針としてエキスパートオピニオンが多くを占めているが，今後の大規模研究によって新しいエビデンスを創出し，良質な診療ガイドラインを整備することが可能となると思われる．

　COVID-19のパンデミックは気管支鏡診療を委縮させ，一時期あたかも進歩が止まったような感じを受けたが，感染について数多くの新知見を得て，よりよい環境で気管支鏡診療が行えるようになった．気管支鏡診療にはロボット気管支鏡や新しい誘導技術が出現し，治療手技も低侵襲化が進むことが期待されるので，診療ガイドラインも改訂されてゆくと考えられる．

　現状では，日本呼吸器内視鏡学会が発表している手引き書と諸指針に従って，安全で確実な気管支鏡診療を行うことが勧められる．

### 文　献

1) Huang C, Wang Y, Li X et al：Clinical features of patients infected with 2019 novel coronavirus in Wuhan, China. Lancet 395：497-506, 2020

2) 日本呼吸器内視鏡学会 安全対策委員会 編：手引き書（改訂）—呼吸器内視鏡診療を安全に行うために— 第4版. 2017 https://www.jsre.org/modules/medical/index.php?content_id=9

3) Du Rand IA, Blaikley J, Booton R et al；British Thoracic Society Bronchoscopy Guideline Group：British Thoracic Society guideline for diagnostic flexible bronchoscopy in adults：accredited by NICE. Thorax 68 Suppl 1：i1-i44, 2013

4) Musani AI：The American Association for Bronchology and Interventional Pulmonology announces the certificate of added qualification in advanced diagnostic bronchoscopy. Chest 156：813, 2019

5) 日本呼吸器内視鏡学会：医療関係のみなさま 手引き・指針等. https://www.jsre.org/modules/medical/index.php?content_id=1

6) Sehulster L, Chinn RY；CDC；HICPAC：Guidelines for environmental infection control in health-care facilities. Recommendations of CDC and the Healthcare Infection Control Practices Advisory Committee（HICPAC）. MMWR Recomm Rep 52：1-42, 2003

7) Culver DA, Gordon SM, Mehta AC：Infection

control in the bronchoscopy suite：a review of outbreaks and guidelines for prevention. Am J Respir Crit Care Med 167：1050-1056, 2003

8）Verity R, Okell LC, Dorigatti I et al：Estimates of the severity of coronavirus disease 2019：a model-based analysis. Lancet Infect Dis 20：669-677, 2020

9）日本呼吸器内視鏡学会安全対策委員会：COVID-19及び疑い症例に対する気管支鏡検査における注意喚起. 2020年3月2日. https://www.jsre.org/uploads/files/info/2003_covid19_2.pdf

10）日本呼吸器学会：COVID-19流行期におけるびまん性肺疾患の診療についての提言. 2020年5月12日. https://www.jrs.or.jp/covid19/assemblies/dld/20200512193053.html

11）日本医学会連合会，日本外科学会，日本消化器外科学会 他：新型コロナウイルス陽性および疑い患者に対する外科手術に関する提言（改訂版）. 2020年4月10日 改訂. https://jp.jssoc.or.jp/modules/aboutus/index.php?content_id=53

12）Centers for Disease Control and Prevention：Interim infection prevention and control recommendations for healthcare personnel during the Coronavirus Disease 2019（COVID-19）pandemic. https://www.cdc.gov/coronavirus/2019-ncov/hcp/infection-control-recommendations.html

13）Wahidi MM, Lamb C, Murgu S et al：American Association for Bronchology and Interventional Pulmonology（AABIP）statement on the use of bronchoscopy and respiratory specimen collection in patients with suspected or confirmed CO-VID-19 Infection. J Bronchology Interv Pulmonol 27：e52-e54, 2020

14）American Society of Anesthesiologists Task Force on Sedation and Analgesia by Non-Anesthesiologists：Practice guidelines for sedation and analgesia by non- anesthesiologists. Anesthesiology 96：1004-1017, 2002

15）Wahidi MM, Jain P, Jantz M et al：American College of Chest Physicians consensus statement on the use of topical anesthesia, analgesia, and sedation during flexible bronchoscopy in adult patients. Chest 140：1342-1350, 2011

16）日本呼吸器内視鏡学会 気管支鏡診療における鎮静に関するガイドラインワーキンググループ；中島崇裕，大平達夫，河野光智 他：呼吸器内視鏡診療における鎮静に関する安全指針. 2023年12月 https://www.jsre.org/uploads/files/info/2401_shishin.pdf

17）Abdelmalak B, Wang J, Mehta A：Capnography monitoring in procedural sedation for bronchoscopy. J Bronchology Interv Pulmonol 21：188-191, 2014

18）Strohleit D, Galetin T, Kosse N et al：Guidelines on analgosedation, monitoring, and recovery time for flexible bronchoscopy：a systematic review. BMC Pulm Med 21：198, 2021

19）Horinouchi H, Asano F, Okubo K et al；Safety Management Committee of Japan Society for Respiratory Endoscopy, The 2016 National Survey Working Group：The incidence of hemorrhagic complications was lower with the guide sheath than with the conventional forceps biopsy method：results of bronchoscopy in the 2016 nationwide survey by the Japan Society for Respiratory Endoscopy. J Bronchology Interv Pulmonol 27：253-258, 2020

20）品川尚文，今林達哉，沖　昌英 他：クライオ生検指針—安全にクライオ生検を行うために—第1.1版. 気管支学 44：121-131, 2022

21）Guedes F, Boléo-Tomé JP, Rodrigues LV et al：Recommendations for interventional pulmonology during COVID-19 outbreak：a consensus statement from the Portuguese Pulmonology Society. Pulmonology 26：386-397, 2020

22）Chaddha U, Agrawal A, Kurman J et al：World Association for Bronchology and Interventional Pulmonology（WABIP）guidelines on airway stenting for malignant central airway obstruction. Respirology, 2024. doi：10.1111/resp.14764（online ahead of print）

23）日本呼吸器内視鏡学会 気道ステント診療指針作成ワーキング・グループ；古川欣也，沖　昌英，白石武史 他：気道ステント診療指針—安全にステント留置を行うために—. 気管支学 38：463-472, 2016

## 1. 呼吸器感染症

# ウイルス性肺炎

藤田和恵
日本医科大学付属病院 呼吸器内科／同 医療安全管理部 感染制御室

**POINT**

- 高齢化や免疫低下患者の増加により，ウイルス性肺炎発症リスクの高い患者が増えている．
- 市中におけるウイルス感染のみならず，医療施設内においても重要な位置を占め，医療関連感染対策の対象として重要である．
- 成人ではインフルエンザウイルス，respiratory syncytial ウイルス（RS ウイルス），ヒトメタニューモウイルス（human metapneumovirus：hMPV），アデノウイルス，パラインフルエンザウイルスなどである．
- 重症化する肺炎として重要なのは，インフルエンザウイルス，新型コロナウイルスなどで，迅速な診断，治療が必要である．
- 近年，ウイルス感染症の診断法の進歩により，迅速，かつ正確な，ベッドサイドでのウイルス感染症診断が可能となっている．

---

## ガイドラインの現況

ウイルス性肺炎に関するまとまったガイドラインはなく，日本では日本呼吸器学会による「成人肺炎診療ガイドライン 2024」，「咳嗽・喀痰の診療ガイドライン 2019」などに記述があるのみである．国際的にもウイルス性肺炎に関するガイドラインの出版はなされておらず，この分野におけるガイドラインの整備が望まれる．抗インフルエンザ薬使用に関して，2019 年 10 月，日本感染症学会が「抗インフルエンザ薬の使用について」の提言を発出している．また，日本感染症学会は，毎年，そのシーズンのインフルエンザ対策について提言を発表しており，最新の情報をもとに診断・治療を行うことが望まれる．

---

**【本稿のバックグラウンド】** 本稿は，最新の知見をもとに記述するよう努めるが，治療にあたっては公的機関の最新情報（ウイルスの流行状況．薬剤耐性化など）を参照に行うことを推奨する．新型コロナウイルス感染症（coronavirus disease 2019：COVID-19）については，別稿を参照されたい．

---

## どういう疾患・病態か

ウイルス性肺炎とは，①呼吸器を標的とするウイルスによるものと，②HIV 患者や血液造血器腫瘍，臓器移植患者などの免疫低下宿主に発症する呼吸器以外の臓器や細胞を標

表1 ウイルスによる呼吸器感染症を起こしやすい宿主

| ●解剖学的な異常 | 気管支炎/気管支拡張症 |
| | 間質性肺炎 |
| ●気道クリアランスの低下 | 喫煙 |
| | 粉じん吸入歴 |
| | Ciliary Dyskinesis |
| ●人工呼吸管理 | |
| ●免疫抑制状態 | 医原性 |
| | HIV 感染 |
| | サイトメガロウイルス感染 |
| | 液性免疫の障害 |
| | T 細胞性免疫障害 |

（文献6を参照して作成）

表2 年代別ウイルス性肺炎の原因ウイルス

**周産期**
- Cytomegalovirus
- Herpes simplex virus（HSV 1, 2）
- Enterovirus
- Rubella virus

**生後3週間〜3ヵ月**
- Respiratory syncytial virus（RSV A, B）
- Parainfluenza virus（PIV 3）
- Metapneumovirus（hMPV A, B）

**生後4ヵ月〜4歳**
- Respiratory syncytial virus（RSV A, B）
- Parainfluenza virus（PIV 1, 2, 3）
- Metapneumovirus（hMPV A, B）
- Influenza virus（A, B）
- Rhinovirus
- Adenovirus

**年長児〜成人**
- Influenza virus（A, B）
- Adenovirus（4, 7）
- Severe acute respiratory syndrome corona-virus 2（SARS-CoV-2）

**免疫抑制状態の患者**
- Epstein-Barr virus（EBV）
- Cytomegalovirus（CMV）
- Human herpesvirus 6
- Varicella zoster virus（VZV）

（文献6を参照して作成）

表3 日本の月別感冒ウイルスの分離数

| Rhinovirus | | 4〜6月と9〜11月 |
|---|---|---|
| Parainfluenza virus | | |
| | PIV 1 | 8〜11月 |
| | PIV 2 | 9〜12月 |
| | PIV 3 | 4〜7月 |
| Respiratory syncytial virus | | 10〜3月 |
| Influenza virus | | |
| | A | 12〜3月 |
| | B | 3月 |
| Enterovirus | | 4〜10月 |

（文献7を参照して作成）

ウイルス，アデノウイルス，Respiratory Syncytial（RS）ウイルス，パラインフルエンザウイルス，ライノウイルス，ヒトメタニューモウイルスなどがある．通常，気道ウイルスは上気道炎の病型をとるが，経過中に下気道感染症へ進展，肺炎を合併することがある．全身性合併症として肺炎を起こす場合，血行性あるいはリンパ行性にウイルスが肺に移行，肺炎を起こす．全身徴候を示すウイルスには，サイトメガロウイルス，水痘・帯状疱疹ウイルス，麻しんウイルスなどがある．また，ウイルス性肺炎は，その発症機序から，①ウイルス感染そのものによる肺炎（純ウイルス性肺炎），②細菌性肺炎（混合感染型肺炎と二次性細菌性肺炎）の2つが考え

的とする肺炎の2つに分けられる．気道ウイルスには，コロナウイルス，インフルエンザ

られている．いずれの場合にも，重症化すると急性呼吸窮迫症候群（acute respiratory distress syndrome：ARDS）を呈する．

ウイルス性肺炎を診た場合，年齢や宿主の状態により，原因となるウイルスを想定することが重要である（**表1，2**）．また，季節性や地域の流行状況を知ることも重要である（**表3**）．

市中肺炎の原因となる病原体の正確な頻度はわかっていない．近年，分子生物学の進歩により，COVID-19流行期以外の時期では，市中肺炎の1/3の原因をウイルスが占めることがわかっている．市中肺炎において，ウイ

**表4 肺炎を起こすウイルスの特徴**

| ウイルス | 属名 | 核酸 | 季節性 | 疾患 | コメント |
|---|---|---|---|---|---|
| Influenza virus（A, B） | Orthomyxoviridae | RNA | あり（冬） | 気管支炎，インフルエンザ，クループ，肺炎 | 流行あり |
| Parainfluenza virus（PIV） | Paramyxoviridae | RNA | あり（春と秋） | クループ（PIV1，2），肺炎（PIV3） | |
| Respiratory syncytial virus（RSV） | Respiroviridae | RNA | あり（冬） | 細気管支炎，肺炎 | 小児＜5歳，免疫低下宿主 |
| Adenovirus | Adenoviridae | DNA | なし | クループ，肺炎，ウイルス血症 | 臓器移植や造血細胞移植患者に多い |
| Metapneumovirus（hMPV） | Respiroviridae | RNA | あり（冬） | 細気管支炎，肺炎 | 小児，免疫低下宿主 |
| Measles | Paramyxoviridae | RNA | なし | クループ，肺炎（巨細胞性肺炎） | 小児 |
| Herpes simplex（HSV） | Herpesviridae | DNA | なし | 肺炎，口唇ヘルペス | 口腔内病変を伴う．HIV，臓器移植や造血細胞移植患者に多い |
| Varicella zoster virus（VZV） | Herpesviridae | DNA | なし | 肺炎 | 皮膚の二次性細菌感染，脱水，中枢神経合併症などの重篤な合併症を伴うことがある |
| Cytomegalovirus（CMV） | Herpesviridae | DNA | なし | 咽頭炎，肺炎，ウイルス血症 | 臓器・造血幹細胞移植患者，新生児 |
| Epstein-Barr virus（EBV） | Herpesviridae | DNA | なし | 咽頭炎，伝染性単核球症，リンパ性間質性肺炎 | 移植後リンパ増殖性疾患 |
| Human herpesvirus 6 | Herpesviridae | DNA | なし | 間質性肺炎 | 免疫低下宿主（HHV-6とHHV-6B） |
| Middle East respiratory syndrome coronavirus（MERS-CoV） | Coronavirus | RNA | 不明 | ARDS | 中東など流行地域への渡航歴あり |
| Severe acute respiratory syndrome coronavirus（SARS-CoV） | Coronavirus | RNA | 不明 | ARDS | |

（文献6を参照して作成）

ルス性肺炎の原因となるウイルスで最も重要なウイルスはインフルエンザウイルスである．その他に重症化する肺炎として重要なのは，SARSコロナウイルス（severe acute respiratory syndrome coronavirus：SARS-CoV），新型コロナウイルス（severe acute respiratory syndrome coronavirus 2：SARS-CoV-2）などのコロナウイルスがあり，迅速な診断や治療が必要である．免疫低下患者では，サイトメガロウイルスが最も重要なウイルス性肺炎の原因となる．また，免疫低下患者が市中で発症するウイルスとして，インフルエンザウイルス，パラインフルエンザウイルス，RSウイルス，ヒトメタニューモウイルス，アデノウイルスも重要である．免疫低下患者で，単純ヘルペスウイルス（Herpes simplex virus），水痘・帯状疱疹ウイルス（Varicella-zoster viruses）の皮膚病変を呈する患者では，約10%に肺や肝臓，脳，消化管への播種性病変を認める場合があり，注意を要する．表4にウイルス性肺炎を起こす代表的なウイルスについて示す．

ウイルスと細菌の重複感染と考えられる症例は小児では22〜33%，成人では4〜30%とされており，ウイルス性肺炎を診た場合には，ウイルスに対する治療とともに，細菌性肺炎の合併への対策が必要である．特に，インフルエンザ発症後の重篤化と死亡には細菌感染の合併の関与が大きいとされており，注意が必要である．

インフルエンザ感染では重症化しやすいハイリスクグループとして，高齢（65歳以上），小児（5歳未満），妊娠中，肥満，併存疾患（慢性呼吸器疾患（喘息，慢性閉塞性肺疾患など），慢性心疾患（先天性心疾患，冠動脈疾患など），コントロール不良の糖尿病，透析患者，免疫機能不全（ステロイド内服，T細胞性免疫不全など））などが知られ

**表5　インフルエンザ合併症のリスクの高い患者**

- 5歳未満（とりわけ2歳未満）の幼児
- 65歳以上の高齢者
- 慢性の，肺疾患（気管支喘息を含む）・心血管疾患・腎疾患・肝疾患・血液疾患・代謝性疾患（糖尿病を含む）・神経疾患（脳脊髄障害，末梢神経障害，筋障害，てんかん，脳卒中，精神遅滞，中等度以上の発達異常，筋萎縮，脊髄外傷を含む）
- 免疫抑制状態の患者（免疫抑制治療を受けているあるいはHIV感染を含む）
- 妊婦および出産後2週以内の産褥婦
- アスピリンまたはサリチル酸を含む薬物治療を受け，ライ症候群のリスクのある18歳以下
- BMI 40以上の肥満者
- ナーシングホーム等の長期療養施設入居者

（文献3より引用）

ており，併存疾患評価を十分に行うことが求められる（表5）．

## ■ 臨床症状（表4）

個々のウイルス性肺炎に特徴的な臨床症状はなく，発熱，鼻炎，咽頭痛などの上気道症状，咳嗽，喀痰，喘鳴などの下気道症状，嘔吐・下痢などの消化器症状など，多彩な症状を示す．

## 2 画像所見

ウイルスは経気道的に感染，病原体は組織の細胞内で複製され，上皮細胞とそれに近接する間質組織の変化が起こり，細気管支炎や気管支肺炎の像を呈する．病原体は当初，主に細気管支を侵し，小葉中心性の結節影と分枝状陰影（tree-in-budパターン）を呈する．気管支肺炎に進展すると，小葉性，亜区域性，区域性の硬化影を呈する．インフルエンザ肺炎やSARS-CoV-2による肺炎ではARDSを呈する症例があり，呼吸状態が急速な悪化をきたす場合には，高分解能CT（high-resolution computed tomography：HRCT）撮影を検討すべきである．

ウイルス性肺炎　33

RSウイルスでは細気管支炎をきたしやすく，気管支壁の肥厚，気管支周囲陰影，過膨張所見を呈することが多い．水痘ウイルス肺炎では，散在する小結節影が特徴とされる．

ウイルス肺炎に細菌性肺炎を合併した場合，画像のみで細菌との混合感染を診断するのは困難である．症状や身体所見，血液検査所見などを参考に，総合的な判断が必要である．

### ❸ 診断（表6，7）

ウイルス感染症の多くは，臨床症状や経過，地域の流行状況により診断されている．しかし，流行状況の把握，抗ウイルス薬に対する耐性化などを知るためには，ウイルス学的診断を行うことが重要である．

### ❹ 病原微生物の同定

#### 1．原因ウイルスの同定

ウイルスの分離培養がゴールドスタンダードである．しかし，ウイルス分離検査は結果が得られるのに時間がかかること，検査可能な施設が限られており，実際の臨床現場では

行えないことが多いため，簡便で，確実で迅速な診断が可能な診断ツールの開発が望まれる．近年，免疫クロマト法やウイルス遺伝子検査など医療技術の進歩により，さまざまな迅速診断法が開発されている．臨床現場で使用可能なキットも増えており，これらの有用性が期待されている．現在，保険収載されているウイルス迅速診断キットを表7に示す．2019年11月より，分子生物学的手法を用いたmultiplex PCR法のような網羅的なウイ

**表6　主なウイルス学的診断法**

1. 病変部位からのウイルス分離
2. 病変部位からのウイルス蛋白，ウイルス遺伝子の検出
● 免疫クロマト法：インフルエンザウイルス，RSウイルス，アデノウイルス，hMPV，SARS-CoV-2
● ウイルス核酸検出：PCR，real-time PCR（定量的），LAMP，real-time LAMP（定量的）
3. 血清IgM抗体の検出
4. 血清抗体（IgG抗体）の有意上昇

hMPV：ヒトメタニューモウイルス，LAMP：loop-mediated isothermal amplification

（文献13を参照して作成）

**表7　保険収載されているウイルス迅速診断キット（2024年8月現在）**

| ウイルス | 検体 | 検査方法 | 検査時間 | コメント |
|---|---|---|---|---|
| インフルエンザウイルス | 鼻腔拭い液，鼻腔吸引液または咽頭拭い液 | 免疫クロマト法 | 3～10分 | |
| RSウイルス | 鼻腔拭い液，鼻腔吸引液または鼻腔洗浄液 | 免疫クロマト法 | 5～10分 | 咽頭拭い液は使用しない．保険適用：入院中の患者，1歳未満の乳児，パリビズマブ製剤適用となる患者 |
| アデノウイルス | 咽頭拭い液または角膜拭い液 | 免疫クロマト法 | 5～10分 | |
| 単純ヘルペスウイルス | 水泡，潰瘍またはびらん中 | 免疫クロマト法 | 10～15分 | |
| ヒトメタニューモウイルス | 鼻咽頭拭い液または鼻腔吸引液 | 免疫クロマト法 | 5～15分 | 保険適用：ウイルス感染症が疑われる6歳未満の患者であって，画像診断または胸部聴診所見により肺炎が強く疑われる患者 |
| 新型コロナウイルス | 鼻咽腔または鼻腔拭い液 | 免疫クロマト法 | 15～30分 | |

ルス診断も可能となっている．ただし，保険診療上，「感染症診療を専ら担当する常勤医師（専ら感染症診療経験が5年以上ある者に限る）が1名以上」，または「臨床検査を専ら担当する常勤医師（具体的には勤務時間の大部分，検体検査結果の判断補助を行うとともに，検体検査全般の管理・運営，院内検査に用いる検査機器および試薬の管理についても携わる医師を意味し，この経験が5年以上ある者に限る）が1名以上」配置されている保険医療機関に限り実施できる．また，対象となる患者はA300【救命救急入院料】，A301【特定集中治療室管理料】，A301-4【小児特定集中治療室管理料】，A302【新生児特定集中治療室管理料】，A303【総合周産期特定集中治療室管理料】の2「新生児集中治療室管理料」を算定する患者で，「重症呼吸器感染症と診断した，または疑われる場合」に，病原微生物の検索のために使用した場合は1回に限り算定できるため，要件を確認のうえ，検査を実施する．

### 2．細菌感染を合併した場合

抗菌薬投与前に適切な検体を採取し，分離・培養，薬剤感受性検査を行うことが重要である．インフルエンザに合併する肺炎の病原体として，黄色ブドウ球菌が最も多い．次いで，肺炎球菌，インフルエンザ菌，A群溶連菌が重要である．米国呼吸器学会（American Thoracic Society：ATS）/ 米国感染症学会（Infectious Diseases Society of America：IDSA）成人市中肺炎 診断と治療ガイドライン2019では，インフルエンザに合併した細菌性肺炎の場合，入院を要する市中肺炎のガイドラインに沿って治療をすること，臨床像や呼吸器検体のグラム染色で陽性球菌を認めた場合，MRSA感染の可能性を考え，MRSAをカバーする抗菌薬投与の検討を推奨している．

## 治療の実際

ウイルス性肺炎の治療は，インフルエンザウイルスなど一部のウイルス以外には特異的な薬剤はなく，補液，解熱薬投与などの対症療法が基本となる．

### ■ インフルエンザに対する治療（表8）

日本感染症学会は，インフルエンザ薬に関するメタ解析において，有熱期間の短縮，インフルエンザ関連合併症の減少，抗菌薬投与の減少などに寄与することが示されていることから，早期診断に基づく抗インフルエンザ薬早期治療を推奨している．現在，抗インフルエンザ薬として，ノイラミニダーゼ（NA）阻害薬（オセルタミビル，ザナミビル，ペラミビル，ラニナミビル），キャップ依存性エンドヌクレアーゼ阻害薬（バロキサビル　マルボキシル）が上市されている．日本感染症学会やIDSA，米国疾病予防管理センター（Centers for Disease Control and Prevention：CDC）は，①入院までの期間を問わず，インフルエンザで入院したすべての患者，②罹病期間を問わず，重症あるいは症状の進行する外来患者，③慢性疾患および免疫抑制患者など，インフルエンザの合併症のリスクが高い外来患者，④2歳未満の小児および65歳以上の高齢者，妊婦および産後2週以内の患者，などインフルエンザ罹患後の重症化リスクの高い患者には，インフルエンザ確定あるいは疑われた場合，ワクチン接種の有無にかかわらず，早期に抗ウイルス治療を開始することを推奨している（表9）．

NA阻害薬の投与は，インフルエンザ，インフルエンザウイルスそのものによる肺炎，あるいは細菌性肺炎合併例のいずれにも重要である．日本感染症学会は，NA阻害薬の早期治療による症状緩和，罹病期間の短縮はさ

ウイルス性肺炎　35

表8　抗インフルエンザ薬使用を考慮する状況

| インフルエンザが確定あるいは疑われたならば，ワクチン接種の有無にかかわらず，可及的早期に抗ウイルス治療を開始する |
| :--- |
| ■ 入院までの期間にかかわらず，インフルエンザで入院したすべての患者<br>■ 罹病期間にかかわらず，重症あるいは症状の進行する外来患者<br>■ 慢性疾患および免疫抑制患者を含む，インフルエンザの合併症のリスクが高い外来患者<br>■ 2 歳未満の小児および 65 歳以上の高齢者<br>■ 妊婦および産後 2 週以内の患者 |
| インフルエンザの合併症のリスクのない患者については，インフルエンザが確定あるいは疑われたならば，ワクチン接種の有無にかかわらず，抗ウイルス治療を検討してよい |
| ■ 発症後 2 日以内の外来患者<br>■ インフルエンザの合併症のリスクの高い人，とりわけ重症の免疫抑制患者と家庭内で接触のある症状を呈した外来患者<br>■ インフルエンザの合併症のリスクの高い人，とりわけ重症の免疫抑制患者を日常的にケアする医療従事者の患者 |

(文献 3 より引用)

表9　抗インフルエンザ薬の概要（2024 年 8 月現在）

| | Oseltamivir<br>（タミフル®） | Zanamivir<br>（リレンザ®） | Laninamivir<br>（イナビル®） | Peramivir<br>（ラピアクタ®） | Baloxavir marboxil<br>（ゾフルーザ®） |
| :--- | :---: | :---: | :---: | :---: | :---: |
| 作用機序 | NAI<br>（ウイルスの細胞外への遊離を阻害） | NAI | NAI | NAI | キャップエンドヌクレアーゼ阻害 |
| 適応 | A・B 型 | A・B 型 | A・B 型 | A・B 型 | A・B 型 |
| 剤形 | カプセル<br>ドライシロップ | 吸入 | 吸入 | 点滴静注 | 錠剤 |
| 投与日数 | 5 日間 | 5 日間 | 1 回 | 1 回<br>（重症例では連日投与可） | 1 回 |
| 副作用 | 胃腸障害など | 稀 | 稀 | 下痢 | 下痢 |
| 耐性ウイルス | A（H1N1）<br>A（H1N1）pdm 09 | なし | なし | Oseltamivir と交叉耐性（?） | アミノ酸変異による低感受性株の存在 |

NAI：neuraminidase inhibitor

まざまな報告で確認されていることから，インフルエンザが確定あるいは疑われる患者について，発症後 48 時間以内に抗ウイルス薬の投与を開始するなど，早期診断・早期治療を推奨している．NA 阻害薬でウイルスを制御することにより，過剰な気道炎症やサイトカインストームが抑制され，細菌性肺炎への進展を防ぐことが示唆されている．上記理由から，NA 阻害薬投与の遅れは，インフルエンザに関連する細菌性肺炎のリスク因子のひとつと考えられている．

細菌性肺炎の合併を疑った場合には，肺炎球菌，化膿レンサ球菌，黄色ブドウ球菌などの細菌を標的に，早期に治療を開始すること

が必要である．また，MRSA の関与も重要で，グラム染色でグラム陽性球菌を認めた場合，MRSA を標的とした抗菌薬が推奨されている．

## ❷ インフルエンザに対するステロイド投与は推奨されない

インフルエンザ，インフルエンザ肺炎・重症インフルエンザ肺炎，インフルエンザ ARDS など，すべてのインフルエンザに関連する病態において，ステロイドは投与すべきではないことがメタ解析で明らかになっている．WHO が 2022 年にリリースした Guidelines for the clinical management of severe illness from influenza virus infections では，インフルエンザ患者には投与しないことを提言（We suggest not administering corticosteroids（vs administering corticosteroids）（conditional recommendation, very low-quality evidence）としている．インフルエンザ感染にステロイドを投与すべきでない理由として，ステロイドの投与により，サイトカイン産生やマクロファージ・好中球活性化が抑制され，ウイルスのクリアランスが遅延するためと考えられている．

---

### 処方例（成人の場合）

#### インフルエンザウイルス感染に対する治療

全身状態や服薬コンプライアンスなどを参考に治療を行う．オセルタミビル以外は，妊婦・授乳婦への抗インフルエンザ薬の投与について，まだ十分な臨床データが揃っていないことに留意する．

---

●経口摂取や吸入が可能な場合

処方A　タミフル®（75mg）1 回 1 カプセル　1 日 2 回　5 日間

処方B　リレンザ® 10mg（5mg ブリスターを 2 回）1 日 2 回　5 日間吸入

重症例や肺炎や気管支喘息の合併例では，吸入の効果は限定的あるいは気管支攣縮を惹起する可能性が考えられるため避ける．

処方C　イナビル®　40mg（2 容器，計 4 ヵ所）を単回吸入投与する．1 回のみ吸入

重症例や肺炎や気管支喘息の合併例では，吸入の効果は限定的あるいは気管支攣縮を惹起する可能性が考えられるため避ける．

●経口摂取や吸入が困難な場合，合併症などにより重症，または重症化の恐れのある場合

処方　ラピアクタ®　300mg　1 回のみ（15 分以上かけて点滴静注）

症状に応じて反復投与可．適宜増減する．

■12〜19 歳，および成人の外来患者のインフルエンザの治療におけるゾフルーザ®（バロキサビル マルボキシル）について

NA 阻害薬とは異なる作用機序を有するため，NA 阻害薬耐性ウイルスへの有効性が期待されている．バロキサビルのウイルス排出量低減効果は NA 阻害薬よりも優れ，臨床的効果は NA 阻害薬と同等だが，B 型では NA 阻害薬より優れているとみられている．また，バ

ウイルス性肺炎　37

ロキサビルによる治療は合併症としての副鼻腔炎や気管支炎の発生を低減し，予防内服は家族内伝播を抑制することも示されている．しかし，バロキサビル投与後にPA/I38X変異を有するウイルスが一定頻度で分離され変異を有する場合，ウイルス排泄期間が延長し，初期症状の改善が遅れることも示されている．ただし，その後の臨床経過は変異のないウイルスと同様で，2023年11月に発出された日本感染症学会の提言では，総合的に勘案し，12～19歳および成人のインフルエンザに対し，バロキサビルはオセルタミビルと同等の推奨度で治療薬として位置づけることが可能とされている．

重症患者および免疫不全患者のインフルエンザの治療においては，バロキサビル選択が可能だが，推奨／非推奨を論じることのできるエビデンスがまだ不十分なこと，重度の免疫抑制状態ではウイルス排出期間の遷延に留意することが必要であると注意喚起されている．

12歳未満の小児に対しては，A型ウイルス感染例（PA/I38X変異株検出例は除く）およびB型ウイルス感染例におけるバロキサビルの臨床効果は，オセルタミビルに対し非劣性であるものの，低感受性株の出現頻度が高いことを考慮し，慎重な投与適応判断が必要とされている．今後も基礎および臨床のデータの蓄積と解析により，使用方針に変更の可能性がありうるため，最新のガイドラインを参考に対応することが望ましい．

## 細菌感染を合併した場合

必ず，喀痰培養など病原体同定のための検査を行った後，抗菌薬投与を開始する．

インフルエンザ感染後に合併する細菌性肺炎の多くは，黄色ブドウ球菌，肺炎球菌，インフルエンザ菌，A群溶連菌などであり，これらの細菌を標的に経験的治療を開始する．

## 入院治療の場合の抗菌薬選択

処方　ユナシン-Sキット®点滴静注1回
　　　3g　1日3～4回
処方　ロセフィン®点滴静注1回2g
　　　1日1回，または1回1g　1日2回
処方　クラビット®点滴静注1回500mg
　　　1日1回（約60分かけて点滴静注）

# 専門医に紹介するタイミング

ウイルス性の呼吸器感染症の多くは，self-limitedであり，補液や解熱薬投与などの対症療法で治癒することが多い．しかし，急激に進行，ARDSをきたし，集学的な治療を要することもある．ウイルス性肺炎を疑う症例を診た場合，患者の全身状態，特に呼吸状態を十分観察，呼吸不全が急速に進行する場合には，人工呼吸管理が可能な施設への転送を検討する．2009年H1N1インフルエンザパンデミックの際，体外式膜型人工肺（extracorporeal membrane oxygenation：ECMO）により救命しえた症例の多くは，早期に治療を開始した症例である．病状進行を的確に判断し，治療を行うことが重要である．

## 専門医からのワンポイントアドバイス

　ウイルス感染症の中にはインフルエンザや麻疹などのように，ワクチンで予防できる疾患（vaccine preventable diseases：VPD）がある．国内で接種できるワクチンが増えており，小児だけでなく，成人も感染のリスクを判断し，ワクチン接種を検討すべきと考える．CDCは年代ごとのワクチン接種基準を示しており，これらを参考にし，VPDによる重症肺炎を少なくする努力が必要である．また，インフルエンザに関連する肺炎の起炎菌として重要な肺炎球菌に対するワクチン接種も細菌性肺炎の合併予防に有用である．インフルエンザワクチンと肺炎球菌ワクチンの併用により，入院や死亡を減少させるという報告もあり，ウイルスだけでなく細菌に対するワクチン接種の啓蒙も必要と考える．

### 文献

1) 日本呼吸器学会 成人肺炎診療ガイドライン2024作成委員会 編：成人肺炎診療ガイドライン2024．メディカルレビュー社，2024
2) World Health Organization：Guidelines for the clinical management of severe illness from influenza virus infections. 2022
https://www.who.int/publications/i/item/9789240040816
3) 日本感染症学会：一般社団法人日本感染症学会提言～抗インフルエンザ薬の使用について～．（最終更新日2019年10月24日）
4) 日本感染症学会：一般社団法人日本感染症学会提言 今冬のインフルエンザに備えて 治療編～前回の提言以降の新しいエビデンス～．（最終更新日2021年12月21日）
5) 日本感染症学会 インフルエンザ委員会：キャップ依存性エンドヌクレアーゼ阻害薬バロキサビル マルボキシル（ゾフルーザ®）の使用についての新たな提言（2023年11月27日改訂）
6) Freeman AM, Leigh Jr TR：Viral Pneumonia. StatPearls. Treasure Island, 2020 (Last Update：July 4, 2023)
7) 日本小児呼吸器学会，日本小児感染症学会　小児呼吸器感染症診療ガイドライン作成委員会：小児呼吸器感染症診療ガイドライン2022．協和企画，2022
8) Hasleton P, Flieder DB（eds）：Spencer's Pathology of the Lung, 6th ed., Cambridge University Press, pp182-205, 2013
9) Chernick V, Boat TF, Kendig EL（eds）：Kendig's disorders of the respiratory tract in children, Saunders Elsevier, pp416-440, 2006
10) Martin-Loeches I, van Someren Gréve F, Schultz MJ：Bacterial pneumonia as an influenza complication. Curr Opin Infect Dis 30：201-207, 2017
11) File TM Jr：Epidemiology, pathogenesis, and microbiology of community-acquired pneumonia in adults. UpToDate.（last updated：Jul 25, 2024）
12) Fishman JA：Epidemiology of pulmonary infections in immunocompromised patients. UpToDate.（last updated：Mar 07, 2024）
13) 庵原俊昭：ウイルス感染症の診断．臨と微生物 39：649-655，2012
14) Muller NL, Franquet T, Kyung SL：胸部画像診断―感染症を読む．山口惠三 監，丸善出版，2009
15) 一門和哉：ARDS診療におけるステロイド使用の留意点：効果未確認の病態とポイント．日呼ケアリハ会誌 30：181-184，2022

## 1. 呼吸器感染症

# SARS，MERS，COVID-19

### 川名明彦
防衛医科大学校 内科学講座（感染症・呼吸器）

**POINT**

- ●SARS（severe acute respiratory syndrome）
  2003年の流行以降，世界で流行の報告はない．わが国では感染症法に基づく二類感染症．
- ●MERS（Middle East respiratory syndrome）
  2012年以降，中東を中心に散発的流行が続いている．わが国では感染症法に基づく二類感染症．
- ●COVID-19（coronavirus disease 2019）
  新型コロナウイルス感染症である．2019年末中国で認知され，2020年初頭よりパンデミックとなった．2023年5月にWHOによる「国際的に懸念される公衆衛生上の緊急事態（PHEIC）」が解除され，事実上のパンデミック期は終了したと考えられるが，流行は現在も続いている．
  わが国では，パンデミック期間中，法的に新型インフルエンザ等感染症として二類感染症相当で運用されていたが，2023年5月に五類感染症に移行した．

---

### ガイドラインの現況

　SARSに関しては，WHOが種々のガイドラインをウェブサイト上にまとめているので，それを参考にする[1]．

　MERSに関しても，WHOが種々のガイドラインをウェブサイト上にまとめているので，それを参考にする[2]．

　COVID-19の診療ガイドラインは多数あるが，代表的なものとして米国感染症学会（Infectious Disease Society of America：IDSA）のガイドライン[3]がある．わが国では厚生労働省のウェブサイトに，研究班の「新型コロナウイルス感染症COVID-19診療の手引き」[4]が引用されているが，第10.1版（2024年4月23日）が最終改訂となった．日本感染症学会の「COVID-19に対する薬物治療の考え方」[5]は第15.1版（2023年2月14日）が公開されている．いずれも最新のものを参照いただきたい．

**【本稿のバックグラウンド】** 現在，人に感染症を起こすコロナウイルス（CoV）は7種類が知られているが，そのうち4種類（OC43, 229E, HKU1, NL63）はいわゆる普通感冒の病原体として認識されてきた．一方，SARS-CoV，MERS-CoV は，しばしば重症肺炎（前者は SARS，後者は MERS）を起こし，致死率も高い．SARS-CoV-2 は，COVID-19 の病原体としてパンデミックを引き起こした．ここでは SARS，MERS ならびに COVID-19 について概説するが，特にCOVID-19 については厚生労働省のウェブサイトなども併せて参照いただき，新しい情報を確認いただきたい．

# どういう疾患・病態か

## 1 SARS

重症急性呼吸器症候群（severe acute respiratory syndrome：SARS）は，2002 年 11 月に中国広東省で出現し，翌 2003 年 2 月，香港のホテルの集団感染をきっかけに世界に拡散した新興感染症である．世界保健機関（World Health Organization：WHO）主導の対策の結果，同年 7 月に終息した．この間，世界で約 8,000 人が感染し（その約 90% は中国からの報告），約 700 人が死亡した．わが国では患者は発生しなかった．2024 年 8 月時点で，世界で本感染症患者の報告はない．わが国の感染症法では二類感染症に分類されている．

病原体は SARS コロナウイルス（SARS-CoV）であり，何らかの野生動物（コウモリなど）に由来すると推定されている．

SARS-CoV は，ヒトの気管支や肺胞，消化管などに発現しているアンジオテンシン転換酵素 2（angiotensin converting enzyme 2：ACE2）と CD209L（L-SIGN）をレセプターとして感染する．ウイルスによる直接的な組織障害のほか，多量のサイトカイン産生など過剰な免疫反応が病態に関与する．病理学的には肺が最も強く障害され，びまん性肺胞傷害（diffuse alveolar damage：DAD）を呈す．

本感染症は，2〜10 日（中央値 4〜5 日）の潜伏期間の後，38℃以上の発熱と，悪寒，筋肉痛，頭痛，倦怠感などのインフルエンザ様症状で発症する．発症後 3〜7 日後に乾性咳嗽，呼吸困難などの症状が出現し，肺炎から急性呼吸窮迫症候群（acute respiratory distress syndrome：ARDS）に至ることが多い．不顕性感染も報告されている．高齢者や基礎疾患のある患者は予後が悪い一方，小児は比較的軽症である．主な死因は重症呼吸不全，多臓器不全，二次性細菌感染症などである．WHO は，SARS の致死率は 3% 程度であろうとしている．

SARS-CoV は，患者の気道分泌物，便や尿から検出される．感染は主に気道由来の飛沫を介して起こるが，接触感染，空気感染も起こりうるため，十分な感染対策が必要である．本疾患は，発病してから 7〜10 日目頃のウイルス排泄が多く，院内感染を起こしやすい．また，1 人の患者から平均を超えて多数の二次感染を生じるスーパースプレディング現象が報告されている．

特異的な治療薬やワクチンは実用化していない．

## 2 MERS

中東呼吸器症候群（Middle East respiratory syndrome：MERS）は，2012 年にアラビア半島で最初に報告された新興感染症である．病原体は MERS-CoV であり，コウモリのコロナウイルスと近縁である．ヒトコブラクダが自然宿主と考えられ，ウイルスを保有するラクダとの直接的・間接的接触がヒトへ

の感染の原因となるが，医療施設内でのヒト－ヒト感染の報告も多数ある．一般にヒト－ヒト感染の効率はよくないが，医療機関などでスーパースプレディングによるクラスターもみられている．わが国の感染症法では二類感染症に分類されている．

WHOによると，2012～2021年8月までに約2,500人の報告があり，うち35％が死亡した．全感染者のうち80％がサウジアラビアからの報告であり，現在も中東において散発的に患者報告がみられる．2015年5月～7月には，韓国で中東からの帰国者に端を発した大規模な医療関連感染が発生した．

MERS-CoVは，ヒトの下気道上皮などに発現しているdipeptidyl peptidase 4（DPP4）をレセプターとして感染する．コレセプターとして，carcinoembryonic antigen-related cell adhesion molecule 5（CEACAM5）が指摘されている．

臨床的には，無症状例からARDSをきたす重症例まである．2～14日の潜伏期間のあと，発熱，咳嗽などから始まり，急速に肺炎を発症し，しばしば呼吸管理が必要となる．下痢などの消化器症状のほか，多臓器不全（特に腎不全）や敗血性ショックを伴う場合もある．高齢者や基礎疾患をもつ者で重症化しやすく予後が悪い．呼吸不全で死亡したヒトの肺の病理像はDADに一致し肺の肺胞上皮や気道上皮にウイルス抗原が検出される．炎症性サイトカインの過剰産生も病態に関与する．

感染対策としては，流行地域でのラクダとの接触を避け，食品衛生に注意する．医療現場では，飛沫予防策と接触予防策を導入する．エアロゾルが発生する手技を行う場合は空気予防策も行う．

本疾患も特異的な治療薬やワクチンは実用化していない．

## ❸ COVID-19

COVID-19は，2019年末に中華人民共和国武漢市で発生しWHOに報告された新しい感染症である．その病原体はSARS-CoV-2である．当初は武漢市を中心に流行したが，間もなく世界に拡散し，WHOは2020年1月30日「国際的に懸念される公衆衛生上の緊急事態（PHEIC）」を宣言，次いで同年3月11日には「世界的大流行とみなすことができる」として事実上のパンデミック宣言を行った．SARS-CoV-2は，武漢株以降，主流となるウイルス株が頻回に入れ替わり，そのたびに世界規模で幾度もの波を形成しつつ流行してきたが，特に公衆衛生上問題となったのは，アルファ株，デルタ株，オミクロン株である．本稿執筆時点で，世界の主流はオミクロン株で，そこから派生した多くの亜系統が次々と置き換わって流行を繰り返す状況となっている．各国の感染者数や死亡者数などの疫学情報はWHOが公開していたが，2023年5月にPHEICが解除され，事実上パンデミックの終息が宣言された後は，この体制は終了している．2023年8月時点で，WHOは世界中で累積7億6,000万人以上の感染者数と690万人以上の死亡者数があったとしているが，実際はそれよりも多いと考えられる．日本では，厚生労働省によると2023年4月の時点で累積感染者数は約3,320万人，死亡者数は約74,000人とされた[6]．同年5月に本疾患が感染症法上の五類疾患になってからは，全数把握体制は終了し定点観測に移行している．

COVID-19は，当初肺炎を主徴とする感染症として出現した．本疾患の流行が始まって間もない2020年2月，中国における約4万5千症例の解析[7]では，確定患者の約20％は重症～重篤で，2.3％が死亡すると報告された．また，致死率は高齢ほど高く，わ

42　　1.　呼吸器感染症

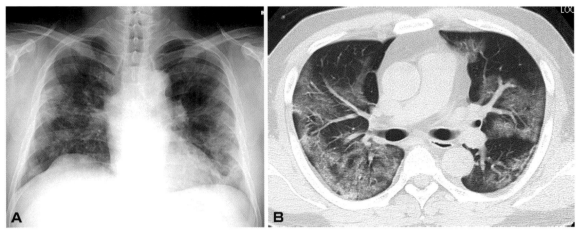

図1　COVID-19肺炎の胸部画像の例
　　A：胸部単純X線写真，B：胸部CT肺野条件

が国でも80歳以上の致死率は約20％と報告された．しかしその後，ワクチン接種が普及し，オミクロン株が流行の主役となり，自然感染により免疫を獲得するヒトが多くなるにつれ，病原性は低下し，臨床像も大きく変化した．その臨床症状はおおむね以下の通り．潜伏期間は1～7日（中央値2～3日）．最も一般的な症状は発熱，寒気，咽頭痛で，その他筋肉痛，倦怠感，鼻汁・鼻閉，頭痛，咳嗽などである．季節性インフルエンザの症状に類似しており，症状のみから両者を鑑別することは困難である．パンデミック初期に比べ，その重症度は大幅に低減したといえるが，重症化のリスク因子（悪性腫瘍，慢性呼吸器・心・腎・肝疾患，糖尿病，免疫不全など）をもつ一部の患者などでは現在も重症化することがあるので注意が必要である．

　COVID-19罹患後，感染性は消失したにもかかわらず，ほかに明らかな原因がなく，急性期から症状が持続したり，あるいは経過の途中から症状が生じて持続したりすることがある．これらはlong COVID，post COVID-19 conditionあるいは罹患後症状などといわれる．厚生労働省研究班の「罹患後症状のマネジメント」[8]によると，倦怠感，呼吸困難感，筋力低下，集中力低下，脱毛，睡眠障害などの頻度が高い．

　肺炎を合併した例では，胸部単純X線写真で両側性の胸膜下領域に優位の浸潤影をみることが多い．胸部CT画像では胸膜下領域優位のすりガラス影（ground glass opacity：GGO）が高頻度にみられる．COVID-19の肺炎胸部画像の例を図1に示す．症例は50歳台男性．入院時の胸部単純X線写真（A）では，両側肺野胸膜下に浸潤影を認める．胸部CT肺野条件（B）でも両側肺に比較的境界明瞭なGGOが認められる．

　感染経路は主に飛沫感染，接触感染であるが，エアロゾル感染（微小な飛沫が短時間空気中を浮遊し，それを吸入することによる感染）の関与も重要と考えられている．上気道のウイルス量は，症状出現の前後で最も多いが，発症前の感染者も感染源となる．本感染症は，共通する環境下，すなわち換気の悪い密閉空間，多数が集まる密集場所，間近で会話や発声をする密接場面（いわゆる「3つの密」）で感染拡大しやすい．そのため，これらの環境を避けること，マスクの着用，他者

との距離をとること（social distancing）などが推奨される．

## 治療に必要な検査と診断

### 1 SARS

感染症法では，SARSが疑われる患者について，鼻咽頭拭い液，喀痰，尿，便のいずれかを検体として，分離・同定による病原体の検出かPCR法により病原体の遺伝子が検出された場合，あるいは血清を用いてELISA法または蛍光抗体法によりIgM抗体もしくはIgG抗体もしくは中和試験により抗体が検出された場合に，確定診断することとしている．

鑑別すべき疾患として，その他のウイルス性肺炎，異型肺炎などがある．

### 2 MERS

感染症法では，MERSが疑われる患者について，鼻腔吸引液，鼻腔拭い液，咽頭拭い液，喀痰，気道吸引液，肺胞洗浄液，剖検材料のいずれかを検体として，分離・同定による病原体の検出か，検体から直接のPCR法により病原体の少なくとも2つの遺伝子領域が確認された場合に，確定診断することとしている．

鑑別すべき疾患として，その他のウイルス性肺炎，異型肺炎などがある．

### 3 COVID-19

COVID-19は，その出現当初，法的には「新型インフルエンザ等感染症（いわゆる二類相当）」に位置づけられ，診断した医師は直ちに届出が必要とされていたが，2023年5月8日から五類感染症となり，定点医療機関のみが届出ることとなった．定点医療機関の届出基準に示されている確定診断方法は，「喀痰，気管吸引液，肺胞洗浄液，咽頭拭い液，鼻腔吸引液，鼻腔拭い液，鼻咽頭拭い液，便，唾液，剖検材料，その他検査方法に適する材料を用いて，分離・同定による病原体の検出もしくは検体から直接の核酸増幅法による病原体の遺伝子を検出すること」と

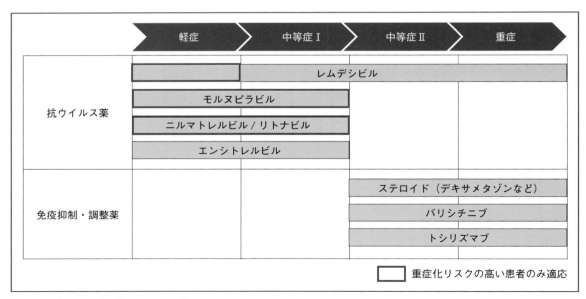

図2　重症度別マネジメントのまとめ　　　　　　　　　　　　　　（文献4を参照して作成）

なっている．また，鼻腔拭い液，鼻咽頭拭い液または唾液を用いたウイルス抗原の定性もしくは定量検査も認められている[9]．一般医療機関では，抗原検査（定性法，定量法）あるいは核酸検出検査が広く用いられている．

## 治療の実際

SARS，MERS ともに特異的な治療薬やワクチンは実用化していないため，対症療法を行う．

COVID-19 に対する抗ウイルス薬として，わが国ではレムデシビル，モルヌピラビル，ニルマトレルビル／リトナビル，ならびにエンシトレルビルが使用可能である．また，免疫抑制・調整薬として，ステロイド（デキサメタゾンなど），バリシチニブ，トシリズマブが使用可能である．中和抗体薬としてソトロビマブ，カシリビマブ／イムデビマブ，ならびにチキサゲビマブ／シルガビマブが使用可能であるが，オミクロン株に対しては効果が減弱しているため積極的には推奨されない．いずれも使用にあたっては，各薬剤の添付文書，「診療の手引き」[4]，などを参考に，慎重に行う．また，本疾患は肺血栓塞栓症など血栓形成のリスクが高まることからヘパリンの使用も検討する．その他，必要に応じて酸素投与や輸液をはじめ，対症療法を行う．

「診療の手引き」第10.1版[4] より重症度別マネジメントのまとめ（薬物療法）を引用した（図2）．重症度（軽症〜重症）の定義はここでは触れないので，同手引きを参照いただきたい．

## 処 方 例

SARS，MERS のいずれも特異的な治療薬が現時点で実用化していないため，処方例は示せない．

COVID-19 に対する処方例を下記に示すが，実際に使用する場合は，厚生労働省のウェブサイトや添付文書を必ず確認いただきたい．

---

### 処 方 例（成人の場合）

●軽症〜中等症 I

**処方A　ニルマトレルビル錠／リトナビル錠**
パキロビッド® パック
ニルマトレルビルとして1回 300mg およびリトナビルとして1回 100mg を同時に1日2回，5日間経口投与．

**処方B　レムデシビル**
ベクルリー® 点滴静注用 100mg
レムデシビルとして投与初日に 200mg を，投与2日目以降は 100mg を1日1回点滴静注．
生理食塩液に添加し，30〜120 分かけて点滴静注する．3日目まで投与する．

**処方C　モルヌピラビル**
ラゲブリオ® カプセル 200mg
モルヌピラビルとして1回 800mg を1日2回，5日間経口投与．

**処方D　エンシトレルビル**
ゾコーバ® 錠 125mg
エンシトレルビルとして1日目は 375mg を，2〜5日目は 125mg を1日1回経口投与．

●中等症Ⅱ～重症

処方A　レムデシビル

　　ベクルリー® 点滴静注用 100mg
　　レムデシビルとして投与初日に
　　200mg を，投与2日目以降は
　　100mg を1日1回点滴静注.
　　生理食塩液に添加し，30 ～ 120
　　分かけて点滴静注する．目安と
　　して5日目まで投与し，症状の
　　改善が認められない場合には 10
　　日目まで投与する．
処方B　デキサメタゾン

　　デキサメタゾンとして，6mg　1
　　日1回　10日間まで（経口，経
　　管，静注）.

## 専門医に紹介するタイミング

　SARS，MERS ともに確定患者もしくは疑似症患者には，感染症法に基づく入院勧告がなされ，特定，第一種あるいは第二種感染症指定医療機関のいずれかに入院となる．自施設が感染症指定医療機関でない場合は，保健所の指示により指定医療機関に転送する．

　COVID-19 は，比較的軽症であれば，感染対策に留意しつつ診療するが，一方，治療にもかかわらず症状が改善しない場合や，呼吸不全の進行により人工呼吸や ECMO などが必要になることが予想される場合は，高次医療機関への転送を検討する．また，COVID-19 感染をきっかけとして基礎疾患（例えば糖尿病，腎不全，慢性呼吸不全など）が増悪するなどして専門的な医療が必要な場合も紹介を検討する．

## 専門医からのワンポイントアドバイス

　SARS，MERS は日本国内ではこれまで患者の報告がない．現状ではこの2疾患に国内で遭遇する可能性は低い．特に SARS は現在世界でヒトの感染が報告されていないので，わが国で本疾患に遭遇する機会はほぼない．再び本疾患の流行が発生した場合は，WHO や厚生労働省などから情報が発出されるので，それらに従って対応する．

　MERS については中東（特にサウジアラビア）への渡航歴とラクダへの接触歴が本疾患を疑うヒントとなる．

　一方，COVID-19 はすでにどこの医療機関でも遭遇しうる感染症である．その重症化頻度は相対的に低下しているとはいえ，院内感染は回避しなければならない．外来診療時などでは本疾患の可能性も常に意識し，流行時や呼吸器症状のある患者を診療するときには，患者も医療者もマスクを着用する（ユニバーサルマスク）など，感染対策の水準を上げておくことが奨められる．

　COVID-19 に対し有効なワクチンがあるので，接種対象者については，特段の禁忌がなければ厚生労働省の方針に従ってワクチン接種を行うことが一般人にも医療者にも推奨される．

### 文　献

1) World Health Organization：Severe Acute Respiratory Syndrome（SARS）.
https://www.who.int/health-topics/severe-acute-respiratory-syndrome# tab=tab_1
2) World Health Organization：Middle East respiratory syndrome coronavirus（MERS-CoV）.
https://www.who.int/health-topics/middle-east-respiratory-syndrome-coronavirus-mers#tab = tab_1
3) Infectious Diseases Society of America：IDSA guidelines on the treatment and management of patients with COVID-19. 5/27/2021. Last updated,

6/26/2023.

https://www.idsociety.org/practice-guideline/covid-19-guideline-treatment-and-management/

4) 令和5年度厚生労働行政推進調査事業費補助金　新興・再興感染症及び予防接種政策推進研究事業　一類感染症等の患者発生時に備えた臨床対応及び行政との連携体制の構築のための研究（代表研究者国際医療福祉大学成田病院：加藤康幸）．新型コロナウイルス感染症 COVID-19 診療の手引き 第 10.1 版（2024 年 4 月 23 日）．

https://www.mhlw.go.jp/content/ 001248424.pdf

5) 日本感染症学会：COVID-19 に対する薬物治療の考え方　第 15.1 版（2023 年 2 月 14 日）．

https://www. kansensho.or.jp/uploads/files/topics/2019ncov/covid19_drug_230217.pdf

6) 第 121 回（令和 5 年 4 月 19 日）新型コロナウイルス感染症対策アドバイザリーボード資料 3 － 7 －②．

https://www.mhlw.go.jp/content/10900000/

001088930.pdf

7) The novel coronavirus pneumonia emergency response epidemiology team：The epidemiological characteristics of an outbreak of 2019 novel coronavirus diseases（COVID-19）— China, 2020. China CDC Weekly 2：113-122, 2020

8) 令和 3 年度厚生労働行政推進調査事業費補助金新興・再興感染症及び予防接種政策推進事業「一類感染症等の患者発生時に備えた臨床的対応に関する研究」研究代表者　加藤康幸．新型コロナウイルス感染症 COVID-19 診療の手引き別冊　罹患後症状のマネジメント 第 3.0 版．

https://www.mhlw.go.jp/content/10900000/001159305.pdf

9) 厚生労働省：感染症法に基づく医師及び獣医師の届出について　第 7 新型コロナウイルス感染症．

https://www.mhlw.go.jp/bunya/kenkou/kekkaku-kansenshou11/01-shitei-01.html

## 1. 呼吸器感染症

# 急性上気道炎（かぜ症候群など），急性気管支炎

佐田　充，石川周成，石井晴之
杏林大学医学部付属病院 呼吸器内科

**POINT**

● 成人の急性上気道炎・急性気管支炎は呼吸器ウイルスが多く，健常者ではほとんどの症例が自然軽快する．

● A群β連鎖球菌（group A β-hemolytic streptococcus：GABHS）咽頭炎や百日咳，インフルエンザなどに対しては症状改善や合併症予防が可能となる抗菌薬・抗ウイルス薬が存在するため，しっかり診断して治療に結び付けるべきである．

---

### ガイドラインの現況

　急性上気道炎・かぜ症候群・急性気管支炎についての包括的なガイドラインはわが国に存在しない．急性気管支炎については，日本感染症学会／日本化学療法学会より「JAID/JSC 感染症治療ガイド 2023」[1, 2] が発刊されている．英国では National Institute for Health and Clinical Excellence（NICE）による「Acute respiratory infection in over 16s: initial assessment and management including virtual wards (hospital at home)」[3] が存在する．このガイドラインは小児および成人で気道感染（かぜ症候群，咽頭炎，扁桃炎，鼻咽頭炎，気管支炎，中耳炎）疑い患者の抗菌薬の適正使用について言及している．

　また，本稿の疾患に関連する疾患である GABHS 咽頭炎および季節性インフルエンザについては，米国感染症学会（Infectious Diseases Society of America：IDSA）のガイドライン[4, 5] が存在する．これらの疾患は，抗菌・抗ウイルス治療による症状の緩和や合併症の予防効果などが証明されており，ほかの急性上気道炎・急性気管支炎とは区別して診療を行う必要がある．

---

【**本稿のバックグラウンド**】　急性上気道炎・急性気管支炎は，日常診療で診察する機会が多い疾患群である．明確な診断基準は存在せず，臨床的に診断される．
不必要な抗菌薬の使用が臨床的に問題となっており，抗菌薬治療の必要性に関しては注意が必要である．

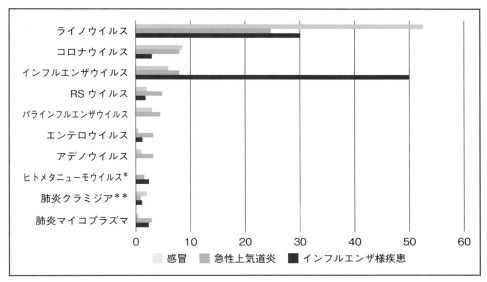

図1　急性上気道炎・感冒様症状の原因微生物の割合（％）
＊：感冒時の割合は未測定
＊＊：オウム病を含む

（文献6, 7を参照して作成）

## どういう疾患・病態か

　急性上気道炎・急性気管支炎は，急性に発症する呼吸器感染症である．炎症の主体の部位によってそれぞれが分類されるが，診断を確定する客観的な検査が存在しないため，臨床的に診断する．慢性閉塞性肺疾患（chronic obstructive pulmonary disease：COPD）や気管支拡張症といった慢性気道炎症を有する患者では急性気管支炎の合併という病名は使用せず，慢性呼吸器疾患の急性増悪・急性悪化を用いることが一般的である．

　急性上気道炎や感冒，インフルエンザ様疾患の症例の約60％においてウイルスが検出されており，検出されるウイルスはライノウイルスを筆頭にコロナウイルスやインフルエンザウイルスが多い（図1）[6,7]．感染経路は主に飛沫感染や接触感染である．

　通年性に発症しうるが，初秋から春にかけて発症率が最も高いとされてきた．しかし，新型コロナウイルス感染症（COVID-19）流行後の2024年ではさまざまな呼吸器感染症の流行の傾向が変化している[8]．小児では5〜7回/年の頻度で上気道炎に罹患する．罹患回数は年齢とともに減少するが，成人でも2〜3回/年は罹患する．そのため急性上気道炎・急性気管支炎は社会的な影響が強いcommon diseaseである．米国におけるウイルス性呼吸器感染症による経済の影響の調査では，医療費に年間170億ドル，生産性の損失により年間225億ドルの影響があると報告されている[9]．

### 1．急性上気道炎

　鼻汁や鼻閉，くしゃみ，咽頭痛，咳嗽などの局所症状（カタル症状）や，頭痛，発熱，倦怠感などの全身症状を呈する症候群で，かぜ症候群や普通感冒ともいわれる．通常，咽頭炎や扁桃炎，喉頭炎などの感染症を表すが，副鼻腔炎や中耳炎などを含むこともある．主にウイルス感染によって生じるが，咽

頭痛で受診した成人患者の5〜15％を GABHS が占める．通常は1〜2週間以内に治癒する．

## 2．急性気管支炎

急性気管支炎は，急性に発症し，5日間以上続く持続的な咳嗽を特徴とする．症状は1〜3週間以内に消失する．基礎疾患がないか軽微な患者では，ほとんどウイルス感染が原因である．ほかに *Mycoplasma pneumoniae*（*M.pneumoniae*）や *Chlamydophila pneumoniae*（*C.pneumoniae*），百日咳菌（*Bordetella pertussis*）などによる細菌感染症が原因となることもある．

## 3．インフルエンザ

インフルエンザウイルスによる感染症で，感染力が強いことやインフルエンザおよびその合併症による入院・死亡も多いことから，社会的な影響が強い．そのためインフルエンザ様の症状の流行が監視されている．インフルエンザは12〜3月に多く発生し，急性の発熱や悪寒，関節痛，筋肉痛などの全身症状と咽頭痛や咳嗽，喀痰などの上気道症状を呈する．Centers for Disease Control and Prevention（CDC）では，インフルエンザ様疾患（influenza-like illness：ILI）を，咳嗽もしくは咽頭痛とともに37.8℃以上の発熱がみられるものと定義している．

## 4．COVID-19

世界的な流行によりパンデミックとなったCOVID-19も軽症例では急性上気道炎と同様の症状を呈する．基礎疾患を有するもので一部重症化する場合があり，注意を要する（詳細は別稿を参照）．

## 5．慢性呼吸器疾患の増悪

COPD や気管支拡張症といった慢性の呼吸器疾患を有する場合には，呼吸器ウイルスに加えて肺炎球菌やインフルエンザ菌，*Moraxella catarrhalis*，緑膿菌といった細菌感染が気管支炎症状の増悪の原因となる．また，二次感染としての細菌感染も懸念される．ただし，慢性呼吸器疾患患者の喀痰検査で検出された細菌が，二次感染の原因菌なのかコロニゼーションなのかは検討する必要がある．

## 6．百日咳

咳嗽が長期間増悪し，発作性の咳嗽や吸気性笛声，咳嗽後の嘔吐，チアノーゼを伴わない無呼吸発作を伴いやすい．成人では小児と比べてこれらの典型的な症状を認めないことも多い．

## 治療に必要な検査と診断

急性上気道炎・急性気管支炎の多くはウイルス感染症であり，自然軽快するため一般的には確定診断させる検査を必要とはしない．臨床的な経過，症状，身体所見から判断する．検査は，基礎疾患の悪化や肺炎などの合併症が疑われる場合，または GABHS 咽頭炎やインフルエンザ，COVID-19 のように検査結果によって治療指針が異なる場合に検討する．

診断においては患者周辺の流行状況，同症状を有する患者の存在，症状の程度や持続期間の確認などは問診でしっかり聴取しなければならない．身体診察では咽頭の発赤，咽頭内の白苔の付着，扁桃腫大，後鼻漏，頸部のリンパ節の腫脹・疼痛などを確認する．他疾患との鑑別のためには，coarse crackles や wheezes といった胸部聴診所見の有無も確認すべきである．

急性上気道炎・急性気管支炎では胸部画像検査で新たな異常陰影が出現しないため，胸部画像検査を行う理由は肺炎の有無を確認することである．成人で，症状や身体所見から肺炎や心不全などを疑う場合，重篤な疾患が

否定できない場合には画像検査や血液検査，喀痰検査を行う．

免疫不全のない70歳以下の成人であれば，バイタルサインの異常（体温38℃以上，脈拍100回/分以上，呼吸数24回/分以上）と聴診所見・身体診察所見の異常がなければ肺炎を発症している可能性は低いとされる[8]．しかし，高齢者ではこれらの所見を呈さない肺炎症例も少なくないので注意が必要である．

百日咳や *M.pneumoniae* 感染や *C.pneumoniae* 感染を疑う場合に関しても，抗菌薬投与により感染の蔓延を防止しうる場合以外は軽症状であれば抗菌薬の使用は推奨されないため，積極的には検査を必要としない．

インフルエンザの流行期に，急性発症の咳嗽や鼻汁などの上気道症状と高熱や関節痛などの全身症状とを呈する患者では，インフルエンザの可能性を考慮してインフルエンザの抗原検査を行う．

GABHS咽頭炎に関しては，炎症が重症化しやすく扁桃周囲膿瘍などの化膿性疾患を併発する可能性がある．また，リウマチ熱の発生を抑えるために抗菌薬治療が推奨されており，検査意義を有する．GABHS咽頭炎の鑑別にはCentor scoreによるCentorの基準が有用である．この疾患は小児に多く成人に少ないため，年齢によって点数を補正する修正Centor scoreによるMcIsaacの基準も存在しており，各点数でのGABHSの確率もともに**表1**に示す[12, 13]．スコアが1点の場合は検査や抗菌薬は必要ではなく，2〜3点の場合は迅速検査を行う．4点の場合は検査せず抗菌薬治療することが勧められる．GABHS迅速診断キットは感度70〜90%，特異度95%以上とされる[14]．

これら呼吸器感染症の原因微生物の網羅的な検査として2017年よりウイルス・細菌核

**表1** McIsaacによる修正Centor scoreと，点数ごとのGABHS陽性率

| | | |
|---|---|---|
| 症状 | 38℃以上の発熱 | 1点 |
| | 咳嗽がない | 1点 |
| | 前頸部リンパ節腫脹＋圧痛 | 1点 |
| | 白苔を伴う扁桃腫大 | 1点 |
| 年齢 | 3〜14歳 | 1点 |
| | 15〜44歳 | 0点 |
| | 45歳〜 | −1点 |

| 点　数 | GABHSの確率 |
|---|---|
| 0点 | 8% |
| 1点 | 14% |
| 2点 | 23% |
| 3点 | 37% |
| 4点 | 55% |

（文献12, 13を参照して作成）

酸多項目同時検出を行えるようになった．この検査ではPCR法をもとにエンテロウイルスやパラインフルエンザウイルスなど通常の抗原検査法では特定できない病原体についても検出ができる[15]．一方で，検査費用が高額であることや検査可能な施設が限られるため，急性上気道炎・急性気管支炎に対して必要なケースは限定的である．

## 治療の実際

急性上気道炎・急性気管支炎に対しては対症療法が基本となる．ほとんどの場合ウイルス感染が原因のため，抗菌薬投与は必須とはしない．また，抗菌活性の高い第三世代セフェムの経口薬は気道への組織移行が低いものが多く，エンピリックに低用量で用いられるべきではない．ウイルス性呼吸器感染症に対する抗菌薬の不適切な使用は，下痢やアレルギーなどの有害事象の増加や耐性菌の蔓延

急性上気道炎（かぜ症候群など），急性気管支炎　　**51**

に関与するため注意が必要である.

膿性の喀痰や鼻汁,扁桃腫大や膿栓,白苔の付着を認める場合,中耳炎や副鼻腔炎を合併している場合,重症化のリスクのある基礎疾患を有する場合には,抗菌薬治療の適応を検討する.基礎疾患や合併症を有する高齢者では,ウイルス感染から二次的に細菌感染症を引き起こす可能性がある.胸部画像検査で新規の異常を認めない場合でも,咳嗽や喀痰とともに発熱や白血球数の増加,喀痰のグラム染色で原因微生物の存在を示唆する所見を認める場合などでは,市中肺炎の治療に準じて抗菌薬治療を行う.

## 1. GABHS 咽頭炎

Centor もしくは McIsaac の基準が 1 点以下の場合や,成人の軽症例では抗菌薬治療を行わない.2 ～ 3 点の場合や成人の中等症の場合は迅速診断や培養検査を行い,陽性例では抗菌薬治療を検討する.4 点以上の咽頭炎であれば,GABHS の可能性が高いため迅速検査や培養検査は必ずしも行わずに抗菌薬投与を行ってもよい.

## 2. 慢性呼吸器疾患の増悪

慢性呼吸器疾患の急性増悪を呈する場合は,急性気管支炎とは異なる診療になる.入院治療が必要となる慢性呼吸器疾患の増悪症例では,抗菌薬治療が予後を改善する.しかし,軽症例については抗菌薬投与の意義は明らかではない.これらの患者では胸部 X 線写真だけでは肺炎を除外することが困難な症例も多く,臨床的に中等症以上と判断すれば抗菌薬を投与する.

## 3. インフルエンザ

発症後 48 時間以内の治療開始であれば抗インフルエンザ薬の効果が期待でき,ノイラミニダーゼ阻害薬が第一選択薬として推奨されている.流行期では,インフルエンザの迅速検査が陰性であっても症状や状況を鑑みて臨床的判断で抗インフルエンザ薬を処方することも考慮する.基礎疾患がなく外来治療可能な症例では,抗ウイルス薬の有効性を説明したうえで必要に応じて抗インフルエンザ治療を行う.入院が必要な重症例や基礎疾患(慢性呼吸器疾患,慢性心疾患,慢性腎不全,免疫不全,悪性腫瘍など)を有する症例では抗インフルエンザ薬の投与を行う.

## 4. 百日咳

初期の 1 ～ 2 週間のカタル期には抗菌薬が有効だが,カタル期以降では咳嗽の程度や持続期間の改善効果はない.カタル期や治療により感染拡大の抑制が期待できる場合には抗菌薬の投与を検討する.マクロライド系抗菌薬が第一選択薬となる.

## 5. マイコプラズマ感染症,クラミジア感染症

肺炎を発症していない場合の *M. pneumoniae* または *C. pneumoniae* による急性気管支炎に対する抗菌薬治療の効果は明確なものがなく,抗菌薬治療は一般的に推奨されない.

対症療法ではそれぞれの症状に対して処方を行うが,その有用性は,明らかに示されたものはない.抗ヒスタミン作用による眠気や鎮咳薬による便秘など,投薬内容に関連した副作用も考慮する必要がある.

鼻汁には抗ヒスタミン作用とともに抗コリン作用を併せもつ第一世代抗ヒスタミン薬が有効と報告されているが,効果は限定的である.咳嗽は異物や喀痰などの分泌物を排出するための生体防御反応のため,急性気管支炎・急性上気道炎での咳嗽に対する鎮咳薬の処方は咳嗽の程度により使用を検討する.喀痰が多い場合は粘液修復薬(カルボシステイン)や粘膜潤滑薬(アンブロキソール)を使用する.

通常は自然治癒する疾患であること,対症

療法が基本であること，1〜2週間以内に症状が軽快することがほとんどであるなど，治療や予想される臨床経過を患者にきちんと説明することが重要である．呼吸困難や血痰など，他の疾患を想起させる症状についても教育し，それらの症状が出現する際や4日以上症状が遷延する際には再診するように指導する．抗菌薬の使用を希望する患者に対しては，使用リスクと利点についての正しい理解のための患者教育が必要である．予想される症状経過をきちんと説明することや，必要な対症療法を行うことで，患者の治療方針への理解が進みやすくなる．

予防や周囲への感染拡大の防止のためにはマスクの着用，手洗いの励行を指導する．感染経路は主に飛沫感染や接触感染であり，感染患者との接触や環境中の汚染から感染する．手洗いは接触感染予防に有用だが，うがいや通常のマスクの使用による飛沫感染を防ぐ効果は十分に示されていない．

## 処 方 例

### GABHS 咽頭炎

処方A　サワシリン®カプセル250mg　1回2カプセル　1日3回　10日間

《ペニシリンアレルギーがある場合》

処方B　ケフレックス®カプセル250mg　1回1カプセル　1日4回　10日間

処方C　ラスビック®錠75mg　1回1錠　1日1回　5日間

### 百日咳

処方A　エリスロシン®錠200mg　1回2錠　1日3回　14日間

処方B　クラリス®錠200mg　1回1錠　1日2回　7日間

処方C　ジスロマック®錠250mg　1回2錠　1日1回　3日間

### 慢性呼吸器疾患の増悪

《第一選択》

処方A　クラビット®錠500mg　1回1錠　1日1回　5〜7日間

処方B　ジェニナック®錠200mg　1回2錠　1日1回　5〜7日間

処方C　グレースビット®錠50mg　1回2錠　1日1回　5〜7日間　または1回1錠　1日2回　5〜7日間

処方D　ラスビック®錠75mg　1回1錠　1日1回　5〜7日間（抗緑膿菌作用を有しないことに注意する）

《第二選択》

処方E　オーグメンチン®配合錠250RS　1回1錠　1日3〜4回　5〜7日間

処方F　ユナシン®錠375mg　1回1錠　1日3回　5〜7日間

処方G　ジスロマック®錠250mg　1回2錠　1日1回　3日間

### インフルエンザ

処方A　タミフル®カプセル75　1回1カプセル　1日2回　5日間

処方B　リレンザ®　1回10mg（2ブリスター）　1日2回　5日間

処方C　イナビル®吸入粉末剤20mg　1回40mg　1日1回　1日間

処方D　ラピアクタ®点滴静注液バッグ300mg　1回300mg　1日1回　1日間

```
処方 E  ゾフルーザ®錠 20mg  1回2
        錠  1日1回  1日間
```

**対症療法**

●鼻炎症状＋発熱あるいは疼痛

```
処方  PL®配合顆粒  1回1g  1日4回
      3～5日間
```

●発熱・疼痛

```
処方  カロナール®錠200  1回2錠
      1日2～3回  3日間
```

●鼻汁・鼻閉

```
処方  クラリチン®錠10mg  1回1錠
      1日1回  3～5日間（鼻汁の場合）
処方  ディレグラ®配合錠  1回2錠
      1日2回  3～5日間（鼻汁＋鼻閉の
      場合）
```

●咳　嗽

```
処方  メジコン®錠15mg  1回1～2錠
      1日3～4回  5～10日間
```

●咽頭痛

```
処方 A  SPトローチ 0.25mg  適宜
処方 B  アズノール®うがい液4%  適宜
処方 C  トランサミン®カプセル250mg
        1回1カプセル  1日3回  3～5日間
```

## 専門医に紹介するタイミング

　最初に主要症状や患者の重篤感を評価し，肺炎や喉頭蓋炎などの早急な治療が必要な疾患を除外する．嚥下障害や開口障害，強い嚥下時痛，流涎が存在し，緊急性の疾患である扁桃周囲膿瘍や急性喉頭蓋炎，深部頸部感染症が疑われる場合は耳鼻咽喉科にコンサルトする．

　3～8週間以上持続する慢性の咳嗽では，喘息やCOPDなどのような慢性呼吸器疾患

の可能性があるため，呼吸器内科にコンサルトする．

## 専門医からのワンポイントアドバイス

　不要な薬剤（抗菌薬など）は副作用・耐性菌の蔓延の観点から処方をなるべく控える．そのためにはそれぞれの疾患の自然経過や，どういった場合に再受診が必要かを患者にきちんと説明することが重要である．

#### 文　献

1) "JAID/JSC 感染症治療ガイド 2023" JAID/JSC 感染症治療ガイド・ガイドライン作成委員会 編．日本感染症学会・日本化学療法学会，pp92-103，2023

2) "JAID/JSC 感染症治療ガイド 2023" JAID/JSC 感染症治療ガイド・ガイドライン作成委員会 編．日本感染症学会・日本化学療法学会，pp177-186，2023

3) Centre for Clinical Practice at NICE (UK)：Acute respiratory infection in over 16s：initial assessment and management including virtual wards (hospital at home). London：National Institute for Health and Clinical Excellence (UK), 2023

4) Shulman ST, Bisno AL, Clegg HW et al：Clinical practice guideline for the diagnosis and management of group A streptococcal pharyngitis：2012 update by the Infectious Diseases Society of America. Clin Infect Dis 55：1279-1282, 2012

5) Uyeki TM, Bernstein HH, Bradley JS et al：Clinical practice guidelines by the Infectious Diseases Society of America：2018 update on diagnosis, treatment, chemoprophylaxis, and institutional outbreak management of seasonal influenzaa. Clin Infect Dis 68：e1-e47, 2019

6) Mäkelä MJ, Puhakka T, Ruuskanen O et al：Viruses and bacteria in the etiology of the common cold. J Clin Microbiol 36：539-542, 1998

7) van Gageldonk-Lafeber AB, Heijnen ML, Bartelds AI et al：A case-control study of acute respiratory tract infection in general practice patiens in The Netherlands. Clin Infect Dis 41：490-497, 2005

8) 国立感染症研究所，厚生労働省健康・生活衛生局感染症対策部 感染症対策課．感染症週報 26 (25)：1-17, 2024

9) Fendrick AM, Monto AS, Nightengale B et al：The

economic burden of non-influenza-related viral respiratory tract infection in the United States. Arch Intern Med 163 : 487-494, 2003

10) Gonzales R, Bartlett JG, Besser RE et al : Principles of appropriate antibiotic use for treatment of uncomplicated acute bronchitis : background. Ann Emerg Med 37 : 720-727, 2001

11) Harris AM, Hicks LA, Qaseem A ; High Value Care Task Force of the American College of Physicians and for the Centers for Disease Control and Prevention : Appropriate antibiotic use for acute respiratory tract infection in adults : advice for high-value care from the American College of Physician and the Centers for Disease Control and Prevention. Ann Intern Med 164 : 425-434, 2016

12) McIsaac WJ, Goel V, To T et al : The validity of a sore throat score in family practice. CMAJ 163 : 811-815, 2000

13) Fine AM, Nizet V, Mandl KD : Large-scale validation of the Centor and McIsaac scores to predict group A streptococcal pharyngitis. Arch Intern Med 172 : 847-852, 2012

14) Gerber MA, Shulman ST : Rapid diagnosis of pharyngitis caused by group A streptococci. Clin Microbiol Rev 17 : 571-580, 2004

15) 上蓑義典：臨床検査アップデート ウイルス・細菌核酸多項目同時検出. モダンメディア 69 : 127-130, 2023

## 1．呼吸器感染症

# 市中肺炎（細菌性肺炎を中心に）

**岩永直樹**[1]，**迎　寛**[2]

[1]長崎大学病院 呼吸器内科，[2]長崎大学大学院医歯薬学総合研究科 呼吸器内科学分野

**POINT**

● 市中肺炎は，院内肺炎や医療・介護関連肺炎と比較して死亡率は低く，緑膿菌，MRSA などの耐性菌が関与する頻度も低い．

● qSOFA スコア，SOFA スコアによる敗血症診断と，A-DROP スコアによる重症度判定により，治療の場を決める．

● 治療開始前に原因菌検索を行い，原因菌が推定できれば標的治療を，できない場合エンピリック治療を行う．

● エンピリック治療薬は，細菌性肺炎と非定型肺炎の臨床的鑑別法や，敗血症診断，重症度判定の結果を参考に決定する．

---

### ガイドラインの現況

　成人の肺炎診療ガイドラインは日本呼吸器学会で作成されており，当初は「市中肺炎診療ガイドライン」（2000 年初版，2007 年改訂）と「院内肺炎診療ガイドライン」（2002 年初版，2008 年改訂）の 2 種類であった．しかし，超高齢社会を迎え，患者背景が多様化していることに対応するため，主に高齢者肺炎が対象となる「医療・介護関連肺炎診療ガイドライン」が 2011 年に作成された．

　ガイドラインの細分化は，非専門医にはわかりにくく，薬剤やエビデンスの統一性に欠けるなどの問題があり，2017 年，これら 3 つのガイドラインを統合した「成人肺炎診療ガイドライン 2017」が作成された．COVID-19 の世界的流行や遺伝子学的検査の普及を背景に，2024 年に現行の「成人肺炎診療ガイドライン 2024」[1] が刊行された．

---

【本稿のバックグラウンド】　「成人肺炎診療ガイドライン 2024」における肺炎診療のフローチャートでは，本稿で述べる市中肺炎（**図1**）と，院内肺炎，医療・介護関連肺炎の 3 つに分けられた診療の流れが示されている．さらに市中肺炎は，原因菌の観点からは，肺炎球菌やインフルエンザ菌などによる「細菌性肺炎」と，肺炎マイコプラズマやレジオネラ・ニューモフィラなどによる「非定型肺炎」に区別される．本稿では主に細菌性肺炎について述べる．

---

### どういう疾患・病態か

　肺炎は病原微生物によって引き起こされた

肺実質の急性かつ感染性の炎症である．典型的な症状は，咳，痰，呼吸困難，胸痛などの呼吸器症状と，発熱，倦怠感，食欲低下など

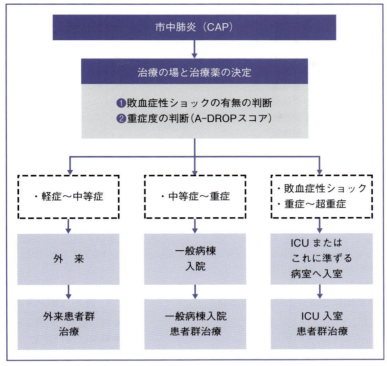

**図1 市中肺炎のフローチャート** （文献1より引用）

の全身症状である．血液検査では好中球優位の白血球数増加，CRP上昇が認められ，胸部X線検査で異常陰影（典型的には浸潤影）が認められる．肺炎は一般的に罹患率，死亡率ともに高い重要な疾患であり，厚生労働省による2021年の人口動態統計によると，肺炎は日本人の死因として第5位の疾患となっている．市中肺炎は，院内肺炎や医療・介護関連肺炎と比較すると死亡率は低いが，それでも死亡率は約6％と高い[1]．原因菌として最も多いのは肺炎球菌であり，次いで，インフルエンザ菌，肺炎マイコプラズマが多く，そのほか，肺炎桿菌，モラクセラ・カタラーリス，黄色ブドウ球菌，レジオネラ・ニューモフィラなどが原因菌となる（図2）．院内肺炎や医療・介護関連肺炎と比較して，緑膿菌，MRSAなどの薬剤耐性菌が原因菌となる頻度は低い．

## 治療に必要な検査と診断

診察により，バイタルサイン，胸部聴診での副雑音（典型的には水泡音），脱水の有無を評価する．血液検査では好中球優位の白血球数増加，CRP上昇が認められる．胸部X線検査で新たな異常陰影（典型的には浸潤影）が出現したことを確認し，肺炎と診断する．喀痰グラム染色検査，尿中抗原検査（肺炎球菌，レジオネラ・ニューモフィラ），咽頭拭い液抗原検査（肺炎マイコプラズマ，インフルエンザウイルス，SARS-CoV-2）などによる迅速検査で原因（微生物）の同定，推定を行い，抗菌薬投与前に喀痰培養検査，血液培養検査も提出する．近年では（微生物の）遺伝子検出法も一般的となりつつあり，核酸抽出から増幅，検出まで行うことができる全自動核酸抽出増幅検査機器が実用化さ

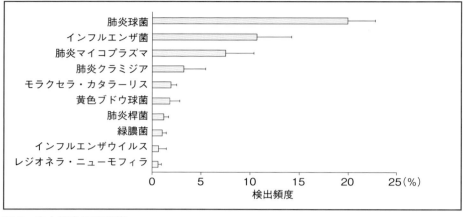

**図2　市中肺炎の検出菌**
(Fujikura Y, Somekawa K, Manabe T et al：Aetiological agents of adult community-acquired pneumonia in Japan：systematic review and meta-analysis of published data. BMJ Open Respir Res 10：e001800, 2023 より引用)

**表1　市中肺炎における細菌性肺炎とマイコプラズマ肺炎の鑑別項目**

1) 年齢60歳未満
2) 基礎疾患がない，あるいは軽微
3) 頑固な咳嗽がある
4) 胸部聴診上所見が乏しい
5) 迅速診断法で原因菌が証明されない*
6) 末梢血白血球数が10,000/μL未満である

＊：マイコプラズマ抗原または遺伝子検査陽性を除く
（文献1より引用）

5項目以上合致すれば，マイコプラズマ肺炎が疑われる．

**表2　qSOFAスコア**

- 呼吸回数22回/分以上
- 精神状態の変化
- 収縮期血圧100mmHg以下

2項目以上合致すれば，敗血症が疑われ，SOFAスコアを評価する．
（文献2を参照して作成）

れ，一度に多項目の細菌，ウイルスや一部の薬剤耐性遺伝子の検出が可能となっている．

市中肺炎の治療では細菌性肺炎と非定型肺炎の鑑別が重要であり，**表1**に示す項目が5項目以上合致する場合はマイコプラズマ肺炎が疑われ，2項目以下合致すれば細菌性肺炎が，3項目または4項目合致の場合は，鑑別困難または両病原体の混合感染が考慮される．

治療の場と治療内容を決めるため，敗血症の評価や重症度判定を行う．敗血症の診断についてはqSOFAスコア（**表2**）で2項目以上合致すれば，敗血症が疑われ，SOFAスコア（**表3**）を評価し，ベースラインより2点以上増加していれば，敗血症と診断する[2]．市中肺炎の重症度はA-DROPスコア（**表4**）で判断する[1]．

## 治療の実際

A-DROPスコアで軽症の場合，内服抗菌薬による外来治療が可能である．中等症の場合は原則として一般病床への入院治療が推奨されるが，全身症状が良好であれば注射抗菌薬（用法が1日1回投与可能な薬剤）による外来治療も選択肢となる．A-DROPスコアで重症，超重症例や，敗血症性ショック例では，ICUまたはこれに準ずる病室での管理を考慮する．

グラム染色や，尿中抗原検査で原因菌が推定ないし特定できた場合は，標的治療を行う

表3 SOFA スコア

| SOFA スコア | | 0 | 1 | 2 | 3 | 4 |
|---|---|---|---|---|---|---|
| 呼吸器 | PaO2/FiO2 (mmHg) | > 400 | ≦ 400 | ≦ 300 | ≦ 200 呼吸器補助下 | ≦ 100 呼吸器補助下 |
| 凝固系 | 血小板数 (× 103/mm²) | > 150 | ≦ 150 | ≦ 100 | ≦ 50 | ≦ 20 |
| 肝 | ビリルビン値 (mg/dL) (mmol/L) | < 1.2 < 20 | 1.2 ～ 1.9 20 ～ 32 | 2.0 ～ 5.9 33 ～ 101 | 6.0 ～ 11.9 102 ～ 204 | > 12.0 > 204 |
| 心血管系 | 低血圧 | なし | 平均動脈圧 < 70mmHg | ドパミン≦5 γ あるいはドブタミン投与 (投与量を問わない) | ドパミン>5 γ あるいはエピネフリン≦0.1 γ あるいはノルエピネフリン≦0.1 γ | ドパミン>15 γ あるいはエピネフリン>0.1 γ あるいはノルエピネフリン>0.1 γ |
| 中枢神経系 | Glasgow Coma Scale | 15 | 13 ～ 14 | 10 ～ 12 | 6 ～ 9 | < 6 |
| 腎機能 | クレアチニン値 (mg/dL) (mmol/L) あるいは尿量 | < 1.2 < 110 | 1.2 ～ 1.9 110 ～ 170 | 2.0 ～ 3.4 171 ～ 299 | 3.5 ～ 4.9 300 ～ 440 あるいは<500mL/日 | > 5.0 > 440 あるいは<200mL/日 |

ベースラインより2点以上増加していれば，敗血症と診断． （文献2を参照して作成）

表4 A-DROP システムによる市中肺炎の重症度判定

A (<u>A</u>ge)：男性70歳以上，女性75歳以上
D (<u>D</u>ehydration)：BUN 21mg/dL 以上または脱水あり
R (<u>R</u>espiration)：SpO2 90％以下 (PaO2 60torr 以下)
O (<u>O</u>rientation)：意識変容あり
P (Blood <u>P</u>ressure)：血圧 (収縮期) 90mmHg 以下
軽　症：上記5つの項目のいずれも満たさないもの．
中等度：上記項目の1つまたは2つを有するもの．
重　症：上記項目の3つを有するもの．
超重症：上記項目の4つまたは5つを有するもの．
　　　　ただし，(敗血症性) ショックがあれば1項目のみでも超重症とする．

（文献1および日本呼吸器学会市中肺炎診療ガイドライン作成委員会 編：市中肺炎診療ガイドライン．2007を参照して作成）

（表5）．しかし，治療開始時点で原因菌が不明な場合は，経験的治療（エンピリック治療）を行う必要がある．外来における内服抗菌薬としては，β-ラクタマーゼ阻害薬配合ペニシリン系薬，または，レスピラトリーキノロンが推奨されるが，呼吸器基礎疾患がある場合や高齢者の場合はレスピラトリーキノロンのほうがより推奨される．一般病床入院時に推奨される注射抗菌薬はスルバクタム/アンピシリン（ユナシン-S キット®）か，セフトリアキソン（ロセフィン®）である．ICU 管理が必要な重症患者では，広域抗菌薬であるタゾバクタム/ピペラシリン（ゾシン®）か，メロペネム（メロペン®）が推奨

市中肺炎（細菌性肺炎を中心に）　59

表5　標的治療薬

| | 内服薬 | 注射薬 |
|---|---|---|
| 肺炎球菌 | アモキシシリン（高用量），レスピラトリーキノロン | アンピシリン（PRSP の場合：セフトリアキソン，カルバペネム系薬），レスピラトリーキノロン |
| インフルエンザ菌 | ニューキノロン系薬，クラブラン酸/アモキシシリン，スルタミシリン，セフジトレンピボキシル（高用量） | セフトリアキソン，スルバクタム/アンピシリン |
| クレブシエラ属 | ニューキノロン系薬，クラブラン酸/アモキシシリン，スルタミシリン | セフォチアム，セフトリアキソン，スルバクタム/アンピシリン（ESBL 産生菌の場合：タゾバクタム/ピペラシリン，カルバペネム系薬） |
| 黄色ブドウ球菌 | セファレキシン，セファクロル，クラブラン酸/アモキシシリン，スルタミシリン（MRSA の場合：リネゾリド） | セファゾリン，スルバクタム/アンピシリン（MRSA の場合：バンコマイシン，テイコプラニン，リネゾリド） |
| モラクセラ・カタラーリス | クラブラン酸/アモキシシリン，スルタミシリン | スルバクタム/アンピシリン |
| 肺炎マイコプラズマ | クラリスロマイシン，アジスロマイシン（マクロライド耐性菌の場合：ミノサイクリン，ニューキノロン系薬） | ミノサイクリン，マクロライド系薬，ニューキノロン系薬 |
| レジオネラ・ニューモフィラ | ニューキノロン系薬，アジスロマイシン | ニューキノロン系薬，アジスロマイシン |

PRSP：ペニシリン耐性肺炎球菌，ESBL：基質拡張型 $\beta$-ラクタマーゼ，MRSA：メチシリン耐性黄色ブドウ球菌

表6　菌種・病態別，市中肺炎における治療期間の目安

- 肺炎球菌：菌血症がなければ解熱後3（〜5）日間（最低5日間），菌血症併発では 10 〜 14 日間
- ブドウ球菌や嫌気性菌による壊死性肺炎：14 日間以上
- レジオネラ：7 〜 14 日間
- 緑膿菌：10 〜 14 日間
- その他の CAP：最低5日間かつ2〜3日間平熱が続くこと
- 肺膿瘍／肺化膿症，胸膜炎，膿胸を併発している場合，基礎疾患による難治化を認める場合には，抗菌薬を上記より長期間投与すべきである

（文献1より引用）

表7　初期治療不応時の鑑別診断：非感染性の病態（肺炎類似陰影を呈する疾患）

| 病　態 | 具体例 |
|---|---|
| A）CT，エコー等での鑑別が主体となるもの | 心不全，尿毒症肺，肺塞栓 |
| B）気管支鏡検査などが適宜追加されるもの | 急性間質性肺炎，ARDS，好酸球性肺炎，器質化肺炎，過敏性肺臓炎，薬剤性肺障害，放射線肺臓炎，肺胞出血，肺癌，リンパ増殖性疾患 |

（文献1より引用）

され，さらに，レジオネラ・ニューモフィラなどの非定型肺炎のカバーと免疫調整作用を期待して，アジスロマイシン（ジスロマック®）の併用も考慮する．MRSA 感染を疑う場合は，バンコマイシンの併用を考慮する．

治療開始後は，当初認めていた症状，バイ

表 8　初期治療不応時の鑑別診断：感染性の病態（肺炎として初期治療不応要因）

| 病　態 | 具体例 |
| --- | --- |
| A）細菌側の要因 | |
| 　1．抗菌薬がカバーしない範囲の病原体の関与 | ウイルス，真菌，抗酸菌 |
| 　2．一般病原体に由来する肺炎 | |
| 　　1）非定型病原体（β-ラクタム系薬無効） | 肺炎マイコプラズマ，レジオネラ属，クラミジア属 |
| 　　2）抗菌薬耐性菌 | MRSA，PRSP，BLNAR，緑膿菌，ESBL 産生菌 |
| 　　3）改善に時間のかかる病原体 | ノカルジア属，放線菌 |
| 　3．日和見病原体等による入院後の二次感染 | |
| 　4．重症感染症による急速な病状悪化 | 敗血症性ショック，劇症型肺炎（肺炎球菌，レジオネラ属，クレブシエラ属） |
| B）宿主側の要因 | |
| 　1．抗菌薬移行不良な病巣の形成 | 膿胸，肺膿瘍／肺化膿症，ブラ内感染 |
| 　2．肺外感染巣の形成 | 心内膜炎，骨関節炎，カテーテル感染，脳髄膜炎 |
| 　3．気道ドレナージの障害 | 中枢型肺癌，気道異物，反復性の誤嚥，去痰不全，慢性呼吸器疾患（気管支拡張症，副鼻腔気管支症候群） |
| 　4．基礎疾患による全身免疫機能の低下 | HIV，免疫抑制薬投与，血液系悪性腫瘍 |
| 　5．医療機関受診の遅れによる重症化 | |
| C）薬剤側・医療側の要因 | |
| 　1．抗菌薬の不適切投与 | 投与量不足，投与経路や回数が不適切 |
| 　2．治療介入開始の遅れによる重症化 | |
| 　3．抗菌薬に由来する有害事象 | 薬剤熱 |

（文献 1 より引用）

タルサイン，血液検査，胸部単純 X 線検査などの異常が改善しているかどうかで有効性を判断する．血液検査での CRP や胸部単純 X 線検査での画像所見は改善が遅れて認められるため，特に早期では症状，バイタルサインの改善を重視する．

　軽症〜中等症で初期治療が奏効している場合の標準的な治療期間は 5〜7 日間であるが，菌種，病態別に異なる点もあり，**表 6**の治療期間を目安とする．

　初期治療不応時は，**表 7**（非感染性の病態）や**表 8**（感染性の病態）が考えられ，精査，鑑別を行う．特に，COVID-19 流行時には，COVID-19 を念頭においた診療を行う．

## 処 方 例

### 外来エンピリック治療

●内服薬

処方　オーグメンチン® 配合錠 250RS
　　　1 回 1 錠　1 日 3〜4 回＋サワシリン® 錠 250mg　1 回 1 錠　1 日 3〜4 回
　　　ラスビック® 錠 75mg　1 回 1 錠　1 日 1 回　食後
　　　ジェニナック® 錠 200mg　1 回 2 錠　1 日 1 回　食後

市中肺炎（細菌性肺炎を中心に）　61

●注射薬

処方　ロセフィン®点滴静注　1回2g
　　　1日1回

　　　ラスビック®点滴静注
　　　1日目：300mg　1日1回，2日目
　　　以降：150mg　1日1回

　　　クラビット®点滴静注
　　　1日目：500mg　1日1回

### 入院エンピリック治療

●一般病棟入院患者

処方　ユナシン-Sキット®点滴静注　1
　　　回3g　1日4回

　　　ロセフィン®点滴静注　1回2g　1
　　　日1回

●ICU入室患者

処方　ゾシン®点滴静注　1回4.5g　1
　　　日3〜4回

　　　メロペン®点滴静注　1回1.0g
　　　1日3回

　　　上記±ジスロマック®点滴静注　1回
　　　500mg　1日1回

### MRSA感染が疑われる場合

処方　上記＋塩酸バンコマイシン点滴静
　　　注1回1g　1日2回（薬物血中濃
　　　度モニタリングが必要）

## 専門医に紹介するタイミング

　敗血症患者やA-DROPスコアで重症以上の患者は，初期の段階で呼吸器内科，感染症内科，集中治療医への紹介が望ましい．初期治療が無効の場合，薬剤耐性菌の関与，薬剤アレルギー，間質性肺炎（特に特発性器質化肺炎）などが疑われるため，呼吸器内科へ紹介する．

　肺炎は心不全を合併しやすいため，胸部X線検査でのうっ血像，四肢浮腫，血清NT-ProBNP高値を認める場合は，循環器内科へ紹介する．

## 専門医からのワンポイントアドバイス

　高齢者は発熱，喀痰といった典型的な肺炎症状を示さずに，倦怠感，食欲不振，転倒といった非特異的な症状のみを示す場合があり，注意を要する．

　敗血症診断のためのqSOFAスコアや，市中肺炎重症度判定のためのA-DROPスコアではバイタルサインの評価が必須である．特に呼吸数は計測漏れしやすい項目であり，注意を要する．

　血液検査では，通常は白血球数増加，CRP上昇を認めるが，重症例では白血球数はむしろ減少する場合があり，CRPも発症早期にはあまり上昇しない．血小板減少の場合は播種性血管内凝固症候群（DIC）合併を疑う．

　内服抗菌薬による治療ではレスピラトリーキノロンが頻用されるが，ニューキノロン系薬は結核感染をわかりにくくする危険性があり，特に高齢者肺炎では結核の可能性がないか慎重に判断し，必要に応じて喀痰抗酸菌検査を行う．

――――――――― 文　献 ―――――――――

1) 日本呼吸器学会成人肺炎診療ガイドライン2024作成委員会 編：成人肺炎診療ガイドライン2024. 2024

2) Singer M, Deutschman CS, Seymour CW et al：The Third International Consensus Definitions for Sepsis and Septic Shock（Sepsis-3）. JAMA 315：801-810, 2016

## 1. 呼吸器感染症

# 市中肺炎（非定型肺炎）
## マイコプラズマ肺炎，レジオネラ肺炎

**時松一成**
昭和大学医学部内科学講座 臨床感染症学部門

**POINT**

- 非定型菌では，一般細菌培養が困難なため，シックコンタクト，検査所見，抗原検査，遺伝子検査，抗体検査により総合的に診断する．
- 日本の市中肺炎診療ガイドラインでは，非定型肺炎の代表であるマイコプラズマ肺炎と細菌性肺炎の鑑別を行い，治療方針を決定する．
- レジオネラ肺炎は非定型菌の鑑別表を用いず，レジオネラ肺炎診断予測スコアを用いて可能性を検討する．

---

### ガイドラインの現況

　日本呼吸器学会の「成人肺炎診療ガイドライン」[1] における細菌性肺炎と非定型肺炎の肺炎の鑑別は，「日本の肺炎の疫学」と「薬剤耐性の抑止」を考慮し，米国のガイドライン[2] にはない日本独自の考え方である．非定型肺炎の病原体には，肺炎マイコプラズマ，レジオネラ属が含まれるが，レジオネラ肺炎はこの鑑別では細菌性肺炎に導かれるため，2024 年改訂版では「レジオネラ診断予測スコア」を用いてその可能性を拾い上げることとなった．エンピリック治療は，マイコプラズマ肺炎が疑われる場合はマクロライド系やテトラサイクリン系薬を，細菌性との鑑別が難しい場合はレスピラトリーキノロンを，レジオネラ肺炎が疑われる場合はレスピラトリーキノロンを第一選択とし，病原体が確定された場合は標的治療に変更する．軽症〜中等症で初期治療が奏効している場合は 1 週間以内に治療は終了できる．ただし，レジオネラ肺炎の場合は 7 〜 14 日間以上の治療が必要である．

【本稿のバックグラウンド】非定型肺炎に関する日本の診療ガイドラインには，日本呼吸器学会による「成人肺炎診療ガイドライン 2024」，日本感染症学会・日本化学療法学会による「JAID/JSC 感染症治療ガイド 2023」，日本マイコプラズマ学会による「肺炎マイコプラズマ肺炎に対する治療指針」がある．海外では米国呼吸器学会 / 米国感染症学会による「市中肺炎ガイドライン 2019」がよく知られている．本稿では日本呼吸器学会の「成人肺炎診療ガイドライン」を中心に述べる．

市中肺炎（非定型肺炎）　63

## どういう疾患・病態か

日本呼吸器学会の「成人肺炎診療ガイドライン2024」[1] では，肺炎を「院内肺炎」「医療・介護関連肺炎」「市中肺炎」に分類している．市中肺炎は社会生活を営む健常人に発生する肺炎である．肺炎の原因微生物では肺炎球菌，インフルエンザ菌，肺炎マイコプラズマの頻度が高いが，市中肺炎が医療・介護関連肺炎や院内肺炎と大きく異なる点は肺炎マイコプラズマに代表されるβ-ラクタム系薬が無効な病原体が関与している割合が高い点である．肺炎マイコプラズマ以外では，クラミジア属，レジオネラ属，コクシエラ属もβ-ラクタム系薬が無効である．これらによる肺炎は「細菌性肺炎」とは区別して「非定型肺炎」と呼んでいる（表1）．病原体は一般的な細菌培養検査では培養されないことや，膿性の喀痰が少ない点なども共通してみられる特徴である．

肺炎マイコプラズマは生物学的には細菌に分類されるが，他の細菌と異なり細胞壁をもたないので，β-ラクタム系薬には感受性がない．主な感染経路は友人や家族間での飛沫感染である．感染により特異抗体が産生されるが，生涯続くものではなく，再感染もよくみられる．

レジオネラ属菌は自然界に広く生息しており，生活環境では冷却塔，加湿器，給湯設備や循環式浴槽などでアメーバに寄生して増殖する．ヒトへはエアロゾルの吸入によって感染する．国内では温泉・入浴施設での集団発生事例が多い．細胞内増殖菌であるため，細胞内に浸透しないβ-ラクタム系薬には無効

**表1　非定型肺炎の病原体と臨床的な特徴**

| 非定型肺炎 | 主な病原体 | 主な感染経路 | 潜伏期間 | 感染症法の届出 | 頻度 |
|---|---|---|---|---|---|
| マイコプラズマ肺炎 | 肺炎マイコプラズマ (*Mycoplasma pneumoniae*) | ヒト－ヒト間の飛沫感染 | 2～3週 | 五類感染症（定点報告） | 割合みる |
| クラミジア肺炎 | 肺炎クラミジア (*Chlamydophila pneumoniae*) | ヒト－ヒト間の飛沫感染 | 3～4週 | 五類感染症（定点報告） | 情報がさまざま* |
| オウム病 | オウム病クラミジア (*Chlamydia psittaci*) | 感染した鳥類の排泄物のエアロゾル吸入 | 1～2週 | 四類感染症（全数報告） | あまりみない |
| レジオネラ肺炎 | レジオネラ・ニューモフィラ (*Legionella pneumophila*) | 病原体に汚染された冷却塔，加湿器，温泉，循環式風呂などのエアロゾル吸入や汚染水の誤嚥 | 2～10日 | 四類感染症（全数報告） | 時にみる** |
| Q熱（肺炎型） | コクシエラ・バーネッティイ (*Coxiella burnetii*) | 感染した動物の出産時胎盤，排泄物のエアロゾルの吸入 | 2～3週 | 四類感染症（全数報告） | あまりみない |

\*　肺炎の3～10%を占めるとするものや遺伝子検査では検出されないとするものまでさまざま．細菌との混合感染や不顕性感染，既感染が多いといわれている．
\*\*　毎年2,000例前後が報告されている．

である．

一般的に市中肺炎患者は基礎疾患を有しておらず，また有していても軽微であり，院内肺炎や医療・介護関連肺炎に比べれば死亡率が低い．しかし，マイコプラズマ肺炎やレジオネラ肺炎は重症になることも念頭においておく．

## 治療に必要な検査と診断

### 1 市中肺炎の診断

咳，痰，発熱，呼吸困難，胸痛などの症状で肺炎を疑う．ただし，高齢者の場合は典型的な呼吸器症状を示し難く，食欲低下や活動性の低下など肺炎と直接関連のない症状が前面に出てくる場合がある．マイコプラズマ肺炎では咳嗽が強い，喀痰症状が少ない，聴診所見に乏しいなどの特徴がある．

2007年の日本呼吸器学会「成人市中肺炎診療ガイドライン」[3]に示された肺炎診断までのフローチャートと除外項目を図1に示す．肺炎の確定診断は，胸部X線検査などの画像検査により行われるため，肺炎を疑う症例には画像診断を実施する．マイコプラズマ肺炎は胸部CTでしか検出できない場合もある．ルーチンでの胸部CT検査は不要だが，一部の症例においてはCTの有用性が認められる．マイコプラズマ肺炎に特徴的な

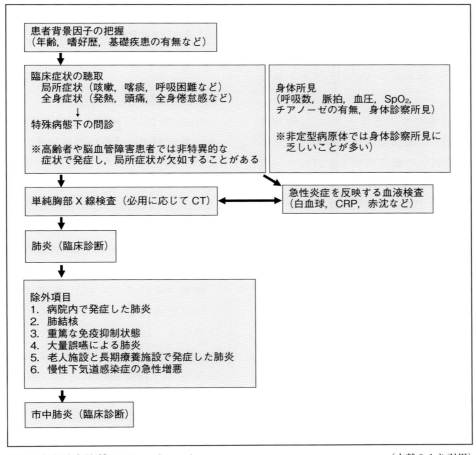

図1　市中肺炎診断のフローチャート　　　　　　　　　　　　　　　　　　　　（文献3より引用）

CT 所見として，①気管支血管周囲間質肥厚，②小葉中心性あるいは細葉中心性粒状影，③すりガラス影があり，これらは，マクロライド耐性マイコプラズマ肺炎でも同じである[1]．

## 2 細菌性肺炎と非定型肺炎の鑑別

　細菌性肺炎と非定型肺炎の鑑別に関する考え方は日米の診療ガイドラインにおいて異なっている．米国のガイドラインはこれらの鑑別を重視せず細菌と非定型病原体の両方を広くカバーすることを推奨している[2]．一方，日本では肺炎球菌肺炎の多くはβ-ラクタム薬の投与で治療可能なこと，肺炎球菌のマクロライド耐性が欧米より高度であることより，日本呼吸器学会の肺炎診療ガイドライン[1,3]，日本感染症学会・日本化学療法学会の「JAID/JSC 感染症治療ガイド」[4] とも，細菌性肺炎，非定型肺炎の鑑別を行い，その結果をもとに治療方針を決定することを推奨している．

　2024 年に日本のガイドラインは，「細菌性と非定型肺炎」の鑑別項目を「細菌性とマイコプラズマ肺炎」の鑑別項目と改訂した（**表2**）．6 項目中 5 項目以上合致すればマイコプラズマ肺炎を強く疑い，2 項目以下合致すれば，細菌性肺炎を強く疑う．3 項目または 4 項目合致の場合は，鑑別困難または両病原体の混合感染を考慮する．

　レジオネラ肺炎は，非定型肺炎ではあるが，マイコプラズマ肺炎の鑑別を用いた場合「細菌性肺炎」に分類され，不適切な抗菌薬治療に導かれるため，「レジオネラ診断予測スコア（**表3**)」を用いてその可能性を拾い上げる．なお，いずれも高齢者では診断精度が低下することに注意する．

### 表2　市中肺炎における細菌性肺炎とマイコプラズマ肺炎の鑑別

1) 年齢が 60 歳未満
2) 基礎疾患がない，あるいは軽微
3) 頑固な咳嗽がある
4) 胸部聴診上所見が乏しい
5) 迅速診断法で原因菌が証明されない*
6) 末梢血白血球数が 10,000/μL 未満である

＊：マイコプラズマ抗原または遺伝子検査陽性を除く

（文献 1 より引用）

### 表3　レジオネラ診断予測スコア

1) 男性
2) 咳嗽なし
3) 呼吸困難感あり
4) CRP 値が 18 mg/dL 以上である
5) Na 値が 134 mmol/L 未満である
6) LDH 値が 260 U/L 以上である

参考所見：低リン血症
各項目該当すれば，スコア 1 点とする．スコア 3 点以上でレジオネラ肺炎を疑う

（文献 1 より引用）

## 3 非定型菌同定の検査

　病原体別にみた検査の適応を**表4**に示す．非定型菌は一般の培養検査では分離されない．肺炎マイコプラズマの場合は PPLO 培地，レジオネラ属の培養を目的とする場合は BCYE-α 培地，など特殊な培地を用いるが，一般の細菌検査室では実用が難しい．そのため，非定型菌では抗原検査や遺伝子検査などが用いられる．

　肺炎マイコプラズマは，咽頭や鼻咽頭のぬぐい液を検体としたイムノクロマト法による抗原検出，および Loop-mediated isothermal amplification（LAMP）法による遺伝子検出が可能で，保険適用もある．感度は LAMP 法がやや優れているが，直ちに結果が出ないなどの利点・欠点がある．

　レジオネラ属菌の検出は尿中抗原検出が広く利用されている．従来の抗原検査ではレジ

表4　呼吸器感染症の病原体別にみた検査の適用

| | 塗抹・染色 | 培養・同定 | 血清抗体価 | 抗原検出 | 遺伝子検査 | 備　考 |
|---|---|---|---|---|---|---|
| 一般細菌 | ◎ | ◎ | × | △ | × | 培養・同定が標準的. 抗原検出が可能なのは肺炎球菌のみ |
| 肺炎マイコプラズマ | × | △ | △ | ○ | ○ | 抗原検出（イムノクロマト法）と遺伝子検査（LAMP法）が有用 |
| 肺炎クラミジア | × | × | △ | × | × | 抗体価による検査は慎重な判断が必要 |
| レジオネラ・ニューモフィラ | △ | ○ | △ | ◎ | ○ | 塗抹・染色はヒメネス染色が有用. 培養にはWYOやBCYE-α培地を用いる. 遺伝子検査（LAMP法）が有用 |
| インフルエンザウイルス | × | × | × | ◎ | ○ | 重症例・高リスク症例に対しては遺伝子検査を検討 |
| SARS-CoV-2 | × | × | × | ◎ | ◎ | 遺伝子検査は感染後に陽性が持続するため, 結果の解釈に注意する |

◎：標準的な検査法，○：有用な検査法，△：限定的に用いられる検査法，×：一般的に用いることがない検査法
（文献1より引用）

オネラ・ニューモフィラ血清群Ⅰ型以外は感度が低かった. 現在は血清群1～15型の検出可能なキット「リボテスト® レジオネラ（極東製薬工業）」が市販されている. 喀痰を検体としたLAMP法は血清群1型を含むレジオネラ属の多くの菌種の検出が可能であり，保険適用も有している.

　肺炎クラミジアによる肺炎は抗体の測定によって診断されることが多い. IgG，IgA，IgMの抗体測定が可能であり，IgG，IgAの有意な上昇を参考に原因菌と判定されるが，既感染者が多いことやオウム病クラミジアとの交差反応も多く，症状や他の検査結果をもとにした総合判断が必要である.

## 治療の実際

　A-DROPスコアやqSOFAスコアによる重症度（表5）を評価して，エンピリック治療を開始する. 原因菌が判明した場合は，エンピリック治療から標的治療に変更する.

### 1 軽症～中等症のエンピリック治療（外来治療）

　市中肺炎で最も頻度の高い原因菌は肺炎球菌であるが，外来での治療可能な軽症肺炎群では肺炎マイコプラズマの頻度も高い. 表2からマイコプラズマ肺炎が疑われる場合（6項目中5項目以上合致）では，テトラサイクリン系薬またはマクロライド系薬を，鑑別困難症例（6項目中3～4項目合致）にはレスピラトリーキノロンを推奨している[1]. 日本ではマクロライド耐性の肺炎マイコプラズマが数十％存在するが，マクロライド系の有効性は示されている. しかし，テトラサイクリン系薬やレスピラトリーキノロンに比べると臨床効果は劣る. 日本マイコプラズマ学会の「肺炎マイコプラズマ肺炎に対する治療指針」[5] では48～72時間のマクロライド系薬投与後で解熱しない場合には，テトラサイクリン系薬，または，レスピラトリーキノロンに変更し，7～10日間の投与を推奨している.

　細菌性肺炎疑い例や鑑別困難例の中には，

市中肺炎（非定型肺炎）　67

表5 重症度の評価に用いられるスコア

| A-DROP スコア | |
|---|---|
| A （Age） | 男性70歳以上，女性75歳以上 |
| D （Dehydration） | BUN 21 mg/dL 以上または脱水あり |
| R （Respiration） | SpO$_2$ 90%以下（PaO$_2$ 60 Torr 以下） |
| O （Orientation） | 意識変容あり |
| P （Blood Pressure） | 血圧（収縮期）90 mmHg 以下 |

軽症　上記5つの項目のいずれも満たさないもの
中等症　上記項目の1つまたは2つを有するもの
重症　上記項目の3つを有するもの
超重症　上記指標の4つまたは5つを有するもの．ただし，敗血症ショックがあれば1項目のみでも超重症とする

| qSOFA スコア |
|---|
| 1）呼吸数22回/分以上 |
| 2）意識変容* |
| 3）収縮期血圧100 mmHg 以下 |

＊厳密には GCS ＜ 15 を指す
2点以上あれば，敗血症が疑われるが，0〜1点でも否定できない
2）（一過性を除く）と3）は単一でも肺炎の重症化を示す所見であり，入院の適応となる

（文献1, 3を参照して作成）

頻度は高くないもののレジオネラ属による肺炎が含まれることがあり，レジオネラ診断予測スコア（表3）が3点以上の場合はレジオネラ属を考慮しレスピラトリーキノロンを選択する[1]．

## 2 中等症〜重症のエンピリック治療（一般病棟入院）

入院の場合は静注薬で開始，早期に経口薬へとスイッチする．表2の鑑別表を用いてマイコプラズマ肺炎が疑われる場合はミノサイクリンやアジスロマイシンの点滴静注薬を，レジオネラ属が疑われる場合は，レボフロキサシンやラスクフロキサシンの点滴静注を考慮する[1,4]．

## 3 重症〜超重症のエンピリック治療（ICU入室）

ICUで全身管理が必要となる重症肺炎の

代表的な非定型菌はレジオネラ属である．また，頻度は高くないが肺炎マイコプラズマのこともある．非定型菌を考慮し，$\beta$-ラクタム系薬とマクロライド系薬（アジスロマイシン），またはキノロン系薬（ラスクフロキサシン）との併用療法を選択する[1,4]．

## 4 標的治療

肺炎マイコプラズマが原因の場合は，マクロライド系薬あるいはテトラサイクリン系薬を使用する．レスピラトリーキノロンも有効であるが薬剤耐性を誘導する可能性があることから，キノロン系薬は第二選択薬とする[1,4]．マクロライド耐性肺炎マイコプラズマが想定される場合はテトラサイクリンを第一選択薬，レスピラトリーキノロンを第二選択薬とする[1,4,5]．

レジオネラ属が原因の場合は，レスピラトリーキノロン，アジスロマイシンを第一選択

薬とする[1, 4]．両者のレジオネラ属に対する抗菌薬活性の差はみられず，臨床効果もほぼ同定である．

クラミジア属には肺炎クラミジアと，オウム病クラミジアがあるが，通常，肺炎マイコプラズマと同様に考え，第一選択薬はマクロライド系薬やテトラサイクリン系薬，第二選択薬はレスピラトリーキノロンである[1, 4]．

---

## 処方例

### 非定型肺炎疑いのエンピリック治療（外来治療）

処方　ジスロマック®錠 250 mg　1回2錠　1日1回　3日間投与

### 細菌性と非定型肺炎の鑑別が困難なエンピリック治療（入院治療）

処方　ラスビック®点滴静注キット150 mg　初日 300 mg 1日1回，投与2日目以降 150 mg　1日1回

### マイコプラズマ肺炎の標的治療（入院治療）

処方　ミノマイシン®点滴静注用100 mg　1回 100 mg　1日2回

### レジオネラ肺炎の標的治療（入院治療）

処方　クラビット®点滴静注バッグ500 mg　1回 500 mg　1日1回

---

## 専門医に紹介するタイミング

重症や超重症では専門医への紹介を検討する．急性呼吸窮迫症候群（acute respiratory distress syndrome：ARDS）を併発している場合は，過剰な免疫反応（サイトカインストーム）を抑えるために，マクロライド系薬やステロイド薬の併用が有効なこともある．高度の呼吸不全に対しては気道確保や人工呼吸器管理が適応となる．重篤な低酸素血症には体外式膜型人工肺（extracorporeal membrane oxygenation：ECMO）の使用も検討される．これらの治療については，専門医や管理体制を有する施設への転院の判断が必要である．

また，5日間で改善が得られない場合は，抗菌薬に耐性の病原体がいないか，膿胸や肺膿瘍のような合併症がないか，ほかに感染巣がないか，などの再評価が必要であり，専門医への紹介を検討する．

## 専門医からのワンポイントアドバイス

軽症や中等症の市中肺炎で初期治療に奏効している場合は5〜7日間，重症化や難治化をきたしうるレジオネラ属が原因の場合には7〜14日間が標準的投与期間である．標準的な期間投与され一般状態が安定していれば，抗菌薬は終了とし，その後，画像や検査を適宜フォローする．

現在レスピラトリーキノロンは6種類あり，非定型菌にはいずれも有効である．キノロン系薬は肺炎球菌やインフルエンザ菌で薬剤耐性を誘導することや結核診断の遅れを誘発することがある．市中肺炎のエンピリック治療におけるキノロン系薬の濫用は控える．なお，レスピラトリーキノロンの中でガレノキサシンとラスフロノキサシンは，その薬物動態・薬力学の特性から薬剤耐性が誘導されにくいとされている．

市中肺炎（非定型肺炎）　69

─────文　献─────

1) 日本呼吸器学会成人肺炎診療ガイドライン2024作成委員会 編：成人肺炎診療ガイドライン2024. メディカルレビュー社, 2024

2) Metlay JP, Waterer GW, Long AC et al：A diagnosis and treatment of adults with community-acquired pneumonia. An official clinical practice guideline of the American Thoracic Society and Infectious Diseases Society of America. Am J Respir Crit Care Med 200：e45-e67, 2019

3) 日本呼吸器学会市中肺炎診療ガイドライン作成委員会 編：成人市中肺炎診療ガイドライン. 日本呼吸器学会, 2007

4) JAID/JSC感染症治療ガイド・ガイドライン作成委員会 編：JAID/JSC感染症治療ガイド2023. 日本感染症学会・日本化学療法学会, pp107-120, 2023

5) 日本マイコプラズマ学会：肺炎マイコプラズマ肺炎に対する治療指針2019年改訂版.
https://plaza.umin.ac.jp/mycoplasma/wp-content/themes/theme_jsm/pdf/shisin.pdf

## 1. 呼吸器感染症

# 誤嚥性肺炎

**矢﨑　海，檜澤伸之**
筑波大学附属病院 呼吸器内科

**POINT**
- ●高齢者肺炎の多くは誤嚥性肺炎である.
- ●原因として嚥下機能障害を背景とした不顕性誤嚥が重要である.
- ●近年では嫌気性菌の関与が大きくないとされ，常に嫌気性菌を考慮した抗菌薬の投与を行う必要はなくなった.
- ●予防として，口腔ケア，嚥下リハビリテーション，ワクチン接種が有用である.
- ●終末期に生じた場合は，本人や家族の意思，QOL を考慮して治療方針を決定する.

---

### ガイドラインの現況

　誤嚥性肺炎は，嚥下機能障害を背景に起こる肺炎で，高齢者肺炎において大きな比率を占める．これまで本邦ガイドラインでは，院内肺炎／医療・介護関連肺炎のガイドラインにおいて，「誤嚥リスクを有する宿主に生じた肺炎」が誤嚥性肺炎と定義されていた．「成人肺炎診療ガイドライン 2024」では，高齢者肺炎の管理・治療方針を適切に決定するため，はじめに誤嚥のリスクや ADL などを評価する流れとなり，それに伴い誤嚥性肺炎は個別で扱われる形となった.

【本稿のバックグラウンド】「成人肺炎診療ガイドライン 2024」，「成人肺炎診療ガイドライン 2017」，「成人院内肺炎診療ガイドライン」，「医療・介護関連肺炎（NHCAP）ガイドライン」における誤嚥性肺炎に関する記載をもとに作成した.

---

### どういう疾患・病態か

　誤嚥には，食事中にむせるような摂食嚥下時の顕性誤嚥と，夜間を中心に気づかないうちに鼻腔，咽喉頭，歯周の分泌物を嚥下する不顕性誤嚥がある．一般成人でも睡眠中はその半数が誤嚥をしているとされ，誤嚥は稀な事象ではない．加齢とともに嚥下機能が低下し，誤嚥の頻度は高くなる．「誤嚥のリスク因子」としては，意識障害（アルコール，全身麻酔，心停止，薬剤），全身衰弱，長期臥床，急性の脳血管障害，慢性の神経疾患（認知症，脳梗塞後遺症，パーキンソン病，多発性硬化症，てんかん），医療行為（気管切開チューブ留置，経管栄養，胃切除，鎮静薬や睡眠薬の投与），口腔・咽頭・喉頭の異常による嚥下機能の低下，胃食道逆流，食道機能不全または狭窄，強皮症による胃食道機能不

誤嚥性肺炎　71

全，などが挙げられる（**表1，2**）[1,2]．誤嚥性肺炎は，顕性誤嚥，誤嚥が強く疑われる病態，または嚥下機能障害が確認された症例に生じた肺炎として定義される．吐物の大量の誤嚥の後，胃酸により生じる化学性肺炎（Mendelson（メンデルソン）症候群）は誤嚥性肺炎とは区別され，本稿では扱わない．誤嚥により必ず肺炎が生じるわけではなく，さらに気道分泌物の喀出能低下（咳反射の低下，呼吸筋力の低下），気道クリアランス能低下，免疫能低下，といった「誤嚥による肺炎のリスク因子」が重なることで，肺炎がよ

**表1 嚥下機能障害をきたしやすい病態**

- 陳旧性および急性の脳血管障害
- 神経変性疾患と神経筋疾患，パーキンソン病
- 意識障害，認知症
- 胃食道逆流，胃切除後（特に胃全摘），アカラシア，強皮症
- 寝たきり状態
- 喉頭・咽頭腫瘍
- 口腔の異常（歯の噛み合わせ障害，義歯不適合，口内乾燥など）
- 気管切開，経鼻胃管（経管栄養）
- 鎮痛薬・睡眠薬・抗コリン薬など口内乾燥をきたす薬剤

（文献1より引用）

**表2 誤嚥のリスク因子（上），誤嚥による肺炎のリスク因子（下）**

| 病　態 | 自覚的，他覚的症状 | 疾　患 |
|---|---|---|
| 嚥下機能低下 | むせ<br>頻回の口腔内分泌の吸引<br>※嚥下機能評価にてある一定の予測は可能 | ◎意識障害<br>◎全身衰弱，長期臥床<br>◎急性の脳血管障害<br>◎慢性神経疾患<br>　認知症<br>　脳梗塞後遺症<br>　パーキンソン病<br>◎医原性<br>　気管切開チューブ留置<br>　経管栄養（経鼻栄養）<br>　咽頭にかかわる頭頸部手術<br>　鎮痛薬・睡眠薬<br>　抗コリン薬など口内乾燥をきたす薬剤 |
| 胃食道機能不全 | 胸焼け，逆流感 | ◎胃食道逆流<br>◎食道機能不全または狭窄<br>◎医原性<br>　経管栄養（経鼻栄養および経腸管栄養）<br>　胃切除（全摘，亜全摘） |

| 病　態 | 自覚的，他覚的症状 | 疾　患 |
|---|---|---|
| 喀出能低下 | 咳反射低下<br>呼吸筋力低下 | ◎全身衰弱，長期臥床 |
| 気道クリアランス能低下 | 喀痰の粘稠性上昇 | ◎慢性気道炎症性疾患 |
| 免疫能低下 | | ◎全身衰弱，長期臥床<br>◎急性脳血管障害<br>◎低栄養 |

（文献1より引用）

り発症しやすくなると考えられる（表2）[1]. これらのリスクを複数有する患者では，誤嚥性肺炎の発症頻度，肺炎による死亡率はさらに増加する[3]. そのため，これまでのガイドラインでは，院内肺炎（hospital-acquired pneumonia：HAP）/医療・介護関連肺炎（nursing and healthcare-associated pneumonia：NHCAP）において誤嚥のリスクを評価することが推奨されていた．

肺炎で入院・死亡した患者の多くは65歳以上の高齢者であるが，高齢者肺炎の多くが誤嚥を背景に生じていると考えられ，高齢となるほど誤嚥性肺炎の割合が高くなる（図1，2）[4]. 本邦の肺炎入院症例を対象とした多施設共同研究では，市中肺炎（community-acquired pneumonia：CAP）の60.1％，HAPの86.7％で誤嚥性肺炎を認めた．2023年の本邦の死因の構成割合において，肺炎は4.8％（5位）と低下傾向であったが，誤嚥性肺炎は3.8％（6位），老衰は12.1％（第3位），とそれぞれ上昇傾向となった．これらの結果から，超高齢化社会により老衰の割合が増え，それに伴って誤嚥性肺炎による入院・死亡も増加しているものと考えられる．

老衰や疾患末期の経過中に生じた誤嚥性肺炎の場合，積極的な抗菌薬投与が必ずしも予後やQOLを改善させるとは限らないことから，個人・家族の意思やQOLを考慮して治療やケアを行う必要がある．このような本邦における現状が反映されて，「成人肺炎診療ガイドライン2024」ではCAP，HAP，NHCAPを分類する前に，誤嚥リスクや老衰などの有無を評価して誤嚥性肺炎に対応する形式へ変更された．

誤嚥性肺炎の原因菌としては，*Fusobacterium*属，*Peptostreptococcus*属，*Prevotella*属などの嫌気性菌を含む口腔内常在菌が重要と考えられてきたが，これらの菌は培養が難

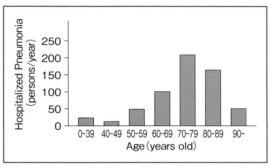

図1　肺炎入院患者の年齢別割合　　（文献4より引用）

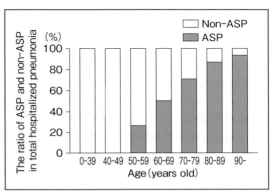

図2　誤嚥性肺炎（aspiration pneumonia：ASP）の年齢別割合　　（文献4より引用）

しく，同定が困難となる場合も少なくない．一方，近年においては，誤嚥性肺炎の原因菌が嫌気性菌からCAPやHAPと関連した菌に変化しているとの報告もみられる．気管支肺胞洗浄液中の16S rRNAを用いた細菌叢の解析によると，誤嚥のリスクを有するCAP患者では，検出頻度が最も高い菌は口腔内の連鎖球菌であった[3].

## 治療に必要な検査と診断

高齢者の肺炎では，咳，膿性痰，発熱などの肺炎の典型的な症状が目立たず，食欲低下，失禁，日常の活動性の低下などを呈する場合がある．身体所見では，呼吸数の増加や動脈血酸素飽和度の低下の有無に着目する．

画像検査では，大葉性肺炎よりも気管支肺炎を呈する例が多く，重力に依存した部位（誤嚥が仰臥位で起これば背側，座位で起これば肺底部）に陰影が出現しやすい．病初期には胸部 X 線では異常を認めない場合があることに注意する．

誤嚥性肺炎の診断は，誤嚥が直接観察された症例では確実であるが，誤嚥が明らかでない場合は，嚥下機能障害の存在を確認することが必要である．嚥下機能の評価法には，嚥下誘発試験，嚥下造影，嚥下内視鏡検査，水飲み試験などがある．

## 治療の実際

### 1 急性期治療

急性期治療は全身管理と抗菌薬治療の 2 つが主体となる．急性期には，通常，経口摂取は中止されるが，その中止期間が長くなるほど，栄養状態の悪化や activities of daily living（ADL）の低下を招きやすい．そのため，絶食の間の水分と栄養の管理が重要である．治療後の改善に乏しい，肺炎が重症である，などの理由で長期間の絶食が必要な場合は，中心静脈栄養もしくは経鼻栄養を考慮する必要がある．治療により病状の改善を認めれば，嚥下リハビリテーションを行いつつ，速やかに嚥下しやすい食事から経口摂取を再開する．

抗菌薬治療は標的治療を行うことが望ましいが，誤嚥性肺炎の症例は，高齢，全身状態不良，喀痰の排出が困難で，侵襲的検査も行えない場合が多い．

エンピリック治療を行うにあたっては，スルバクタム・アンピシリンが第一選択薬となる．β-ラクタマーゼ非産生アンピシリン耐性（β-lactamase negative ampicillin resistance：BLNAR）のインフルエンザ桿

菌が原因となる場合もあり，セフトリアキソンやセフォタキシムといった第三世代セフェム系薬も有効である．誤嚥性肺炎における緑膿菌や MRSA などの耐性菌は，その検出の多くが定着菌であり，それらを標的とした抗菌薬の予後改善効果は不明である．「成人肺炎診療ガイドライン 2024」では，カルバペネム系薬などの広域抗菌薬をはじめから使用することは避けるべきとされた．老衰で誤嚥性肺炎を繰り返していることも多く，終末期として患者個人の意思や QOL を配慮した治療を行うことが重要視され，重症例などへの対応については言及されていない．積極的な治療を行う場合は，CAP，HAP，NHCAP それぞれのガイドラインに従い，敗血症の有無，重症度，耐性菌リスクの有無（HAP/NHCAP）を評価し，治療方針を決定する．高齢者では腎機能が低下している症例も多くみられる．抗菌薬の投与方法や用量は，治療開始前に腎機能を評価して決める必要がある．

誤嚥性肺炎では，嫌気性菌を含む複数菌感染の頻度が高いとされていた．2017 年版の「成人肺炎診療ガイドライン」までは，セフトリアキソン，セフォタキシム，レボフロキサシンなどは嫌気性菌への抗菌活性が十分でないことから，これらの薬剤の使用を避けるか，クリンダマイシンやメトロニダゾールを併用することが提示されていた．一方で，前述の通り近年においては誤嚥性肺炎における嫌気性菌の関与が大きくないとされており，本邦におけるメタ解析でも嫌気性菌をカバーした治療の有用性は示されなかった[5]．これらの結果から，今回のガイドラインより，常に嫌気性菌をカバーするような抗菌薬の投与を行う必要はないとされた．肺膿瘍などの嫌気性菌感染のリスクが高いとされている疾患を有する場合は，これまでと同様に，スルバクタム・アンピシリンやカルバペネム系薬な

どの使用が考慮される.

## 2 予防

　嚥下障害や誤嚥そのものは治療では改善せず，誤嚥性肺炎を繰り返す例も少なくない．したがって，誤嚥を起こしにくくする，また誤嚥をしても肺炎が起こりにくくすることにより，誤嚥性肺炎を予防することが重要である.

　口腔ケアは，歯磨き，義歯の洗浄，うがい，齲歯の治療，などにより口腔内の常在細菌量を減少させる．わが国において，特別養護老人ホーム入所者を対象に口腔ケアを行ったところ，肺炎の発症と肺炎による死亡数が減少したとの報告があり，口腔ケアは誤嚥性肺炎の発症や重症化の抑制に有用と考えられる.

　誤嚥性肺炎の患者が入院した場合，当初は安静，絶食にて末梢静脈栄養が行われる場合が多いが，これが続くと，容易に嚥下機能の低下，体力の低下，栄養状態の悪化をきたしてしまう．医師，看護師，言語聴覚士，管理栄養士らが連携して，嚥下機能の評価に基づいた嚥下のリハビリテーション，栄養の管理（食物の種類・形態，量，食事の姿勢など）を入院早期から行うことで，嚥下機能の維持，誤嚥の予防，体力と栄養状態の維持，が期待できる.

　経鼻胃管，気管カニューレは誤嚥のリスクとなることから，長期間留置することはできるだけ避ける.

　胃食道逆流がある患者では，逆流を予防するために，食後しばらく座位を保ちすぐには横にならないこと，夜間睡眠時にベッド・頭位を挙上すること，に注意する.

　肺炎球菌ワクチンについては，NHCAP に対して23価肺炎球菌ワクチンが有効であったとの国内からの報告がある．インフルエンザワクチンとの併用により肺炎での入院も減少するとされており，これらのワクチンは誤嚥性肺炎の予防にも有効と考えられ，接種することが奨められる.

　薬物については，アンジオテンシン変換酵素阻害薬とシロスタゾールは，誤嚥のリスクの高い脳卒中患者において，肺炎の発症を予防することが報告されている．機序としては substance P の増加を介した嚥下反射と咳反射の改善が考えられており，これらの薬剤は誤嚥性肺炎の予防に有効である可能性がある．ただし嚥下障害はいずれにおいても保険適用となっていないことから，それぞれ高血圧または脳梗塞を有する患者において使用を検討する．葉酸はドーパミンの合成に重要であり，その欠乏によりドーパミン濃度が低下し，嚥下機能障害に関与する．葉酸欠乏を伴う誤嚥性肺炎の患者では，葉酸を補充することにより嚥下機能が改善する可能性がある．モサプリドクエン酸水和物は胃の排出促進作用があり，胃食道逆流を減少させることで，胃瘻造設患者の誤嚥性肺炎のリスクを減らすことが知られている．一方，睡眠薬や鎮静薬は意識レベルを低下させることにより，また抗コリン薬は唾液分泌を低下させることにより，嚥下機能を低下させる可能性があることから，これらの薬剤が使用されている場合は減量や中止を検討する.

　経皮内視鏡的胃瘻造設術（percutaneous endoscopic gastrostomy：PEG）は，嚥下機能障害のために経口摂取が困難で，長期間の栄養管理が必要と判断される症例で検討される．PEG は不顕性誤嚥や胃食道逆流は防げず，経鼻胃管と比較して肺炎予防効果に差を認めなかったことから，肺炎予防を目的として PEG を作ることは適切ではない.

誤嚥性肺炎　75

## 処方例

### 急性期治療

**●外来治療**

処方　オーグメンチン®配合錠 250RS
　　　1回1錠　1日3〜4回, サワシリン®
　　　錠 250mg　1回1錠　1日3〜4回

**●入院治療**

処方A　ユナシン-S キット®静注用　1
　　　回3g　1日2〜4回

処方B　ロセフィン®　1回1〜2g　1
　　　日1〜2回

**●入院治療（重症例，または耐性菌リスクあり）**

処方A　ゾシン®　1回4.5g　1日3〜4回

処方B　メロペン®　1回0.5〜1.0g　1
　　　日2〜3回

処方C　ファーストシン®　1回1〜2g
　　　1日2回

### 予防

**●嚥下機能改善（＋高血圧）**

処方　タナトリル®錠 2.5mg　1回1錠
　　　1日1回

**●嚥下機能改善（＋脳梗塞）**

処方　プレタール®OD 錠 50mg　1回1
　　　錠　1日2回　朝夕食後

**●葉酸欠乏があるとき**

処方　フォリアミン®錠　5mg　1回1
　　　錠　1日3回　毎食後

## 専門医に紹介するタイミング

　絶食にて十分な抗菌薬治療を行っても改善が得られない場合，診断（抗酸菌・真菌・ウイルスなどの感染症や非感染性疾患などとの鑑別，肺膿瘍や膿胸の存在の有無）や治療内容の見直しが必要であり，呼吸器専門医へのコンサルテーションを行う．頻回に誤嚥性肺炎を繰り返す症例では，嚥下障害の原因を精査する必要がある．脳血管障害，認知症，変性疾患などの有無につき，神経内科に相談する．また，口腔，咽頭・喉頭の異常の有無につき，歯科口腔外科や耳鼻咽喉科に相談する．

## 専門医からのワンポイントアドバイス

　誤嚥性肺炎は，嚥下機能障害を背景として繰り返し発症する症例が多い．したがって，急性期の治療だけでなく，個々の症例ごとに，嚥下機能障害をきたす原因の有無や嚥下機能を評価し，嚥下機能の維持・改善により誤嚥性肺炎を予防していくことが重要である．

### 文 献

1) 嚥下性肺疾患研究会世話人会 編：嚥下性肺疾患の診断と治療．ファイザー，2003
2) 日本呼吸器学会成人肺炎診療ガイドライン2024作成委員会 編：成人肺炎診療ガイドライン2024．メディカルレビュー社，2024
3) Mandell LA, Niederman MS：Aspiration pneumonia. N Engl J Med 380：651-663, 2019
4) Teramoto S, Fukuchi Y, Sasaki H et al：High incidence of aspiration pneumonia in community-and hospital-acquired pneumonia in hospitalized patients：a multicenter, prospective study in Japan. J Am Geriatr Soc 56：577-579, 2008
5) Yoshimatsu Y, Aga M, Komiya K et al：The clinical significance of anaerobic coverage in the antibiotic treatment of aspiration pneumonia：a systematic review and meta-analysis. J Clin Med 12：1992, 2023

## 1. 呼吸器感染症

# 肺膿瘍

進藤有一郎
名古屋大学医学部附属病院 呼吸器内科

**POINT**

● 肺膿瘍では発症機序に誤嚥が関与するため，口腔内嫌気性菌，連鎖球菌が原因微生物になりやすい．

● 胸部画像所見では，典型例では空洞形成や air-fluid level が観察され，CT 所見では壊死部分が低吸収域となる．

● 抗菌治療では嫌気性菌をスペクトラムにもつ抗菌薬を選択する．

● 7〜10 日の初期抗菌治療に反応が乏しい場合は，ドレナージの検討，および気管支鏡検査での原因微生物の再検索，気道狭窄の確認，非感染性疾患の検索を検討する．

## ガイドラインの現況

海外，国内において肺膿瘍に特化した診療ガイドラインは存在せず，肺炎のガイドラインの一部に記載されていることが多い．海外のガイドラインでは米国胸部学会と米国感染症学会が合同で作成した市中肺炎診療ガイドライン 2019 がよく知られており[1]，国内では日本呼吸器学会が 2024 年に改訂した「成人肺炎診療ガイドライン」がある[2]．いずれでも初期抗菌薬は肺炎と類似の考え方で選択するが，肺膿瘍では嫌気性菌感染が多くみられることに留意すること，抗菌薬の投与期間は肺炎よりも長めにする必要があることに言及されている．

**【本稿のバックグラウンド】** 日本呼吸器学会の「成人肺炎診療ガイドライン（2024 年改訂版）」の内容をベースに，"lung abscess" で検索される総説や原著論文の内容を書き加えた．ただし，lung abscess（肺膿瘍）の文献は古いものが多いため，新たなエビデンスを注視するべき領域である．

## どういう疾患・病態か

肺膿瘍は，微生物感染によって引き起こされた肺実質が壊死した状態である[3]．多くの肺膿瘍は誤嚥の合併症として起こり，複数の微生物による感染（polymicrobial infection）

の頻度が高い．肺膿瘍は肺化膿症と同義であり，壊死性肺炎と肺壊疽の病態も肺膿瘍と同様である．典型例では，膿が貯留して空洞を形成し，胸部 X 線や CT 画像で air-fluid level が観察される．

肺膿瘍　77

## ◼1 病　態

　主に4つの機序が存在する．多くの肺膿瘍では，誤嚥を契機として1つまたは複数の領域の肺炎から壊死，空洞形成に至る．他の機序としては，血行感染による塞栓症，直接的な進展，気道内閉塞，肺嚢胞の感染がある．

### 1．誤　嚥

　多くの症例で口腔内分泌物の誤嚥が関与している．歯肉溝に存在する微生物などが下気道へ誤嚥し，次に肺臓炎，7～14日後に壊死へと発展する．結果的にこの壊死が肺膿瘍となる．

### 2．血行感染

　菌血症（例：感染性心内膜炎，カテーテル関連血流感染症）時の敗血症性肺塞栓により肺膿瘍に至ることがある．

### 3．直接的な進展

　これは，膿胸，横隔膜下膿瘍，縦隔膿瘍からの直接的な肺実質への進展，または気管・気管支食道瘻により肺炎から肺膿瘍に至る機序である．

### 4．気道内閉塞

　腫瘍やリンパ節腫大，動脈瘤，縦隔腫瘤などによる気管支閉塞，気管支狭窄，吸入異物による気道閉塞により閉塞性肺炎が起こった結果，肺膿瘍に進展する機序である．

## ◼2 原因微生物

　主な原因微生物を**表1**に示す[4,5]．どのような機序で肺膿瘍に至ったかにより，原因微生物は変わることに留意する．特に誤嚥が関与しているケースでは微生物の複数による感染がみられること，免疫不全患者の肺膿瘍でよくみられる原因微生物（細菌では緑膿菌，その他のグラム陰性菌）を理解する必要がある．

### 表1　肺膿瘍の原因微生物

**主な細菌**
　誤嚥に起因（典型的には複数菌による感染）
　　嫌気性菌
　　　*Peptostreptococcus*
　　　*Prevotella*
　　　*Bacteroides*
　　　*Fusobacterium*
　　連鎖球菌
　　　*Streptococcus anginosus* group
　　　*Streptococcus mitis*
　化膿菌（pyogenic bacteria）による肺炎に起因
　　*Staphylococcus aureus*
　　*Klebsiella pneumoniae*＊
　　*Pseudomonas aeruginosa*＊
　　*Streptococcus pyogenes*
　　*Burkholderia pseudomallei*
　　*Haemophilus influenzae* type b
　　*Legionella* spp.
　　*Nocardia* spp.＊
　　*Actinomyces*
　　*Streptococcus pneumoniae*

**非細菌性微生物**
　真　菌
　　*Aspergillus* spp.＊
　　*Cryptococcus* spp.＊
　　*Histoplasma capsulatum*
　　*Blastomyces dermatitidis*
　　*Coccidioides* spp.
　　ムーコル目の真菌＊
　抗酸菌
　　*M. tuberculosis*＊
　　*Nontuberculous mycobacteria*＊
　　　*M. avium*
　　　*M. kansasii*
　　　*M. abscessus*
　寄生虫
　　*Entamoeba histolytica*
　　*Paragonimus westermani*
　　*Echinococcus*（hydatid cyst）

＊：日和見感染（免疫不全患者での肺膿瘍）でよくみられる微生物

## ◼3 症状・身体所見

　肺膿瘍患者でみられる症状と頻度は，発熱（80%），湿性咳嗽（55～90%），呼吸困難感

（10％），胸痛（胸腔に病変が及ぶ際にみられる．20〜35％）などであり，肺炎と似ている．肺膿瘍患者では，歯肉炎の合併頻度が高いことに留意する．また，中枢神経疾患などによる嚥下障害，アルコール多飲，薬物乱用などによる意識変容がみられることも多い．また，発熱，咳嗽，盗汗などの症状が2週間以上続いている場合もある．

## 治療に必要な検査と診断

### 1 画像所見

典型的には胸部X線やCT画像にて空洞を伴う肺浸潤影が観察される．この所見は組織壊死を示唆しており，膿などの液体貯留物がair-fluid levelとして観察される（図1）．さまざまな原因微生物がこの画像所見を呈するが，特に肺結核症の鑑別が重要である．また，空洞を伴わない肺内の結節影，腫瘤影が観察される場合もあり，この際は肺癌などの腫瘍性疾患との鑑別が重要となる．比較的急な経過で結節影，腫瘤影が形成されている場合，CT所見で内部の低吸収領域（組織壊死を反映）がみられる場合は肺膿瘍を疑う（図2）．

なお，肺膿瘍の背景には肺癌，気管支狭窄

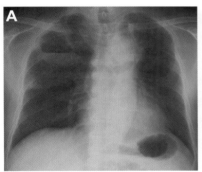
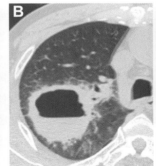
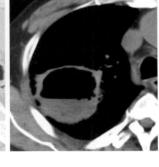

図1 肺膿瘍の画像所見（1）
A：胸部X線写真，B：胸部CT

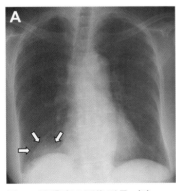
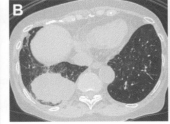
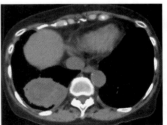

図2 肺膿瘍の画像所見（2）
71歳　女性
併存疾患：気管支拡張症，関節リウマチ，原因菌：緑膿菌
A：胸部X線写真，B：胸部CT

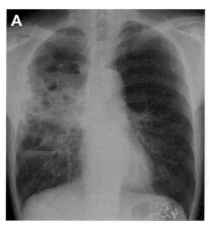
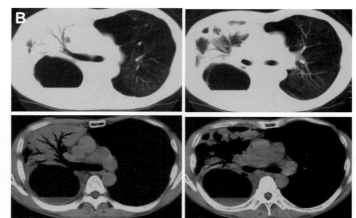

図3 肺膿瘍の画像所見（3）
43歳　男性
併存疾患：肺気腫，肺嚢胞，原因菌：*M. avium*
A：胸部 X 線写真，B：胸部 CT

症，肺分画症などの疾患が存在していることがあり，胸部 CT での評価はほぼ必須である．囊胞内感染は日常診療でもたびたび遭遇する（図3）．

### 2 培養検査，原因微生物の検索

適切に原因微生物を評価するためには，抗菌薬開始前に培養検体を提出する．肺化膿症では嫌気性菌の関与が高いが，上気道検体では contamination が多く，時に評価困難である．気管支肺胞洗浄液や胸水では嫌気培養を積極的に考慮する．診断時には抗酸菌感染症との鑑別のため抗酸菌検査も行うべきである．

## 治療の実際

### 1 抗菌治療

初期治療では，表1に示した微生物を標的に考え抗菌薬を選択する．細菌性肺炎，嚥下性（誤嚥性）肺炎と類似した薬剤選択をするが，嫌気性菌にもスペクトラムを有する抗菌薬を選択することが重要である．通常，肺膿瘍では入院加療になることが多いため，点滴静注薬で治療を開始するが，β-ラクタマーゼ阻害薬配合β-ラクタム薬（例：スルバクタム・アンピシリン）やカルバペネム系抗菌薬（例：メロペネム，イミペネム）が初期治療に使用される．肺炎と同様の考え方で，薬剤低感受性菌（耐性菌）リスクが低い場合はβ-ラクタマーゼ阻害薬配合β-ラクタム薬を選択したほうがよい．免疫不全患者では，緑膿菌のリスクが上がるためカルバペネム系抗菌薬の使用は許容される．ペニシリン系抗菌薬にアレルギーがある場合の代替薬としてはキノロン薬がある．この場合，嫌気性菌にスペクトラムがあり，肺の組織移行性のよいラスクフロキサシン（点滴静注）が有力な選択肢である．

臨床状態が安定（発熱などの症状と画像所見が改善傾向になる）後に経口薬にスウィッチすることも可能である．この際，原因菌の薬剤感受性試験結果を参考に薬剤を選択する．嫌気性菌や連鎖球菌感染の場合は，β-ラクタム系内服抗菌薬であるアモキシシリン・クラブラン酸は適切な選択である．キノロン系薬ではラスクフロキサシン，ガレノキ

サシン，モキシフロキサシンが嫌気性菌にも有効であり選択肢となる．

## 2 治療期間

最適な抗菌薬（静注＋経口）の投与期間についてはいまだ明確な見解はない．3週間でよい場合もあれば，8週以上の治療が必要である場合もある．経験的には，画像所見上，病変部位が消失，あるいは縮小かつ残存病変が安定化するまでは抗菌治療を継続したほうがよい．この状態に至るまでには通常数週間かかる．

## 3 治療反応性

抗菌薬に反応し経過がよい場合は，通常3～4日後に発熱や白血球増多の改善などの徴候がみられ，7～10日後に解熱が得られる．持続的な発熱が1週間以上続くなど改善傾向が乏しい場合は，画像所見などを再確認のうえ，気管支鏡検査などで原因微生物を再検索し，鑑別疾患として非感染性疾患（気管支閉塞，悪性腫瘍，血管炎（多発血管炎性肉芽腫症）など）も考慮して検索したほうがよい．

## 4 侵襲的治療

7～10日程度の抗菌治療に反応が乏しい場合は，膿瘍のドレナージや外科手術が必要になることがある．

### 1．カテーテルドレナージ

通常，持続的なドレナージを要するためピッグテールカテーテルなどの留置が行われる．穿刺に伴う気胸のリスクが高いため，処置前にCTや超音波検査を実施して穿刺の位置を慎重に検討する．胸壁に近ければX線やCT透視下で経皮的に行い，中枢側に病変がある場合は，エコーガイド下で気管支鏡を用いてカテーテルを留置する方法もある．

### 2．外科治療

気管支閉塞，直径6cm以上の巨大膿瘍を有する場合，あるいはカテーテルによるドレナージが難しい場合は，外科手術による治療介入を検討する．

---

### 処 方 例

**初期抗菌治療**

通常は入院治療で行うことが多いため，点滴静注薬での初期抗菌薬処方例（腎機能正常例）を示す．

●緑膿菌などの耐性菌リスクが低い場合
処方　スルバクタム・アンピシリン　1回3g，6時間ごと　点滴静注

●免疫不全患者など，緑膿菌などの耐性菌リスクが高い場合
処方　メロペネム　1回2g，8時間ごと　点滴静注

●ペニシリンアレルギーなどでβ-ラクタム薬を使用できない場合
処方　ラスクフロキサシン（注射）　投与初日に300mg，投与2日目以降は150mg，1日1回　点滴静注

---

## 専門医に紹介するタイミング

初期抗菌薬開始3～4日後に解熱などの改善の徴候がみられない場合は積極的に専門医に紹介することを考慮する．

## 専門医からのワンポイントアドバイス

肺膿瘍と診断した場合，嫌気性菌や連鎖球

菌を標的とした初期抗菌治療を培養検査実施後に速やかに開始する必要がある．ただし，非専門医が抗菌治療で経過をみる場合の目安は7日程度までである．反応が乏しい場合は，膿瘍のドレナージや外科手術の検討，および気管支鏡検査での原因微生物の再検索，気道閉塞・狭窄の確認，悪性腫瘍，血管炎（多発血管炎性肉芽腫症）など非感染性疾患の検索が必要になるためである．

――――――― 文　献 ―――――――

1) Metlay JP, Waterer GW, Long AC et al：Diagnosis and treatment of adults with community-acquired pneumonia. An official clinical practice guideline of the American Thoracic Society and Infectious Diseases Society of America. Am J Respir Crit Care Med 200：e45-e67, 2019

2) 日本呼吸器学会成人肺炎診療ガイドライン2024作成委員会 編：成人肺炎診療ガイドライン2024. 日本呼吸器学会，2024

3) Kuhajda I, Zarogoulidis K, Tsirgogianni K et al：Lung abscess-etiology, diagnostic and treatment options. Ann Transl Med 3：183, 2015

4) Bartlett JG, Gorbach SL, Tally FP et al：Bacteriology and treatment of primary lung abscess. Am Rev Respir Dis 109：510-518, 1974

5) Takayanagi N, Kagiyama N, Ishiguro T et al：Etiology and outcome of community-acquired lung abscess. Respiration 80：98-105, 2010

6) 日本呼吸器学会：新 呼吸器専門医テキスト（改訂第2版）. 南江堂，2020

## 1. 呼吸器感染症

# 医療・介護関連肺炎

石田　直

公益財団法人大原記念倉敷中央医療機構 倉敷中央病院 呼吸器内科

**POINT**

●わが国では，米国の医療ケア関連肺炎（HCAP）ガイドラインを参考にして，2011年に日本呼吸器学会から医療・介護関連肺炎（NHCAP）ガイドラインが発表された．

●日本呼吸器学会の2017年の肺炎統一ガイドラインでは，院内肺炎と医療・介護関連肺炎は1つの診療群とされたが，2024年のガイドラインでは，院内肺炎と区別された．

●2024年のガイドラインでは，アドバンス・ケア・プランニング（ACP）の考え方が重要視されている．

## ガイドラインの現況

　医療・介護関連肺炎（nursing and healthcare-associated pneumonia：NHCAP）は，日本呼吸器学会が提唱した疾患概念であり，2011年8月に初のガイドラインが作成された[1]．これは，米国胸部学会/米国感染症学会のガイドライン[2]における医療ケア関連肺炎（healthcare-associated pneumonia：HCAP）の概念を，日本の社会・医療体制に合わせたものである．HCAPは，高齢化人口の増加と，医療ケアを受けている非入院患者の増加を背景として生まれた疾患概念であるが，これに加えて，わが国における超高齢化社会を背景とした，長期療養型病床の存在と在宅要介護者の増加を考慮したものとなっている．

　米国の最近の肺炎ガイドラインからは，HCAPの概念は除外されているが，2017年の日本呼吸器学会の肺炎統一ガイドライン[3]では，院内肺炎と医療・介護関連肺炎は，ともに疾患末期，老衰などの患者が含まれるため，同じ診療群として分類された．しかしながら，それぞれの耐性菌リスクが異なるために，2024年のガイドラインでは院内肺炎と区別されるようになった[4]．

【本稿のバックグラウンド】　NHCAPは，2011年に，日本呼吸器学会から発表されたガイドラインで提唱された疾患概念であるが，本稿では，2024年4月に発表された，日本呼吸器学会の「成人肺炎診療ガイドライン2024」（市中肺炎，NHCAP，院内肺炎を統合したもの）のうちのNHCAPの項に準拠して解説した．

医療・介護関連肺炎　**83**

## どういう疾患・病態か

NHCAP の定義は，**表1**に示すような，①長期療養型病床群もしくは介護施設に入所している，②過去90日以内に病院を退院した，③介護を必要とする（Performance Status≧3）高齢者・身体障害者，④通院にて継続的に血管内治療（透析，抗菌薬，化学療法，免疫抑制薬などによる治療など）を受けている，のいずれかに該当する患者に発症した肺炎である．わが国における超高齢化社会を背景にした概念である．

NHCAP の対象には，従来の市中肺炎に含まれていた患者のうちの，在宅での要介護者，および従来院内肺炎とされていた長期療養病床の入院患者が含まれる．さらに今まで市中肺炎，院内肺炎のいずれにも属さなかった90日以内の退院患者および介護施設入所者も入ることになる．NHCAP は市中肺炎と院内肺炎の中間にある肺炎として位置づけられるが，3者は明確には区別できず，重症度や薬剤耐性菌の頻度は，市中肺炎，NHCAP，院内肺炎の順に高くなると考えられている．

NHCAP の主たる患者は基礎疾患を有する高齢者や日常生活動作不良者である．また，その中で，誤嚥が NHCAP の病態に関与していることが多い．特に，NHCAP の定義のうちの在宅での要介護者における肺炎では，その大多数に誤嚥が関与していると考えられる．また，疾患終末期としての肺炎も NHCAP に含まれる．

## 治療に必要な検査と診断

他の肺炎と同様，胸部X線写真で肺野に浸潤影が認められ，発熱，咳嗽，喀痰などの急性呼吸器症状が認められれば，肺炎の存在を疑うことになる．喀痰検査などの微生物学的検査が通常行われるが，気管支鏡などの侵襲的な検査の行われることは少ない．原因微生物の判明率は一般に市中肺炎より低い．NHCAP 患者では緑膿菌や MRSA などの薬剤耐性菌が検出される頻度が高くなるが，全身状態不良や抗菌薬の既往がある場合も多いため，検出された菌が必ずしも原因菌とはいえず，定着状態や菌交代によるものも考えられるため，グラム染色，定量培養なども加えた検査所見と臨床症状より，総合して判断することが必要となる．血液検査では，一般的に CRP や白血球数上昇などの炎症所見が認められる．細菌性肺炎では，プロカルシトニンが増加する．近年は，原因微生物同定のために，各種の抗原検査や遺伝子検査が行われるようになっている．

高齢者の肺炎では，初発症状として食思不振や全身倦怠などの非特異的症状がみられることが多い．また，発熱は軽微で全く認められないこともある．精神症状が前面に出ることがあり，なんとなく元気がない，普段より反応が鈍いなどの状態により周囲に気づかれることもある．

---

**表1　医療・介護関連肺炎（NHCAP）の定義**

以下のいずれかの項目に該当する人に発症した肺炎

1) 長期療養型病床群もしくは介護施設に入所している
2) 過去90日以内に病院を退院した
3) 介護を必要とする高齢者，身体障害者
4) 通院にて継続的に血管内治療（透析，抗菌薬，化学療法，免疫抑制薬などによる治療など）を受けている

介護の基準
PS3：限られた自分の身の回りのことしかできない．日中の50%以上をベッドか椅子で過ごす，以上を目安とする．
1) には精神病床も含む．

肺炎一般の鑑別診断としては，薬剤性肺炎，器質化肺炎，好酸球性肺炎，放射線性肺炎，その他の間質性肺炎，悪性腫瘍，うっ血性心不全，急性肺障害／急性呼吸窮迫症候群（ALI／ARDS），肺梗塞，肺胞出血，気管・気管支内異物，無気肺など肺野に浸潤影を呈する非感染性の疾患が鑑別となる．

重症度を評価するうえで，市中肺炎や院内肺炎で用いられる指標（A-DROP，I-ROAD）の有用性は，今回のガイドラインのシステマティックレビューでは明らかに示されておらず，NHCAPにおける重症度評価指標の検討が今後の課題である．

## 治療の実際

NHCAPの治療を始めるにあたっては，まず肺炎発症に至った患者背景を評価することが必要となる．反復する誤嚥性肺炎や疾患終末期肺炎，老衰と判断される場合には，通常の肺炎診療方針ではなく，個人の意思やQOLを考慮する医療・ケアを検討することが求められる．医療者・介護福祉関係者は，患者本人とその家族，代理人に予後と治療の選択肢について十分説明し，意思決定が多職種協働で支援されるアドバンス・ケア・プランニング（ACP），すなわち合意に基づいた症状緩和を基本とする医療・ケアを考慮する．中でも誤嚥性肺炎は，加齢に伴う身体的衰弱が背景にあり，老衰の過程のひとつとして捉えられている．

在宅医療を行う場合には，専門職のチームが，抗菌薬治療に加え，輸液，喀痰吸引，酸素投与，口腔ケア，リハビリテーション，栄養指導・管理，薬剤指導，介護サービス調整などを多職種協働で行うことが必要である．

肺炎の抗菌薬治療を行ううえでは，原因微生物を検出することが原則であるが，判明率は必ずしも高くはなく，対象とする原因微生物を想定する必要がある．近年，肺炎の原因微生物を検出するために，気管支肺胞洗浄液（BALF）を用いた細菌16S ribosomalリボ核酸を標的とした網羅的細菌叢解析法が行われている．これによるとHCAPにおける優先菌種は図1に示すごとくであり，喀痰培養の結果と異なり，口腔内連鎖球菌と嫌気性

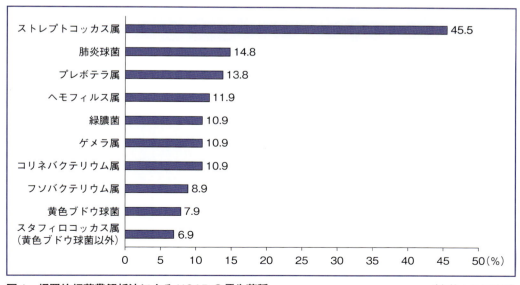

図1　網羅的細菌叢解析法によるHCAPの優先菌種　　　　　　　　　　　（文献4より引用）

表2 NHCAPの有意な耐性菌リスク因子

① 経腸栄養
② 低アルブミン血症
③ 過去90日以内の抗菌薬使用歴
④ 入院後早期の挿管による人工呼吸管理を要する
⑤ 過去90日以内の入院歴
⑥ 免疫抑制状態

（文献4を参照して作成）

菌が多く関与していることが窺われる．

初期のエンピリック抗菌薬選択時には，重症度および耐性菌リスクを考慮することが求められる．今回のガイドラインで，NHCAPの有意な耐性菌リスク因子として挙げられたのは，表2に示すようなものである．統計学的に有意とはならなかったが，「過去1年間の耐性菌検出歴」も考慮すべきとされている．緑膿菌に関しては，これらに加えて「慢性呼吸器疾患の既往」も有意なリスク因子であった．

ガイドラインにおける，エンピリック治療決定のフローチャートを図2に示す．まず重症度（敗血症性ショックの有無を含む）と耐性菌リスクを評価する．そのうえで，外来治療か入院治療かを決定し，入院治療では，耐性菌リスクに応じて，狭域抗菌薬か広域抗菌薬かを決定する．広域抗菌薬で開始しても，その後の培養結果を参考としてde-escalationを検討することとなる．システマティックレビューの結果では，エビデンスレベルは低いものの，エンピリック治療において緑膿菌をカバーする広域抗菌薬の投与は推奨されていない．

### 処方例（図3参照）

以下の推奨用量は，腎機能が正常な場合の量であり，高齢者では一般に腎機能低下が多いので，抗菌薬の投与量を調整する必要がある．

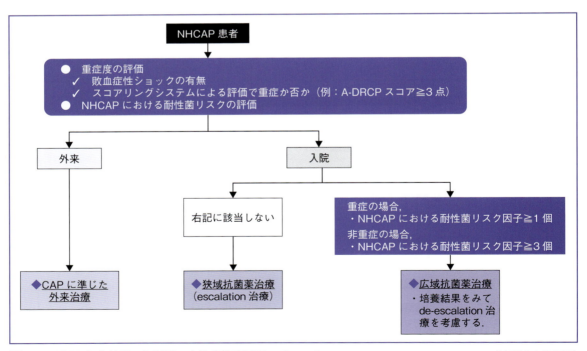

図2 NHCAPにおけるエンピリック治療決定フローチャート

（文献4より引用）

## 外来治療群

処方A　オーグメンチン®配合錠250RS
1回1錠　1日4回　毎食後, 眠前
またはユナシン®錠（375mg）1回1錠　1日3回　毎食後
±
ジスロマック®錠（250mg）1回2錠　1日1回　3日間
またはクラリシッド®錠（200mg）1回1錠　1日2回　朝夕食後

処方B　ラスビック®錠（75mg）1回1錠　1日1回　朝食後
またはジェニナック®錠（200mg）1回2錠　1日1回　朝食後
またはアベロックス®錠（400mg）1回1錠　1日1回　朝食後
またはグレースビット®錠（50mg）1回2錠　1日1～2回　朝食後

## 狭域抗菌薬治療群

処方A　ユナシン-Sキット®静注用3g
1回3g　1日2～4回　点滴静注
またはロセフィン®注（1g）1回1～2g　1日1～2回　点滴静注
またはクラフォラン®注（1g）1回1～2g　1日2～3回　点滴静注
±
ジスロマック®錠（250mg）1回2錠　1日1回　3日間
またはジスロマック®注（500mg）1回500mg　1日1回　点滴静注
またはクラリシッド®錠（200mg）1回1錠　1日2回　朝夕食後

処方B　ラスビック®注（150mg）初日1回300mg, 2日目以降は1回150mg　1日1回　点滴静注

## 広域抗菌薬治療群

処方A　ゾシン®注（4.5g）1回4.5g　1日3～4回　点滴静注
またはマキシピーム®注（1g）1回1～2g　1日2回　点滴静注
またはファーストシン®注（1g）1回1～2g　1日2回　点滴静注
またはメロペン®注（0.5g）1回0.5～1g　1日3～4回　点滴静注（1日3gまで）
またはチエナム®注（0.5g）0.5～1g　1日2～3回　点滴静注（1日2gまで）
またはフィニバックス®注（0.5g）1回0.5～1g　1日3回　点滴静注
またはザバクサ®注（1.5g）1回3g　1日3回　点滴静注

処方B　処方Aに加えて
アミカシン注（200mg）1回7.5mg/kg　1日1回　点滴静注
またはトブラシン®注（90mg）1回5～7mg/kg　1日1回　点滴静注
またはゲンタシン®注（60mg）1回5～7mg/kg　1日1回　点滴静注
またはシプロキサン®注（400mg）1回400mg　1日2～3回　点滴静注
またはパシル®注（500mg）1回0.5～1g　1日2回　点滴静注
またはクラビット®注（500mg）1回0.5g　1日1回　点滴静注

医療・介護関連肺炎　87

> **処方C　重症例でMRSAも考慮する場合**
> 処方AまたはBに加えて
> 塩酸バンコマイシン注（500mg）
> 1回0.5～1g　1日2～4回
> 点滴静注（1日2gまで）
> またはザイボックス®注（600mg）
> 1回600mg　1日2回　点滴静注
> またはタゴシッド注（200mg）1
> 回200～400mg　初日1日2回，
> 2日目以降1日1回点滴静注

NHCAPにおける抗菌薬投与期間は，今回は明らかにされなかった．院内肺炎に準じると考えると，比較的短期間の投与（7～8日間）が推奨されている．黄色ブドウ球菌，クレブシエラ菌，嫌気性菌などにより膿瘍性病変がある場合には2週間以上の長期投与が必要とされる．

## 専門医へ紹介するタイミング

NHCAPは，日常的によく遭遇する疾患であり，専門医・非専門医を問わず診断，治療が行われると考えられる疾患である．また，治療の場も外来，入院のみでなく，在宅医療や施設内での治療も考えられる．しかしながら，呼吸不全またはショックを呈し，集中治療を要するような状態では，高次病院へ転送する必要がある．また，肺炎が軽快したのちも，リハビリテーションが必要と考えられる場合や経管栄養，胃瘻などの栄養管理を要する場合には，可能な施設へ移送する．いずれの場合にも，患者本人あるいは家人とよく相談のうえ，患者背景を考慮して治療方針を決定することが望ましい．

## 専門医からのワンポイントアドバイス

NHCAP肺炎患者は全身状態が不良なことが多く，前述したように，終末期としての肺炎や老衰も含まれる．これらの患者に対して一律に集中治療も含めた肺炎の治療を行うことは現実的とはいえない．誤嚥を繰り返す患

| 外来治療群 | 狭域抗菌薬治療群 | 広域抗菌薬治療群<br>（耐性菌を考慮する群） |
| --- | --- | --- |
| **内服薬**<br>・アモキシシリン・クラブラン酸<br>　±<br>・アジスロマイシンまたはクラリスロマイシン<br><br>・レスピラトリーキノロン<br>　（ラスクフロキサシン，ガレノキサシン，モキシフロキサシン，シタフロキサシン） | **注射薬**<br>● A法<br>・スルバクラム・アンピシリンまたは<br>・セフトリアキソンまたはセフォタキシム<br>　±<br>・アジスロマイシン（内服または注射）またはクラリスロマイシン（内服）<br><br>● B法<br>・ラスクフロキサシン | **注射薬**<br>● C法［抗緑膿菌活性（＋）β-ラクラム系薬］<br>・タゾバクタム・ピペラシリン<br>・第四世代セフェム系薬<br>・カルバペネム系薬<br>・タゾバクタム・セフトロザン<br><br>● D法<br>・C法＋アミノグリコシド系薬またはニューキノロン系薬<br><br>● 抗MRSA薬<br>・C法またはD法に追加で使用することを考慮 |

**図3　NHCAPのエンピリック治療薬**　　　　　　　（文献4より引用）

者の中には嚥下機能の廃絶した人も多く，根本的な病態の改善は望めない．ACP の考え方を広く普及させていく必要がある．

また，慢性呼吸器疾患を有している場合や，抗菌薬の反復投与を受けている高齢者では，緑膿菌や MRSA などの薬剤耐性菌が気道に定着状態になっていることも多い．このような患者では，喀痰からこれらの薬剤耐性菌が検出されても原因菌かどうかを慎重に判定しないと過剰な治療を行うことになりかねない．薬剤耐性菌を考慮して多くの抗菌薬を併用すると，薬剤の副作用のためにかえって状態を悪化させるようなこともありうる．

肺炎の予防についても留意すべきである．肺炎球菌ワクチン，インフルエンザワクチンに加え，最近 RS ウイルスワクチンも導入されるようになった．また，口腔ケアは肺炎発症予防のみならず，重症化の抑制にも有効であることが示されている．

──────────文　献──────────

1) 日本呼吸器学会 呼吸器感染症に関するガイドライン作成委員会 編：医療・介護関連肺炎診療ガイドライン．日本呼吸器学会，2011
2) American Thoracic Society and Infection Diseases Society of America：Guidelines for the management of adults with hospital acquired pneumonia, ventilator-associated, and healthcare-associated pneumonia. Am J Respir Crit Care Med 171：388-416, 2005
3) 日本呼吸器学会成人肺炎診療ガイドライン 2017 作成委員会 編：成人肺炎診療ガイドライン 2017．日本呼吸器学会，2017
4) 日本呼吸器学会成人肺炎診療ガイドライン 2024 作成委員会 編：成人肺炎診療ガイドライン 2024．メディカルレビュー社，2024

## 1. 呼吸器感染症

# 院内肺炎

**吉田耕一郎**
近畿大学病院 安全管理センター 感染対策部

**POINT**

- 院内肺炎は入院後 48 時間以上経過してから発症した肺炎であり，このカテゴリーに人工呼吸器関連肺炎も包含される．
- 院内肺炎症例から検出される微生物は黄色ブドウ球菌，緑膿菌，肺炎桿菌などが多い．加えて耐性菌の関与にも注意を要する．
- 敗血症の有無，肺炎の重症度，耐性菌リスクの有無などにより初期治療薬を選択する．

---

## ガイドラインの現況

　日本呼吸器学会の「成人肺炎診療ガイドライン」[1]（GL）が 2024 年に改訂された．本 GL は 2017 年の改訂時に市中肺炎，医療・介護関連肺炎と院内肺炎が統合されたが，今回の改訂では，これらに加えて誤嚥性肺炎，ウイルス性肺炎の領域が新設された．各領域の解説の後，院内肺炎の領域においては 5 項目，人工呼吸器関連肺炎では 4 項目の Clinical Question（CQ）を設定し，最新のエビデンスに基づいた推奨文が示されている．加えて Systematic Review（SR）では計 6 項目について統計学的解析が加えられている．一方 2023 年，日本感染症学会と日本化学療法学会の「感染症治療ガイド」[2]が改訂された．この中で院内肺炎に対する抗菌化学療法について解説されている．米国では 2016 に成人の院内肺炎および人工呼吸器関連肺炎の GL[3]が米国感染症学会と米国胸部学会から公表されている．

---

**【本稿のバックグラウンド】** 本稿では院内肺炎とこれに含まれる人工呼吸器関連肺炎について，2024 年に改訂された日本呼吸器学会の GL[1]に基づいて解説する．

---

## どういう疾患・病態か

　日本呼吸器学会の GL[1]では，入院後 48 時間以上経過してから発症した肺炎を院内肺炎（hospital-acquired pneumonia：HAP）と定義している．また，気管内挿管・人工呼吸器管理開始後 48 時間以降に新たに発症した院内肺炎を人工呼吸器関連肺炎（ventilator-associated pneumonia：VAP）と呼んでいる．

　細菌性の HAP は発熱，膿性痰，咳嗽を三主徴とし，重症例では呼吸困難を伴う．全身状態不良な宿主や高齢者の罹患が多く，基礎

疾患あるいは基礎疾患に対して使用されている治療薬，または体内に挿入された医療デバイスなどの影響を受け，肺炎の典型的症状が乏しい場合や病態がより複雑化している症例もある．また誤嚥に伴って肺炎を発症することも少なくない．

HAPでは抗菌薬耐性菌の関与が高いことが知られている．院内肺炎 2,276 例の検討では，メチシリン耐性黄色ブドウ球菌（MRSA），緑膿菌，メチシリン感性黄色ブドウ球菌（MSSA），肺炎桿菌，エンテロバクター属などが検出微生物の上位を占めている．一方，気管支肺胞洗浄液を用いた遺伝子学的手法による網羅的細菌叢解析では口腔内常在菌が半数以上を占め，コリネバクテリウム属，黄色ブドウ球菌，ヘモフィルス属，緑膿菌の検出頻度が高かったとされる[1]．これらはHAP患者の呼吸器検体から検出された細菌であり，真の原因菌検出頻度とは異なるが，市中肺炎と比して黄色ブドウ球菌やグラム陰性桿菌が関与する例が多いと考えられる．VAP患者から検出される微生物は緑膿菌が最多で，MRSA，クレブシエラ属，大腸菌，肺炎桿菌などの検出が多い[1]．

日本人を対象とした最近の報告では，HAP単独の30日以内死亡率は13.6%，VAPを含めた場合は12.4%とされる[1]．

## 治療に必要な検査と診断

肺炎の診断にはX線写真やCTなど胸部画像検査が不可欠である．胸部画像で新しく浸潤影を認めた場合に本症を疑う．この際，心不全に伴う肺うっ血や薬剤性肺臓炎，好酸球性肺炎，器質化肺炎，肺胞出血，無気肺など，肺炎以外の疾患で肺炎様の陰影を呈する病態[1]もあるので鑑別診断に注意を要する．HAP，VAPの大部分は細菌感染による．し

たがって確定診断のためには微生物学的検査は必須である．血液培養，喀痰や気管支鏡で採取した呼吸器検体を用いた微生物学的検査を抗菌薬開始前に実施する．補助診断法として尿中肺炎球菌抗原やレジオネラ抗原を確認することで早期臨床診断に結び付く場合もある．宿主の免疫状態に応じてサイトメガロウイルスやニューモシスチス・イロベチー，真菌，結核菌など，一般細菌以外の微生物の関与を想定すべき場合がある．必要に応じて特殊染色や選択培地を用いて原因菌の検出に努める．また必要に応じ，各種抗原・抗体検査，PCRなどを組み合わせて実施する．

宿主の全身状態の把握には血液生化学検査や末梢血検査を実施する．細菌感染では好中球の増加が参考になる．CRPやプロカルシトニンの測定も感染症の重症度の把握や治療効果の評価を行ううえで参考とすることができる．

日本呼吸器学会のGL[1]ではHAPの治療を行う際に，①敗血症性ショックの有無，②重症度，③耐性菌のリスクによって初期治療薬の決定を行うよう推奨している．したがってHAPの診断とともに敗血症・敗血症性ショックの評価を行うことが重要である．また，I-ROADスコア（**図1**）を用いた重症度の評価，耐性菌のリスク評価も合わせて行う．

## 治療の実際

日本呼吸器学会のGL[1]では上述のようにHAPの初期治療を，①敗血症性ショックの有無，②重症度，③耐性菌のリスクによって，A. 狭域抗菌薬で治療を開始する群，B. 広域抗菌薬（単剤）で開始する群，C. 広域抗菌薬（多剤）で治療を開始する群に分けている．ただし著明な好中球減少状態の患者や強力な免疫抑制療法を施行中の患者などにお

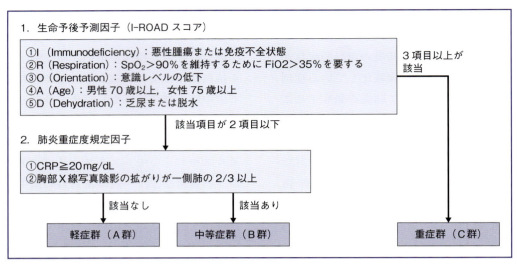

図1　HAPにおける重症度評価のフローチャート　　　　　　　　　　　　（文献1より引用）

いては，初期治療開始時点で軽症肺炎であっても広域抗菌薬を選択すべき症例もある．抗菌薬の選択にあたっては症例ごとに慎重な検討を要する．また，MRSA感染のリスクとして，MRSAの分離既往，過去90日以内の経静脈的抗菌薬の使用歴を挙げている[1]．

### A 狭域抗菌薬で治療を開始する群

I-ROADスコア（図1）で軽症，耐性菌リスク因子（表1）が1つ以下の低リスクと判断された症例が相当する[1]．耐性菌リスクのない場合に想定すべき細菌として，肺炎球菌，MSSA，クレブシエラ属や大腸菌などのグラム陰性腸内細菌目細菌，インフルエンザ菌，口腔内連鎖球菌などが挙げられる．本群に相当する症例への初期治療としてスルバクタム・アンピシリン，セフトリアキソン，セフォタキシム，β-ラクタム系薬に対するアレルギーを有する場合はラスクフロキサシンが推奨されている[1]．

### B 広域抗菌薬（単剤）で治療を開始する群

I-ROADスコア（図1）で中等症，重症と判定された症例，または敗血症性ショックの症例，もしくは耐性菌のリスク（表1）が高いと判断された場合には広域抗菌薬を単剤で開始する[1]．本群では前述の狭域抗菌薬群で示した細菌に加え，MRSA，緑膿菌，ESBL産生菌，AmpC型β-ラクタマーゼ産生菌のカバーを考える．この群では，タゾバクタム・ピペラシリン，タゾバクタム・セフトロザン，カルバペネム系薬，第四世代セフェム系薬，β-ラクタム系薬に対するアレルギーを有する場合はレボフロキサシンが推奨されている[1]．MRSA感染のリスクを有する場合は抗MRSA薬の併用を考慮する．

表1　HAPにおける耐性菌のリスク因子

1. ICUでの発症
2. 敗血症／敗血症性ショック
3. 過去90日以内の抗菌薬使用歴
4. 活動性の低下，歩行不能：
   PS≧3，バーセル指数*＜50，歩行不能，経腸栄養または中心静脈栄養法
5. CKD（透析含む）：eGFR＜60mL/分/1.73m²

＊：バーセル指数：1. 食事，2. 移動，3. 整容，4. トイレ動作，5. 入浴，6. 歩行，7. 階段昇降，8. 着替え，9. 排便，10. 排尿について各々0〜15点で評価し，0〜100点でスコアリングする

（文献1より引用）

## ⒞ 広域抗菌薬（多剤）で治療を開始する群

　敗血症性ショックまたは呼吸状態悪化のため人工呼吸管理を要する院内肺炎に対しては，抗緑膿菌活性を有する広域抗菌薬の併用を考慮する．タゾバクタム・ピペラシリン，タゾバクタム・セフトロザン，カルバペネム系薬，第四世代セフェム系薬などに加え，シプロフロキサシン，パズフロキサシン，レボフロキサシン，アミノグリコシド系薬の中から1剤を併用することが推奨されている[1].MRSA感染のリスクを有する場合は抗MRSA薬の併用も考慮する．

　初期治療は原因微生物が確定していない段階で開始される．したがって治療開始前に実施した微生物学的検査で原因菌が判明した場合，原因微生物の抗菌薬感受性に合わせて過不足のない抗菌薬に変更する必要がある．また初期治療の有効性の評価も重要である．治療開始後48〜72時間で，解熱傾向，喀痰や咳嗽，呼吸状態など臨床症状改善の有無を評価する．同時に炎症反応などの血液検査，画像所見の改善などについて総合的に評価する．この時点での呼吸器検体の微生物学的検査の再検も抗菌薬の効果を確認するうえで参考になる場合がある．副作用の有無についても同様に評価し，初期治療で使用した抗菌薬の継続や変更の必要性について検討する．効果不十分で抗菌薬の変更を行う場合は，再度微生物学検査を実施することが望ましい．

　近年，カルバペネム耐性グラム陰性桿菌によるHAP，VAPが経験されることもある．以前はこのような症例の治療にコリスチンをβ-ラクタム系薬などと併用で使用することが多かった．近年国内でもカルバペネム耐性グラム陰性桿菌感染症に効果を期待できる複数の新規抗菌薬を使用可能となった．レレバクタム・イミペネム・シラスタチン，セフィデロコル，セフタジジム・アビバクタムはHAP，VAPに対して臨床使用可能であり，有用性に期待がかかる．ただし，カルバペネム系薬に耐性を示す原因菌であっても，株によっては従来のβ-ラクタム系薬に感受性を残しているものも少なからず認められる．これら新規抗菌薬も早期から開始することが望ましいが，感受性検査の結果を評価したうえで適応を検討すべきと考える．

---

### 処方例
### （腎機能障害などのない場合の一般的な投与量）

#### A. 狭域抗菌薬で治療を開始する群

処方A　スルバクタム・アンピシリン　1回3g，1日3〜4回　点滴静注

処方B　セフトリアキソン　1回1〜2g，1日2回　点滴静注

#### B. 広域抗菌薬（単剤）で治療を開始する群

処方A　タゾバクタム・ピペラシリン　1回4.5g，1日3〜4回　点滴静注

処方B　メロペネム　1回1g，1日3回　点滴静注

処方C　セフェピム　1回2g，1日2回　点滴静注

#### C. 広域抗菌薬（多剤）で治療を開始する群

処方　メロペネム　1回1g，1日3回　点滴静注＋シプロフロキサシン　1回400mg，1日2〜3回　点滴静注

※A，B群ではMRSA感染を疑う場合には抗MRSA薬を併用する．リネゾリド1回600mg1日2回　点滴静注

## 専門医に紹介するタイミング

重症例や敗血症性ショックを合併している症例，呼吸不全を伴っている症例では早期から呼吸器内科医や感染症専門医への紹介が望ましい．また，初期治療薬の有効性が認められない場合や忍容性に問題を認めた場合なども早めに専門医に相談するべきと思われる．原因菌としてカルバペネム耐性菌または多剤耐性菌が検出された場合，あるいは喀痰培養で複数細菌が分離され，原因菌の推定が困難な場合にも専門医への相談が勧められる．

## 専門医からのワンポイントアドバイス

近年のガイドラインはいずれも膨大な数の論文を網羅的に検証し，統計学的に分析した結果を CQ，あるいは SR として示している．ガイドラインから偏りのない情報を得ることが可能で，読者にとって極めて有益であると考える．ただし，十分に確実性の高いエビデンスが得られない項目もあるので注意を要する．ガイドラインの推奨事項を，目の前の症例に適応可能か否かについては，症例ごとに熟慮するべきと考える．

――――――文　献――――――

1) 日本呼吸器学会成人肺炎診療ガイドライン 2024 作成委員会 編：成人肺炎診療ガイドライン 2024．メディカルレビュー社，2024
2) JAID/JSC 感染症治療ガイド・ガイドライン作成委員会 編：JAID/JSC 感染症治療ガイド 2023．日本感染症学会，日本化学療法学会，2023
3) Kalil AC, Metersky ML, Klompas et al：Management of adults with hospital-acquired and ventilator-associated pneumonia：2016 Clinical Practice Guidelines by the Infectious Diseases Society of America and the American Thoracic Society. Clin Infect Dis 63：e61-111, 2016

## 1. 呼吸器感染症

# 肺結核症

露口一成
NHO 近畿中央呼吸器センター 臨床研究センター 感染症研究部

**POINT**
- 肺結核症は結核菌による肺感染症であり，自覚症状や画像検査から結核の可能性を考えることが必要である．診断にあたっては微生物学的検査が重要であるが，感染診断検査も参考となる．
- 4剤による多剤併用化学療法が治療法として確立しているが，長期の治療となるため副作用チェックと服薬支援が重要である．

---

### ガイドラインの現況

肺結核については極めて多数のガイドラインがあるが，米国胸部学会（American Thoracic Society：ATS）/米国感染症学会（Infectious Diseases Society of America：IDSA）/米国疾病予防管理センター（Centers for Disease Control and Prevention：CDC）による診断・治療のガイドライン[1, 2]，世界保健機関（World Health Organization：WHO）による診断・治療のガイドライン[3, 4]がよく参照される．また耐性結核についてはそれぞれの組織から独立したガイドラインが発表されている．日本では厚生労働省により「結核医療の基準」（医療基準）が定められており[5]，わが国の結核診療の拠って立つべき官製の指針となっているが，保険適用外の治療薬などは掲載されていない．2024年に，日本結核・非結核性抗酸菌症学会（JSTB）が，Minds の規格に準拠した初めてのガイドラインである「結核診療ガイドライン2024」を発表している[6]．

**【本稿のバックグラウンド】** 本稿では日本の実情にも準拠した，上記の医療基準と JSTB ガイドラインを中心とし，ATS/IDSA/CDC ガイドラインと WHO ガイドラインの内容も参照しながら解説を行った．紙幅の都合により，耐性結核の具体的な治療については触れていない．

---

## どういう疾患・病態か

結核症は結核菌（*Mycobacterium tuberculosis*）による感染症である．全身のあらゆる臓器に病変を生じうるが，大部分は肺結核症である．肺，喉頭，気管支など気道系に病変を有する結核患者が咳嗽により結核菌を含む飛沫を喀出し，大気中で乾燥して結核菌の飛沫核となり，周囲の健常人が吸い込んで肺胞末梢に到達して肺胞マクロファージに貪食される

ことにより感染が成立する（空気感染）．感染に引き続いて発症することもあるが（一次結核症），多くは結核菌特異的細胞性免疫の成立により菌の増殖が抑制され，臨床的には無症状の状態となる（潜在性結核感染（latent tuberculosis infection：LTBI））．潜在性結核感染の一部で，一定の時間経過後に全身の何らかの免疫低下が生じ発症する（二次結核症）．一次結核症と二次結核症を合わせても発症するのは感染者の1割程度であり，ほとんどは生涯発症せずに経過するのが結核の特徴である．

## 治療に必要な検査と診断

### ① 臨床症状

肺結核症の自覚症状には，咳嗽・喀痰・血痰・喀血・胸痛・呼吸困難などの呼吸器症状，発熱・盗汗・全身倦怠感・体重減少・食思不振などの全身症状がある[6]．肺結核症に特異的な症状はなく，肺炎などとの自覚症状による鑑別は不可能である．全身症状が前面に出る場合は肺結核の可能性を想起しにくいこともあるため注意が必要である．また，全く自覚症状がなく健康診断で胸部異常影を指摘されて発見される例もある．

### ② 画像検査

胸部X線やCTなどの画像検査は肺結核を疑ううえで重要である．特徴的な所見としては，空洞を伴う結節影と，その周囲の散布巣であり，散布巣の存在は肺癌との鑑別のうえで重要である．病変の所在としては肺区域のS1，S2，S6に多く上肺野に多いのが特徴である．肺結核には胸膜炎を伴うことも多く胸水貯留も重要な所見である．

ただし，肺結核は多彩な陰影を呈し非典型的な画像所見をとることも多い．肺炎を思わせる浸潤影，周囲に散布巣を伴わない結節影などで結核であることもある．すべての胸部異常陰影において肺結核の可能性を考えて喀痰検査を行っておくべきである．

また，特に高齢者などでもともと石灰化病変を有する場合も，安易に陳旧性結核と決めつけずに過去の画像との比較や喀痰検査を行って活動性の評価を行うことが重要である．

### ③ 細菌学的検査

肺結核は感染症であり，診断にあたっては細菌学的検査が最も重要である．特に結核菌は環境常在菌ではなく，臨床検体から菌を証明できれば直ちに結核との診断確定となるため判断は容易である．まず3日連続で喀痰を採取して喀痰抗酸菌塗抹・培養検査を行う．培養検査は，液体培地が感度・迅速性に優れるが，固形培地は非結核性抗酸菌との混合排菌を検出しやすいという利点もあり，初期診断には両方を併用することが推奨されている[2]．塗抹陽性と判明すれば速やかにPCR法，LAMP法，TRC法などの核酸増幅法検査を行い，結核菌であるかどうかの判定を行う．

培養検査で菌の発育を認めれば同定検査を行って結核菌であることを確認する．核酸増幅法で同定してもよいが，結核菌特異的な分泌蛋白をイムノクロマトグラフィ法で測定するキャピリア®TB法が簡便である．結核菌と確認されれば，必ず薬剤感受性試験を行う．小川培地による比率法，バクテック®MGIT®システムによる比率法，ブロスミックMTB-Iによる最小発育阻止濃度測定法などがある．しかし，結核菌の発育には時間がかかるため，検体提出から薬剤感受性試験判明までには1ヵ月程度を要するのが問題であり，治療失敗にもつながりかねない．

96　　1．呼吸器感染症

現在では，結核菌の薬剤耐性に関与する遺伝子の変異を検出することで薬剤感受性を知ることができ，喀痰を採取したその日に結果を得ることも可能である．最も普及しているのがリファンピシン（RFP）に対する検査である．RFP耐性の95％は *rpoB* 遺伝子の変異によるものであり，またRFPは最も重要な抗結核薬であるため臨床的有用性が高い．Xpert® MTB/RIFは，結核菌の検出とRFP耐性検査を同時に行える検査であり，検査手技の簡便さもあり世界的に普及しており，日本では2016年に承認された．WHOは，肺結核を疑う症状のある者に対して，喀痰の塗抹・培養検査よりもXpert® MTB/RIFを優先して行うことを推奨している[4]．JSTBガイドラインでも薬剤耐性遺伝子診断を治療開始時にルーチンに行うことを推奨している．さらに，2023年に承認されたコバス® MTBRFP/INHは，結核菌の検出はできないため他の核酸増幅法による確認の後に行う検査となるが，RFPに加えてイソニアジド（INH）の感受性も判定でき，多剤耐性結核の迅速診断に極めて有用な検査である．

### ④ 感染診断検査

結核菌による感染を受けているかどうかを判定する検査として従来はツベルクリン反応が広く行われていたが，日本ではBCG接種による偽陽性のため有用性が落ち，現在ではインターフェロンγ遊離試験（interferon gamma release assay：IGRA）がもっぱら使用されている．

### 1．ツベルクリン反応検査

結核菌の培養濾液から抽出したPPD（purified protein derivative）を被験者の腕に皮内注射し，48時間後に反応部位の発赤や硬結のサイズを測定する検査である．発赤が10mm以上で陽性，10mm未満で陰性と

されているが，BCG接種や結核接触歴の影響も受けるため日本では正確な判断は困難である．

### 2．インターフェロンγ遊離試験（IGRA）

BCGには存在せず結核菌にのみ存在する蛋白を抗原として用い，被験者から採取したリンパ球を刺激して産生されるインターフェロンγ（IFN-γ）の量を測定する検査である．測定法としてELISAによるクォンティフェロン®TBゴールドプラス（QFT）とELISPOTによるTスポット®TB（T-SPOT）がある．性能に大きな差はないため，いずれを用いてもよい．

### 3．感染診断検査の解釈にあたっての注意

感染診断検査はあくまでも結核菌に対する免疫反応を示すに過ぎないので，感度は100％ではない．また陽性であったとしても活動性結核とLTBIの区別はできない．この検査のみで活動性結核と診断することも否定することもできないことを認識しておくべきである[6]．

## 治療の実際

結核の治療は抗結核薬による化学療法であり，ほとんどの例を治癒させることができる．標準レジメンとして，初期強化期には2ヵ月間，RFP，INH，ピラジナミド（PZA），エタンブトール（EB）またはストレプトマイシン（SM）による4剤治療を行い，その後は維持期として4ヵ月間RFP，INHの2剤による治療を行う6ヵ月レジメンが確立している（**図1**）．結核治療の基本は多剤併用療法であり，薬剤耐性の誘導を防ぐため，単剤治療は決して行ってはならない．単剤治療が許容されるのは，潜在性結核感染治療（予防投与）の場合のみである．結核は感染症法に規定された感染症であり，診断と同時に届

肺結核症　**97**

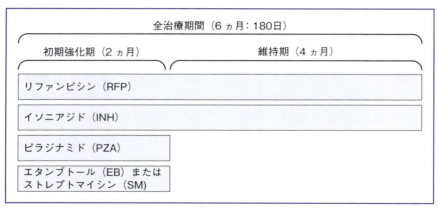

図1 初回治療例の標準治療法

## 1 レジメン決定にあたって考慮すべき事項

### 1. PZA 使用の可否

　肝障害リスクの高い場合，すなわち肝不全，非代償性肝硬変，またはそれに準じた状態や，AST または ALT が基準値上限の3倍以上（おおむね 100 U/L 以上）の慢性活動性 C 型肝炎では，PZA の使用を避けるのが安全であるとされている[6]．以前は 80 歳以上の高齢者では避けるべきとされていたが，高齢者でも肝障害の有無に差はないことが示されたため，JSTB ガイドラインでも PZA 投与が推奨されている．

　妊婦については，WHO ガイドラインでは使用を認めているが，ATS/CDC/IDSA ガイドラインでは症例ごとにリスクとベネフィットを考慮して判断するとしている．JSTB ガイドラインも症例ごとに検討すべきとの記載である．

　また，痛風があれば PZA は禁忌である．PZA が使用できない場合は維持期の RFP＋INH を 3 ヵ月延長する．

### 2. EB，SM の選択

　通常は内服薬である EB が選択されるが，視神経障害がある場合には SM が選択される．いずれも使用困難であればレボフロキサシン（LVFX）を使用してもよい．なお，これらの薬剤は，RFP，INH，PZA のいずれかに万一耐性があった場合のために投与するものであり，治療開始時にこれら 3 剤が感性であることが確認できていれば投与不要である[1]．

### 3. 維持期の延長

　結核再治療例，重症例（粟粒結核，中枢神経系結核，広範空洞例など），免疫低下を伴う例（HIV 感染，糖尿病，じん肺，副腎皮質ステロイド剤投与など）では，維持期を 3 ヵ月延長することができるとされている．中枢神経系結核以外の肺外結核については JSTB ガイドラインで CQ として挙げられており，結核性脊椎炎のみに対して 3 ヵ月延長を推奨している[6]．

### 4. 間欠療法

　間欠療法は，服薬を週 3 回あるいは週 2 回とすることにより治療コストの低減および患者負担の軽減を図るものである．かつては広く推奨された治療法であるが，1 回でも服薬忘れがあると治療失敗のリスクが高くなるので，すべての服薬を直接服薬確認療法（directly observed therapy：DOT）により行う必要がある．また近年のメタ解析では連

日治療に比較して予後が不良であるとの報告もあり，ガイドラインでの推奨も低くなっている．WHO ガイドラインでは，薬剤感受性肺結核のすべての患者において，週3回治療は推奨されず，連日治療が推奨される，としている[3]．医療基準においても「INH 及び RFP の2剤併用療法については，対面での服薬が確認でき，かつ，患者が HIV 感染者ではない等の場合には，間欠療法を実施することができる」との記載にとどまっている．

### 5. 薬剤感受性の確認

標準治療が有効なのはあくまでも薬剤が感受性であることが前提であり，必ず確認しておく．もし耐性と判明すれば他の感受性薬を使用することになるが，特に INH，RFP は重要な薬剤であるため注意が必要である．中でもこの2剤がいずれも耐性である結核を多剤耐性結核と呼んでおり，難治性であるため直ちに結核専門機関に紹介すべきである．

## 2 治療実施にあたっての留意点

### 1. 副作用チェック

化学療法には短くとも6ヵ月という長期間を要するため，薬剤の副作用のチェックが極めて重要である．中には致死的な副作用もあるため，定期的なモニタリングは必須である．主なものは下記の通りである．

#### a）肝障害

最も注意すべき副作用であり，INH，RFP，PZA が原因となりうる．軽度の肝酵素上昇はしばしばみられ投与継続可能であるが，AST または ALT が基準値上限の5倍（おおむね 150U/L）以上であれば全抗結核薬を中止する．また，それ以下の上昇であっても，全身倦怠感・食思不振などの自覚症状があれば中止する．また，総ビリルビン値が 2mg/dL 以上となった場合にも中止する．定期的な血液検査は，ATS/CDC/IDSA ガイドラインでは治療開始時の肝機能が正常であれば必ずしも必要ないとしている[1]が，無症状でも重篤な肝障害を生じることもあり，行っておいたほうが無難である．

#### b）皮疹，薬剤熱などのアレルギー反応

薬剤のアレルギーによる皮疹，薬剤熱はどの薬剤でも起こりうる．皮疹は軽度であれば抗アレルギー薬の外用や内服で対処可能であるが，全身に広がるようなものであれば中止する．休薬による改善後，特に原因薬が INH や RFP である場合には，できるだけ減感作療法を行って再開を試みることが JSTB ガイドラインでも推奨されている[6]．

#### c）末梢神経障害

INH により，四肢末梢のしびれなど神経障害を生じることがある．ビタミン $B_6$ の投与を行うが，糖尿病や栄養障害などリスクが高い場合には当初から予防的に投与しておく．

#### d）骨髄抑制

治療中に血球減少を生じることがあり，白血球は 2,000/$\mu$L（好中球では 1,000/$\mu$L），血小板は5万/$\mu$L を下回れば薬剤を中止する．原因薬としては INH，RFP が多い．

### 2. 服薬確認

化学療法が長期となるため，いかに薬剤の服薬を遵守させるかも重要である．特に症状が改善した後も継続させるためには，何らかの服薬支援がないと困難である．そのために行うのが服薬支援者の目の前で服薬させる DOT であり，DOT を主軸とする包括的な結核対策を DOTS（directly observed treatment, short-course）と呼ぶ．

| 処方例 |
|---|
| 処方　イスコチン® 錠 100mg　1回2〜3錠（5mg/kg）　1日1回　朝食後<br>リファンピシン® カプセル 150mg |

> 1回2〜4カプセル（10mg/kg）1
> 日1回　朝食後
> エブトール®錠 250mg　1回2〜
> 3錠（15mg/kg）1日1回　朝食後
> ピラマイド®原末　1回1.0〜
> 1.5g（25mg/kg）1日1回　朝食後

## 専門医に紹介するタイミング

　INH，RFP のいずれかが薬剤耐性あるいは副作用のために使用できない場合は専門医に紹介する．特に，いずれも耐性の多剤耐性結核では，初期治療に失敗すると取り返しのつかないことになりかねないので，直ちに専門医に紹介すべきである．

## 専門医からのワンポイントアドバイス

　肺結核治療の基本は早期診断，早期治療である．自覚症状や胸部異常影を有する患者で結核の可能性を考えることが必要である．早期治療は最も有効な感染対策でもある．治療を開始すれば，保健所との連携のもとに適切な服薬支援を行い，最後まで確実に治療を終了することが重要である．結核を治癒させることは医療者に課せられた公衆衛生的責務であることを認識する．

―――――文　献―――――

1) Nahid P, Dorman SE, Alipanah N et al：Official American Thoracic Society/Centers for Disease Control and Prevention/Infectious Diseases Society of America clinical practice guidelines: treatment of drug-susceptible tuberculosis. Clin Infect Dis 63：e147-e195, 2016

2) Lewinsohn DM, Leonard MK, LoBue PA et al：Official American Thoracic Society/Infectious Diseases Society of America/Centers for Disease Control and Prevention clinical practice guidelines: diagnosis of tuberculosis in adults and children. Clin Infect Dis 64：111-115, 2017

3) World Health Organization：WHO consolidated guidelines on tuberculosis. Module 4：treatment – drug-susceptible tuberculosis treatment. World Health Organization, Geneva, 2022

4) World Health Organization：WHO consolidated guidelines on tuberculosis. Module 3：diagnosis – rapid diagnostics for tuberculosis detection, third edition. World Health Organization, Geneva, 2024

5) 厚生労働省健康局結核感染症課長：「結核医療の基準」の一部改正について．2021
https://www.mhlw.go.jp/content/000844766.pdf

6) 日本結核・非結核性抗酸菌症学会 編：結核診療ガイドライン 2024．南江堂，2024

## 1. 呼吸器感染症

# 肺非結核性抗酸菌症

伊藤優志，森本耕三
結核予防会複十字病院 呼吸器センター

**POINT**
- 塗抹陽性例や空洞を有する症例には，遅滞なく治療導入を検討する．
- 有効性や副作用予防（マクロライド耐性化を起こさない）のため，体重に合わせた適切な投与量の設計が重要である．
- 6ヵ月以上の治療でも培養陰性化が得られない症例では，ALISやアミカシン点滴の追加を検討する．
- マクロライド耐性の肺 MAC 症や肺 *Mycobacterium abscessus* 症においては，外科的肺切除術の適応を含めた，専門医へのコンサルトを行う．

---

### ガイドラインの現況

　肺非結核性抗酸菌症の診断・治療に関するドキュメントの始まりは，1990年に American Thoracic Society（ATS）から発出されたステートメントである．その後，1997年に再度 ATS から，2007年には ATS/IDSA からステートメントが発出されている．

　国際最新ガイドラインは，2020年に ATS/ERS/ESCMID/IDSA から発出された合同ガイドラインである．本邦からは，2023年に日本結核・非結核性抗酸菌症学会（非結核性抗酸菌症対策委員会）と，日本呼吸器学会（感染症・結核学術部会）より「成人肺非結核性抗酸菌症化学療法に関する見解―2023年改訂―」が発出されている[1]．

---

【本稿のバックグラウンド】 肺非結核性抗酸菌症に関する最新のガイドラインは，2020年に ATS/ERS/ESCMID/IDSA から発出された合同ガイドラインである．本邦からは，2023年に「成人肺非結核性抗酸菌症化学療法に関する見解―2023年改訂―」が発出されている．これらを参考にしつつ，最新の文献も含めて，肺非結核性抗酸菌症の診断および治療について解説した．

## どういう疾患・病態か

　非結核性抗酸菌（nontuberculous mycobacteria：NTM）は，抗酸菌のうち結核菌群とらい菌を除くその他すべての抗酸菌の総称である．すでに200種類以上の NTM が登録されている（http://www.bacterio.net/mycobacterium.html）．NTM による感染症のほとんどが呼吸器感染症（肺 NTM 症）であるが，時に皮膚・骨・関節・血液などさまざまな組織に感染を起こしうる．

　肺 NTM 症の罹患率は増加傾向にあり，特

肺非結核性抗酸菌症　101

に痩せ型の中高年女性の増加が顕著である．本邦の疫学研究によると，全国アンケート調査により，2014年に肺NTM症の罹患率は菌陽性肺結核を初めて上回ったことが明らかとなった[2]．また，大手検査会社の抗酸菌検査結果を用いた研究では，2017年時点の肺NTM症の罹患率は10万人対19.2と推定され，増加傾向が続いている[3]．本邦の肺NTM症の起因菌の93%を *M. avium*（62.0%）と *M. intracellulare*（31.0%）が占め，それに *M. abscessus* species（2.2%）と *M. kansasii*（2.1%）が続く[3]．

肺NTM症の病態には，COPDや気管支拡張症などの既存肺病変や何らかの素因が先行すると考えられている．肺NTM症は気管支拡張症が発症のリスク因子となる一方で，肺NTM症自体が気管支拡張症の悪化の要因となりうる．そのため，気管支拡張症と肺NTM症の関係性は，しばしば「鶏と卵」に例えられる．肺NTM症の9割以上が気管支拡張を有するため，肺NTM症の経過中には抗酸菌以外の病原体による気管支拡張症増悪を起こすこともある．肺NTM症を診療する際には，気管支拡張症としての管理も重要である．

## 治療に必要な検査と診断

肺NTM症と診断するためには，画像的診断基準と細菌学的診断基準の両方を満たす必要がある．NTMは水場や土壌などの環境中に常在するため，細菌学的診断基準として，2回以上の異なる喀痰培養検査での培養陽性，もしくは，気管支洗浄液や組織から1回以上の培養陽性が必要である．米国を含む国際ガイドラインにおいては症状の有無が診断基準に含まれているが，本邦では健診発見による無症状の症例が多いことから，症状の有無は問わない．実際に，診断時に無症状でも空洞を有する肺NTM症が16%は存在すること，治療導入例の治療反応性は診断時症状の有無に影響されないことが報告されており，診断後には定期的な画像検査や抗酸菌培養検査が必要である[4]．

肺NTM症は，菌種やマクロライド感受性の有無によって治療方針が変わってくる．代表菌種である *M. avium* と *M. intracellulare* に関しては核酸増幅法により同定が可能であるが，その他の菌種においては，追加の検査が必要となる．以前は，DNA-DNA hybridization（DDH）を用いて菌種同定が行われていたが，2017年以降はマトリックス支援レーザー脱離イオン化飛行時間質量分析法（matrix-assisted laser desorption/ionization-time of flight mass spectrometer：MALDI-TOF-MS）が主流となっている．DDHで同定可能な菌種は17菌種であったが，MALDI-TOF-MSでは，150菌種以上の同定が可能となっている．このため，かつて希少菌種とされてきた菌が同定される機会が増えているが，その菌が真に臨床的に意義のある菌なのかどうか，慎重に判断する必要がある．

*M. abscessus* species は，*M. abscessus* subsp. *abscessus*（*M. abscessus*），*M. abscessus* subsp. *massiliense*（*M. massiliense*），*M. abscessus* subsp. *bolletii*（*M. bolletii*）の3亜種に分類されるが，MALDI-TOF-MSではこれらの亜種分類は困難である．*M. intracellulare* においても，*M. intracellualar* subsp. *chimaera* の亜種分類はMALDI-TOF-MSでは困難である．

本邦の見解および国際ガイドラインでは，治療開始前に薬剤感受性試験を実施し，治療薬の選択を行うことを推奨している．しかし，肺 *Mycobacterium avium* complex 症（肺

MAC症）と肺 *M. abscessus* 症において，治療効果との関連性が示されているのは，クラリスロマイシンとアミカシンの感受性試験結果のみである．2018年のCLSI M24 3rd ed，2023年のCLSI M24S 2nd ed の基準によると，肺MAC症におけるクラリスロマイシンの最小発育阻止濃度（MIC）は 32 $\mu$g/mL 以上，アミカシン点滴静脈注射は 64 $\mu$g/mL 以上，アミカシンリポソーム吸入用懸濁液（ALIS）は 128 $\mu$g/mL 以上で耐性と判定される（**表1**）．以前は Middlebrook 7H9 をベースとしたブロスミック NTM で感受性試験を行っていたが，現在は CLSI M24S 2nd ed（Muller-Hinton 培地を使用）に準拠した，遅発育菌用のブロスミック SGM（極東製薬工業）と迅速発育菌用のブロスミック RGM（極東製薬工業）での検査が推奨されている[1]．

肺NTM症は診断後すぐに治療が必要とは限らない．国際ガイドラインにおいても，一部の症例においては watchful waiting（注意深く経過を観察すること）が望ましい症例があることを認めている．肺MAC症の軽症例では，無治療でも自然培養陰性化を達成する症例があることが報告されている．一方で，塗抹陽性例や空洞を有する症例においては，積極的に治療の導入が推奨されている．これらの評価のためにも，診断がついた時点および経過中には，定期的な喀痰培養検査および胸部CTを含めた画像フォローが必要である．さらに，肺NTM症の経過中には，真菌や緑膿菌などのその他の呼吸器感染症を併発することもあるため，抗酸菌培養検査だけでなく一般細菌培養検査も並行して実施する．

## 治療の実際

### 1 *M. avium, M. intracellulare* (*Mycobacterium avium* complex)

肺MAC症の標準治療は，クラリスロマイシンもしくはアジスロマイシン，エタンブトール，リファンピシンの3剤併用療法である（**表2**）．アジスロマイシンの有効性はクラリスロマイシンと同等であり，2020年の国際ガイドラインにおいては，クラリスロマイシンよりもアジスロマイシンの使用をより強く推奨している．その理由としては，内服錠数が少ないこと，コストが低いこと，薬物相互作用が少ないこと，忍容性が高いこと，などが挙げられている[1,5]．

空洞例や重度の気管支拡張を有する症例においては，治療開始初期からのアミカシン点

**表1 薬剤感受性試験結果の判定基準**

| | $\mu$g/mL | | |
|---|---|---|---|
| | 感受性 | 判定保留 | 耐性 |
| **MAC** | | | |
| クラリスロマイシン | ≦ 8 | 16 | 32 ≦ |
| アミカシン点滴 | ≦ 16 | 32 | 64 ≦ |
| ALIS | ≦ 64 | – | 128 ≦ |
| *M. abscessus* | | | |
| クラリスロマイシン | ≦ 2 | 4 | 8 ≦ |
| アミカシン点滴 | ≦ 16 | 32 | 64 ≦ |

肺非結核性抗酸菌症　103

**表 2　肺 MAC 症の治療**

| 病　型 | 治療レジメン | |
|---|---|---|
| 空洞のない結節・気管支拡張型（重症は除く） | A 法か B 法のいずれかを用いる | |
| | **A 法：連日投与**<br>CAM 800mg or AZM 250mg<br>EB 10〜15mg/kg（750mg まで）<br>＊RFP 10mg/kg（600mg まで） | **B 法：週 3 日投与**<br>CAM 1,000mg or AZM 500mg<br>EB 20〜25mg/kg（1,000mg まで）<br>＊RFP（600mg まで） |
| ・線維空洞型<br>・空洞のある結節・気管支拡張型<br>・重度の結節・気管支拡張型 | A 法＋治療初期（3〜6ヵ月）に以下を併用する<br>・SM 15mg/kg 以下（1,000mg まで）週 2〜3 回筋注<br>　　　　　　あるいは<br>・AMK 15mg/kg 連日 or 15〜25mg/kg 週 3 回点滴．TDM で調節<br>（50 歳以上の場合 8〜10mg/kg 週 2〜3 回，最大 500mg まで，TDM で調節）<br>必要に応じて外科治療の併用を検討 | |
| ・難治例（多剤併用療法を 6ヵ月以上実施しても細菌学的効果が不十分な患者） | A 法に以下のいずれかを併用する<br>・ALIS 590mg/日吸入<br>　　　　　　あるいは<br>・SM 15mg/kg 以下（1,000mg まで）週 2〜3 回筋注<br>　　　　　　あるいは<br>・AMK 15mg/kg 連日 or 15〜25mg/kg 週 3 回点滴，TDM で調節<br>（50 歳以上の場合 8〜10mg/kg 週 2〜3 回，最大 500mg まで，TDM で調節）<br>必要に応じて外科治療の併用を検討 | |

＊RFP 忍容性の低い症例，薬剤相互作用を懸念する症例では RFP を減量，さらに除くことも検討する（文献 1 付記の RFP の項を参照）．RFP を除いた場合には CAM の血中濃度が低下しないので，低体重の患者では CAM の減量（400 〜 600mg）を考慮する．AZM を使用する場合には用量調節は必要ない．週 3 回投与では，基本的に 3 剤併用が望ましいが，忍容性が低いと判断した場合には，RFP の減量（300mg 〜 450mg）を考慮する．
TDM：Therapeutic Drug Monitoring

（文献 1 より引用）

滴静脈注射もしくはストレプトマイシン筋肉注射の併用が推奨されている[5]．本邦で実施されたストレプトマイシンを用いたランダム化比較試験（RCT）において，ストレプトマイシンの併用が有意な喀痰培養陰性化率の改善を示している（71.2% vs. 50.7%）[6]．空洞を有する肺 MAC 症においてストレプトマイシンとアミカシンで有効性には差がなかったことが報告されているが，アミカシンは薬物血中濃度モニタリング（TDM）が可能な薬剤であるため，近年はアミカシンの使用が主流である．アミノグリコシド系薬は聴力障害のリスクがあるため，1 サイクルの投与期間は 3〜6ヵ月間にとどめることが望ましい[1]．

## 1．投与量

　肺 NTM 症の治療は長期間に及ぶため，有効性および副作用予防の観点から，体重に合わせた適切な投与量の設計が重要である．特に，エタンブトールによる視神経障害は投与量や投与期間の影響を受けるため，15mg/kg を超えないように注意する必要がある．連日投与の場合，12.5mg/kg 以下に調整することで，有効性を下げずに視神経障害の頻度を低下させることが報告されているため，10 〜 12.5mg/kg を目安に投与量を設計することも検討される[7]．一方で，エタンブトールの最低必要量は不確かであり，今後の検討課題である．現時点では，10mg/kg 以上での投与が推奨されている．

アミカシン点滴静脈注射の有効性および安全性は濃度依存性のため，TDMを行い投与量の設計を行う．国際ガイドラインでは，連日投与の場合，最高血中濃度の目標は35〜45 mg/Lとされているが，高用量長期投与の安全性に関しては検討不十分である．そのため，より低用量での投与を推奨する報告もある[8]．

クラリスロマイシンはリファンピシンとの併用下で血中濃度が低下するため，併用下では800 mg/日での投与が推奨される．一方で，リファンピシンを併用しない場合，低体重など副作用に懸念のある症例においては，クラリスロマイシンの減量（400〜600 mg）を検討する．リファンピシンは薬物相互作用や消化器症状の頻度が高い薬剤であるため，高齢者や軽症例で忍容性が低い場合には300〜450 mgへの減量もしくは中止も考慮するが，中等症以上の場合はアミノグリコシド系薬での代替が望ましい．

## 2．治療期間

国際ガイドラインにおいて，肺MAC症の治療期間は喀痰培養が3回連続陰性となった初回の陰性化日から12ヵ月以上とされている．本邦からは培養陰性化後15〜18ヵ月の治療期間が最も再発率を低下させることが示されている[9]．また，韓国からは治療期間の合計が18ヵ月以上であることが，予後改善に関連することが報告されている[10]．肺NTM症は4年で約4割程度再発することが知られているため，治療終了後も定期的なフォローアップが重要である．

## 3．週3回治療

空洞を有さない軽症の結節・気管支拡張型の症例においては，連日治療と週3回治療で喀痰培養陰性化率には差がなく（81％ vs. 82％），エタンブトールの中止率が週3回治療群で有意に低かったことが報告されている（24％ vs. 1％，p < 0.001）[11]．

本邦の多施設共同RCT（iREC試験）においても，連日治療と週3回治療で喀痰培養陰性化率には差を認めなかった．視神経障害の頻度やエタンブトールの中止率には有意差は認めなかったが，週3回治療群でより少ない傾向にあった[12]．

しかし，塗抹陽性例では週3回治療の治療成績が不良であることが報告されており，患者選択の際には注意が必要である．また，週3回治療で12ヵ月間治療を行っても喀痰培養陰性化が得られない症例において，連日治療に変更することで30％が喀痰培養陰性化を達成したことが報告されている[13]．週3回治療の効果が不十分な場合は，連日治療への変更やその他の薬剤（アミカシンなど）の追加を検討すべきである．

## 4．アミカシンリポソーマル吸入懸濁液（ALIS）

肺MAC症において標準治療を6ヵ月以上行っても喀痰培養陰性化の得られない難治例に対する治療の強化として，ALISもしくはアミカシン点滴静脈注射（ストレプトマイシン筋肉注射）が推奨されている．難治性の肺MAC症患者を対象とした国際共同二重盲検RCT（CONVERT試験）において，ALISを追加した群は標準治療を継続した群と比べて，有意に喀痰培養陰性化率が高いことが報告されている（29％ vs. 8％）[14]．ALIS投与中は発声障害の頻度が高く，CONVERT試験では45.7％の症例に認めている．発声障害が悪化した際には，一時ALISを休薬し，改善後に吸入を再開する．再開する際には，状態により隔日吸入など吸入間隔を変更することも選択肢である．その他，温湯などによる吸入後のうがいの徹底，夜の吸入や朝食前の吸入など吸入のタイミングの調整も有用である．

## 5. 2剤治療

近年，リファンピシンを除いたマクロライドとエタンブトールの2剤治療が，3剤併用療法と同等の治療成績を示すことが報告されている[15, 16]．また，2剤治療でも，マクロライドの耐性化リスクが上昇しなかったことも報告されている[17]．そのため，本邦の指針においても薬剤相互作用や有害事象の観点からリファンピシンが使用できない症例においては，2剤治療も考慮されることが記されている[1]．しかし，2剤治療の有効性や耐性化リスクに関してはエビデンスの蓄積が不十分な段階であり，2020年の国際ガイドラインにおいては，2剤治療よりも3剤併用療法を推奨している．現在，週3回治療における2剤治療と3剤併用療法の前向き比較試験が進行中であり，その結果が待たれる（NCT03672630）．現時点では，2剤治療が許容される症例は高齢者や軽症例であり，中等症以上の症例においてはアミノグリコシド系薬での代替が望ましい．

## 6. マクロライド耐性の肺MAC症

マクロライド耐性の肺MAC症に対する治療方法は確立されていないが，アミノグリコシド系薬の併用と外科的治療が予後を改善することが報告されている[18, 19]．本邦の見解では，クロファジミンやシタフロキサシンの追加も選択肢として挙げられているが，いずれもエビデンスレベルが低く，肺MAC症に対して保険適用はない薬剤である[1]．

## 2 *Mycobacterium abscessus* species.（MABS）

肺MABS症の治療は，マクロライドの感受性の有無で大きく異なる．*M. abscessus* subsp. *abscessus*（MAB）はマクロライド曝露により耐性誘導遺伝子である *erm*（41）遺伝子が活性化し，マクロライド耐性を示す．一方で，*M. abscessus* subsp. *massiliense*（MMA）は *erm*（41）遺伝子に欠失があるため，*rrl* 変異による獲得耐性がなければ，マクロライド感受性を示す．さらに，MABの21.4%に *erm* 遺伝子の点変異（T28C）を認め，*M. massiliense* と同様に *erm* 遺伝子が活性化しないため，マクロライドに感受性を示す[20]．

## 1. マクロライド耐性の肺MABS症

肺MABS症の治療は，治療初期1～2ヵ月間の強化療法と，その後の維持療法に分けられる．国際ガイドラインでは，強化療法期間中は，注射剤であるアミカシン，イミペネム，チゲサイクリン，および経口剤であるクロファジミン，リネゾリドの中から4剤以上の投与が推奨されている．維持療法期間中は，クロファジミン，リネゾリド，吸入アミカシンの中から2剤以上の投与が推奨されている[5]．

本邦において，注射用アミカシン，イミペネム，クロファジミンは審査事例として保険審査上認められる薬剤であるが，吸入アミカシン，チゲサイクリン，リネゾリドは保険承認されていない．本邦の見解では，強化療法として，アミカシン点滴，イミペネム，クロファジミンに加えて，感受性を参考にリネゾリドやシタフロキサシンを考慮することが記載されている（図1）[1]．マクロライド耐性であっても，免疫調整作用を期待してマクロライドを投与することは許容されているが，肺MABS症に有効な治療薬としては数えない．マクロライド耐性の肺MABS症は難治性であるため，外科的切除術の適応に関して専門病院へのコンサルトが望ましい．

## 2. マクロライド感受性の肺MABS症

国際ガイドラインでは，強化療法期間中は注射剤であるアミカシン，イミペネム，チゲサイクリン，および経口剤であるアジスロマ

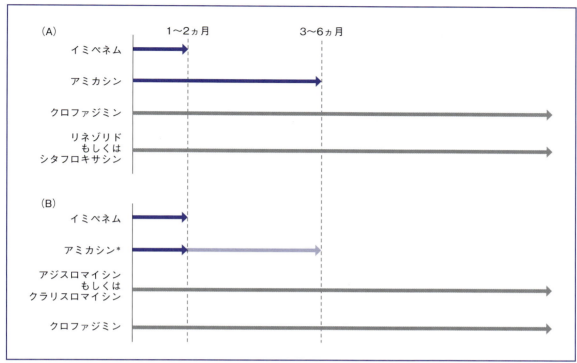

**図1 本邦における肺 *M. abscessus* 症の治療イメージ**
（A）マクロライド耐性例，（B）マクロライド感受性例
＊空洞や重度の気管支拡張を有する場合は，3〜6ヵ月投与．

イシン（クラリスロマイシン），クロファジミン，リネゾリドの中から3剤以上の投与が推奨されている（ガイドライン）．維持療法期間中は2剤以上の投与が推奨されており，アジスロマイシン（クラリスロマイシン）とクロファジミンの2剤併用療法が一般的である．クロファジミンは色素沈着が必発であるため，忍容性に問題がある場合は，感受性検査を参考にリネゾリドやシタフロキサシンへの変更を考慮する[1]．マクロライド感受性の肺MABS症は培養陰性化率が高く，強化療法期間中の治療反応が良好であれば，2剤併用による維持療法でも，マクロライドに耐性化することなく治癒を目指すことが可能である．

### 3 *Mycobacterium kansasii*

2020年の国際ガイドラインにおいては，リファンピシンとエタンブトールに加えて，イソニアジドもしくはマクロライドの追加が推奨されている[5]．本邦では，イソニアジドは保険適用がないため，リファンピシン，エタンブトール，クラリスロマイシン（アジスロマイシン）の3剤併用療法が推奨されている[1]．また，リファンピシンに忍容性がない場合や，リファンピシンに耐性の場合には，レボフロキサシンなどのフルオロキノロン薬の使用を検討する．*M. kansasii* の治療のキードラッグはリファンピシンであり，リファンピシンを十分量投与する．肺MAC症や肺MABS症と異なり，*M. kansasii* の場合は治療開始から12ヵ月間の治療期間が推奨されている[1]．

## 処方例

● *M. avium*, 60 歳代, 女性, 空洞あり
体重：50 kg

処方　アジスロマイシン 250 mg
　　　エタンブトール 625 mg *
　　　リファンピシン 450 mg
　　　アミカシン点滴静脈注射
　　　600 mg ** (3〜6 ヵ月)

\*エタンブトールの投与量は 15 mg/kg とされ
ているが, 視神経障害のリスクを減らすため
に, 12.5 mg/kg で設計している（エタンブ
トール投与中は 1〜3 ヵ月ごとの眼科受診を
指導する）.
\*\*アミカシンは 10〜15 mg/kg で開始し,
ピークやトラフを確認しながら, 投与量の
調整を行う.

## 専門医に紹介するタイミング

　マクロライドに耐性の肺 MAC 症や肺 *M. abscessus* 症は, 治療に難渋するケースが多く, 外科的肺切除術を組み合わせて治療を行っていく必要がある. そのため, マクロライド耐性の肺 NTM 症においては, 専門医への紹介を検討する. 肺 MAC 症のマクロライド耐性化の原因のひとつとして, 副作用などによるエタンブトールの中止が知られている. そのため, 副作用などにより標準治療の継続が困難な場合には, 専門医への紹介を検討する. 一方で, 感受性菌であっても 20 mm 以上の空洞は, 予後不良因子であることが報告されているため, 外科肺切除術適応の検討が必要となる.

## 専門医からのワンポイントアドバイス

　肺 NTM 症の中でも, 空洞を有する症例, 低 BMI, マクロライドに耐性の症例は予後が不良とされている. つまり, 空洞を形成する前に遅滞なく治療を導入すること, 早期からの栄養療法や理学療法で体重や筋力を減少させないこと, エタンブトールを含まない不適切な治療によるマクロライドの耐性化を避けることが重要である. また, 喀痰培養陰性化が得られない場合に, 漫然と同じ治療を継続することも, マクロライド耐性化や空洞形成のリスクになりえるため, 適切なタイミングで治療の強化を検討しなければならない.
　われわれ臨床医がこれらのことを意識して診療にあたることで, 将来の肺 NTM 症の死亡率を低下させることができると信じている.

### 文　献

1) 日本結核・非結核性抗酸菌症学会 非結核性抗酸菌症対策委員会, 日本呼吸器学会 感染症・結核学術部会：成人肺非結核性抗酸菌症化学療法に関する見解 - 2023 年改訂 -. 結核 98：177-187, 2023

2) Namkoong H, Kurashima A, Morimoto K et al：Epidemiology of pulmonary nontuberculous mycobacterial disease, Japan. Emerg Infect Dis 22：1116-1117, 2016

3) Hamaguchi Y, Morimoto K, Mitarai S：Laboratory-based surveillance of non-tuberculous mycobacterial pulmonary disease in Japan. medRxiv, 2024. doi：https://doi.org/10.1101/2024.04.02.24305177

4) Fujiwara K, Watanabe F, Uesugi F et al：Beyond symptoms：radiologic identification of asymptomatic *Mycobacterium avium* complex pulmonary infections. Respir Med 226：107627, 2024

5) Daley CL, Iaccarino JM, Lange C et al：Treatment of nontuberculous mycobacterial pulmonary disease：an official ATS/ERS/ESCMID/IDSA clinical practice guideline. Eur Respir J 56：2000535, 2020

6) Kobashi Y, Matsushima T, Oka M：A double-blind randomized study of aminoglycoside infusion with combined therapy for pulmonary *Mycobacterium avium* complex disease. Respir Med 101：130-138, 2007

7) Watanabe F, Kaburaki S, Furuuchi K et al：Low-dosage ethambutol, less than 12.5 mg/kg/day, does not worsen the clinical outcomes of pulmonary *Mycobacterium avium* and *Mycobacterium intracellu-*

*lare* disease : a retrospective cohort study. Infection 50 : 879-887, 2022

8) Griffith DE, Aksamit TR : Managing *Mycobacterium avium* complex lung disease with a little help from my friend. Chest 159 : 1372-1381, 2021

9) Furuuchi K, Morimoto K, Kurashima A et al : Treatment duration and disease recurrence following the successful treatment of patients with *Mycobacterium avium* complex lung disease. Chest 157 : 1442-1445, 2020

10) Kim JY, Choi Y, Park J et al : Impact of treatment on long-term survival of patients with *Mycobacterium avium* complex pulmonary disease. Clin Infect Dis 77 : 120-126, 2023

11) Jhun BW, Moon SM, Kim SY et al : Intermittent antibiotic therapy for recurrent nodular bronchiectatic *Mycobacterium avium* complex lung disease. Antimicrob Agents Chemother 62 : e01812-17, 2018

12) Fujita K, Nakagawa T, Miki M et al : Intermittent versus daily treatment for noncavitary nodular bronchiectatic *Mycobacteria Avium* Complex Lung Disease With Rifampicin, Ethambutol, And Clarithromycin (iREC) : an open-label, multicenter, randomized controlled trial. Am J Respir Crit Care Med 209 : A1035, 2024

13) Koh WJ, Jeong BH, Jeon K et al : Response to switch from intermittent therapy to daily therapy for refractory nodular bronchiectatic *Mycobacterium avium* complex lung disease. Antimicrob Agents Chemother 59 : 4994-4996, 2015

14) Griffith DE, Eagle G, Thomson R et al : CONVERT Study Group : Amikacin liposome inhalation suspension for treatment-refractory lung disease caused by *Mycobacterium avium* complex (CONVERT). A prospective, open-label, randomized study. Am J Respir Crit Care Med 198 : 1559-1569, 2018

15) Miwa S, Shirai M, Toyoshima M et al : Efficacy of clarithromycin and ethambutol for *Mycobacterium avium* complex pulmonary disease. A preliminary study. Ann Am Thorac Soc 11 : 23-29, 2014

16) Kim HJ, Lee JS, Kwak N et al : Role of ethambutol and rifampicin in the treatment of Mycobacterium avium complex pulmonary disease. BMC Pulm Med 19 : 212, 2019

17) Ito Y, Miwa S, Shirai M et al : Macrolide resistant *Mycobacterium avium* complex pulmonary disease following clarithromycin and ethambutol combination therapy. Respir Med 169 : 106025, 2020

18) Griffith DE, Brown-Elliott BA, Langsjoen B et al : Clinical and molecular analysis of macrolide resistance in *Mycobacterium avium* complex lung disease. Am J Respir Crit Care Med 174 : 928-934, 2006

19) Morimoto K, Namkoong H, Hasegawa N et al : Nontuberculous Mycobacteriosis Japan Research Consortium : Macrolide-resistant *Mycobacterium avium* complex lung disease: analysis of 102 consecutive cases. Ann Am Thorac Soc 13 : 1904-1911, 2016

20) Yoshida M, Chien JY, Morimoto K et al : Molecular epidemiological characteristics of *Mycobacterium abscessus* complex derived from non-cystic fibrosis patients in Japan and Taiwan. Microbiol Spectr 10 : e0057122, 2022

## 1. 呼吸器感染症

# 肺真菌症

### 住吉　誠，宮崎泰可
宮崎大学医学部内科学講座 呼吸器・膠原病・感染症・脳神経内科学分野

**POINT**
- ●肺真菌症は宿主の免疫状態によりさまざまな発症機序が存在する．宿主因子，画像所見，血清学的補助診断，真菌学的検査所見を組み合わせて診断する．
- ●慢性肺アスペルギルス症および肺クリプトコックス症は診断後に治療を開始する．一方，侵襲性肺アスペルギルス症，播種性クリプトコックス症，肺ムーコル症は疑い例で治療を開始することも多いため，早めに専門医にコンサルトする．
- ●アゾール系抗真菌薬は薬物相互作用に注意する．

---

### ガイドラインの現況

　肺真菌症は肺アスペルギルス症が最も多く，ほかに肺クリプトコックス症，肺ムーコル症などがある．本邦では，「深在性真菌症の診断・治療ガイドライン 2014」のほか，日本医真菌学会からアスペルギルス症（2015 年）[1]，クリプトコックス症（2019 年）[2]，希少深在性真菌症（2024 年）[3] の診療ガイドラインが発行されている．また，日本造血・免疫細胞療法学会から「造血細胞移植ガイドライン―真菌感染症の予防と治療（第 2 版）」（2021 年）[4] が発行されている．「抗菌薬 TDM 臨床実践ガイドライン 2022」[5] では，ボリコナゾールの TDM について更新された．海外では，米国 IDSA（2016 年）と欧州 ESCMID/ECMM/ERS（2017 年）がアスペルギルス症の診療ガイドラインを公表し，その後欧米の合同委員会が 2019 年にムーコル症，2024 年にクリプトコックス症の国際ガイドラインを発行している．

---

【本稿のバックグラウンド】　日本と欧米のガイドラインに大きな離齬はないため，基本的には国内ガイドラインをもとに代表的な肺真菌症の診断と治療のポイントを概説している．なお，これらの発刊以降に上市された新規アゾール系薬（ポサコナゾール，イサブコナゾール）については，海外のガイドラインや日本感染症学会 / 日本化学療法学会の「JAID/JSC 感染症治療ガイド 2023」も参考にした．ニューモシスチス肺炎は次稿を参照されたい．

---

## どういう疾患・病態か

### 1 肺アスペルギルス症

　アスペルギルスの胞子を吸入することによ り感染し，患者の基礎疾患や免疫状態によりさまざまな病型をとる（**図1**）．免疫不全患者（特に好中球減少患者）では，アスペルギルスが血管侵襲性の増殖を示し，侵襲性肺ア

| | 侵襲性<br>肺アスペルギルス症<br>(IPA) | 慢性肺アスペルギルス症<br>(CPA) | |
| --- | --- | --- | --- |
| | | 単純性<br>肺アスペルギローマ<br>(SPA) | 慢性進行性<br>肺アスペルギルス症<br>(CPPA) |
| 患者背景 | 免疫不全（特に好中球減少）患者に多く，必ずしも他の呼吸器疾患は併存しない | 健常者に多く，検診や他疾患の精査中に発見されることが多い | 陳旧性肺結核や肺 NTM 症，気管支拡張症，COPD，間質性肺炎などを有する患者に多く，必ずしも全身性の免疫不全は併存しない |
| 臨床経過 | 1 ヵ月以内に呼吸器症状や低酸素血症の出現がある | 3 ヵ月以上の経過で症状や画像の進行がない | 1〜3 ヵ月の経過で症状および画像の進行がある |
| 血清学的補助診断 | アスペルギルスガラクトマンナン抗原，β-1,3-D-グルカン | アスペルギルス IgG 抗体 | アスペルギルス IgG 抗体 |
| 画像的特徴 | 初期は halo sign を伴う結節影・浸潤影，進行すると多発性に対側肺に出現 | 単一の空洞性病変で内部に真菌球，周囲の炎症性変化は乏しい | 単一あるいは複数の空洞性・結節性病変，周囲にすりガラス影・浸潤影・気管支拡張像を伴う |
| 自験例* | 40 代，男性<br>基礎疾患：AML，移植後 GVHD | 60 代，女性<br>基礎疾患：なし | 90 代，女性<br>基礎疾患：肺 NTM 症 |
| | 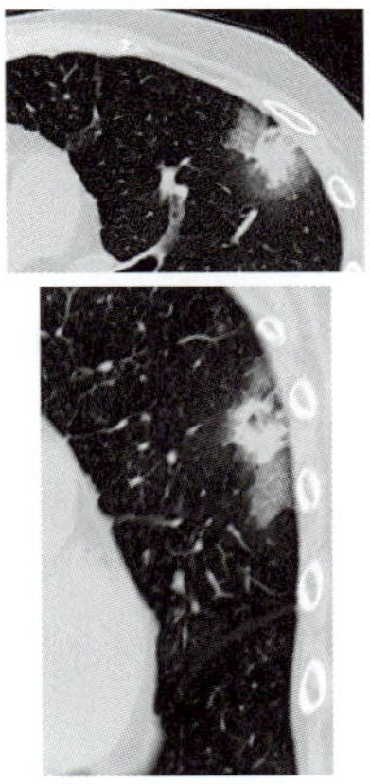 | 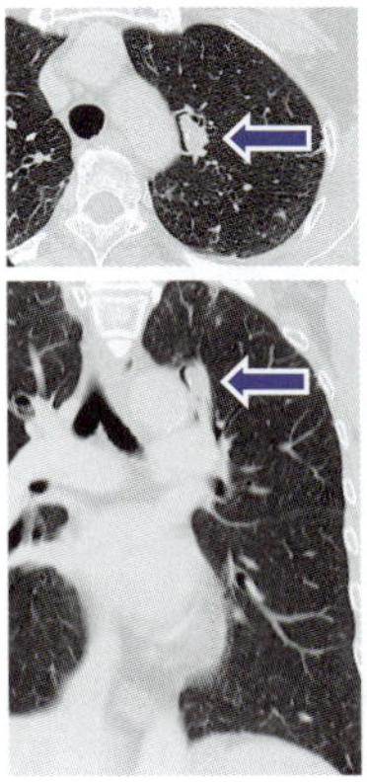 | 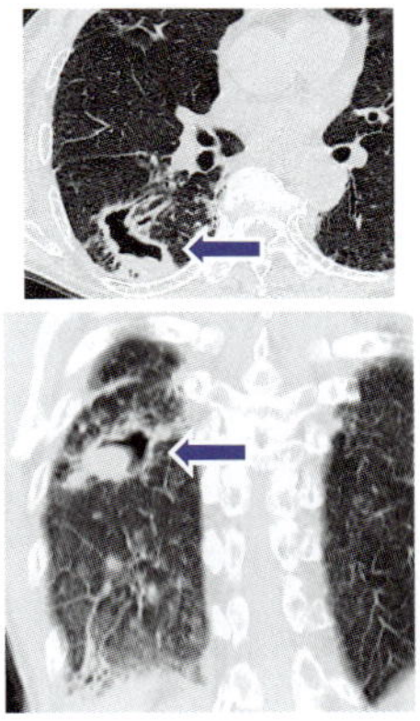 |

*宮崎大学医学部附属病院症例

**図 1　肺アスペルギルス症の病型分類と特徴**　　　　　　　　　　　　　　　　（文献 1 を参照して作成）

スペルギルス症（invasive pulmonary aspergillosis：IPA）を発症する[1, 3]．一方，全身性の免疫不全はなくとも，陳旧性肺結核や肺非結核性抗酸菌症，肺気腫，気管支拡張症などで既存肺構造の破壊があれば，アスペル

ギルスが腐生・増殖し，その後慢性肺アスペルギルス症（chronic pulmonary aspergillosis：CPA）を発症することがある[1]．単一の空洞性病変に限局していれば単純性肺アスペルギローマ（simple aspergilloma：SPA）と分類

肺真菌症　　111

される．また，アレルギーが主体のアレルギー性気管支肺アスペルギルス症も存在する．これらの病態はオーバーラップすることがあり，国内外のガイドラインで疾患の分類や呼称に若干の違いがみられる．

## ② 肺クリプトコックス症

クリプトコックスは酵母型真菌であり，ハトなどの鳥類の堆積糞内や土壌で増殖し，空中に飛散した菌体が経気道的に侵入し感染する[2]．細胞内寄生真菌であり，免疫正常者では大食細胞により貪食されたのち，肉芽腫形成を経て，線維化と壊死病変を形成しながら瘢痕化へと向かう．クリプトコックスは中枢神経系への親和性が高く，免疫能（特に細胞性免疫）が低下している患者では脳髄膜炎の合併リスクが高い．その他，血行性あるいはリンパ行性に播種し多臓器病変を呈することがある．肺クリプトコックス症の約半数は明らかな免疫不全のない健常者に発症し，検診などで偶然発見されるケースも珍しくない．無症状の場合も多く，一般的に治療反応性は良好である．一方，HIV 感染などで細胞性免疫が低下している患者では播種性クリプトコックス症へと進展しやすい傾向にある．

## ③ 肺ムーコル症

環境中に浮遊するムーコル目（*Rhizopus* spp., *Mucor* spp., *Cunninghamella* spp. など）の胞子が経気道的に感染し，全身に感染巣を形成する[3]．ムーコル症の病型は鼻脳型，肺型，皮膚型，播種型，消化管型の5つに分類される．肺型および播種型は血液疾患（特に好中球減少），臓器移植，免疫抑制薬使用中の患者などに多くみられ，致死率が最も高い．鼻脳型および皮膚型は糖尿病患者や外傷・熱傷患者に多くみられ，骨軟部組織への高度な侵襲がみられる．消化管型は稀な病型

であり，低出生体重児や低栄養患者に多い．本邦では肺型が最も多く（約70%），次いで播種型であるが，これは抗癌薬や免疫抑制薬の使用頻度，移植の実施頻度などが影響していると考えられている．一方，南アジア諸国では鼻脳型が最も多く，このような地域間での病型頻度の差は医療的・社会的背景が大きく関与している．

# 検査と診断

## ① 肺アスペルギルス症

IPA は病巣部から清潔操作で採取された検体よりアスペルギルスを分離培養・同定するか，あるいは肺生検標本でアスペルギルスを確認することで確定診断となる[1, 4]．しかし，侵襲的な検査が困難なため，治療前に確定診断が得られている症例は少ない．臨床診断例（患者背景や臨床経過，画像所見，真菌学的検査がすべて本症に合致）や疑い例（患者背景や臨床経過に加え，画像所見あるいは真菌学的検査が本症に合致）の場合にも治療の適応を検討する．病初期（好中球減少期）には結節あるいは浸潤影が単発～多発性に出現し，その周囲にはすりガラス影を伴うことが多い（halo sign）（図1）．治療経過とともに空洞性病変や air crescent sign に変化することが多いが，治療不応性の場合は浸潤影がさらに拡大していく．補助診断として，血清の$\beta$-D-グルカン値やアスペルギルス抗原価を参考にする．可能であれば，気管支肺胞洗浄液（BALF）のアスペルギルス抗原価も確認する．喀痰や BALF からアスペルギルスを分離・同定することは治療薬の選択においても有用である．

SPA の典型的な画像所見は，単発の空洞内に真菌球（fungus ball）を認め，病変周囲の炎症所見は認めない（図1）[1]．一方，空洞

112　1．呼吸器感染症

壁の周囲に浸潤影ないしすりガラス影を認め，経時的な増大を認める場合に，日本では慢性進行性肺アスペルギルス症（chronic progressive pulmonary aspergillosis：CPPA）という臨床診断名が提唱されている．いずれも血清$\beta$-D-グルカン値やアスペルギルス抗原価は陰性の場合が多いが，アスペルギルス IgG 抗体は診断に有用である．ただし，アスペルギルス抗体の感度は 70 ～ 90％と報告によりばらつきがあり，また *Aspergillus fumigatus* 以外の菌種では陽性率が低いため注意が必要である．IPA と比較し CPA は時間的な猶予があるため，治療導入前に喀痰検査や気管支鏡検査による検体採取に努める．

### 2 肺クリプトコックス症

確定診断はクリプトコックスの分離・同定，またはグロコット染色や墨汁法などによる菌体の確認で得られる[2]．補助診断としてグルクロノキシロマンナン（GXM）抗原検査が有用であり，2cm 以下の肺結節の場合は血清よりも BALF を用いるほうが検出感度が高い傾向にある．血清$\beta$-D-グルカン値は肺クリプトコックス症のみの場合には上昇しないが，クリプトコックス血症では上昇する．クリプトコックス髄膜脳炎を合併している場合は致死率が高く，治療薬や治療期間も異なる．そのため，特に髄膜刺激症状を呈する場合や免疫不全患者では，髄液穿刺が禁忌でなければ積極的に髄液検査を実施する．

胸部画像所見では境界明瞭な孤立性あるいは同一肺葉内に多発する結節影の頻度が高い（約 90％）．しかし，HIV 感染者を含めた免疫不全患者では結節や腫瘤性病変に加え，広範な浸潤影やすりガラス影（30 ～ 50％），胸水（約 10％）などもみられる．

### 3 肺ムーコル症

肺ムーコル症の診断では IPA との鑑別を意識する[3,4]．胸部 CT でみられる reversed halo sign は肺ムーコル症に特徴的とされるが特異的ではない．Halo sign を伴う結節影などは IPA と類似しており，画像検査のみでの鑑別は困難である．$\beta$-D-グルカン値およびアスペルギルス抗原価は上昇せず，有用な血清学的診断法もない．海外では遺伝子学的診断法が推奨されているが，日本では普及していない．呼吸器検体（喀痰，BALF）からのムーコルの培養陽性率は低く，可能であれば生検による病理学的診断を試みる．病理所見では菌糸の幅や分岐角度，隔壁の出現頻度，増殖方向などをもとに形態学的に鑑別を行うが専門的なスキルが求められる．また，ムーコルは副鼻腔や中枢神経系に病変を形成することが多く，進行した場合には失明，失語，片麻痺などの不可逆的な症状を呈する場合がある．本症を診断した場合（あるいは強く疑う場合）は外科的治療を検討する必要があるため，初期の段階で副鼻腔および頭部の CT／MRI を実施する．

## 治療の実際

### 1 肺アスペルギルス症

#### 1. 侵襲性肺アスペルギルス症（IPA）

ボリコナゾール（VRCZ）が長い間第一選択薬として推奨されてきた[1,4]．最近，イサブコナゾール（ISCZ）およびポサコナゾール（PSCZ）が VRCZ と同等の有効性と安全性を示し，特に ISCZ は VRCZ よりも肝機能障害，視覚障害，皮膚障害などの有害事象が少なかったと報告されている．また，ISCZ の点滴製剤には$\beta$-シクロデキストリンが添加されていないため，腎毒性の懸念が少ない．予防投与の薬剤なども考慮しつつ，

肺真菌症　113

ムーコル症のカバーが必要なエンピリック治療では ISCZ や PSCZ が第一選択となる場合がある.

### 2. 慢性肺アスペルギルス症（CPA）

第一選択薬は VRCZ あるいは ISCZ である[1]. VRCZ は体重および腎機能を考慮して初期投与量を設定し，投与開始後 3 ～ 5 日目に薬物血中濃度モニタリング（TDM）を実施する[5]. 日本人では CYP2C19 遺伝子多型による poor metabolizer が約 20% 存在し，VRCZ の血中濃度上昇に伴う副作用が出現するリスクがある. 一方，ISCZ は TDM や腎機能に応じた用量調整は不要である. 一般的には，2 週間以上の点滴治療（導入治療）の後，12 ヵ月以上の内服治療（維持治療）が推奨される. 軽症例は内服薬で開始してもよい. キャンディン系薬は安全性が高く，特にアゾール内服中の増悪患者には第一選択として考慮する.

SPA の場合は，根治あるいは喀血予防を目的として外科的切除が第一選択となる[1]. 無症状で安定している場合は年齢や基礎疾患を考慮して経過観察も選択肢となる. 喀血患者で手術が困難な場合には気管支動脈塞栓術や内科的治療を考慮する.

### 2 肺クリプトコックス症

治療薬の選択は患者背景，肺外病変の有無によって大きく異なる[2]. 明らかな免疫不全がなく感染巣が肺に限局している場合はフルコナゾール（FLCZ）による 3 ～ 6 ヵ月間の治療を行う. 免疫抑制患者は治療期間を 6 ～ 12 ヵ月へ延長し，さらに HIV 感染患者では，①FLCZ で 12 ヵ月以上治療，②血清 GXM 抗原 ≦ 512 倍，③抗レトロウイルス治療（ART）により HIV-RNA が抑制され CD4 陽性リンパ球数 ≧ 100/μL，の条件を満たした場合に治療終了とする. 呼吸不全を伴う重症例，クリプトコックス脳髄膜炎，播種性クリプトコックス症では，アムホテリシン B リポソーム製剤（L-AMB）とフルシトシン（5-FC）の併用療法を行う.

### 3 肺ムーコル症

外科的切除やデブリドマンの適応を検討し，速やかに抗真菌薬治療を開始する[3,4]. L-AMB が第一選択，ISCZ と PSCZ が代替薬として推奨される. L-AMB 5mg/kg を 1 日 1 回投与で開始し，無効例や中枢神経病変を伴う症例では 10mg/kg（保険適用外）への増量も検討されるが，高用量では腎障害が出現するリスクが高い. すでに腎機能が低下している患者では ISCZ を第一選択としてもよい. その他，ISCZ および PSCZ は，L-AMB 高用量で無効あるいは不耐容の症例や L-AMB から経口薬にスイッチする際に適した選択肢である. 6 ～ 8 週間の初期治療後に臨床経過，画像所見の推移，患者の免疫能，基礎疾患に対する治療方針などを勘案して治療期間を設定する. なお，FLCZ，VRCZ およびキャンディン系薬は無効である.

---

**処 方 例**

肺アスペルギルス症，肺クリプトコックス症，肺ムーコル症の具体的な処方例を提示する（表 1 ～ 3）.

---

## 専門医に紹介するタイミング

侵襲性肺アスペルギルス症，播種性クリプトコックス症，肺ムーコル症はいずれも致死率が 50% を超え，一刻を争う感染症である. 臨床経過や画像所見，血清学的検査でこれらの侵襲性真菌感染症が疑われる時点で，

表1　肺アスペルギルス症に対する治療の処方例

| | 治療薬 | 投与量／回 | 投与回数／日 | 投与経路 | 投与期間 |
|---|---|---|---|---|---|
| **侵襲性肺アスペルギルス症　（IPA）** | | | | | |
| 第一選択薬 | VRCZ | 4 mg/kg<br>（初日のみ 6 mg/kg）[※1] | 2 回 | 点滴静注 | 4～6 週間<br>（臨床経過や<br>画像所見の改<br>善を確認） |
| 代替薬 | ISCZ | 200 mg | 1 回<br>（初回，2 日目のみ 3 回） | 点滴静注 | |
| | PSCZ | 300 mg | 1 回<br>（初日のみ 2 回） | 点滴静注[※2] | |
| | L-AMB | 2.5～5 mg/kg | 1 回 | 点滴静注 | |
| | MCFG | 150～300 mg | 1 回 | 点滴静注 | |
| **慢性肺アスペルギルス症　（CPA）** | | | | | |
| 第一選択薬 | VRCZ | 4 mg/kg<br>（初日のみ 6 mg/kg）[※1] | 2 回 | 点滴静注<br>／経口 | 2 週間以上<br>（臨床経過や<br>画像所見の改<br>善を確認） |
| | ISCZ | 200 mg | 1 回<br>（初回，2 日目のみ 3 回） | 点滴静注<br>／経口 | |
| 代替薬 | MCFG | 150～300 mg | 1 回 | 点滴静注 | |
| | L-AMB | 2.5～5 mg/kg | 1 回 | 点滴静注 | |
| | VRCZ | 150～200 mg[※1] | 2 回 | 経口 | |
| 維持治療 | ISCZ | 200 mg | 1 回 | 経口 | 6 ヵ月以上 |
| | ITCZ | 200 mg | 1～2 回 | 経口 | |

※1　体重や薬剤血中濃度測定による用量調整が必要
※2　中心静脈ラインから投与

（文献 1 および日本感染症学会／日本化学療法学会「JAID/JSC 感染症治療ガイド 2023」を参照して作成）

気管支鏡検査の適応や治療導入の判断が必要である．よって，発症リスク因子を有する患者が，発熱，咳嗽，呼吸困難などの呼吸器症状を認めた場合には，直ちに画像検査を実施し，専門医への相談を検討する．

慢性肺アスペルギルス症および肺クリプトコックス症は未診断のまま経験的治療を実施することは推奨されない．そのため，疑われた時点あるいは診断に難渋した時点で専門医へ紹介する．また，維持治療中に病状や画像所見が悪化した場合にも専門医へコンサルトする．

## 専門医からのワンポイントアドバイス

肺真菌症は，同一の病原真菌から多彩な病態が惹起され，それぞれのリスク因子，緊急性，治療法が大きく異なる．例えば「肺アスペルギルス症」の中にも経過観察が可能な病態から緊急の病態まで幅広く存在する．感染症全体の中では頻度が低い疾患群ではあるが，治療方針や予後・QOL に大きく影響するため，常に鑑別疾患に含める習慣を身につけていただきたい．また，高齢化や医療の発展に伴い multimorbidity（多疾患併存）患者が増加しており，ポリファーマシーに陥りや

## 表 2　肺クリプトコックス症に対する治療の処方例

| | 治療薬 | 投与量／回 | 投与回数／日 | 投与経路 | 投与期間 |
|---|---|---|---|---|---|
| **肺クリプトコックス症のみ** | | | | | |
| 第一選択薬 | FLCZ | 400mg | 1回 | 経口／点滴静注 | 健常者：3ヵ月 |
| | F-FLCZ | 400mg（初日，2日目 800mg） | 1回 | 静注 | |
| | | | | | 免疫抑制患者：6〜12ヵ月 |
| 代替薬 | VRCZ[※1] | 150〜200mg（初日のみ 300mg） | 2回 | 経口 | |
| | ITCZ | 200mg | 2回 | 経口 | HIV 感染患者：※2の条件を全て満たした場合 |
| | ISCZ | 200mg | 1回（初回から6回目まで8時間おき） | 経口／点滴静注 | |
| **クリプトコックス脳髄膜炎や播種性クリプトコックス症の合併例** | | | | | |
| 第一選択薬 | L-AMB +5-FC 併用 | L-AMB：3〜4mg/kg | 1回 | 点滴静注 | |
| | | 5-FC：25mg/kg | 4回 | 経口 | |
| 代替薬 | FLCZ +5-FC 併用 | FLCZ：400mg[※3]（F-FLCZ：400mg[※3]）5-FC：25mg/kg | 1回 4回 | 経口／点滴静注（静注）経口 | 2週間以上かつ髄液培養陰性化まで |
| | L-AMB VRCZ[※1] | 3〜4mg/kg 3〜4mg/kg（初日のみ 6mg/kg） | 1回 2回 | 点滴静注 点滴静注 | |
| | ISCZ | 200mg | 1回（初回から6回目まで8時間おき） | 経口／点滴静注 | |
| 地固め治療 | FLCZ | FLCZ：400mg（F-FLCZ：400mg） | 1回 | 経口／点滴静注（静注） | 8週間 |
| 維持治療 | FLCZ | FLCZ：200mg[※4] | 1回 | 経口 | 6〜12ヵ月 HIV 感染患者：※5の条件を全て満たした場合 |

※ 1　体重や薬剤血中濃度測定による用量調整が必要
※ 2　FLCZ で 12 ヵ月以上治療，血清 GXM 抗原 ≦ 512 倍，ART により HIV-RNA が抑制され CD4 陽性リンパ球数 ≧ 100/μL
※ 3　HIV 感染患者，免疫抑制患者では FLCZ 800mg
※ 4　持続感染時や再発時は FLCZ 400mg
※ 5　12 ヵ月以上の治療が終了，症状軽快かつ安定，ART により HIV-RNA が抑制され CD4 陽性リンパ球数 ≧ 100/μL が 3 ヵ月以上持続

（文献 2 および日本感染症学会 / 日本化学療法学会「JAID/JSC 感染症治療ガイド 2023」を参照して作成）

表3 肺ムーコル症に対する治療の処方例

| | 治療薬 | 投与量 / 回 | 投与回数 / 日 | 投与経路 |
|---|---|---|---|---|
| 一次治療 | L–AMB | 5 mg/kg [※1] | 1 回 | 点滴静注 |
| | L–AMB | 7.5〜10 mg/kg [※2] | 1 回 | 点滴静注 |
| 初期治療が無効あるいは<br>不耐容の二次治療 | PSCZ | 300 mg | 1 回<br>（初日のみ 2 回） | 経口 / 点滴静注 |
| | ISCZ | 200 mg | 1 回<br>（初回，2 日目のみ 3 回） | 経口 / 点滴静注 |

※1 中枢神経病変を伴う場合は 10 mg/kg/day での開始を検討する
※2 承認外の用量

（文献 3 を参照して作成）

すい．アゾール系薬は薬物相互作用が多いた
め，特に長期投与を受けている患者は見落と
さないように注意が必要である．

──────── 文　献 ────────

1) 日本医真菌学会，アスペルギルス症の診断・治療ガ
イドライン作成委員会 編：アスペルギルス症の診
断・治療ガイドライン 2015. 2015
2) 日本医真菌学会，クリプトコックス症の診断・治療
ガイドライン作成委員会 編：クリプトコックス症の
診断・治療ガイドライン 2019. 2019
3) 日本医真菌学会，希少深在性真菌症の診断・治療ガ
イドライン作成委員会：希少深在性真菌症の診断・
治療ガイドライン. 2024
4) 日本造血・免疫細胞療法学会：造血細胞移植ガイド
ライン─真菌感染症の予防と治療（第 2 版）. 2021
5) 日本化学療法学会 / 日本 TDM 学会　抗菌薬 TDM
ガイドライン作成委員会 編：抗菌薬 TDM 臨床実践
ガイドライン 2022　VRCZ executive summary 更
新版. 2022

肺真菌症　117

## 1. 呼吸器感染症

# ヒト免疫不全ウイルス（HIV）感染症に合併する呼吸器感染症
## （ニューモシスチス肺炎を中心として）

浅井麻依子[1]，福島一彰[2]，細見幸生[1]

1) がん・感染症センター都立駒込病院 呼吸器内科，2) がん・感染症センター都立駒込病院 感染症科

**POINT**
- 後天性免疫不全症候群（acquired immunodeficiency syndrome：AIDS）患者の多くは，ヒト免疫不全ウイルス（human immunodeficiency virus：HIV）感染症と判明していない状態で日和見感染症を発症し，非専門医の医療機関を受診することが多い.
- HIV 感染症に合併する呼吸器感染症としては，ニューモシスチス肺炎（pneumocystis pneumonia：PcP），細菌性肺炎，抗酸菌症（結核および非結核性抗酸菌症（nontuberculous mycobacteria：NTM））に伴う肺炎の頻度が高い.

---

### ガイドラインの現況

　わが国には，HIV 感染症に合併する日和見感染症のガイドラインはない.

　米国では，米国疾病管理予防センター（Centers for Disease Control and Prevention：CDC），米国国立衛生研究所（National Institutes of Health：NIH）らが合同で作成したガイドライン「Guidelines for Prevention and Treatment of Opportunistic Infections in HIV-Infected Adults and Adolescents」がある[1].

---

【本稿のバックグラウンド】本稿では，米国のガイドラインをもとに，HIV 感染者に代表的な呼吸器感染症である PcP を中心に述べる. さらに，HIV 感染者で頻度の高い細菌性肺炎や抗酸菌症に伴う肺炎について記載する. また，新しいトピックスとして新型コロナウイルス感染症（COVID-19）との関連について述べる. 抗レトロウイルス療法（anti-retroviral therapy：ART）開始後に生じる免疫再構築症候群（immune reconstitution inflammatory syndrome：IRIS）や，小児や妊婦の HIV 感染者における呼吸器感染症については，専門性が高いため割愛する.

---

### どういう疾患・病態か

　HIV は，主に CD4 陽性 T リンパ球（以下，CD4）とマクロファージ系の細胞に特異的に感染するレトロウイルスである. 感染後は大きく 3 つの病期，急性感染期，無症候期，AIDS 期に分けられる. 無症候期の間も HIV は増殖し続け，CD4 数が減少していく.

118　1. 呼吸器感染症

表1　CD4 陽性 T リンパ球の値で想定される呼吸器疾患

| CD4 陽性 T リンパ球数 | 発症のリスクが高まる呼吸器疾患 |
| --- | --- |
| >500/μL | 細菌性感染症（肺炎球菌による肺炎，副鼻腔炎），結核 |
| 200 ～ 500/μL | 上記疾患，カポジ肉腫（主に皮膚），細菌性感染症（黄色ブドウ球菌感染症） |
| 50 ～ 200/μL | 上記疾患，ニューモシスチス肺炎，クリプトコックス症，トキソプラズマ症，ノカルジア症 |
| <50/μL | 上記疾患，肺アスペルギルス症，細菌性肺炎（緑膿菌），播種性 MAC 症，サイトメガロウイルス肺炎 |

（文献 2，3 を参照して作成）

CD4 数が 200/μL を下回るようになると細胞性免疫不全の状態となり，日和見感染症を発症するリスクが上昇する．CD4 数の値によって想定される呼吸器疾患と病原微生物を表1に示す[2, 3]．

## 1 PcP

真菌の一種である *Pneumocystis jirovecii*（*P. jirovecii*）による肺炎であり，代表的な AIDS 指標疾患のひとつである．本邦における AIDS 指標疾患のうち PcP を罹患する割合は 40％と高く，HIV 感染者において最も頻度が高い日和見感染症である．典型的な臨床症状としては，発熱・乾性咳嗽・労作時呼吸困難を呈し，数日～数週間の亜急性経過で悪化する．

## 2 細菌性肺炎

HIV 感染者では，細胞性免疫不全のみならず，好中球や肺胞マクロファージの機能，抗体産生能も低下するため，CD4 数にかかわらず細菌性呼吸器感染症の頻度が高い．さらに，CD4 数の低下により，細菌性呼吸器感染症への罹患頻度や重症度は高くなる．

起因菌としては，一般的な市中肺炎と同様に肺炎球菌やインフルエンザ桿菌の頻度が高く，CD4 数の低下に伴い，黄色ブドウ球菌や緑膿菌を含むグラム陰性桿菌による肺炎も重要となる．同性間性交渉を行う男性の間では，しばしば，メチシリン耐性黄色ブドウ球菌（MRSA）の市中での流行が認められることに留意しておく必要がある．

## 3 抗酸菌症

結核は，*Mycobacterium tuberculosis*（*M. tuberculosis*）による感染症で，主に肺に病変を形成するが，免疫不全が進行すると肺外結核のリスクが高くなる．排菌を伴っている場合は他者への空気感染が生じるため，肺結核の疑いがある場合は，陰圧個室へ隔離したうえで診療を行うことが望ましい．14 日間以上の長引く咳嗽，歩行困難，39℃以上の発熱，胸部異常陰影，貧血，白血球上昇を伴う場合には，結核を考慮することが望ましいが，HIV 感染者ではこれらの古典的な結核の症状に合致する症例が少ない点に注意が必要である．

非結核性抗酸菌症（NTM）は，結核菌，らい菌以外の約 150 種類の抗酸菌の総称であり，ヒトに病原性を示す NTM は約 50 種とされる．NTM は土壌や水系の環境中に広く存在し，呼吸器あるいは消化管からの菌体の吸引，摂取により感染が成立する．基本的にヒト-ヒト感染は生じない．HIV 感染者では

菌が嚥下され，消化器を中心に感染が成立し，全身へ播種する播種性 NTM 症を発症することがあり，AIDS 指標疾患としても知られている．*Mycobacterium avium* complex (MAC) は，肺に病変を形成する NTM として最も頻度が高いが，HIV 感染者における播種性 NTM 症でも最も頻度が高い．臨床症状としては発熱，寝汗，体重減少，倦怠感などの全身症状や，下痢，腹痛などの消化器症状を呈し，HIV 感染者における播種性 NTM 症では骨・軟部組織病変をきたすことは稀である．

### 4 COVID-19

COVID-19 は，2019 年 12 月に発生した新興感染症である．HIV 感染症は，COVID-19 患者において，重症化率，入院率，ワクチン接種後の感染率や死亡率などとの関連が報告されている．特に，高齢者，多数の基礎疾患を有する場合，CD4 数が低値の場合は注意が必要である．

## 治療に必要な検査と診断

### 1 PcP

HIV 感染者では CD4 数が $200/\mu L$ を下回ると PcP 発症のリスクが高まる．両側対称性の肺門周辺および中下肺野に優位なびまん性すりガラス影（ground-glass opacity：GGO）が典型的な胸部 X 線所見とされる．胸部 CT 検査では，胸膜側に正常部位を残した分布，いわゆる "perihilar distribution with peripheral sparing" や，分布が均一ではなく肺小葉単位で濃淡がみられる "モザイク状" もしくは "地図状" の GGO を呈することが特徴的である．その他，GGO を背景にして，融合する多発嚢胞（壁が薄い）や結節影，空洞影など多彩な陰影を呈する（図 1）.

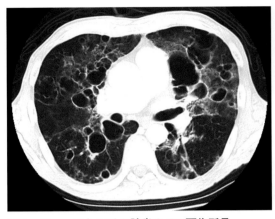

図 1　ニューモシスチス肺炎の CT 画像所見

PcP の確定診断方法は，喀痰や気管支肺胞洗浄液などの気道検体を用いて，染色により *P. jirovecii* を確認することである．染色方法としては，Diff-Quik 染色，ギムザ染色，グロコット染色や蛍光抗体法などがあるが，いずれも特異度が高く，気管支鏡検査も含め可能な限り検体を採取することが重要である．Polymerase chain reaction（PCR）検査を用いた特異的な遺伝子の検出は，喀痰や気管支洗浄液に加えて，口腔内洗浄液でも検査が可能である．感度は高いが健常人でも保菌していることがあり，偽陽性に注意が必要である．また，非侵襲的な補助診断法としては血中 $\beta$-D-グルカン値の測定も有用である．$\beta$-D-グルカンは *P. jirovecii* の細胞壁の主要な構成成分であり，PcP 診断における血中 $\beta$-D-グルカンの測定感度は 94.8％，特異度は 86.3％と報告されている[4]．一方，$\beta$-D-グルカンは治療効果や予後を判定するものではなく，治療経過中に測定することは推奨されていない．

### 2 細菌性肺炎

胸部 X 線画像検査では，単発もしくは多発性の，斑状影や大葉性の浸潤影を認めることが多い．区域を超えて広がる大葉性肺炎は

肺炎球菌性肺炎に多い．空洞形成を伴う場合は黄色ブドウ球菌や緑膿菌も鑑別に挙がる．入院を要する場合は，抗菌薬開始前に喀痰培養に加えて血液培養を採取することが望ましい．臨床経過は，非 HIV 感染者の肺炎と大きく変わりないが，CD4 数の低い HIV 感染者では菌血症を伴う頻度が高く，肺炎球菌による侵襲性肺炎球菌感染症のリスクと考えられている．

肺炎の重症度は肺炎重症度指数（PSI）や CURB-65 などを用いて評価されるが，HIV 感染者においては CD4 数と組み合わせることが死亡率を予測するのに有効な可能性がある．PSI で死亡リスクの上昇がない患者においても，CD4 数＜ 200/$\mu$L が死亡リスクの上昇と関連していたという報告があり，CD4 数が低い患者では入院治療が検討される．

### 3 抗酸菌症

CD4 数が 200/$\mu$L 以上に保たれた HIV 感染者の結核では，典型的な上葉優位の浸潤影や空洞影を呈するが，CD4 数が 200/$\mu$L 未満に低下した高度の免疫不全状態の患者では，上葉以外の病変を呈する頻度が高く，浸潤影や肺門・縦隔のリンパ節腫大，粟粒影，胸水貯留などの多様な画像所見を認めるようになる．したがって，結核に非典型的な画像所見を認めた場合でも，常に肺結核の可能性を念頭においておく必要がある．

また，CD4 数が低下した HIV 感染者では，肺外結核や播種性結核の頻度が高くなる．

結核の確定診断方法は，抗酸菌塗抹培養検査による *M. tuberculosis* の同定である．喀痰が採取できない場合は，胃液や気管支鏡検査による検体で検査を行う．喀痰の塗抹検査が3回連続で陰性，あるいは気管支鏡検査による検体が陰性であれば，排菌の可能性は低いと判断し，隔離解除を検討してもよい．一

方で，塗抹検査が陰性でも遅れて培養検査で陽性が判明する可能性や，病変の増悪により後に排菌を認めることがあるため，経過には注意する必要がある．

播種性 NTM 症の多くは CD4 数 50/$\mu$L 未満の HIV 感染者で発症する．CT 検査では，縦隔や腹腔リンパ節の腫大を認めることが多い．結核に類似した結節影や空洞影を呈することもあるが，粟粒影を認めることは稀である．血液や骨髄，リンパ節など通常無菌の検体から NTM を同定した場合に診断される．喀痰検査のみで陽性となった場合は，気道への常在の可能性もあり必ずしも治療対象とはならない．

### 4 COVID-19

鼻咽頭ぬぐい液の PCR 検査で SARS-CoV-2 を検出することで診断する．HIV 感染者において COVID-19 の臨床所見は大きく変わらないが，HIV 感染症に対する治療が行われていない CD4 数が低値の患者では，他の呼吸器感染症の合併に留意しておく必要がある．

## 治療の実際

### 1 PcP

治療薬の第一選択は経口薬であるスルファメトキサゾール/トリメトプリム（ST）合剤で，トリメトプリムとして 15～20mg/kg/日が推奨されている．人工呼吸器の使用が必要な重症例や腸管からの吸収障害がある症例では，ST 合剤の注射製剤（バクトラミン®）を用いる．ST 合剤の副作用は，発熱，皮疹，血球減少，低ナトリウム血症，高カリウム血症などが，投与開始1～2週間以内にみられることが多い．ST 合剤が副作用などで使用・継続できない場合には，ペンタミジン

点滴静注，もしくは，軽症〜中等症であればアトバコン内服に切り替える．ペンタミジンは3〜4mg/kg/日を1日1回投与する．投与後に低血圧や不整脈が生じることがあるため，投与中はバイタルサインのモニタリングを行う．また，血糖異常，肝機能障害，腎機能障害，電解質異常などの副作用にも注意が必要である．アトバコンは副作用が少なく忍容性に優れているが，有効性が劣る可能性があるため，第一選択薬としては用いないほうがよい．また，絶食下や下痢がある状態では薬剤の吸収が低下するため，代替薬を用いる必要がある．治療期間は合計21日間を目安とする．室内気での$PaO_2$<70mmHgもしくはAaDO$_2$≧35mmHgの場合（中等症以上）は，ステロイドを併用する．米国のガイドラインでは，プレドニン（PSL）80mg/日を5日間，PSL 40mg/日を5日間，PSL 20mg/日を11日間投与するプロトコルが記載されているが，合併症の有無や症例の状態を踏まえてより少量・短期間での使用も個別に検討される．超重症例ではステロイドパルス療法も考慮される．

PcPの発症および再発予防法の有用性は確立している．HIV感染者でCD4数が200/$\mu$L未満の場合は，ST合剤1錠/日を連日，あるいは2錠/日を週3回で内服する．CD4数が3ヵ月以上200/$\mu$Lを超えれば予防投与を中止してよい．トキソプラズマ抗体が陽性の場合は，トキソプラズマ症に対する予防も兼ねてST合剤を2錠/日に増量する．

## 2 細菌性肺炎

基本的な治療薬の選択は非HIV感染者と同様であるが，免疫不全がある場合には緑膿菌や黄色ブドウ球菌（MRSA含む）の関与を考慮する．重症肺炎では，レジオネラ症も考慮する必要がある．一般的な市中の細菌性

肺炎の治療期間は5〜7日間程度で，抗菌薬中止前48〜72時間の解熱と臨床的な安定化を確認することが望ましい．重症例や菌血症を伴う例では，同定された起因菌を踏まえて，治療期間の延長を検討する．

HIV感染者の長期予後を考えるうえでは，適切な時期に利用可能なワクチン接種を行うことも重要である．肺炎球菌は市中肺炎の重要な起因菌であり，成人HIV感染者は肺炎球菌ワクチン接種が推奨される．CD4数にかかわらず，13価肺炎球菌結合型ワクチン（プレベナー13®）または15価肺炎球菌結合型ワクチン（バクニュバンス®）を初回接種に選択し，8週以上間隔を空けて23価肺炎球菌莢膜多糖類ワクチン（ニューモバックス®）の追加接種を行う．CD4数≦200/$\mu$Lの患者ではCD4数>200/$\mu$Lまでの上昇を確認してから追加接種を検討してもよい．インフルエンザワクチンは，インフルエンザまたはインフルエンザ関連細菌性肺炎の予防に関連しており，年1回の接種が推奨されている．2回目の追加接種については，免疫応答が得られにくいHIV感染者においてブースター効果が得られにくい可能性があり，一律には推奨されていない．

## 3 抗酸菌症

結核の治療は，イソニアジド（INH），リファンピシン（RFP），ピラジナミド（PZA），エタンブトール（EB）の4剤を2ヵ月間，その後はINH，RFPの2剤を4ヵ月間投与する．しかし，合計6ヵ月間の治療では再発率が高いという報告もあり，治療開始から2ヵ月間結核菌の喀痰培養陽性が続く例，空洞病変や播種性病変を呈する例では，治療期間を3ヵ月間延長することも考慮される．髄膜炎を合併する例では，9〜12ヵ月間の治療が望ましい．RFPは抗HIV薬との相互作用

があり，プロテアーゼ阻害薬との併用は禁忌である．また，インテグラーゼ阻害薬を使用する場合も用量の調整が必要であるため，RFP の代わりにリファブチン（RBT）を使用することも検討される．

潜在性結核の検査が陽性で活動性結核が否定され，かつ結核の治療歴がない場合，潜在性結核の検査結果にかかわらず活動性結核患者との濃厚曝露があり活動性結核が否定される場合，予防投与として INH＋RFP 3 ヵ月間投与あるいは INH＋リファペンチン（本邦未承認薬）週 1 回の 12 週間投与が推奨される．しかし，前述した RFP の抗 HIV 薬との相互作用の観点から，INH 単剤による治療を選択されることが多い．

播種性 MAC 症では，クラリスロマイシン（CAM）またはアジスロマイシン（AZM）と EB の併用療法が標準治療となる．さらに，RBT の併用により生存率の上昇や薬剤耐性率の低下が報告されているため，可能であれば RBT の併用を行うことが望ましい．CAM と RBT を併用する場合はぶどう膜炎の発生頻度が上昇するため，RBT の初期投与量を半量に減量することが推奨される．重症例や薬剤耐性の懸念がある場合では，キノロン系抗菌薬の内服やアミノグリコシド系抗菌薬の静注を併用することも検討される．治療は最低 12 ヵ月間，かつ，播種性 MAC 症による臨床症状が消失し，CD4 数 100/μL 以上が 6 ヵ月以上維持されるまで行う．

CD4 数 50/μL 未満の HIV 感染者で活動性の MAC 症が否定できる患者に対しては一次予防として AZM または CAM の内服が推奨されるが，ART が速やかに開始できる患者では予防は不要である．ART 開始時に予防投与を終了できる．

## 4 COVID-19

HIV 感染者においても COVID-19 に対する治療戦略は変わらず，重症化リスク因子を有する患者では感染初期に抗ウイルス薬を用い，酸素需要を伴う肺炎が出現する場合には，ステロイドを中心とした免疫抑制薬を併用することが一般的である．治療の詳細は COVID-19 の稿を参照いただきたいが，COVID-19 治療薬には HIV 治療薬と薬物間相互作用をもつものもあるため，治療薬の選択や副作用の出現に注意が必要である．また，COVID-19 ワクチンが HIV の治療薬および予防薬に干渉するという証拠はなく，米国疾病管理予防センターでは，HIV のウイルス量や CD4 数に関係なく，HIV 感染者が COVID-19 ワクチンを接種することを推奨している．

---

### 処 方 例

※体重 60 kg の場合．用量は「サンフォード感染症治療ガイド ―アップデート版」を参考にした[5]．

#### PcP

《治　療》

●内服できる場合

処方　バクタ® 配合錠　1 回 4 錠　1 日 3 回　朝昼夕食後　21 日間

●内服できない場合

処方　バクトラミン® 注　1 回 4 アンプル　8 時間ごと　21 日間
（1 アンプルあたり 125 mL の 5% ブドウ糖注射液または生理食塩液が必要．溶液の注入量に制限がある患者では 1 アンプルあたり 75 mL に混合可能であるが，溶解後 2 時間以内に使用を終了することが望ましい）

●呼吸不全がある場合

処方　抗PcP治療を開始する15〜30分前にプレドニン®錠5mg　1回8錠　1日2回　朝夕食後　5日間，その後プレドニン®錠5mg　1回8錠　1日1回　朝食後　5日間，その後プレドニン®錠5mg　1回4錠　1日1回　朝食後　11日間

《予　防》

処方　バクタ®配合錠　1回1錠　1日1回　朝食後

## 細菌性肺炎

●内服できる場合

処方　（オーグメンチン®配合錠250RS　1回1錠　1日3回　朝昼夕食後，サワシリン®250mg　1回1錠　1日3回　朝昼夕食後）5〜7日間　＋　ジスロマック®250mg　1回2錠　1日1回　朝食後　3日間

●内服できない場合

処方　セフトリアキソン　1回1〜2g　24時間ごと　＋　ジスロマック®点滴静注用　1回500mg　24時間ごと　5〜7日間

●緑膿菌をカバーする場合

処方　セフトリアキソンをセフェピム塩酸塩1回2g　12時間ごと　またはゾシン®　1回4.5g　6時間ごとまたは　メロペン®　1回1g　8時間ごと　に変更する

●MRSAをカバーする場合

処方　バンコマイシンの点滴静注を追加する．初回　1回1.5g，2回目以降1回1g　12時間ごと（トラフ値10〜15μg/mLを目安に調整）．治療期間は7〜14日間

## 抗酸菌症

●肺結核

・初期治療（最初の2ヵ月）

処方　イスコチン®錠100mg　1回3錠　1日1回　朝食後
　　　リファジン®カプセル150mg　1回4カプセル　1日1回　朝食後
　　　エサンブトール®錠250mg　1回4錠　1日1回　朝食後
　　　ピラマイド®原末　1,500mg　1日1回　朝食後

・継続治療（初期治療後4〜7ヵ月）

処方　イスコチン®錠100mg　1回3錠　1日1回　朝食後
　　　リファジン®カプセル150mg　1回4カプセル　1日1回　朝食後

●予　防

処方　イスコチン®錠100mg　1回3錠　1日1回　朝食後　9ヵ月間

※イスコチン®を使用する場合にはビタミンB6の補充を行う

●播種性MAC症

・治　療

処方　クラリスロマイシン錠200mg　1回2錠　1日2回　朝夕食後
　　　または，ジスロマック®錠600mg　1回1錠　1日1回　朝食後
　　　エサンブトール®錠250mg　1回4錠　1日1回　朝食後

・予　防

処方　ジスロマック®錠600mg　1回2錠　1日1回　朝食後　週に1回
　　　または
　　　クラリスロマイシン錠200mg　1回2錠　1日2回　朝夕食後

## 専門医に紹介するタイミング

呼吸器感染症を合併した HIV 感染者では，呼吸器以外の臓器に日和見疾患を合併していることも少なくない．また，免疫機能の回復には，ART の開始が必須であるため，HIV 陽性と判明した場合，速やかに HIV 感染症診療に慣れた専門医へ紹介することが望ましい．

## 専門医からのワンポイントアドバイス

まだ HIV 感染症と判明していない状態で日和見感染症を発症し，「発熱，咳嗽，呼吸困難」などの症状で，非専門医の医療機関を受診する場合がある．若者で経過が通常と異なる肺炎や，両側 GGO や粟粒影を見た場合，改めて問診で海外渡航歴や性交歴を聴取し，積極的に HIV 検査を実施することが，

HIV の診断を早急につけることにつながるため重要である．

―――――― 文　献 ――――――

1) Guidelines for the Prevention and Treatment of Opportunistic Infections in HIV-Infected Adults and Adolescents. 2022
https://clinicalinfo.hiv.gov/en/guidelines
2) HIV ESSENTIALS, Eighth Edition. Sax PE ed. Jones & bartlett Learning, 2017
3) Crum-Cianflone NF, Hullsiek KH, Ganesan A et al：Is Kaposi's sarcoma occurring at higher CD4 cell counts over the course of the HIV epidemic? AIDS 24：2881-2883, 2010
4) Karageorgopoulos DE, Qu JM, Korbila IP et al：Accuracy of $\beta$-D-glucan for the diagnosis of Pneumocystis jirovecii pneumonia：a meta-analysis. Clin Microbiol Infect 19：39-49, 2013
5) 日本語版サンフォード感染症治療ガイド（アップデート版）.
https://lsp-sanford.jp/sguide/index2.php

## 1. 呼吸器感染症

# 血液疾患に合併する呼吸器感染症

**山口博樹**
日本医科大学大学院医学研究科 血液内科学分野

**POINT**

● 血液疾患は高度な好中球減少症や免疫不全を引き起こすことが多く，呼吸器感染症を高率に合併する．

● 血液疾患に合併する呼吸器感染症の中で，深在性真菌症と潜在性結核感染症に対してはガイドラインが策定されている．

● 高度な好中球減少症や免疫不全によって重篤化する症例が多いため，臨床上予防や経験的治療が重要である．

---

## ガイドラインの現況

血液疾患は好中球減少や免疫不全を引き起こす代表的な疾患のひとつで，呼吸器感染症を高率に合併する．血液疾患の中でも特に白血病や悪性リンパ腫などといった造血器腫瘍は，免疫担当細胞の腫瘍化や，化学療法や造血幹細胞移植といった治療によって高度の好中球減少や免疫不全を引き起こし，合併する呼吸器感染症は重篤で致死率も高い．また近年，抗生物質に対する耐性菌の出現が問題になっていることから，本来であればガイドラインに準じた的確な診断と治療が必要である．

しかし現時点で，血液疾患に合併する呼吸器感染症に関してガイドラインが策定されているのは，深在性真菌症[1, 2]と潜在性結核感染症[3]，インフルエンザと COVID-19 を除くその他の呼吸器ウイルス感染症[4]に対してのみで，そのほかの感染症に関しては明確なガイドラインは作られていない．その理由として，血液疾患の好中球減少や免疫不全の内容が疾患，治療，合併症によって多岐にわたること，血小板減少などのため経気管支肺生検などの侵襲的検査が困難な場合が多いこと，感染症の加療が遅れることは致死的な状況を招くため，予防や経験的加療の臨床的比重が大きいことなどが考えられる．

本稿では血液疾患に合併する呼吸器感染症に関して，真菌感染症は 2014 年に改訂されたガイドラインの概説を，そのほかの感染症に関しては標準的な診療指針を解説する．

---

**【本稿のバックグラウンド】** 血液疾患は高度な好中球減少症や免疫不全，血小板減少，造血幹細胞移植などの特殊治療のため，感染症に限らず呼吸器合併症が多彩である．しかし侵襲的検査が困難なため，確定診断をつけることが難しい症例が多い．

表1 血液疾患やその治療における免疫不全の種類

| | | 好中球減少 | 細胞性免疫低下 | 液性免疫低下 |
|---|---|---|---|---|
| 白血病 | 急性骨髄性白血病 | ＋＋＋ | | |
| | 急性リンパ性白血病 | ＋＋ | ＋ | ＋ |
| | 慢性骨髄性白血病 | | | |
| | 慢性リンパ性白血病 | | ＋＋ | ＋＋＋ |
| | 成人Ｔ細胞性白血病 | | ＋＋＋ | |
| 悪性リンパ腫 | Ｂ細胞性悪性リンパ腫 | | ＋ | ＋＋ |
| | Ｔ細胞性悪性リンパ腫 | | ＋＋ | ＋ |
| 多発性骨髄腫 | | | | ＋＋＋ |
| 骨髄異形性症候群 | | ＋＋＋ | | |
| 治療関連 | リツキシマブ | | | ＋＋ |
| | プリンアナログ・抗胸腺グロブリン | | ＋＋ | |
| | 脾臓摘出 | | | ＋＋ |
| | 同種造血幹細胞移植 | ＋＋＋ | ＋＋＋ | ＋＋＋ |

## どういう疾患・病態か

　血液疾患における免疫不全は，その疾患や治療によってその内容が異なる．**表1**に具体的な疾患と免疫不全の状態を示す．

　急性骨髄性白血病や骨髄異形成症候群などの骨髄球系の疾患は，好中球減少が中心となり，細菌感染症が多い．悪性リンパ腫や多発性骨髄腫などは免疫不全が中心となり，細菌感染症だけでなく真菌，ウイルス，ニューモシスチスカリニ肺炎などの頻度が高くなる．造血幹細胞移植に関しては，好中球減少や免疫不全のいずれもが高頻度で，ほかの血液疾患と比較し真菌感染症やサイトメガロウイルス感染症などがより多くなり，病態として独立して考えるべきである．また移植日からの経過日数によって，発症する感染症のリスクが異なるので注意が必要である（**図1**)[5]．自己免疫性溶血性貧血や特発性血小板減少性紫斑病は，治療として脾摘出術が行われることがあるが，脾臓は肺炎球菌などの莢膜を有する細菌に対するIgM産生において重要な臓器であり，脾摘出術は肺炎球菌感染症の発症

リスクを高くする．

　すべての疾患に共通することとして，抗癌薬や放射線治療，移植片対宿主病による気道粘膜の障害は感染症発症のリスク因子となる．また継続的な輸血は，臓器の鉄過剰を招き微生物の増殖を促すだけでなく，単球の貪食能を低下させ感染症発症のリスク因子となる．鉄過剰に対して鉄キレート薬であるデフェロキサミンで加療をすることが多いが，デフェロキサミンは鉄を接合菌などに供給し呼吸器感染症を引き起こすことがある[1]．

## 治療に必要な検査と診断

　血液疾患に合併する呼吸器感染症の診断に関して，特別な検査があるわけではない．むしろ血小板減少症などのため，経気管支肺生検などの侵襲的の検査が困難な場合が多い．このため診断が確定に至らない場合も少なくなく，疾患やその治療において発症する頻度の高い呼吸器感染症を想定し，経験的治療を行うことが多い．血液疾患に合併する感染症の中では，深在性真菌症に関してのガイドライ

血液疾患に合併する呼吸器感染症　127

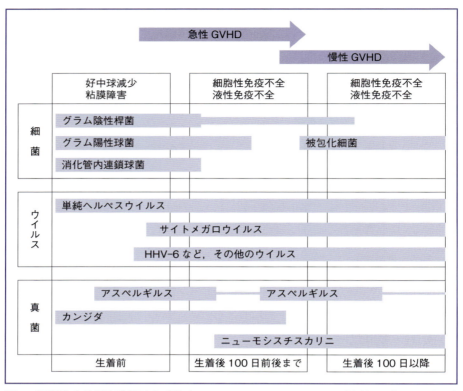

**図1　同種造血幹細胞移植時の感染症**　　　（文献5を参照して作成）

ンが策定されており，表2に示すような宿主因子が示されている[1]．それぞれの感染症の診断に関しては他稿を参照していただき，本稿では血液疾患に合併する呼吸器感染症の診断で注意すべき点を述べる．

血液疾患では好中球減少が著しい場合が多く，細菌性肺炎を合併しても喀痰排出や咳嗽が少なく，単純X線検査でも浸潤影がはっきりしない場合が少なくない．発熱や経皮的酸素飽和度の低下などを認めた場合は，呼吸器感染症の合併を強く疑い，積極的に胸部CT検査を行うことが大切である．また肺炎から敗血症に進展する場合が多いので，必ず血液培養を行う．喀痰排出が少ないため喀痰培養検査で原因菌が同定できない場合でも，血液培養検査の結果で肺炎の原因菌を推定することができる場合もある．

血液疾患は感染症以外にも表3に示すよ

うな非感染性の肺病変を認めることも多く，これらの鑑別に血清学的診断は有用である．特に細菌や真菌感染症を反映するプロカルシトニン，真菌感染症の診断基準における菌学的基準の間接法にあたるアスペルギルスガラクトマンナン抗原や$\beta$-D-グルカン（表2），造血幹細胞移植時のサイトメガロウイルス血症検査である末梢血多形核白血球中のCMV pp65抗原検査は有用である．一方で，免疫不全があり血清抗体価が全般的に低値であるため，抗体検査は偽陰性となる場合が多く有用性は低い．

気管支鏡検査による気管支肺洗浄検査や経気管支肺生検は，侵襲が大きいため，血小板減少症などの患者には検査が行われないことが多い．しかし約1/3〜半数の症例において，気管支肺洗浄検査にて原因菌が同定され，治療変更が可能であったとの報告もある．また有

**表 2　がんと造血幹細胞移植患者のための侵襲性真菌感染症診断基準**

### A. 侵襲性真菌症確定例（proven invasive fungal diseases）

| | 糸状菌*1 | 酵母様真菌 |
|---|---|---|
| 深在性真菌症 | 本来無菌的である部位から針吸引や生検標本の病理組織学的検査，細胞病理学的検査*2，または直接鏡検において菌糸が検出され関連した*3組織障害を認めるもの<br><br>または<br><br>糸状菌感染に矛盾しない臨床症状・徴候があり，臨床的または画像的に異常を認める本来無菌的な部位（気管支肺胞洗浄（BAL），頭蓋副鼻腔，尿を除く）から，無菌的手技によって得られたサンプルでの糸状菌または"黒色酵母"培養陽性例<br><br>または<br><br>糸状菌感染に矛盾しない臨床症状・徴候があり血液培養で糸状菌が検出（例；フサリウム属）*4 | 粘膜以外の本来無菌部位からの針吸引や生検標本の組織病理学的検査または細胞病理学的検査*2または直接鏡検における酵母様細胞の観察（例；クリプトコッカス：莢膜を保有する発芽酵母，カンジダ：仮性菌糸や真性菌糸）<br><br>または<br><br>本来無菌的で臨床的または画像的に真菌感染症の病像所見を示す部位からの無菌的手技（留置後24時間未満の新規留置ドレーンを含む）によって得られたサンプルの培養で酵母様真菌を検出<br><br>または<br><br>血液培養からの酵母（例；カンジダ）または酵母様真菌（トリコスポロン）の検出 |

### B. 侵襲性真菌症臨床診断例（probabale invasive fungal diseases）

宿主因子1つ以上＋臨床的基準1つ＋菌学的基準1つ

### C. 侵襲性真菌症可能性例（possible invasive fungal diseases）*5

宿主因子1つ以上＋臨床的基準1つを満たすが菌学的基準なし

| 宿主因子 | | ・発症に関連する遷延性の好中球減少（<500/$\mu$L が10日以上）<br>・同種造血幹細胞移植のレシピエント<br>・プレドニゾロン換算で0.3mg/kg/日以上に相当する副腎皮質ステロイドの3週間以上の使用（アレルギー性気管支肺アスペルギルス症の患者を除く）<br>・過去90日以内の細胞性免疫抑制薬（シクロスポリン，TNF-$\alpha$阻害薬，アレムツズマブ（わが国では治験中）など分子標的薬，プリンアナログなど）の投与歴<br>・先天性重症免疫不全（例；慢性肉芽腫症，重症複合型免疫不全症） |
|---|---|---|
| 臨床的基準 | 下気道真菌感染症 | CTにおける以下の3つの画像所見のうち1つが存在<br>・辺縁鮮明な結節状影±halo sign<br>・Air-crescent sign<br>・空洞 |
| | 気管気管支炎 | 気管支鏡における気管気管支の潰瘍，結節，偽膜，斑点，痂疲 |
| | 副鼻腔感染症 | 副鼻腔炎を示す画像所見＋以下のうち1つ以上<br>・急性局所痛（眼への放散痛も含む）<br>・黒色痂疲を伴う鼻潰瘍<br>・副鼻腔から眼窩を含む骨性バリアを越える伸展 |
| | 中枢神経感染症 | 以下の2つの所見のうち1つが存在<br>・巣状病変<br>・MRIまたはCT所見での髄膜増強像 |

（次ページへ続く）

| | 播種性カンジダ症 | 過去2週間以内のカンジダ血症に加えて，以下のいずれかを満たす<br>・肝ないし脾内の末梢性の標的様小潰瘍（Bull's-eye sign）<br>・眼底検査における進行性の網膜の滲出性病変 |
|---|---|---|
| 菌学的基準 | 直接法：細胞診，直接鏡検，培養 | 細胞診または直接鏡検で菌糸を確認か喀痰，BALF，気管擦過検体または副鼻腔吸引検体で糸状菌（例：アスペルギルス，フサリウム，ムーコル，スケドスポリウム）が培養陽性 |
| | 間接法：抗原または細胞壁構成成分の検出 | ・アスペルギルス症：血漿，血清，BALF，または脳脊髄液でGM抗原陽性<br>・侵襲性真菌感染症（クリプトコッカスやムーコル以外）：血清検体でβ-D-グルカン陽性 |

＊1：可能ならば，培養検体の属または種レベルでの同定を付記する.
＊2：病理組織学的検査または細胞病理学的検査に供された組織および細胞はGrocott-Gomori methenamine銀染色またはPeriodic Acid Schiff（PAS）染色による菌体の精査が積極的に行われるべきである. 検査が可能な施設では，侵襲性真菌感染巣から乾燥していない標本を作製し封入検体を蛍光色素（例；Calcofluorや Blancophor）で染色すべきである.
＊3：カンジダ，トリコスポロン，酵母様 *Geotrichum*，*Blastoschizomyces capitatus* も仮性菌糸や真性菌糸を形成することがある.
＊4：各菌種の侵襲性真菌感染症の診断（例：侵襲性アスペルギルス症確定例）には培養と菌種の同定が必要である. そのいずれかが不能な場合は侵襲性糸状菌感染症確定例（proven mold invasive fungal disease）とする.
＊5：血液培養からのアスペルギルスの発育は例外なくコンタミネーションを示唆する.

（文献1より引用）

### 表3　血液疾患における非感染性肺病変

薬剤性肺炎
放射線肺臓炎
肺胞出血
白血病やリンパ腫の肺浸潤
肺胞蛋白症
肺塞栓
輸血関連肺障害
心不全
移植片対宿主病
idiopathic pneumonia syndrome
器質化肺炎

用な血清学的診断がない接合菌や，非感染性の肺病変の鑑別には経気管支肺生検の有用性は大きい. 症例によってはリスクを踏まえて気管支鏡検査を行う勇気が必要である.

## 治療の実際

### 1 細菌感染症

　細菌性呼吸器感染症に関しては，血液疾患に合併した呼吸器感染症だからといって，一般診療で問題にならないような起炎菌が多いわけではない. 例えば外来患者の細菌性呼吸器感染症は，市中肺炎の起炎菌の頻度と同様である. しかし血液疾患患者は前述のように原因菌の同定が難しく，短期間に重症化しやすいので，経験的治療を行うことも少なくない. また喀痰培養や血液培養検査などから起炎菌を示唆する結果が得られている場合も，細菌感染と真菌感染などが複合感染していることもあるので注意が必要である.

　問題点は，重症化を恐れていたずらに広域スペクトラム抗生物質やバンコマイシンなどが長期に使用され，多剤耐性緑膿菌などといった耐性菌が出現することである. リスクを踏まえて気管支鏡検査を行い，起炎菌の同定をする努力が必要である. また好中球が回復した場合や起炎菌が同定された場合は，発熱や炎症所見，画像診断などを考慮し，抗生物質の整理をすることも必要である.

## 2 真菌感染症

### 1. 予防投与

　急性白血病の寛解導入療法や同種造血幹細胞移植では，抗真菌薬による予防投与が推奨される（わが国での保険適用は造血幹細胞移植時のみ）．また HEPA フィルターによる無菌室などの防護環境での加療が望ましい．特に施設内で工事などがある場合は，アスペルギルス症発症のリスクが高くなるので，防護環境での加療をより強く考える．しかし急性白血病の寛解後療法，自家造血幹細胞移植，好中球減少が 7 日未満の低リスク症例では予防投与は推奨されない．

### 2. 経験的治療・早期治療

　発熱性好中球減少症に対して抗生物質による経験的治療を行うも解熱をしない場合，抗真菌薬による経験的治療を行うことが日常診療では多く行われている．しかしこれまでに経験的治療の有用性を示した大規模試験はなく，その有用性に関しては不確定である[1]．近年，経験的治療によって恩恵を受ける症例が実際には少ないことや，抗真菌薬の副作用や医療経済の問題などを考慮して，表 2 に示す侵襲性真菌症可能性例の中でもアスペルギルスガラクトマンナン抗原，$\beta$-D-グルカンなどといった菌学的基準をある一定以上の条件で満たした場合（アスペルギルスガラクトマンナン抗原 2 回連続陽性など）や，好中球減少とその期間を評価した D-index を指標に抗真菌薬の加療を開始する早期治療が試みられている[1]．しかし，早期治療開始の判断基準となる血清学的検査の基準は現時点では定まっておらず，経験的治療に比べ早期治療は深在性真菌症の発症率を有意に高くするとの報告もあり，経験的治療と早期治療のどちらが有用かの結論は出ていない[1]．なお経験的治療・早期治療に選択する薬剤は，予防投与とは異なる薬剤を選択する．

### 3. 標的治療

　「肺真菌症」の項を参照．

## 3 ニューモシスチスカリニ肺炎

### 1. 予防投与

　ニューモシスチス肺炎の発症リスクが高い同種造血幹細胞移植症例，急性リンパ性白血病，プリンアナログ，ベンダムスチンや抗胸腺グロブリン療法など細胞性免疫を低下させる治療を受けた症例，プレドニン® 20mg/kg を 4 週間以上投与される症例に対しては予防投与が行われる．

### 2. 標的治療

　「HIV 感染症に合併する呼吸器感染症」の項を参照．

## 4 サイトメガロウイルス肺炎

　1980 年頃まで，サイトメガロウイルス感染症は，免疫不全症例において高頻度かつ致死的な合併症として恐れられてきた．しかし現在では，サイトメガロウイルス血症検査である末梢血多形核白血球中の CMV pp65 抗原検査による早期診断の確立と抗ウイルス薬による先制攻撃的治療が普及したため，サイトメガロウイルス感染症は激減している．さらに近年になり，同種造血幹細胞移植患者におけるサイトメガロウイルス感染症の発症抑制の効能効果をもつレテルモビル（プレバイミス®）がわが国で使用できるようになり，サイトメガロウイルス感染症はさらに少なくなるであろう．CMV pp65 抗原に関しては，白血球数 5 万個あたり陽性細胞数が 10 個以上の場合は，サイトメガロウイルスの再活性化があると診断し，特に 100 個以上となった場合は，サイトメガロウイルス肺炎などの感染症を発症している可能性が高い．治療に伴い陰性化するので，治療効果判定にも有用であるが，治療開始当初は陽性細胞数が横ばい

もしくは上昇することもある．また，白血球数が少ない状況では偽陰性となることがあるので注意が必要である．

サイトメガロウイルス肺炎に対する治療薬は，ガンシクロビル（デノシン®）とホスカルネットナトリウム（ホスカビル®）がわが国で使用できる．前者の重大な副作用は骨髄抑制で，後者は腎機能障害である．ガンシクロビル耐性サイトメガロウイルスの頻度は極めて低く，重度の免疫不全症例に長期間ガンシクロビルを使用した症例に限られている．またガンシクロビルのプロドラッグである経口薬であるバルガンシクロビル（バリキサ®）が登場し，注射薬と同等のガンシクロビル血中濃度を得ることができる．しかしバリキサ®はサイトメガロウイルス肺炎に対しての有用性は示されておらず，デノシン®で治療後の維持療法などに用いるほうがよいであろう．

### 5 肺結核

結核に感染して発病するリスクの高い症例に，潜在性結核感染症の治療を行うことは有用である．2013年3月に日本結核病学会より「潜在性結核感染症治療指針」が発表された[3]．血液疾患領域で積極的に潜在性結核感染症の治療を行う対象は，造血幹細胞移植症例で免疫抑制療法を行っている症例，胸部X線写真上に線維結節影（未治療の陳旧性結核）を有する症例，リツキシマブや抗胸腺グロブリン製剤などといった生物製剤を使用した症例，長期に多量のステロイド投与が行われる症例である．投与期間はイソニアジドを6〜9ヵ月，イソニアジドが使用できない場合はリファンピシンを4〜6ヵ月投与する．

## 処 方 例

### 細菌感染症

**処方A** セフェピム塩酸塩1g 2本（計2g） 1日2回 点滴静注

**処方B** ゾシン®静注用4.5 1回1本（4.5g） 1日3〜4回 点滴静注

●画像所見で異型肺炎が疑われた場合

**処方** クラビット®点滴静注バッグ500mg/100mL 1回1本（500mg/100mL） 1日1回 点滴静注

●上記処方で解熱が得られない場合

**処方** メロペネム点滴静注用 1回0.5〜1gを1日2〜3回 点滴静注（重症・難治性感染症には1回1gを上限として1日3gまで増量可）±バンコマイシン点滴静注用0.5g 1回1本（0.5g） 6時間ごと1日4回，または1回2本（計1g） 12時間ごと1日2回 点滴静注

### 真菌感染症

●予防投与

**処方A** ジフルカン®カプセル100mg 4錠（計400mg） 1日1回 経口投与 移植日14日前から

**処方B** ファンガード®点滴用50mg 1本（50mg） 1日1回 点滴静注 移植日14日前から

**処方C** ノクサフィル®錠100mg，同点滴静注300mg 初日は1回300mgを1日2回，2日目以降は1日1回300mgを投与．点滴静注の場合は，中心静脈ラインか

ら約90分かけて緩徐に点滴静注

●経験的治療・早期治療

処方A　カンサイダス®点滴静注用
50mg　1本（50mg）　1日1回
点滴静注（初日のみ70mg　1本）

処方B　アムビゾーム®点滴静注用
50mg　1本（50mg）＋5％ブド
ウ糖注射液250mg　2.5mg/kg
24時間持続点滴静注

処方C　ブイフェンド®200mg静注用
1本（200mg）＋注射用水19mL
4mg/kg（初日のみ6mg/kg）
12時間ごと点滴静注

### ニューモシスチスカリニ肺炎（予防）

●移植症例

処方　バクタ®配合錠　1回2錠　1日
2回　経口投与　移植21日前から

●細胞性免疫を低下させる治療を受けた
症例

処方　バクタ®配合錠　1回1錠　1日
1回　経口投与，もしくはバクタ®
配合錠　1回2錠　1日2回　経口
投与　週2日

●バクタ®の内服ができない症例

処方A　ベナンバックス®注用300mg
1回1本（300mg）　1ヵ月1回
吸入　本剤吸入投与にあたって
は，換気性のよい部屋を使用し，
取り扱い者は防護手段（手袋，マ
スクなど）を講じ，できる限り被
曝されないようにすること

処方B　サムチレール®内用懸濁液15％
1日1回10mL　食後に経口投与

### サイトメガロウイルス肺炎

●予防投与（同種造血幹細胞移植症例）

処方　プレバイミス®480mg　1日1回
経口投与もしくは約60分かけて点
滴静注
シクロスポリンと併用投与する
場合には，プレバイミス®240mg
を1日1回経口投与もしくは約60
分かけて点滴静注

●標的治療

処方A　デノシン®点滴静注用500mg
1本（500mg）＋注射用水10mL
2.5mg/kg　8時間ごと，または
5mg/kg　12時間ごと点滴静注
10〜21日．その後5mg/kgを24
時間ごと点滴静注

処方B　点滴静注用ホスカビル®注
24mg/mL　60mg/kg　8時間ご
と，または90mg/kg　12時間ご
とに1mg/kg/分で点滴静注　10〜
21日間．その後90〜120mg/kg
を24時間ごと点滴静注

### 肺結核

処方A　イスコチン®錠100mg　1回1
錠　1日3回　経口投与
ピドキサール錠®30mg　1回1錠
1日3回　経口投与

処方B　リファンピシンカプセル150mg
1回3錠　1日1回　経口投与

## 専門医に紹介するタイミング

　血液疾患に合併する呼吸器感染症に，一般
臨床医が遭遇する機会はそれほど多くない．

血液疾患に合併する呼吸器感染症　133

通常，血液疾患に対する外来加療中の患者に関しては，感染症合併のリスクの説明が十分されており，当然，原疾患の治療を担当している血液内科医が治療を受け入れるであろう．一般臨床医が遭遇すると考えられるのは，診断前の初発の急性白血病に合併した呼吸器感染症ぐらいである．血液疾患に合併する呼吸器感染症は，短期間に重篤化することが稀ではない．入院加療を受け入れてくれる血液内科医と相談し，必要な検査を提出したうえで前述の細菌性感染症の経験的治療を行うことも必要である．

## 専門医からのワンポイントアドバイス

一般臨床医が加療をしている難治性の呼吸器感染症の症例の中には，悪性リンパ腫や多発性骨髄腫などといった血液疾患が基礎疾患として存在することもあると念頭におくべきである．また近年の治療の進歩で，血液疾患の治療を受け長期生存をする患者も多くなってきた．例えば特発性血小板減少性紫斑病に対して脾摘出術を施行したなど，問診で既往歴をしっかり聴取することは極めて重要である．

─────── 文　献 ───────

1) 深在性真菌症のガイドライン作成委員会：深在性真菌症の診断・治療ガイドライン 2014. 協和企画, 2014
2) 日本造血・免疫細胞療法学会：造血細胞移植ガイドライン─真菌感染症の予防と治療（第2版）. 2021年9月.
   https://www.jstct.or.jp/uploads/files/guideline/01_04_shinkin02.pdf
3) 日本結核病学会予防委員会：治療委員会：潜在性結核感染症治療指針
   https://www.kekkaku.gr.jp/ga/Vol.88（2013）/Vol88_No5/Vol88No5P497-512.pdf
4) 日本造血・免疫細胞療法学会：造血細胞移植ガイドライン─ウイルス感染症の予防と治療（第3版）. 2018年8月.
   https://www.jstct.or.jp/uploads/files/guideline/01_03_05_flu.pdf.
5) Tomblyn M, Chiller T, Einsele H et al：Guidelines for preventing infectious complications among hematopoietic cell transplantation recipients：a global perspective. Biol Blood Marrow Transplant 15：1143-1238, 2009
6) Kimura SI, Kanda Y, Iino M et al：Efficacy and safety of micafungin in empiric and D-index-guided early antifungal therapy for febrile neutropenia；a subgroup analysis of the CEDMIC trial. Int J Infect Dis 100：292-297, 2020

## 2. 閉塞性肺疾患

# COPD（薬物療法）

**神津　悠, 權　寧博**
日本大学医学部内科学系 呼吸器内科学分野

**POINT**

- ●「COPD（慢性閉塞性肺疾患）診断と治療のためのガイドライン」が 2022 年に改訂された（第 6 版）. 薬物療法についても変更された.
- ●患者全体を喘息病態非合併例と合併例に分け, LAMA/LABA/ICS 配合薬, マクロライド系抗菌薬の位置づけを明記している.
- ● 2020 年に吸入薬指導加算の算定が可能となったことを背景に, 吸入指導の項目が追加された.
- ●プライマリケア医の役割が記され, COPD の早期発見と診断率向上や呼吸器専門医との連携が円滑になるように配慮された.

---

### ガイドラインの現況

　最新の日本呼吸器学会による「COPD（慢性閉塞性肺疾患）診断と治療のためのガイドライン」は, 2022 年に改訂された第 6 版である. 世界的には Global initiative for Chronic Obstructive Lung Disease（GOLD）document がある. 本稿では, 日本呼吸器学会のガイドラインに沿って, 歴史的変遷を踏まえて解説する.

---

**【本稿のバックグラウンド】**　2022 年に改訂された「COPD（慢性閉塞性肺疾患）診断と治療のためのガイドライン 2022（第 6 版）」に沿って, 早期診断, 早期治療を目指した取り組みを中心に解説した.

---

## どういう疾患・病態か

### 1. 疫 学

　喫煙者が罹患する代表的な慢性呼吸器疾患であり, 以前は慢性気管支炎や肺気腫などの病名で呼ばれていた. 喫煙者の 20％前後が罹患する感受性を有しているとみられる. 緩徐進行性で高齢者ほど罹患者が多く, わが国の推定罹患者は 500 万人を超えるが, 実際に治療されている人は数十万人程度である. 罹患を自覚しにくいため, 喫煙し続けて重症化してしまうケースが多い.

### 2. 定 義

　COPD の定義は, 「タバコ煙を主とする有害物質を長期に吸入することで生じた肺疾患」であり, 気流閉塞が「末梢気道病変と気腫性変化がさまざまな割合で複合的に関与して起こる」とされている. COPD の疾患概念は管理・治療法の進歩により大きく変化しており, 日本呼吸器学会の「COPD 診断と

COPD（薬物療法）　135

治療のためのガイドライン」の初版から第6版までに定義の変遷が記載されている（**表1**）．気流閉塞に関しては，「不可逆的（初版）」，「さまざまな程度の可逆性を認める（第2版）」，「正常に復すことのない気流閉塞を示し進行性である（第3版）」，「正常に復

**表1 COPDの定義**

●1999年
COPD 診断と治療のためのガイドライン
COPD（Chronic obstructive pulmonary disease：慢性閉塞性肺疾患）とは，慢性気管支炎，肺気腫または両者の併発により惹起される閉塞性換気障害を特徴とする疾患である．通常，COPD による閉塞性換気障害は，ゆっくりと進行し，不可逆的である．閉塞性換気障害は，慢性気管支炎による気道病変と肺気腫に起因する肺胞病変とがさまざまに組み合わさって生じるものである．

●2004年
COPD 診断と治療のためのガイドライン第2版
COPD（Chronic obstructive pulmonary disease：慢性閉塞性肺疾患）とは，有害な粒子やガスの吸入によって生じた肺の炎症反応に基づく進行性の気流制限を呈する疾患である．この気流制限にはさまざまな程度の可逆性を認め，発症と経過が緩徐であり，労作性呼吸困難を生じる．

●2009年
COPD 診断と治療のためのガイドライン第3版
COPD（Chronic obstructive pulmonary disease：慢性閉塞性肺疾患）とは，タバコ煙を主とする有害物質を長期に吸入曝露することで生じた肺の炎症性疾患である．呼吸機能検査で正常に復すことのない気流閉塞を示す．気流閉塞は末梢気道病変と気腫性病変がさまざまな割合で複合的に作用することにより起こり，進行性である．臨床的には徐々に生じる体動時の呼吸困難や慢性の咳，痰を特徴とする．

●2013年
COPD 診断と治療のためのガイドライン第4版
COPD（Chronic obstructive pulmonary disease：慢性閉塞性肺疾患）とは，タバコ煙を主とする有害物質を長期に吸入曝露することで生じた肺の炎症性疾患である．呼吸機能検査で正常に復すことのない気流閉塞を示す．気流閉塞は末梢気道病変と気腫性病変がさまざまな割合で複合的に作用することにより起こり，通常は進行性である．臨床的には徐々に生じる労作時の呼吸困難や慢性の咳，痰を特徴とするが，これらの症状に乏しいこともある．

●2018年
COPD 診断と治療のためのガイドライン第5版
COPD（Chronic obstructive pulmonary disease：慢性閉塞性肺疾患）とは，タバコ煙を主とする有害物質を長期に吸入曝露することで生じる肺疾患であり，呼吸機能検査で気流閉塞を示す．気流閉塞は末梢気道病変と気腫性病変がさまざまな割合で複合的に関与し起こる．臨床的には徐々に生じる労作時の呼吸困難や慢性の咳，痰を特徴とするが，これらの症状に乏しいこともある．

●2022年
COPD 診断と治療のためのガイドライン第6版
COPD（Chronic obstructive pulmonary disease：慢性閉塞性肺疾患）とは，タバコ煙を主とする有害物質を長期に吸入曝露することなどにより生じる肺疾患であり，呼吸機能検査で気流閉塞を示す．気流閉塞は末梢気道病変と気腫性病変がさまざまな割合で複合的に関与し起こる．臨床的には徐々に生じる労作時の呼吸困難や慢性の咳，痰を示すが，これらの症状に乏しいこともある．

（文献1〜3を参照して作成）

136　2．閉塞性肺疾患

すことのない気流閉塞を示し通常は進行性である（第4版）」「気流閉塞を示す（第5版）」と記述が変化している．すなわち，最新のガイドラインでは，不可逆的，進行性，正常に復することのないなどの言及がなくなり，より多様な病態を含むようになっている．また，初版から第4版までと異なる点としては，COPDの成立に炎症だけでなく，非炎症性機転もあるとする概念を重視していることであり，特に，肺の発育障害などの概念が取り入れられるようになり，胎児あるいは小児期の肺の成長が重要であることが認識されるようになった．最新のガイドライン（第6版）では，COPDと混同されやすい疾患（慢性気管支炎，肺気腫はCOPDと同義ではない）についても併記された．

①慢性気管支炎

喀痰症状が年に3ヵ月以上あり，それが2年以上連続して認められることが基本条件となる．この病状が他の肺疾患や心疾患に起因する場合には，本症として取り扱わない．

②肺気腫

終末細気管支より末梢の気腔が肺胞壁の破壊を伴いながら異常に拡大しており，明らかな線維化は認められない病変を指す．病理学的な肺気腫病変は，画像上気腫性変化としてHRCT検査により容易に検出ができる．

### 3．病型

肺病変は，末梢気道病変が優位（非気腫型）なタイプと気腫性病変が優位（気腫型）なタイプがある．また，このほかにも慢性気管支炎症状，増悪の頻度，気流閉塞の可逆性，息切れ，体重減少，呼吸不全，肺高血圧などの有無や重症度によってさまざまに分けられる．これらが複合的に関与してCOPDの病態が形成され，閉塞性障害が進行すると，病変の広がりや重症化に影響を及ぼす（図1）．一方で，COPDとは診断できない慢性気管支炎や肺気腫があり，COPDと混同されることがあるので注意が必要である．慢性気管支炎は症候により定義され，肺気腫は病理形態学的な定義である．

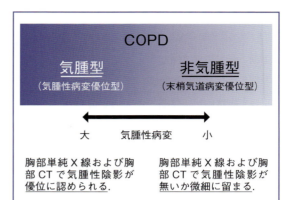

図1　COPDの病型　　　　　　　　（文献3より引用）

### 4．病態

COPDは肺の疾患にとどまらず全身に影響を及ぼす"全身疾患"である．最も重要な症状は労作時呼吸困難感であり，症状の増悪による活動量の低下は筋萎縮，身体機能低下，栄養障害などにつながる．また，心血管疾患（虚血性心疾患，脳血管障害），骨粗鬆症，精神疾患（不安・抑うつ），代謝性疾患（糖尿病），消化器疾患（胃潰瘍，胃食道逆流症（gastroesophageal reflux disease：GERD）），閉塞型睡眠時無呼吸症候群（obstructive sleep apnea syndrome：OSAS）など全身的影響を及ぼす．

労作時呼吸困難感の原因となる基本病態は，気流閉塞と動的肺過膨張である．これらの病態は患者の症状と重症度を規定する因子であり，その軽減が重要な治療目標になる．また，換気血流比不均等は低酸素血症の原因になり，気流閉塞が高度に進行したCOPD患者の一部では，肺胞低換気により高二酸化炭素血症を呈する．一部の患者に認められる気道粘液の過分泌は咳，痰の原因になる．肺

表2 COPDの病期分類

| | 病期 | 定義 |
|---|---|---|
| Ⅰ期 | 軽度の気流閉塞 | %FEV₁≧80% |
| Ⅱ期 | 中等度の気流閉塞 | 50%≦%FEV₁<80% |
| Ⅲ期 | 高度の気流閉塞 | 30%≦%FEV₁<50% |
| Ⅳ期 | 極めて高度の気流閉塞 | %FEV₁<30% |

気管支拡張薬吸入後の $FEV_1/FVC$ 70%未満が必須条件

（文献3を参照して作成）

高血圧症は毛細血管床の破壊による血管抵抗の増大や低酸素性肺血管収縮反応，肺血管床の組織学的再構築変化などが原因となり生じ，進行すると肺性心になる．

## 5. 臨床所見

初期は無症状か咳などがみられるのみ．徐々に労作時の呼吸困難（息切れ）が顕在化する．進行すると呼吸不全となり，安静時でも息切れが起こるようになる．そのほか，慢性の咳，痰，喘鳴，体重減少，食思不振などがみられるが，すべてみられるわけではなく，これらが全くないこともある．身体所見としては，呼気延長，口すぼめ呼吸，樽状胸郭，胸鎖乳突筋の肥大，チアノーゼ，ばち指，聴診上の呼吸音の減弱を認めるが，病期がある程度進行してからみられることが多い．"風邪が治りにくい""風邪の症状が強い"などといった症状が増悪期の可能性があるので注意が必要である．

## 治療に必要な検査と診断

### 1. 検査所見

長期にわたる喫煙歴や，それに相当する危険因子があり，労作時呼吸困難，咳・痰などの症状を認める場合はCOPDを疑い，肺機能検査を実施する．気管支拡張薬投与後のスパイロメトリーで $FEV_1/FVC$ ＜70%を満たし，他の気流閉塞をきたしうる疾患を除外することがCOPD診断の必要条件である．間質性肺疾患，肺癌，気管支拡張症などの合併の有無を評価するために胸部X線，CTによる画像診断が必要である．胸部X線では肺野の透過性亢進，横隔膜の平低化などを認め，胸部CTでは，気腫性変化，気道壁の肥厚を認める．強制オシレーション法，運動負荷試験，呼吸筋の評価，睡眠検査，肺循環動態検査，ADL評価，喀痰検査，呼気ガス，血液検査などを相補的に行う．そして，身体活動性や栄養評価を行うことも重要である．

### 2. 病期分類

COPDの病期には，予測1秒量に対する比率（対標準1秒量：%FEV₁）を用いる（表2）が，治療方針の決定には，息切れの程度や自覚症状の有無を評価し，その重症度や増悪頻度を総合的に判断して行う必要がある．

### 3. 気管支喘息の鑑別

COPD患者に喘息が合併するACO症例が15～20%程度見込まれ，注意が必要である．気管支喘息合併の診断には，喘息やアレルギー性鼻炎の既往の確認に加え，症状の持続性や出現形態，血中IgE，血中・喀痰中好酸球数，呼気一酸化窒素濃度の測定，気道可逆性などが有用である（表3）．喘息合併（ACO）を診断する場合のチェック項目を示す（表4）．ACO症例にはICSを併用する．

### 4. 気腫合併肺線維症（CPFE）の鑑別

気腫合併肺線維症（combined pulmonary fibrosis and emphysema：CPFE）は，CTにて上肺野の気腫性病変と下肺野の線維化を認めることを特徴とする臨床症候群である．線維化の合併により気流閉塞がマスクされ，初期の診断が遅れることがある．進行するとガス交換障害と肺高血圧症が発現する．COPD

表3　COPD と喘息の臨床的特徴の比較

| | COPD | 喘　息 |
|---|---|---|
| 発症時期 | 中高年 | 全年齢層 |
| 要　因 | 喫煙，大気汚染 | アレルギー，感染 |
| 症　状：持続性<br>　　　出現形態 | 進行性<br>労作性 | 変動性<br>発作性 |
| 呼吸機能 | $FEV_1/FVC < 70\%$ | 正常の場合もある |
| 気流閉塞の可逆性 | なし（or 小さい） | あり（大きい） |
| FeNO | 正常 | 上昇 |
| CT での低吸収領域 | 通常あり | なし |
| 肺拡散能力 | 低下 | 低下しない |
| アレルギー性鼻炎 | 少ない | 2/3 であり |
| アトピー素因 | 通常なし | あり |
| 喀痰中の炎症細胞 | 好中球主体 | 好酸球主体 |
| 血中好酸球数 | 通常正常 | 増加傾向 |

FeNO：fractional exhalednitric oxide（呼気一酸化窒素濃度）

（文献3を参照して作成）

表4　ACO 診断基準における喘息の特徴

1. 変動性（日内，日々，季節）あるいは発作性の呼吸器症状（咳，痰，呼吸困難）
2. 40 歳以前の喘息の既往
3. FeNO > 35ppb
4. 1）通年性アレルギー性鼻炎の合併
　2）気道可逆性（$FEV_1 \geqq 12\%$ かつ $\geqq 200mL$ の変化）
　3）末梢好酸球数 > 5%あるいは > $300/\mu L$
　4）IgE 高値（総 IgE あるいは吸入抗原）

1，2，3の2項目，あるいは1，2，3のいずれか1項目と4の2項目以上

（文献4を参照して作成）

もしくは間質性肺炎単独に比べ，肺癌合併が高頻度でみられるため，定期的な画像フォローが必須である．スパイロメトリーの異常が比較的軽度にとどまる割に，肺拡散能力の低下が大きいことが特徴である．

## 治療の実際

　治療は薬物療法と非薬物療法を行う．薬物療法は LAMA あるいは LABA の単剤，不十分な場合はその併用とする．喘息の合併には ICS を使用する．また，テオフィリン，喀痰調整薬の追加を考慮する．非薬物療法は禁煙，感染予防，呼吸リハビリテーション，セルフマネジメント教育，栄養管理，酸素療法，換気補助療法などがあり，薬物療法と並行して行う（図2）．

### 1．薬物療法について

　LAMA は，持続した呼吸機能改善（$FEV_1$ 上昇や肺容量減少）効果により，COPD 患者の症状や QOL を改善し，運動耐容能を向上させる．チオトロピウムやグリコピロニウムは COPD 増悪回数や増悪による入院頻度を有意に抑制し，その効果は LABA よりも強いとされている．これらの点を背景に「COPD（慢性閉塞性肺疾患）診断と治療の

COPD（薬物療法）　139

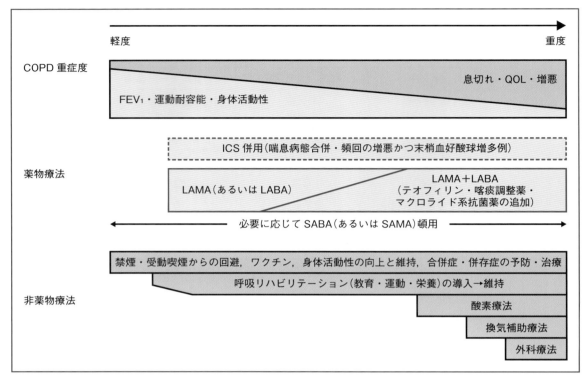

**図2 安定期COPD管理のアルゴリズム**　　　　　　　　　　　　　　　　　　　　　　　　（文献3より引用）

ためのガイドライン」第5版では，LAMAの優位性が明記されている．

　LAMA + LABA併用は単剤増量に比べて副作用のリスクが低く，かつ強力な気管支拡張効果が期待できるため，単剤使用からのステップアップとして，まず試みられる．ICSは慢性安定期に長期に使用しても1秒量の経年低下は抑制されず，死亡率に有意な低下がないことから，喘息病態合併患者に対して，LABAあるいはLAMAとの併用としての処方が前提となる．

　LAMA/LABA配合薬の副作用に関してLAMA，LABA単剤と比べて副作用が高いという報告はないため，吸入アドヒアランスの低い患者などでは積極的な適応となる．

　LABA/ICS配合薬はLAMA/LABA配合薬とのメタ解析において，増悪の抑制，呼吸機能の改善，症状の改善，肺炎リスクの軽減

の観点から積極的に推奨されなくなった．しかし，喘息合併COPD患者においては使用すべきである（図3）．

## 2．COPDの増悪

　COPD増悪の特徴は，息切れの増加，咳や痰の増加，胸部不快感・違和感の出現などである．増悪を繰り返すことは，患者のQOL低下，呼吸機能低下，生命予後悪化と関連する．COPD増悪の原因は呼吸器感染症と大気汚染が多い（約30％は原因不明）．増悪の重症度は，軽症，中等症，重症の3段階に分けられる．軽症の場合は，短時間作用型$\beta_2$刺激薬（short-acting $\beta$-agonists：SABA）のみで対応可能な状態．中等症の場合は，SABAに加えて抗菌薬あるいは全身性ステロイド投与を考慮する状態．重症の場合は，救急外来受診あるいは入院が必要な状態をいう．COPD増悪の薬物療法はABCア

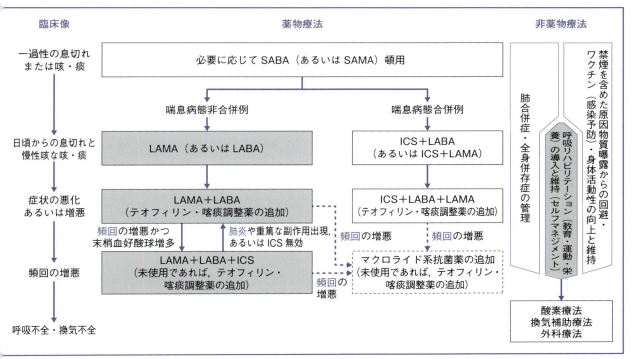

**図3 安定期COPDの管理**
(文献3より引用)

プローチを基本とする．痰の膿性化があれば抗菌薬の投与を行い（antibiotics：A），十分でなければ気管支拡張薬の併用を行う（bronchodilator：B）．それでも効果の乏しい場合は，短期間の全身性ステロイド投与を行う（corticosteroids：C）．

## 処方例

### ほとんど自覚症状がないが，時々胸苦しさを感じる例

《① SABA頓用》
処方A　サルタノール®インヘラー 100μg
　　　　1回2吸入　適宜増減可能
処方B　メプチンエアー® 10μg吸入
　　　　100回　1回2吸入　適宜増減可能

### 喘息病態非合併例

《② LAMA》
処方A　スピリーバ® 2.5μg レスピマット® 60吸入　1回2吸入　1日1回
処方B　スピリーバ®吸入用カプセル
　　　　1回1カプセル　1日1回
処方C　エンクラッセ® 62.5μg　1回1吸入　1日2回
処方D　シーブリ®吸入用カプセル 50μg
　　　　1回1カプセル　1日1回

### LAMAでコントロール不良または副作用が懸念される場合

《③ LABA》
処方A　ツロブテロールテープ 2mg
　　　　1枚　1日1回貼付（前胸部など）
処方B　セレベント® 50 ディスカス®

COPD（薬物療法）　141

1回1吸入　1日2回（朝, 就寝前）

処方C　オーキシス®9μgタービュヘイラー®60吸入　1回1吸入　1日2回

処方D　オンブレス®吸入用カプセル150μg　1回1カプセル　1日1回

## LAMA あるいは LABA で症状の悪化あるいは増悪のある例

《④ LABA/LAMA 配合薬》

処方A　スピオルト®レスピマット®60吸入用　1回2吸入　1日1回

処方B　ウルティブロ®吸入用カプセル1回1カプセル　1日1回

処方C　アノーロ®エリプタ®30吸入用1回1吸入　1日1回

## 喘息病態合併例

《⑤ ICS＋LABA》

処方A　レルベア®100　1回1吸入　1日1回

処方B　シムビコート®　1回2吸入　1日2回

処方C　フルティフォーム®　1回2吸入　1日2回

## 喘息病態合併例で ICS＋LABA 使用中に頻回の増悪，喘息病態非合併④で頻回の増悪かつ末梢好酸球増多

《LAMA＋LABA＋ICS もしくは3剤配合薬》

処方A　テリルジー®100 エリプタ®30吸入用　1回1吸入　1日1回

処方B　ビレーズトリ®エアロスフィア®56吸入　1回2吸入　1日2回

●多剤併用で増悪を認める場合，テオフィリン・喀痰調整薬の追加を検討

処方A　テオドール®錠200mg　1回1錠　1日2回

処方B　ムコダイン®錠500mg　1回1錠　1日3回

処方C　ムコソルバン®錠15mg　1回1錠　1日3回　朝昼夕

● LAMA を含む多剤併用で頻回の増悪を認める場合

処方　クラリス®錠200mg　1回1錠　1日2回　朝夕

## 増悪時

●軽　症

《SABA》

処方A　サルタノール®インヘラー100μg　1回2吸入　適宜増減可能

処方B　メプチン®エアー10μg吸入100回　1回2吸入　適宜増減可能

《SAMA》

処方　アトロベント®エロゾル20μg　1回1～2噴射　1日3～4回まで

●中等症

処方　プレドニン®錠20mg　1回2錠　1日2回　5日間
クラリスロマイシン400mg　1回1錠　1日2回　5日間投与

●重　症

処方　mPSL 40mg＋生食100mL（1日2回　朝, 夕）

・$PaO_2 < 60Torr$ あるいは $SpO_2 < 90％$ の場合は，酸素療法を行う（Ⅱ型呼吸不全では $CO_2$ ナルコーシスに注意が必要）.

・十分な薬物療法，酸素療法を行っても改善しない場合に適応には換気補助療法を行う．第一選択はNPPVである．

## 専門医に紹介するタイミング

未診断のCOPD患者で，肺機能検査が行えない場合，治療方針が決まらない場合，初期治療が奏効しない場合はCOPD診断の確定，治療方針決定，患者教育などの目的で専門医を紹介する．すでに診断されているCOPD患者の場合，肺癌合併リスクなどを考慮して半年～1年ごとの定期的な評価が望ましく，必要に応じて専門医を紹介する．

症状増悪を認め，治療追加するも症状が改善しない場合，低酸素血症が持続する場合のHOT適応などを検討する必要がある場合にも専門医への紹介を検討する．

### 表5 COPDの管理目標

| Ⅰ | 現状の改善 |
|---|---|
| 1) | 症状およびQOLの改善 |
| 2) | 運動耐容能と身体活動性の向上および維持 |
| Ⅱ | 将来のリスク低減 |
| 3) | 増悪の予防 |
| 4) | 疾患進行の抑制および健康寿命の延長 |

この管理目標の達成は，COPDの疾患の進行抑制や生命予後の改善にもつながる．

（文献3を参照して作成）

## 専門医からのワンポイントアドバイス

COPD以外の外来通院患者に潜在的なCOPD患者が多数存在するため，それらの患者でCOPDを疑い積極的に肺機能検査を実施することが大事である．早期発見した場合，患者の最も身近な存在として，禁煙指導，感冒や過労の予防，適度の運動，栄養指導などの具体的な療養相談，肺炎球菌ワクチン，インフルエンザワクチン，COVID–19ワクチンなどの予防接種・相談に対応する．

また，安定期の重症度は，日頃の症状やQOLと過去の増悪で総合的に判断する．息切れのスケールmMRCやCATを点数化し，1日あたりの歩数などを療養日誌に記載し，受診の際に確認し助言を行うとよい．増悪の見極めは丁寧な問診（息切れの悪化，咳・痰の増加，痰の色調の変化がないか）が大切であり，増悪時の初期治療と入院可否（重症度）の判断が重要である．

### 文　献

1) 日本呼吸器学会COPDガイドライン第4版作成委員会 編：COPD（慢性閉塞性肺疾患）診断と治療のためのガイドライン第4版．メディカルレビュー社，2013

2) 日本呼吸器学会COPDガイドライン第5版作成委員会 編：COPD（慢性閉塞性肺疾患）診断と治療のためのガイドライン第5版．メディカルレビュー社，2018

3) 日本呼吸器学会COPDガイドライン第6版作成委員会 編：COPD（慢性閉塞性肺疾患）診断と治療のためのガイドライン第6版．メディカルレビュー社，2022

4) 日本呼吸器学会 喘息とCOPDのオーバーラップ（Asthma and COPD Overlap：ACO）診断と治療の手引き第2版作成委員会 編：喘息とCOPDのオーバーラップ（Asthma and COPD Overlap：ACO）診断と治療の手引き（第2版）2024．メディカルレビュー社，2024

## 2. 閉塞性肺疾患

# COPD（呼吸リハビリテーション）

日野光紀
日本医科大学 呼吸ケアクリニック

**POINT**
- COPDの非薬物療法として，呼吸リハビリテーションは最も費用対効果の優れた治療である．その中核として，運動療法に加えて患者と医療者が協働するセルフマネジメント支援が再確認されている．

## ガイドラインの現況

「COPD（慢性閉塞性肺疾患）診断と治療のためのガイドライン2022（第6版）」[1]が2022年6月20日に刊行されている．管理目標の項目中，将来のリスク低減として「疾患進行の抑制および健康寿命の延長」が掲げられている．つまり，長期管理する中で肺合併症/全身併存症を回避する目的からも日頃の疾患啓発のみならず生活改善などの患者教育を行うことで行動変容支援が更新されている．具体的には身体活動性を的確に評価することにより，「身体活動性改善のための医療介入」「セデンタリー（座りがち）行動時間の改善」を達成することが期待される．さらにガイドラインでは「clinical question (CQ) 12：安定期COPDに対して，運動療法を含む呼吸リハビリテーションプログラムを推奨するか？」および，「CQ13：安定期COPDに対して，栄養補給療法を推奨するか？」が選択されており，エビデンスと推奨の程度を明確に理解できるように作成されている[1]．

もちろん，2018年に日本呼吸ケア・リハビリテーション学会，日本呼吸理学療法学会，日本呼吸器学会からの三学会合同ワーキンググループより「呼吸リハビリテーションに関するステートメント」[2]で提唱された「呼吸リハビリテーションとは，呼吸器に関連した病気をもつ患者が，可能な限り疾患進行を予防あるいは健康状態を回復・維持するため，医療者と協働的なパートナーシップのもとに疾患を自身で管理して自立できるよう生涯にわたり継続して支援していくための個別化された包括的介入である」という定義から，呼吸リハビリテーション（以下呼吸リハ）の中核は，①運動療法による機能の回復・維持に加えて予防を含めたシームレスな介入，②セルフマネジメント教育や栄養療法，心理サポートなど，双方向性の医療，行動変容や健康増進への介入，そして③導入前後，維持期（生活期）の定期的な評価であることには変わりはない．

**【本稿のバックグラウンド】**「COPD（慢性閉塞性肺疾患）診断と治療のためのガイドライン2022（第6版）」[1] が2022年6月20日に改訂されている．

## COPD に対する呼吸リハの実際

COPD は，労作時に生じる動的肺過膨張に起因する呼吸困難感から身体活動が制限される．さらに運動耐容能の低下と健康関連QOL が障害され，骨格筋の機能障害，サルコペニア，栄養障害などに加えて廃用性に骨格筋量が低下する．好気的代謝能の低下により運動時にアシドーシスが生じ，この事象も呼吸困難を増強する修飾因子となる．さらに日常的な運動時低酸素血症を認めることにより，肺高血圧症の合併頻度が高くなる．このような増悪スパイラルを停止，抑止する治療がCOPD の薬物療法／非薬物療法の主目的とされる．中でも非薬物療法として「呼吸リハの適応に対する考え方」も，その有益性を分析し実践することにある．日本呼吸器学会（https://www.jrs.or.jp）は，健康日本21（第三次）「COPD の死亡率減少に向けた5年間プロジェクト」として「木洩れ陽2032：CO-MORE-By2032」を提言している．その中では「包括的な介入で COPD の症状／QOL の改善／呼吸機能の改善／増悪抑制／身体活動性や運動耐容能の向上，維持を高いレベルで実現し，死亡率の減少につなげる」という目標の中で，非薬物療法による治療介入として呼吸リハの診療報酬点数とその改善，外来呼吸リハの普及を提示している．

COPD に対する呼吸リハの三大効果は，①労作時の息切れ（呼吸困難感）の改善，②身体活動度（physical inactivity），運動耐容能の改善，③健康関連 QOL の改善が挙げられるが，その他の有益性も立証されている（**表1**）．COPD の呼吸リハは integrated care の一環としてなされるべきとされ，特にセル

**表1 呼吸リハビリテーションの有益性**

- ・呼吸困難の軽減
- ・運動耐容能の改善　　　　　　三大効果
- ・健康関連 QOL の改善
- ・不安・抑うつの改善
- ・入院回数および期間の減少
- ・予約外受診の減少
- ・増悪による入院後の回復を促進
- ・増悪からの回復後の生存率を改善
- ・下肢疲労感の軽減
- ・四肢筋力と筋持久力の改善
- ・ADL の向上
- ・長時間作用性気管支拡張薬の効果を向上
- ・身体活動レベル向上の可能性
- ・協働的セルフマネジメントの向上
- ・自己効力感の向上と知識の習得

（文献1より引用）

フマネジメント教育に重点を置き，その概念は大きく変化している．日本呼吸器学会からのガイドライン第6版でも，運動療法とセルフマネジメント教育の重要性を呼吸リハの中核として pick-up している．さらに，症状を有するすべての病期に有効であること，高齢者にも導入が必要であることからも，薬物療法に加えて積極的な呼吸リハの導入が求められている．薬物療法，酸素療法など他の治療に加えて実施することにより，上乗せ効果が得られる．

COPD の呼吸リハの実施に際して，特に併存症の評価は重要である．「COPD 自体」が全身性の炎症性疾患であること，さらに，長期の喫煙歴を有することから，併存症も相互に影響しあう．特に，全身性炎症は体重減少や骨格筋障害といった運動療法の効果を制限する因子である．また，高齢者ではサルコペニアやフレイル，ロコモティブシンドローム（運動器症候群）を併存する割合も高くな

COPD（呼吸リハビリテーション）　**145**

る．心血管疾患，中でも虚血性心疾患は運動療法実施の重大なリスク因子となる場合があり，骨粗鬆症は骨折の危険性を高める．今回のガイドラインで取り上げられた「貧血」も，呼吸リハに関して注意すべき合併症のひとつである．運動療法において，運動強度，筋や関節への過剰な負担となる運動様式を予防する．このことからも必要に応じてモニタリングの実施が不可欠となる．

## 呼吸リハに必要な検査と評価

呼吸リハの実施にあたって，目標設定，個別的プログラムの立案，介入する問題点や制限となる要因を特定する目的で患者の評価を行う．新規ガイドラインで示された呼吸リハの評価では**表2**のごとく，「必須の評価」，「行うことが望ましい評価」，「可能であれば行う評価」に大別している．

## 呼吸リハ処方

呼吸リハは，①コンディショニング，②運動療法，③ADLトレーニングで構成される．

### 1 コンディショニング

コンディショニングは運動療法を効率的に行うために，呼吸や身体の状態を整え，運動へのアドヒアランスを高めることにある．呼吸練習，リラクセーション，胸郭可動域練習，ストレッチング，排痰法が挙げられる．身体的な介入のみにとどまらず，運動に対する不安感の解消，モチベーションやアドヒアランス向上を目的としたメンタル面の介入，呼吸困難の軽減を目的とした服薬アドヒアランスの向上，運動前の短時間作用型気管支拡張薬の吸入などの指導も含まれる[2]．

### 表2　呼吸リハビリテーションの評価

**必須の評価**

- フィジカルアセスメント
- スパイロメトリー*
- 胸部単純X線写真*
- 心電図*
- 呼吸困難（安静時，日常生活動作時，歩行時等）
- 経皮的酸素飽和症（$SpO_2$）
- ADL
- 歩数（身体活動量）
- フィールド歩行試験（6分間歩行試験，シャトル・ウォーキング試験）**
- 握力
- 栄養評価（BMI，%IBW，%LBW等）

**行うことが望ましい評価**

- 上肢筋力，下肢筋力
- 健康関連QOL（一般的，疾患特異的）
- 日常生活動作におけるSpO2モニタリング

**可能であれば行う評価**

- 身体活動量（活動量計）
- 呼吸筋力
- 栄養評価（質問票，体成分分析（LBM等），エネルギー代謝，生化学的検査等）
- 動脈血ガス分析
- 心理社会的評価
- 心肺運動負荷試験
- 心臓超音波検査

*：外来診療などで実施済みの場合は内容を確認
**：運動負荷が禁忌な病態をあらかじめスクリーニングしておくこと，在宅，訪問リハビリテーションにおける実施を除く

（文献1より引用）

### 2 運動療法

運動療法の目的は運動耐容能評価とは異なり，日常の身体活動性を指標に評価する必要がある．例えば歩数計による毎日の歩行量など生活習慣の変化からの行動変容が重視されている．運動療法は以下に大別される．

#### 1．全身持久力トレーニング

長時間にわたって大筋群を使用し，運動耐容能の改善効果を目的とする．下肢による全身持久力トレーニングが主体となり，ウォー

キング，自転車エルゴメーター，トレッドミル，踏み台昇降，水中歩行，ノルディックウォーキング，持久性ゲーム運動などがあるが，ウォーキングは自然で気軽に実施でき，運動強度を調節しやすいため，多くの患者に適した運動である．しかし，患者の中には膝関節障害を訴える場合があり，単純歩行を回避したエルゴメーターを選択することも多い．

## 2．筋力トレーニング

全身持久力トレーニングのみでは筋力改善が得られないため，筋力トレーニングを併用する．筋力トレーニングは，筋力を改善し筋量を増大させる目的で，上下肢を中心に筋力の低下に応じて実施する．全身持久力トレーニングに上肢の筋力トレーニングを加えると，上肢を挙上させる日常生活動作に伴う呼吸困難はより軽減する．体重管理のみならず非脂肪重量の測定，定期的筋肉量変化はその効果に関して十分なエビデンスはないが，全身持久力トレーニングと併用するとより効果的であるとされている．

## 3．運動処方

運動処方に際しては，FITT（Frequency（日内，1週における頻度），Intensity（運動の強度），Time（実施する時間），Type（運動の種類））を明らかにして患者に指導する[5]．全身持久力・筋力トレーニングは，維持期（生活期）においては週3〜5回実施することが望ましい．効果は通常6〜8週で生じ，監視下のプログラムは週2回以上が推奨されている．低強度負荷も呼吸困難の軽減，運動耐容能，健康関連QOL改善に対する有効性が報告されており，患者の重症度や年齢，併存症も含めた病態に合わせ継続しやすい負荷量を検討し，運動処方を行うことになる．また，導入後の維持期（生活期）における身体活動性の向上・維持を達成するために，身体活動性に関するコーチングやカウン

セリングなどの行動変容への介入も不可欠である．

## 3 ADL トレーニング

呼吸困難や運動耐容能の低下によりさまざまな ADL の遂行が困難となり，QOL が障害される．ADL トレーニングは，向上させたい動作に対して直接介入し，日常生活における呼吸困難の軽減と動作遂行能力の向上，QOL 向上を目指す．①筋力強化や柔軟性などの運動機能に対するアプローチと，②呼吸困難を軽減するための動作パターンと呼吸のトレーニングや道具の工夫を含めた環境整備などの生活機能に即したアプローチの大きな二本柱で構成される．ADL の評価，トレーニングに際しては作業療法士が重要な役割を占めることになる．呼吸器症状により ADL が障害されているすべての患者，特に在宅酸素療法中の COPD 患者に実施すべき介入である．維持期（生活期）における開始時の1セッションあたりのプログラム構成を図1に示す．軽症例から重症例まで，その内容，強度を考慮していく個別医療である．

---

## COPD 患者に対するセルフマネジメント教育と栄養管理

### 1 セルフマネジメント教育

セルフマネジメント教育の目的は，①患者の COPD に対する理解を深め，②安定期，増悪期のセルフマネジメント能力を高め，③患者，医療者協働で疾患に取り組む姿勢を向上させること，つまり行動変容にある[3]．その成果として，① COPD 患者の息切れの軽減，② HRQOL，③増悪入院の抑制，④医療費削減効果が証明されている[4]．そのためにも単に知識や技術の習得のみならず，感染予防や身体活動性の向上・維持などの自己管理行動へのアドヒアランスを高めるものでな

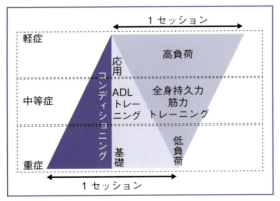

**図1** 維持期（生活期）における開始時のプログラム構成

（文献2より引用）

ければならない[2]．セルフマネジメント教育はCOPD管理において重要であることが認識され，ガイドラインにおいても提示されている．セルフマネジメント教育は日々の一般診療の中で可能かつ必須な治療法であり，特に禁煙指導，ワクチンを含む感染予防，吸入指導や身体活動性の維持管理を繰り返し教育することが肝要である．

### 2 栄養管理

わが国の特徴であるBMIの低下した気腫型，Ⅲ期以上の重症気流障害をもつCOPD患者では，約40％以上に，体重減少・栄養障害が認められる．また体重減少は，気流閉塞とは独立したCOPDの予後因子である．体重計測のみならず外来での食習慣の聴取，摂食時の息切れや腹部膨満の有無，咀嚼嚥下状態の評価を行う必要がある．簡易栄養状態評価表（MNA-SF）や体成分分析による除脂肪体重（lean body mass：LBM）測定も望ましい指標である．握力や呼吸筋力測定などもCOPDに伴う二次性サルコペニア対策の指標として有用である．栄養治療は，①食事指導，②栄養補給療法に大別される．高エネルギー高蛋白食（BCAA，ω3系脂肪酸高含有）が基本であり，呼吸筋維持のためのリン，骨粗鬆症対策としてのカルシウム，ビタミンD補給を必要とする．当然，運動療法との併用，セルフマネジメント教育，食行動のself-monitoringも有用であり，管理栄養士が参加するチーム体制が求められる．

## 専門医への依頼

呼吸リハ診療報酬適応の対応は以下と提示されている．

急性肺疾患，外傷，肺腫瘍の術後以外では，COPD，気管支喘息，気管支拡張症，間質性肺炎，塵肺，びまん性汎気管支炎（diffuse panbronchiolitis：DPB），神経筋疾患で呼吸不全を伴う患者，気管切開下の患者，人工呼吸管理下の患者，肺結核後遺症などのものであって，次の（イ）から（ハ）までのいずれかに該当する状態であるものをいう．

（イ）息切れスケール（Medical Research Council Scale）で2以上の呼吸困難を有する状態．

（ロ）COPDで日本呼吸器学会の重症度分類のⅡ以上の状態．

（ハ）呼吸障害による歩行機能低下や日常生活活動度の低下により日常生活に支障をきたす状態．

2020年度の診療報酬改定により，呼吸リハ料（Ⅰ）として1単位175点，呼吸リハ料（Ⅱ）として1単位85点が請求可能であるが，実施者に専任医師，理学療法士，作業療法士に言語聴覚士が加えられている．しかしながら，同じ内部障害である心大血管リハ請求件数よりも請求件数は少なく，2022年4月〜2023年3月末までの第9回NDBオープンデータからの分析では，その請求患者数は心大血管リハ／呼吸障害リハ：53,503件／25,368件と47.4％に満たない[7]．また2024

年度診療報酬改定では，入院回復期リハに厳しい評価がなされている現状であることも注視すべき点である．今後，さらなる高齢化社会をむかえ，呼吸リハの普及による肺炎の予防，呼吸器疾患による入院の予防効果は医療費削減への大きな貢献が期待できると考える[1]．セルフマネジメント教育に対しては，2016年度の診療報酬改定により，低栄養状態にある慢性呼吸器疾患患者に医師の指示のもと管理栄養士が行った場合，算定が可能となった．しかし，セルフマネジメント教育に対しては保険算定が認められていない．また，クリニックなどの小規模施設で呼吸リハを実施する場合，治療・訓練を十分実施しえる専用の機能訓練室（少なくとも$45\,m^2$以上）を有することが求められている．臨床の場では，コンディショニングやウォーキングを中心とした低強度運動療法の指導を個別に実施する場合，必ずしも同面積を必要とせず請求なく実施されている現状がある．

## 専門医からのワンポイントアドバイス

呼吸リハは，患者の居住地域，通院可能性，経済状態に合わせて，入院，外来，在宅などでの実施を選択する．頻度と強度が同等であれば，在宅でも入院や外来で実施する呼吸リハと同様の効果が期待される．安定期，維持期の治療を継続するうえで一般外来での運動療法／指導，セルフマネジメント教育／評価，栄養指導／評価を積極的に実施すべきと考える．呼吸リハの効果は1～2年で減衰する．呼吸リハプログラム終了後のメンテナンス治療の追加は運動耐容能の改善はあるものの，健康関連QOLの改善効果は乏しいことが指摘されている．ではどうすべきかについては今後，明らかにすべき課題である[6]．

──────── 文　献 ────────

1) 日本呼吸器学会COPDガイドライン第6版作成委員会 編：COPD（慢性閉塞性肺疾患）診断と治療のためのガイドライン2022（第6版）．メディカルビュー社，2022

2) 日本呼吸ケア・リハビリテーション学会，日本呼吸理学療法学会，日本呼吸器学会：呼吸リハビリテーションに関するステートメント．日呼吸ケアリハ会誌 27：95-114，2018

3) Zwerink M, Brusse-Keizer M, van der Valk PD et al：Self management for patients with chronic obstructive pulmonary disease. Cochrane Database syst Rev 19：CD002990, 2014

4) Global Initiative of Chronic Obstructive Lung Disease（GOLD）：GOLD 2024 Global strategy for the diagnosis, management and prevention of COPD. 2024
https://goldcopd.org/2024-gold-report/

5) ACSM（American college of sports Medicine）編，日本体力医学会体力化学編集委員会 監訳：運動処方の指針―運動負荷試験と運動プログラム　原著第8版．南江堂，2011

6) Imamura S, Inagaki T, Terada J et al：Long-term efficacy of pulmonary rehabilitation with home-based or low frequent maintenance programs in patients with chronic obstructive pulmonary disease：a meta-analysis. Ann Palliat Med 9：2606-2615, 2020

7) 厚生労働省：第9回NDBオープンデータ．
https://www.mhlw.go.jp/stf/seisakunitsuite/bunya/0000177221_00014.html

## 2. 閉塞性肺疾患

# 囊胞性肺疾患

佐藤　晋
京都大学大学院医学研究科 呼吸管理睡眠制御学

> **POINT**
> ●肺囊胞とは，画像的に明瞭な薄壁で囲まれた気腔を示す．肺内ないしは肺表面に囊胞を形成する疾患を囊胞性肺疾患と総称する．囊胞性肺疾患は多彩な病因からなり，病態・症状・治療は原因疾患によって異なる．
> ●診断には胸部の高分解能 CT 所見が有益であり，疾患により特徴的な所見を有する．

---

## ガイドラインの現況

　本邦における囊胞性肺疾患に関するガイドラインとして日本気胸・囊胞性肺疾患学会 編「気胸・囊胞性肺疾患 規約・用語・ガイドライン 2009 年版」[1] 以来，新たなものは作成されていない．さらに，治療や診断基準などの情報は記載がなく，分類，定義のみであり治療法などに関する邦文の指針は存在しない．

---

**【本稿のバックグラウンド】** 本稿は日本気胸・囊胞性肺疾患学会 編「気胸・囊胞性肺疾患 規約・用語・ガイドライン 2009 年版」を参照した．また，Chest 誌に掲載された総説[2] も参照した．

## どういう疾患・病態か

　囊胞性肺疾患とは，肺内ないしは肺表面に囊胞（肺囊胞）を形成する疾患の総称である．臨床的には，必ずしも病理学的な検索が行われないことも多いため，特徴は画像的な表現によってなされるが，さまざまな要因によって生じる病態である．分類について日本気胸・囊胞性肺疾患学会 編「気胸・囊胞性肺疾患 規約・用語・ガイドライン 2009 年版」[1] における肺囊胞分類 2008（**表 1**）に示す通り多彩な病態を含み，全身性疾患の肺病変，という側面もある．そのうちリンパ脈管

筋腫症，Langerhans 細胞組織球症などの病態は他の項で取り扱われている．

　肺囊胞とは幅広い原因・病態を示す用語である．他の臓器では液状物を含むものもあるが，肺囊胞は基本的に含気性病変である．画像的な分類と定義については，**表 2** に示す通り，その病変の存在部位や特徴などから個別の呼称がある．「空洞」は充実性病変の内部が壊死などによって脱落した状態で，1 mm 以上の壁を認め，囊胞とは区別され，「肺気腫」は肺胞破壊を伴う（表 2）．

　気腫性肺囊胞として，病理学的にも定義がなされているのはブラ（bulla）・ブレブ

表 1　肺嚢胞（Lung Cyst）の分類

Ⅰ） **気腫性肺嚢胞 Emphysematous lung cyst**
  1. ブラ bulla，ブレブ bleb
  2. 巨大気腫性ブラ giant emphysematous bullae
  3. ニューマトセル pneumatocele
  4. 間質性肺気腫 pulmonary interstitial emphysema
  5. 外傷後肺嚢胞 post-traumatic lung cysts
  6. 肺葉性肺気腫 lobar emphysema

Ⅱ） **気管支性肺嚢胞 Bronchogenic lung cyst**
  1. 気管支性嚢胞 bronchogenic cyst
  2. 嚢胞性気管支拡張症 cystic bronchiectasis
  3. 気管支閉鎖症 bronchial atresia
  4. 肺分画症 pulmonary sequestration
      肺葉内肺分画症 intralobar sequetration
      肺葉外肺分画症 extralobar sequetration（副肺 accessory lung）
  5. 気管支肺・前腸奇形 bronchopulmonary foregut malformation
      消化管性嚢胞 enterogenous cysts
      食道気管支 esophageal bronchus
      食道気管支瘻 esophagobronchial fistula
  6. 先天性嚢胞性腺腫様奇形 congenital cystic adenomatoid malformation

Ⅲ） **リンパ管性肺嚢胞 Lymphangial lung cyst**
  1. リンパ管腫様嚢胞 lymphangiomatous cysts
  2. 先天性肺リンパ管拡張症 congenital pulmonary lymphangiectasis

Ⅳ） **寄生虫性肺嚢胞 Parasitic lung cyst**
  1. 包虫症 echinococcosis
      胞虫嚢腫 hydatid cyst
  2. 肺吸虫症 paragonimiasis

附） **全身性疾患と肺嚢胞 Multisystem disease and lung cysts**
  1. ランゲルハンス細胞組織球症 Langerhans cell histiocytosis
  2. リンパ脈管筋腫症 lymphangioleiomyomatosis（LAM）
  3. 嚢胞性線維症 cystic fibrosis
  4. マルファン症候群 Marfan syndrome
  5. エラース・ダンロス症候群 Ehlers Danlos syndrome

（文献 1 より引用）

（bleb）である．ブラは胸膜直下の径 1 cm を超える（通常数 cm）気腔で，1 mm 以下の薄い壁によって境界される．壁は折りたたまれた肺胞や結合組織などから形成されている．ブレブは臓側胸膜内に存在する小さな気腔で，径が 1 cm に満たないものを示す．定義上ブレブの壁を形成するのは胸膜と考えられるが，径の大きさによってブレブとブラを区別する意義は臨床的に乏しいため，臨床ではすべてブラと呼ばれることも多い．通常は無症状であり，治療介入は不要であるが，気胸をきたした場合は治療対象となる．

囊胞性肺疾患　151

表2　さまざまな含気性（air-filled lesion）肺病変

| cyst | 明瞭な壁をもつ円形の空気濃度の陰影．壁厚は2mm未満であり気腫 |
|---|---|
| cavity | 壁厚が4mm以上の含気性病変<br>腫瘍性病変，炎症性肺病変の内部に認められる，実質の壊死などにより生じる含気性病変 |
| bulla | 壁厚1mm以下の大きさ1cm以上のものを指す |
| bleb | 胸膜直下もしくは胸膜に存在し，典型的には肺尖部に存在する含気性病変<br>大きさ1cm以下<br>（ブレブとブラを区別する意義は臨床的に乏しい） |
| pneumatocele | 一過性の円形性含気性病変<br>感染などに伴う |
| emphysema | 形状は不整であり，通常は囊胞壁が認められない肺実質内の限局性の低吸収領域．小葉中心性肺気腫，汎小葉性肺気腫，傍壁在性肺気腫などのサブタイプがある |
| bronchiectasis | 伴走する肺動脈を伴う気管支の拡張（signet ring sign）<br>気管支の先細りの消失，（気道）壁肥厚，内腔の粘液貯留などを伴う<br>円柱状，静脈粒状，囊胞状などと分類される |
| honeycombing | 辺縁明瞭な厚い壁厚をもつ通常3〜10mm程度の囊胞状陰影の集簇<br>胸膜下に分布し，周囲に網状影，牽引性気管支拡張症を伴うことが多い |

（文献3より引用）

気管支性肺囊胞は先天性の疾患で，肺野型と縦隔型に分類される．通常は単房性である．類似の疾患に肺分画症，先天性囊胞性腺腫様奇形などを含む．

ニューマトセル（pneumatocele）は小児のブドウ球菌肺炎による膿瘍から発生した薄壁空洞に小気道が露出し，チェックバルブによって急速に拡張した状態であり，画像的に囊胞状陰影を呈する．可逆的であり，囊胞性肺疾患に含めないという考えもある．

全身性疾患の肺病変として，他稿に取り上げられているリンパ脈管筋腫症，Langerhans細胞組織球症に加えて，遺伝性疾患であるBirt-Hogg-Dubé症候群（BHD症候群）にも注意が必要である．BHD症候群は，皮膚病変（fibrofolliculoma），腎腫瘍，肺囊胞の3徴を呈する常染色体性優性遺伝の遺伝性疾患で，1977年に初めて報告された．皮膚病変と肺病変は20歳前後から，腎病変は40歳以降に増加するとされる．気胸を高率に生じるため，自然気胸と診断され

ている中に相当数の未診断のBHD症候群が潜んでいる恐れがある．2001年に原因遺伝子が同定され，*FLCN*遺伝子と名付けられた．folliculin（フォリクリン：FLCN）をコードする腫瘍抑制遺伝子であり，folliculin蛋白の異常で細胞増殖に関わるmammalian target of rapamycin（mTOR）の活性化，5'AMP-activated protein kinase（AMPK）を抑制することで病態が形成されると考えられている．

## 治療に必要な検査と診断

診断は通常，画像診断によってなされる．胸部X線写真で透過性の亢進，薄壁に相当する線状陰影を認めることで診断される例もある．透過性亢進と線状影については，自然気胸などが鑑別の対象として挙げられる．

胸部CT撮影でより詳細に評価が可能であり，可能な限り高分解能CT（HRCT）で評価することが望ましい．**図1**に示すように

152　2．閉塞性肺疾患

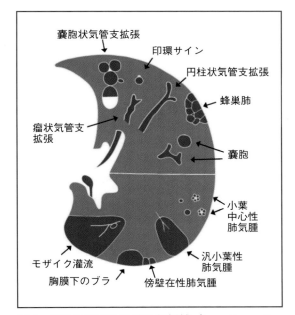

**図1 高分解能CTで低吸収領域（low attenuation area）として認識される病変**
低吸収領域は含気性病変（air-filled lesion）とほぼ同義である.
（文献2を参照して作成）

類似の病態である傍壁在性肺気腫や，蜂巣肺などの所見には注意を要する．他の含気性病変にも注意を要する．2016年に公開されたCTによる囊胞性肺疾患の診断アルゴリズム法は参考になる（図2）．

ブラ・ブレブは呼吸細気管支と交通があり，周辺の正常肺よりもコンプライアンスが高く拡大しやすいとされ，自然経過としては徐々に拡大する可能性がある（paper bag hypothesis）．

多くの囊胞性疾患は肺気腫，慢性閉塞性肺疾患（COPD）と類似の閉塞性換気障害をきたすことが想定される．スパイロメトリーを含む呼吸機能検査，さらに交通の乏しい気腔を正確に評価するため，He希釈法ではなくボディプレチスモグラフで残気量，機能的残気量を評価することも検討される．

## 治療の実際

ガイドラインには治療について具体的な記載がないが，基本的には囊胞性病変そのものに対する治療，続発性病態についての治療となる．囊胞性病変そのものは直接的に症状に関与することが乏しいが，経時的な増大をきたし巨大肺囊胞となり呼吸機能障害が過度に悪化する場合には，外科的に切除するなどの治療法が検討される．外科的切除以外に，重症のCOPDに対して保険収載された，気管支バルブ（IBV）留置も検討可能かもしれない．対象疾患が重症COPDである点や，日本呼吸器学会・日本気管支内視鏡学会より適正使用指針が公開されている．

チェックバルブ様の機序が想定される場合，呼吸機能検査で閉塞性換気障害の確認を行ったうえで気管支拡張薬を使用することも考慮される．

囊胞内腔感染については，抗菌薬による治療を行う．一般細菌以外に真菌感染の場合もあり，壁肥厚や菌球様所見を伴う場合には抗真菌薬治療，局所制御のため病変切除なども考慮される．

特に若年性の囊胞性肺疾患を認めた場合には，気胸のリスクの点とともに，他の囊胞性肺疾患の可能性を考慮した経過観察が必要である．

自然気胸の原因ともされ，繰り返す気胸・難治性気胸に対しては，予防目的に胸腔鏡下に肺切除・縫縮術が行われる．

病巣の外科的切除が適応されるものとして，ほかには肺囊胞が巨大化することで正常肺を圧排するなどで通常の呼吸に障害をきたす場合，また先天性囊胞性肺疾患などは外科的切除が原則となる．

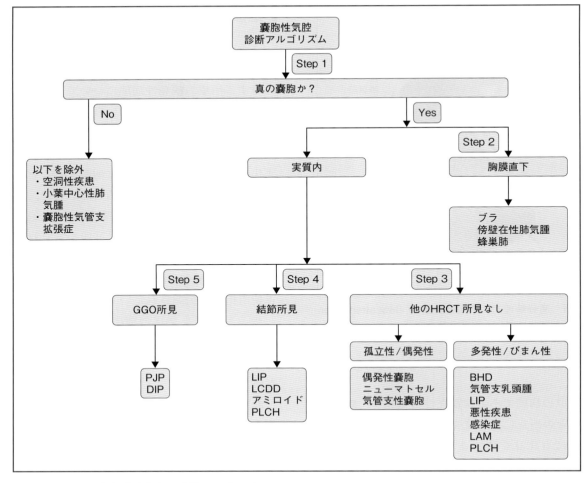

**図2　CTによる囊胞性肺疾患の診断アルゴリズム**
　実際にアルゴリズムに進む前に，囊胞性肺疾患の類似疾患を除外することが重要である．
BHD：Birt Hogg Dubé syndrome, DIP：desquamative interstitial pneumonia, HRCT：high-resolution CT scan, LAM：lymphangioleiomyomatosis, LCDD：light-chain deposition disease, LIP：lymphoid interstitial pneumonia, PJP：pneumocysis jirovecii pneumonia, PLCH：pulmonary Langerhans cell histiocytosis.

（文献5より引用）

## 処方例

処方　ツロブテロール塩酸塩　貼付剤
　　　2 mg/日
　　　適応症として，肺気腫を有する場合に限られる．また，有効性を証明したエビデンスはない．

## 専門医に紹介するタイミング

　囊胞性肺疾患を疑う所見を認めた際には，可能な限り高分解能CTを行うことが望ましい．症状，患者背景，臨床経過などを確認し，経過観察を行うこととなる．経過観察中に気胸などを繰り返す患者は専門医へのコン

サルテーション，診断ならびに外科的処置などの適応について相談することが望ましい．

## 専門医からのワンポイントアドバイス

囊胞性肺疾患のほとんどは良性疾患であり無症状であることが多い．経過観察をするうえで，あらかじめ遺伝性疾患や全身性疾患の可能性を念頭に，家族歴などの問診，気胸を疑わせる病歴などを聴取することが肝心となる．経過観察において必ずしも毎回 HRCT は必須ではないものの，胸部 X 線などを含め定期的画像診断以外に手段がないともいえる．現喫煙者に禁煙を促すことを忘れてはならない．

———————— 謝 辞 ————————

本稿執筆にあたり，順天堂大学大学院医学研究科 呼吸器内科学 瀬山邦明先生に多大な御助言をいただきました．誌面をお借りして厚く御礼申し上げます．

———————— 文 献 ————————

1）日本気胸・囊胞性肺疾患学会 編：気胸・囊胞性肺疾患 規約・用語・ガイドライン 2009 年版．金原出版，2009

2）Webb WR, Muller NL, Naidich DP：High-resolution CT of the lung. 5th edition. Lippincott Williams & Wilkins, Philadelphia, 2015

3）佐藤 晋：囊胞性肺疾患．"呼吸器症候群 I 〔第3版〕"，pp178-183，日本臨牀社，2021

4）日本呼吸器学会，特定非営利活動法人日本呼吸器内視鏡学会：重症 COPD に使用する気管支バルブの適正使用指針．2022
https://www.jrs.or.jp/activities/guidelines/statement/20230110142050.html

5）Raoof S, Bondalapati P, Vydyula R et al：Cystic lung diseases algorithmic approach. Chest 150：945-965, 2016

## 2. 閉塞性肺疾患

# びまん性汎細気管支炎

神尾孝一郎
日本医科大学大学院医学研究科 呼吸器内科学分野

**POINT**
- 胸部 HRCT で両肺びまん性に小葉中心性の粒状影や細気管支拡張を認め，慢性副鼻腔炎の合併あるいは既往がある場合には，本症が疑われる．
- 有病率は年々低下しており本症に遭遇する機会も減っているが，著効する治療薬があるため，喀痰の多い症例や特徴的な画像所見を呈する場合，常に本症を念頭におき診療にあたる必要がある．

## ガイドラインの現況

びまん性汎細気管支炎は厚生労働省の指定難病であり，その診断・治療は 1998 年に厚生省特定疾患びまん性肺疾患調査研究班により発表された「びまん性汎細気管支炎の臨床診断基準（第 2 次改訂）」ならびに 2000 年に同研究班より発表された「DPB の治療ガイドライン−最終報告」に基づいて行われている．また本疾患は，2019 年に日本呼吸器学会より発表された「咳嗽・喀痰の診療ガイドライン」においても最新の指針が示されている．

【本稿のバックグラウンド】本稿では厚生省特定疾患びまん性肺疾患調査研究班より発表された指針を踏まえ，2019 年に日本呼吸器学会より発表されたガイドラインの知見も加えて概説する．

## どういう疾患・病態か

副鼻腔と気管支・細気管支の慢性炎症を呈する疾患は副鼻腔気管支症候群（sinobronchial syndrome：SBS）と呼ばれるが，びまん性汎細気管支炎（diffuse panbronchiolitis：DPB）はわが国における SBS のプロトタイプである．SBS には**表 1**に示されるような疾患が含まれるが，いずれも希少疾患である．このうち cystic fibrosis は主に欧米人に

みられる遺伝性疾患であるのに対し，DPB は 1960 年代にわが国において疾患概念が確立され[1]，その後の調査で東アジア領域に集積する人種特異性があることが確認されている．

DPB では多くの症例に慢性副鼻腔炎の合併・既往があるため，鼻閉や膿性鼻汁，嗅覚障害，後鼻漏などの症状を伴うことが多い．また慢性に咳嗽や膿性痰が持続し，進行例では労作時の息切れが増し，膿性痰は 1 日に

**表 1　副鼻腔気管支症候群に含まれる疾患・病態と，鑑別の要点**

1. びまん性汎細気管支炎*
2. Primary ciliary dyskinesia − 精子運動能低下，電子顕微鏡による線毛構造異常の確認（鼻/気管支粘膜などで）
3. 免疫グロブリン欠損・低下症（IgA, IgG サブクラス, IgE）− IgA, IgG サブクラス, IgE の著減
4. Common variable immunodeficiency − IgG, IgA, IgM の著減
5. Young 症候群 − 男性不妊，精液検査で無精子症
6. Bare lymphocyte 症候群 − HLA タイピングで class I の欠損
7. Yellow nail 症候群 − 成長遅延した黄色爪，リンパ管浮腫 / 胸水
8. Cystic fibrosis − 膵外分泌機能（BT-PABA 検査）低値，汗中 Cl⁻濃度高値，*CFTR* 遺伝子の変異

＊：表 2 を参照　　　　　　　　　（門田淳一 他編：呼吸器疾患最新の治療 2019-2020. pp294-297, 南江堂, 2019 より引用）

---

200 〜 300 mL にものぼることがある．無治療例ではこれらの症状が年余にわたり持続・進行し，当初は慢性下気道感染の起炎菌がインフルエンザ桿菌などの比較的薬剤感受性がある細菌であるものの，その増悪時に使用される抗菌薬の選択圧により菌交代が生じ，最終的には緑膿菌による慢性下気道感染に至る．画像上は気管支拡張が進行するとともに，機能的には II 型呼吸不全が進行し，喀痰の喀出不全や，感染を契機とした慢性 II 型呼吸不全の増悪が死亡原因となる．

以上のように極めて難治で予後不良であったが，1984 年に工藤らがエリスロマイシン少量持続投与の有効性を報告して以降，1980 年代前半まで 50 〜 70％であった 5 年生存率は著明に改善した[2, 3]．さらにわが国での DPB の有病率自体も低下してきており，これにはエリスロマイシンなどのマクロライド系抗菌薬が慢性副鼻腔炎の初期の段階から耳鼻科医により積極的に処方されること，慢性の呼吸器症状に対して非呼吸器専門医からも同薬が処方されることが多くなっていることなども要因と考えられる．JR 東日本の職員約 68 万人を対象にした河野らの調査でも，1970 年代には 10 症例以上が確認されたが，1999 〜 2003 年までの間には発症者はみられなかったと報告されている[4]．

## 治療に必要な検査と診断

DPB の臨床診断基準を**表 2** に示す．慢性副鼻腔炎の合併または既往があり，慢性の咳嗽・喀痰と労作時の息切れがあり，画像上，びまん性の小葉中心性粒状影などの特徴的な所見を認めれば DPB の診断が可能である．さらに閉塞性換気障害，寒冷凝集素価高値，HLA-B54 陽性を伴えば診断はより確実となる．

### 1 診察所見

胸部の聴診では，両側肺底部に喀痰貯留による吸気時水疱音（coarse crackles）が聴取されるが，時に連続性ラ音（wheezes, rhonchi）や吸気時にスクウォーク（squawk）を伴う．ばち指がしばしば認められる．呼吸不全の進行に伴い，口唇，爪にチアノーゼを認めるようになる．

### 2 画像所見

胸部 X 線では両側中下肺野を中心にびまん性に散布性粒状影を認め，過膨張を呈する．ただし過膨張が著しいと，肺野の粒状影がマスクされることがあるため注意を要する．胸部高分解能 CT（HRCT）画像を**図 1** に示す．両肺野にびまん性に分布する小葉中

びまん性汎細気管支炎　157

表2 びまん性汎細気管支炎の臨床診断基準（第2次改訂）

診断項目
1) 必須項目
    ①慢性の咳・痰，および労作時の息切れ
    ②慢性副鼻腔炎の合併ないし既往
    ③胸部X線で両肺野びまん性散布性粒状影，または
      胸部CTで両肺野びまん性小葉中心性粒状病変
2) 参考項目
    ①胸部聴診で断続性ラ音
    ②1秒率低下（70％以下）および低酸素血症（80Torr以下）
    ③血清寒冷凝集素高値

臨床診断
1) 診断の判断
    確実：必須項目①，②，③に加え，参考項目の2項目以上を満たすもの
    ほぼ確実：必須項目①，②，③を満たすもの
    可能性あり：必須項目のうち①，②を満たすもの
2) 鑑別診断
    慢性気管支炎，気管支拡張症，線毛不動症候群，閉塞性細気管支炎
    囊胞性線維症など
    病理組織学的検査は本症の鑑別診断上有用である

（厚生省特定疾患びまん性肺疾患調査研究班 1998年12月より引用）

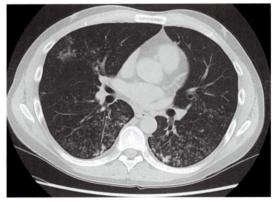

図1 DPBの高分解能胸部CT画像
両肺びまん性に小葉中心性粒状影が認められ，一部融合傾向を示している．

心性の粒状影が認められ，air-trappingのために粒状影周辺が明るい低吸収域となる傾向がある．進行に伴い細気管支拡張を呈し，また中枢側の気管支壁肥厚も認められるようになる．さらに，多くの症例が小児期より慢性副鼻腔炎を伴っており，その評価・治療のために耳鼻科へのコンサルテーションを行うことが望ましい．副鼻腔X線撮影では上顎洞炎が最も多いが，しばしば篩骨洞，前額洞炎を含む汎副鼻腔炎を呈し，前頭洞の低・無形性がみられることもある．

### 3 呼吸機能検査と血液ガス分析

一秒率が低下する閉塞性換気障害を特徴とする．進行とともに肺活量が減少し，残気量は増加する．一般的に肺拡散能の低下はみられないが，喫煙が主病因である慢性閉塞性肺疾患（chronic obstructive pulmonary disease：COPD）との鑑別に有用である．血液ガス分析では，病態の進行に伴い$PaO_2$が低下，$PaCO_2$が上昇しⅡ型呼吸不全を呈する．

## 4 血液生化学・免疫学的検査

寒冷凝集素価の上昇（64倍以上）を約80％の症例で認めるが，機序は不明である．また慢性気道感染・炎症のため，末梢血白血球数増加，CRP上昇，赤沈亢進を認める．血清RAテスト陽性，IgGやIgAの高値も付随所見として認められる．

## 5 疾患感受性遺伝子

日本人DPB患者でHLA-B54抗原のDNAタイピングにおいて，遺伝子型でHLA-B*5401とHLA-B*5404が，韓国人ではHLA-A11抗原がDPBと強く相関することが報告されている．DPB症例はわが国をはじめとする東アジア地域に集積し，欧米では非常に稀であること，日本人症例ではHLA-B54抗原の保有率が高いこと，高率に慢性副鼻腔炎を合併あるいは既往にもち，系統的な気道粘膜防御系障害が示唆されることなどから，遺伝的素因の関与が示唆されている．

## 6 細菌学的検査

本症の病態は慢性下気道感染症とも捉えられ，気道感染と炎症がその病態形成と自然経過に重要な役割を果たしている．初期〜中期にはインフルエンザ菌や肺炎球菌などの感染が多く，最終的には緑膿菌へと菌交代を生じる．緑膿菌はさまざまな菌体外毒素の産生やバイオフィルムの形成を通して抗菌薬に抵抗性の慢性気道感染病態を形成し，予後に影響を与える．そのため定期的に喀痰の一般細菌検査と薬剤感受性検査を行う必要がある．さらに肺MAC（Mycobacterium avium complex）症などとの鑑別のためにも，喀痰抗酸菌検査も行う必要がある．

## 7 病理組織学的所見

呼吸細気管支領域にリンパ球や形質細胞の浸潤とともに泡沫細胞の集簇を認め，中枢気道には慢性の好中球性炎症を認める．"びまん性汎細気管支炎"の"びまん性"とは病変が両肺広範に分布することを意味するが，"汎"とは炎症が呼吸細気管支の全層にわたって生じていることを意味する．

## 8 鑑別診断

COPDや，表1に挙げられている他のSBSなどとの鑑別が必要である．さらに関節リウマチやシェーグレン症候群などの膠原病に伴う細気管支炎や，びまん性嚥下性細気管支炎なども鑑別すべき疾患として考慮する必要がある．

# 治療の実際

## 1 マクロライド療法

マクロライド少量療法がDPBに対する基本治療であり，早期の症例ほどより高い臨床効果が得られるため，診断後には速やかに治療を開始すべきである[5]．マクロライド薬のうち，現在までにDPBに対する有効性が確認されているのは14員環系マクロライド系抗菌薬であるエリスロマイシン（erythromycin：EM）とクラリスロマイシン（clarithromycin：CAM），およびロキシスロマイシン（roxithromycin：RXM）である．また14員環系マクロライド系抗菌薬が無効であった症例でも，15員環系マクロライド系抗菌薬であるアジスロマイシン（azithromycin：AZM）が73％で有効であったとの報告がある．

これら4種類のうち，まずEMの投与から開始する．これはCAM，RXMそしてAZMは，しばしばDPBに合併する肺MAC症に対して耐性菌を惹起してしまうためであり，またEMはCAMとの交叉耐性を示さ

びまん性汎細気管支炎　159

ないことも理由に挙げられる．喀痰減少などの自覚症状や画像・呼吸機能の改善などの臨床効果は 2〜3 ヵ月以内に認められることが多いが，最低 6 ヵ月は投与して臨床効果を判定する必要がある．以後半年ごとに効果判定を行い，長期投与により自覚症状・画像所見・呼吸機能などの改善・安定が得られれば，通算 2 年間の投与で終了するが，高度の呼吸機能障害を残す場合には投与を継続する．図 2 に示す 2 症例はいずれも EM 400 mg/日で約 2 年間治療後であるが，陰影の著明な改善がみられ，臨床症状も改善している．このマクロライド系抗菌薬の長期療法に伴う重篤な副作用の報告はほとんどない．効果が認められない場合，あるいは胃腸障害（モチリン作用による腸蠕動亢進や下痢など）などの副作用や他剤との相互作用が問題になる場合には，喀痰や気管支鏡検査による肺MAC 症の除外を行ったうえで，CAM，AZM，RXM のいずれかへ変更するが，3 者のいずれがよいかのデータは乏しいのが現状である．

マクロライド療法は，①治療効果の発現までに少なくとも 1〜3 ヵ月を要すること，②感受性のない緑膿菌を含め，細菌の種類によらないこと，③喀痰中の細菌が消失しなくとも病態の改善が得られること，④14 員環マクロライドで認められる臨床効果が 16 員環マクロライドでは得られないことなどから，通常の抗菌作用ではなく抗炎症作用による効

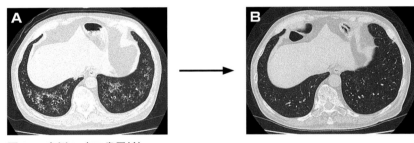

図 2a　症例 1（75 歳男性）
　　　A：治療前．小葉中心性粒状影がみられ，一部融合傾向を示している．気管支壁の肥厚も認められる．
　　　B：治療後．小葉中心性粒状影や気管支壁肥厚像とも改善している．

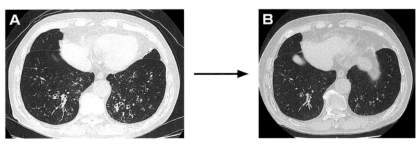

図 2b　症例 2（82 歳男性）
　　　A：治療前．小葉中心性粒状影と，気管支壁肥厚および気管支拡張が目立つ．
　　　B：治療後．軽度の気管支の拡張は残存するが，粒状影や気管支壁肥厚像は改善がみられる．

果であると考えられる．③に関連して，DPB
の喀痰から緑膿菌が繰り返し検出される場合
に除菌が必要かという疑問があるが，日本呼
吸器学会の「咳嗽・喀痰の診療ガイドライ
ン」では推奨度C（「実施しない」ことを提
案（条件付きで推奨）する）と位置づけられ
ている．これに関してはいくつかの報告があ
り，例えば非嚢胞性線維症の気管支拡張症患
者の慢性緑膿菌感染に対する除菌を検討した
報告では，増悪頻度，入院回数が有意に減少
するものの，呼吸機能やQOLには変化がみ
られなかったという結果がある．また，緑膿
菌が定着した嚢胞性線維症患者に対する除菌
の検討では，一度除菌された緑膿菌の再定着
までは約2年であり，除菌後には緑膿菌の再
定着に加え，ステノトロホモナス・マルト
フィリアの分離が増加したとの報告がある．
慢性緑膿菌感染に対する除菌療法には一時的
な効果は認められるものの長期的な予後は不
明であり，さらなるエビデンスの蓄積が必要
である．

マクロライド系抗菌薬の生体への作用とし
ては，① 生体細胞に対する作用（気道分泌
およびムチン産生の抑制，好中球性炎症に対
する効果，マクロファージの分化誘導能，リ
ンパ球増殖への抑制作用，細胞内シグナリン
グに対する作用など），② 細菌感染に対する
作用（緑膿菌の気道への付着の抑制，バイオ
フィルム形成抑制，酵素・毒素産生抑制クオ
ラムセンシング（quorum-sensing）機構に
対する抑制効果など）などが明らかになって
いる．

### ② 増悪時の治療

DPBで膿性痰の増加を伴う発熱を認めた
場合，下気道に定着した菌による増悪を疑
う．必ずしも胸部画像所見の悪化を伴わない
ことには注意が必要である．起炎菌はインフ

ルエンザ桿菌や緑膿菌など安定期の気道感染
菌と同一菌であることが多いが，喀痰のグラ
ム染色および培養同定検査は必ず行うことが
重要である．特に進行症例では緑膿菌をター
ゲットとするが，empiricalに治療を開始す
る．緑膿菌による増悪の場合には，ニューキ
ノロン系抗菌薬内服による外来加療も考慮さ
れる．ただし同薬耐性や重症例では入院のう
え，ピペラシリン，セフタジジム，アミノグ
リコシドなどの点滴による加療を行う．治療
効果の指標は解熱や全身状態の改善，喀痰の
量・性状とし，原因微生物の完全消失を目指
す必要はない．

### ③ その他の補助療法

喀痰に対しては，カルボシステインやアン
ブロキソールなどの去痰薬投与やネブライ
ザー吸入療法を，喘鳴が認められる場合に
は，テオフィリンや$\beta_2$刺激薬などの気管支
拡張薬の併用を行う．前述の日本呼吸器学会
のガイドラインでも，喀痰調整薬の有効性
は，推奨度B（「実施する」ことを提案（条
件付きで推奨）する）とされている．日常臨
床で喀痰調整薬は有害事象も少なく汎用され
ており，自覚症状の改善もしばしば経験され
るため，適宜使用することが勧められる．慢
性呼吸不全があれば在宅酸素療法を導入す
る．またⅡ型呼吸不全を呈する場合には，在
宅でのNPPVを導入する．治療に抵抗性の
若年例では肺移植も検討する．さらにインフ
ルエンザワクチン，肺炎球菌ワクチンの接種
は奨励される．

| 処方例 |
| --- |
| **安定期** |
| 処方　エリスロマイシン錠（200mg） |

１回１錠　１日２〜３回
●無効の場合

処方Ａ　クラリスロマイシン錠
　　　　（200mg）１回１錠　１日１〜２回

処方Ｂ　ロキシスロマイシン錠
　　　　（150mg）１回１錠　１日１〜２回

処方Ｃ　アジスロマイシン錠（250mg）
　　　　１回１錠　１週３回

### 急性増悪時

処方Ａ　レボフロキサシン錠（500mg）
　　　　１回１錠　１日１回

処方Ｂ　モキシフロキサシン錠
　　　　（450mg）１回１錠　１日１回
　　　　など

## 専門医に紹介するタイミング

　マクロライド少量長期療法は，慢性気道炎症性疾患に広く試みられるようになっているが，DPBを疑った場合には一度専門医に紹介することが望まれる．鑑別するべき疾患が複数存在することや，マクロライド療法の難治例が存在するためである．

## 専門医からのワンポイントアドバイス

　慢性の喀痰・咳嗽を有する患者においては，胸部X線検査のみではなく，一度は胸部HRCTを施行することが必要と考えられる．図２の２症例は高齢になり発見されたが，これまで鼻や呼吸器の症状があるものの，年余にわたる健診でも指摘されることはなかった症例である．また，有病率は減少しているため見過ごされがちな疾患であるのも事実であるが，当院自験例でも2015〜2017年の間に，初めてDPBと診断された症例が３例あるので，常に同疾患を疑う姿勢が必要と考えられる．

### 文　献

1) Homma H, Yamanaka A, Tanimoto S et al：Diffuse panbronchiolitis. A disease of the transitional zone of the lung. Chest 83：63-69, 1983
2) Kudoh S, Kimura K, Uetake K：Clinical effects of low-dose macrolide antibiotic on diffuse panbronchiolitis. Abstract of annual meeting（Japanese）. Jpn J Thorac Dis 22：254, 1984
3) Kudoh S, Azuma A, Yamamoto M et al：Improvement of survival in patients with diffuse panbronchiolitis treated with low-dose erythromycin. Am J Respir Crit Care Med　157：1829-1832, 1998
4) Kono C, Yamaguchi T, Yamada Y et al：Historical changes in epidemiology of diffuse panbronchiolitis. Sarcoidosis Vasc Diffuse Lung 29：19-25, 2012
5) Kudoh S, Azuma A, Tamaoki J et al：Novel activity of erythromycin and its derivatives. Macrolide Antibiotics 2nd ed, Omura S ed, Academic Press, pp533-569, 2002

## 2. 閉塞性肺疾患

# 閉塞性細気管支炎

橋本直純[1]，長谷川好規[2]
はしもとなおずみ　　はせがわよしのり

[1]藤田医科大学 呼吸器内科学，[2]国立病院機構名古屋医療センター

**POINT**

●閉塞性細気管支炎（bronchiolitis obliterans：BO）に対するガイドラインは作成されていなかったが，2017 年に BO を含む「難治性びまん性肺疾患　診療の手引き」が発刊されて，2021 年にその英文化がなされた．

●BO の病理診断による確定診断が困難であるため，1993 年に International Society for Heart and Lung Transplantation（ISHLT）により，肺移植後の BO について臨床的診断による bronchiolitis obliterans syndrome（BOS）の概念が導入された．

●稀な疾患と考えられていたが，最近では移植医療の進歩に伴い骨髄移植や肺移植後に BO の発症例が増加している．

●BO は，細気管支領域における包囲性狭窄により細気管支内腔の閉塞をきたす疾患である．

---

## ガイドラインの現況

　閉塞性細気管支炎（bronchiolitis obliterans：BO）は，特発性もしくはさまざまな原因により，気管支の細気管支領域における包囲性狭窄により細気管支内腔の閉塞をきたす疾患である．最終的に細気管支の不可逆的閉塞をきたし呼吸不全となり，著しく日常生活を損なう疾患である．稀な疾患であると考えられていて，わが国を含めて BO に対するガイドラインの作成には至っていない現状にある．一方，臓器移植症例が増加している背景から，BO 症例が増加している．「難治性びまん性肺疾患　診療の手引き」をもとにさらなる症例集積が期待される．

---

## どういう疾患・病態か

　BO は，細気管支を疾患の主座とする炎症性病変の総称である[1]．気管支の細気管支領域における包囲性狭窄により細気管支内腔の閉塞をきたす疾患である．最終的に細気管支の不可逆的閉塞をきたし呼吸不全となり，著しく日常生活を損なう疾患である．BO をきたす代表的な関連疾患を**表 1**に挙げる．BO の原因として，呼吸器感染症（アデノウイルス，RS ウイルス，マイコプラズマ），吸入ガス・粉じん（二酸化窒素，二酸化硫黄，アス

閉塞性細気管支炎　**163**

表1　閉塞性細気管支炎をきたす原因

| |
|---|
| 感染症（アデノウイルス，RS ウイルス，マイコプラズマ） |
| 吸入ガス・粉じん（二酸化窒素，二酸化硫黄，アスベスト，硅素） |
| 健康食品（*Sauropus androgynus*） |
| 膠原病（関節リウマチ） |
| 臓器移植（骨髄，肺，心肺） |
| 薬剤反応（ペニシラミン） |
| スティーブンス・ジョンソン症候群 |
| びまん性特発性肺神経内分泌細胞過形成 |

（文献1より引用）

ベスト，硅素），健康食品摂取（*Sauropus androgynus*），膠原病（関節リウマチなど），臓器移植（骨髄，肺，心肺），薬剤反応（ペニシラミン），スティーブンス・ジョンソン症候群，びまん性特発性肺神経内分泌細胞過形成，Castleman 病などが挙げられる[1]．

BO に対するガイドラインは作成されていなかったが，2017 年に BO を含む「難治性びまん性肺疾患　診療の手引き」が発刊され，2021 年にその英文化がなされた[2,3]．

## 治療に必要な検査と診断

発症初期は無症状であることが多いため，疾患の合併を念頭におき，下記の検査を用いて診断を行う．診断には，他のびまん性肺疾患と同様に組織診断が重要である．

### 1 肺機能検査

肺機能検査上，閉塞性障害を認める．1秒量，1秒率の低下，フローボリューム曲線での閉塞性パターン（下に凸）などを認める（表2）．

### 2 画像検査

胸部 X 線画像において異常所見を伴わないことが多い（図1）[4]．高分解能 CT（high-resolution CT：HRCT）による吸気相・呼

表2　閉塞性細気管支炎症例の肺機能検査

| | 症例 A | 症例 B |
|---|---|---|
| VC | 1,300 mL | 1,370 mL |
| % VC | 59.3% | 53.9% |
| $FEV_{1.0}$ | 620 mL | 500 mL |
| % $FEV_{1.0}$ | 40.0% | 23.0% |
| % DL co | 132.9% | 73.9% |
| $PaO_2$ (mmHg) | 76.6 | 64.2 |
| $PaCO_2$ (mmHg) | 46.3 | 39.7 |

（文献2より引用）

気相の撮影での空気とらえ込み現象（air-trapping）を三次元定量化で評価することが BO の診断に寄与することが報告されている．また，ダイナミック造影 CT と肺血流・換気シンチグラフィ検査の組み合わせが有用である場合がある（図2）[4]．閉塞性細気管支炎の場合，肺血流・換気シンチグラフィ検査で多発性陰影欠損の所見が認められるが，明らかな CT 画像所見に乏しい場合が多い[5]．

### 3 病理検査

BO の確定診断には外科的肺生検が大変重要である．しかしながら外科的肺生検でも，時に組織診断に至らない場合もある．また，受診時に著しい肺機能低下を示している場合も多く，外科的肺生検に至らない症例も多い．BO を反映する病理所見は constructive bronchiolitis（絞扼性細気管支炎）が挙げら

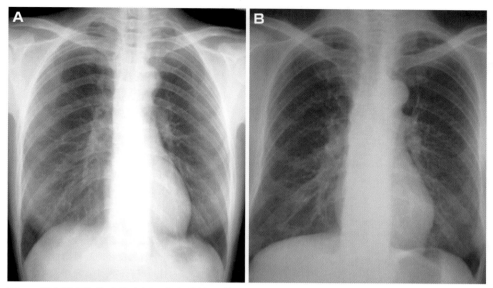

**図1 閉塞性細気管支炎症例の胸部単純X線写真**
アマメシバ摂取により発症した閉塞性細気管支炎の家族発症例．A：親，B：子ども．
（文献3より引用）

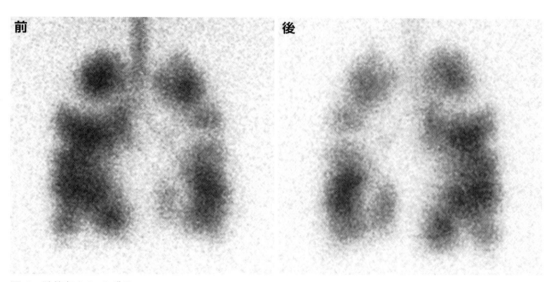

**図2 肺換気シンチグラフィ**
図1Bの肺換気シンチグラフィを示す．
（文献3より引用）

れる[1]．周囲の肺胞領域はほぼ正常所見を呈する．正常肺の場合，肺動脈は気管支に伴走するが，細気管支が確認できない場合，病変の存在を疑う必要がある．線維性変化を評価するうえで，弾性染色である Masson trichrome（MT）染色および Elastica van Gieson（EVG）染色は細気管支の構成線維である弾性線維および膠原線維を評価することができ，Hematoxylin-eosin（HE）染色では区別がつきにくい細気管支上皮細胞下の線維化

病変を評価することに役立つ[1].

## 治療の実際

　本症には有効性の確立された治療法はない．過剰な免疫応答を制御する目的でステロイドや免疫抑制薬治療が試みられているが，病理所見で constrictive bronchiolitis の所見で細胞成分の少ない線維化所見を伴う場合はこれらの治療に抵抗することが予測されるため，対処療法にとどまることも多い．進行例は肺移植の適応となる．

## 専門医に紹介するタイミング

　表1で示すように本症の発症機序は多様であると考えられる．これらの患者背景を有して，胸部X線写真で明らかな異常所見を認めない息切れ，乾性咳嗽，労作時呼吸困難，強制呼気時の高調な連続音などの自覚および他覚所見が出現する症例は，BO の合併を疑い呼吸器専門医に相談するのがよい．

## 専門医からのワンポイントアドバイス

　本疾患は，その疾患概念を頭の片隅においておかないと鑑別疾患として挙げにくい疾患

である．前述のような患者背景の患者が胸部X線写真において明らかな異常所見を認めず，肺機能上の顕著な閉塞性障害を伴い労作時の呼吸困難を呈した場合，BO を鑑別に挙げることが診断の一歩になる．

———————— 文　献 ————————

1) Travis WD：Non-neoplastic disorders of the lower respiratory tract（Atlas of nontumor pathology）. American Registry of Pathology, Washington, DC, 2002

2) 橋本直純，杉野圭史：難治性びまん性肺疾患 診療の手引き 第2章：閉塞性細気管支炎 A臨床像．厚生労働科学研究費補助金難治性疾患政策研究事業「びまん性肺疾患に関する調査研究」班 難治性びまん性肺疾患診療の手引き作成委員会 編，南江堂，pp18-20，2017

3) Homma S, Ebina M, Kuwano K et al：Ministry of Health, Labour and Welfare, the Study Group on Diffuse Pulmonary Disorders, Scientific Research/Research on Intractable Diseases, Japanese Respiratory Society：Intractable diffuse pulmonary diseases：manual for diagnosis and treatment. Respir Investig 59：8-33, 2021

4) 長谷川好規：閉塞性細気管支炎の病態と治療．日内会誌 100：772-776，2011

5) Hasegawa Y, Imaizumi K, Sekido Y et al：Perfusion and ventilation isotope lung scans in constrictive bronchiolitis obliterans. A series of three cases. Respiration 69：550-555, 2002

## 2．閉塞性肺疾患

# 気管支拡張症，線毛機能不全症候群

<ruby>黒川敦志<rt>くろかわあつし</rt></ruby>，<ruby>多賀谷悦子<rt>たがやえつこ</rt></ruby>

黒川敦志，多賀谷悦子
東京女子医科大学 呼吸器内科学講座

**POINT**
- ●気管支拡張症は，さまざまな原因により気管支が不可逆的な拡張をきたす疾患群の総称である．
- ●気管支拡張症の管理，治療は症例ごとに検討する必要がある．
- ●線毛機能不全症候群は，先天性の線毛機能異常により，気管支拡張症，慢性副鼻腔炎，内臓逆位，不妊を呈する．

---

### ガイドラインの現況

　わが国においては，気管支拡張症の診断，治療に関するガイドラインは作成されていない．日本呼吸器学会の「呼吸器感染症に関するガイドライン：成人気道感染症診療の基本的考え方」[1] および「咳嗽・喀痰の診療ガイドライン 2019」[2] の中に気管支拡張症に関する記載がある．海外においては，欧州呼吸器学会が成人気管支拡張症の管理に関するガイドラインを作成している．

　線毛機能不全症候群の診断に関するガイドラインは，米国胸部疾患学会[3] および欧州呼吸器学会[4] が作成しているが，わが国においては，診断に必要な検査を施行できる施設が限られており，今後の課題である．2023 年に日本鼻科学会より「線毛機能不全症候群の診療の手引き」[5] が発行されるとともに，2024 年 4 月からは厚生労働省の指定難病に追加された．

---

**【本稿のバックグラウンド】** 本稿は日本呼吸器学会の「呼吸器感染症に関するガイドライン：成人気道感染症診療の基本的考え方」および「咳嗽・喀痰の診療ガイドライン 2019」に基づいて記載した．欧米では，囊胞性線維症が気管支拡張症の原因として比較的多いが，わが国では極めて稀であり，一方で東アジアで人種特異性の高いびまん性汎細気管支炎が多い．海外と共通である内容については，欧州呼吸器学会のガイドラインなども参考にし，記載した．線毛機能不全症候群については，わが国での事情を踏まえて記載した．

## どういう疾患・病態か

　気管支拡張症とは，気管支が感染や先天的な素因などのさまざまな原因（**表1**）により，非可逆性に拡張した状態であり，疾患名

ではなく症候群として位置づけられている．慢性気道感染症をきたし，反復する湿性咳嗽，呼吸困難が主な症状である．病態としては，気管支の拡張部位に細菌が常在し，炎症が持続することで拡張が進み，急性増悪を繰

表1 気管支拡張症の原因

| 感染症 | 細菌, 抗酸菌, 真菌, ウイルス |
|---|---|
| 先天性疾患 | 原発性線毛機能不全症<br>$\alpha_1$ アンチトリプシン欠損症<br>嚢胞性線維症<br>気管気管支巨大症（Mounier-Kuhn 症候群）<br>気管支軟化症（Williams-Campbell 症候群）<br>肺分画症<br>Marfan 症候群 |
| 免疫不全症 | 原発性：低ガンマグロブリン血症<br>続発性：悪性腫瘍, 化学療法, 免疫抑制薬 |
| 毒素吸入, 異物誤嚥 | |
| 膠原病 | 関節リウマチ, SLE, Sjögren 症候群, 再発性多発軟骨炎 |
| その他 | 炎症性腸疾患, Young 症候群, Yellow nail 症候群 |

（文献 6 を参照して作成）

り返す. 肺炎の合併や呼吸不全など重篤になりうる. また, 拡張した気管支壁の毛細血管の増生, 破綻から血痰・喀血をきたし, 時に致死的となる. 成因により, 気管支拡張は限局性にも, びまん性にもなりうる. わが国では, びまん性汎細気管支炎（diffuse panbronchiolitis：DPB）を含めた副鼻腔気管支症候群（sinobronchial syndrome：SBS）が多く, 副鼻腔炎を合併することが比較的多い. その他の成因としては, 先天性・遺伝性の気管支異常, 免疫不全, 乳幼児期の肺炎, 腫瘍などによる物理的閉塞などがある. 結核や, 近年増加傾向にある非結核性抗酸菌症も重要である. 重症喘息の一病型であるアレルギー性気管支肺アスペルギルス症も成因となり, 中枢性の気管支拡張を認める. 関節リウマチや炎症性腸疾患などの肺合併症としてもみられる. 線毛機能不全症候群（primary ciliary dyskinesia：PCD）は, 古典的には内臓逆位, 慢性副鼻腔炎, 気管支拡張症を3徴とする Kartagener 症候群として報告された. 主に常染色体潜性遺伝の形式をとる遺伝性疾患であり, 線毛の構造・機能異常によ

り, 慢性の上下気道感染症をきたす. 図1に PCD に典型的な胸部 X 線写真, CT 画像を示す.

## 治療に必要な検査と診断

慢性の湿性咳嗽の鑑別診断として, 気管支拡張症を挙げる. 軽症例では, 胸部単純 X 線写真で異常の指摘は困難である. 高分解能胸部 CT により気管支拡張の部位, 拡がり, 程度を評価する. 気管支の内径が並走する肺動脈よりも太い場合を, 気管支拡張として捉える. 画像所見としてはほかに, 気管支壁の肥厚, 粘液充満像がみられることもある. 副鼻腔 X 線, CT で副鼻腔炎の有無を評価する. 気管支拡張症の成因の検索のため, 詳細な病歴聴取, 並存疾患の評価を行う. 喀痰検査では, インフルエンザ菌や肺炎球菌, 進行するとムコイド型の緑膿菌を検出することが多い. アスペルギルス属をはじめとした真菌, 抗酸菌（結核, 非結核性抗酸菌）の検索も行う. 血液検査では, 白血球数, C-reactive protein（CRP）, 赤沈などで炎症の程度

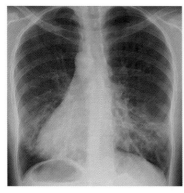
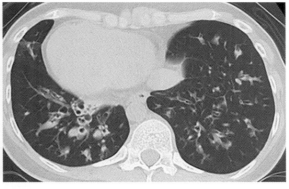

図1 線毛機能不全症候群（PCD）の胸部画像
33歳女性．幼少期からの湿性咳嗽を主訴に来院．PCDの家族歴あり．気管支拡張，気管支壁の肥厚，内臓逆位を認める．

(文献7より引用)

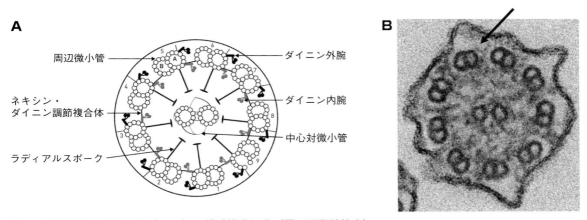

図2 線毛機能不全症候群（PCD）の線毛構造異常（電子顕微鏡検査）
　A：正常線毛構造（横断面）の模式図：9組の微小管が放射状に配列し，中心部には2本の微小管がある（9＋2構造）．ダイニン腕は線毛運動に関与している．（文献4より引用）
　B：症例：ダイニン外腕が欠損している．（文献7より引用）

を評価し，成因の鑑別のため必要に応じて，リウマチ因子や抗核抗体などの自己抗体，血清グロブリン（IgA, IgM, IgG, IgE），アスペルギルス抗体などを測定する．呼吸機能検査，動脈血液ガス分析で，肺機能，呼吸不全の評価を行う．PCDは，幼少期からの慢性気道感染症，不妊，右胸心などから疑い，鼻粘膜や気管支粘膜生検により線毛を採取し，電子顕微鏡を用いた線毛微細構造の評価（図2B，PCDの線毛電顕画像），高速ビデオを用いた線毛運動の機能解析を行う．線毛構造蛋白の免疫染色も参考となる．わが国でも近年，遺伝子検査が施行されているが，遺伝子異常の違いにより，電顕所見や線毛運動に違いを認める（表2）．本邦では*DRC1*遺伝子大規模欠失の頻度が高く，内臓逆位は伴わない．PCDでは鼻腔一酸化窒素産生量が著しい低値を示し，スクリーニング検査として有用である．海外のガイドライン[3,4]では，複数の検査を組み合わせての診断が推奨され

表2 線毛機能不全症候群（PCD）における遺伝子異常

|  | DNAH5遺伝子 | DNAH11遺伝子 | DRC1遺伝子 |
|---|---|---|---|
| 電顕所見 | ダイニン外腕の欠損 | 正常 | ほぼ正常 |
| 線毛運動 | 線毛運動低下 | 線毛近位部の屈曲が減少する | 線毛運動の振幅が減少する |

これまでに50以上の原因遺伝子が報告されている．遺伝子変異により，電顕所見や線毛運動に違いを認める．表には代表的な遺伝子を示した．

（文献4を参照して作成）

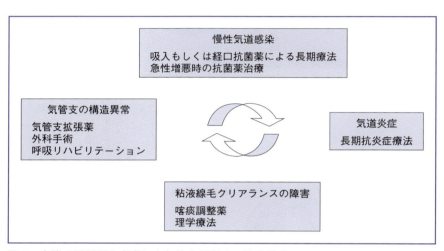

図3 病態の悪循環を考慮した気管支拡張症の治療戦略

（文献8を参照して作成）

ているが，いずれの検査も国内においては施行可能な施設が限られている．

## 治療の実際

治療の実際については，①慢性期の管理と治療，②急性増悪時の治療，および③血痰，喀血の治療に分けて概説する．

### 1 慢性期の管理と治療

気管支に貯留した分泌は，細菌の常在，気道炎症の持続，粘液線毛輸送系の障害，気管支拡張の進行，急性増悪の原因となるため（図3），分泌の排出を容易にさせる喀痰ドレナージ，理学療法が重要である．DPBに対して有効なマクロライド系抗菌薬の少量長期療法が，気管支拡張症において喀痰量の軽減，増悪頻度抑制の点で有用な可能性がある[2]．ただしクラリスロマイシンについては，非結核性抗酸菌症の治療において重要な薬剤であり，長期使用による耐性化の懸念から，安易な使用は推奨されない．症例ごとに，喀痰調整薬や吸入気管支拡張薬（β刺激薬，抗コリン薬），理学療法（スクウィージング，パーカッションベンチレーターなど）を検討する．抗菌薬吸入療法（トブラマイシン，アミカシンなど）で，緑膿菌感染症例の菌量減少，急性増悪回数減少などの有用性が示されているが，推奨薬剤や治療期間など，さらなるエビデンスの構築が待たれる[2]．増悪を予防することでQOLの悪化，肺機能の低下を抑制する．そのため感染対策が重要であり，うがい，手洗い，感染症流行時には外出を控えることを指導する．肺炎球菌，イン

フルエンザなどのワクチンの積極的な接種を勧める.

### ② 急性増悪時の治療

慢性期の病態から，発熱や咳嗽，喀痰，呼吸困難の増悪をきたす．肺炎球菌，インフルエンザ菌，モラクセラカタラーリス，黄色ブドウ球菌，緑膿菌などの細菌が関与することが多く，喀痰グラム染色所見に基づく，適切な抗菌薬の投与が必要である．慢性期の喀痰検査の結果（菌種，薬剤感受性）を参考とする．胸部X線で肺炎など合併症の有無を確認し，呼吸不全をきたした場合は酸素投与，全身管理を行う．

### ③ 血痰，喀血の治療

少量の場合は，気道感染や合併症の評価をしつつ，止血剤で経過をみることも可能である．持続的な出血の場合は，気管支鏡で出血部位の同定，ボスミン®，トロンビンの散布や，胸部造影CTや気管支動脈造影を行い気管支動脈塞栓術を施行するなどの緊急の処置が必要になることもある．大量喀血の際は，気道確保のうえ，酸素投与，バイタルの安定化を図る．気管支拡張が限局しており，感染や出血を繰り返す例であれば，肺切除の適応も検討される．

---

## 処方例

**基本的治療**

処方　エリスロシン®錠200mg　1回1
　　　～2錠　1日3回　朝昼夕食後
　必要に応じて下記
　　　ムコダイン®錠500mg　1回1錠
　　　1日3回　朝昼夕食後

---

ムコソルバン®L錠45mg　1回1
錠　1日1回　夕食後

**血痰，喀血時**

処方　アドナ®錠30mg　1回1錠
　　　トランサミン®錠250mg　1回2錠
　　　1日3回　朝昼夕食後

---

## 専門医に紹介するタイミング

気管支拡張の拡がりが大きく，急性増悪を繰り返す例，呼吸不全が強い例，喘息や慢性閉塞性肺疾患（chronic obstructive pulmonary disease：COPD）など他疾患を合併する例は，専門医への紹介が望ましい．また，気管支拡張症の背景の基礎疾患として，免疫不全や自己免疫疾患などの特殊な病態が疑われる例，結核や非結核性抗酸菌症が疑われる例などは，専門施設での診断および管理が必要と考えられる．幼少期からの気道感染症の反復や内臓逆位，不妊，家族歴などからPCDを疑う場合は，検査が可能な施設での診断が必要になり，「線毛機能不全症候群の診療の手引き」[5]が参考になる．難病申請や将来の肺移植の適応については専門施設での判断が望ましい．

## 専門医からのワンポイントアドバイス

気管支拡張症の成因は多岐にわたるが，治療可能な疾患を見逃さないことが重要である．喀血は時に大量となり致死的になる可能性があるため，反復する例では，気管支動脈塞栓術，肺切除などの緊急対応ができる施設との連携が必要である．

気管支拡張症，線毛機能不全症候群　　171

―――――― 文 献 ――――――

1) 日本呼吸器学会 呼吸器感染症に関するガイドライン作成委員会 編：呼吸器感染症に関するガイドライン：成人気道感染症診療の基本的考え方. 日本呼吸器学会, 2003

2) 日本呼吸器学会 咳嗽・喀痰の診療ガイドライン2019作成委員会 編：咳嗽・喀痰の診療ガイドライン2019. 日本呼吸器学会, 2019

3) Shapiro AJ, Davis SD, Polineni D et al；American Thoracic Society Assembly on Pediatrics：Diagnosis of primary ciliary dyskinesia. An official American Thoracic Society clinical practice guideline. Am J Respir Crit Care Med 197：24-39, 2018

4) Lucas JS, Barbato A, Collins SA et al：European Respiratory Society guidelines for the diagnosis of primary ciliary dyskinesia. Eur Respir J 49：1601090, 2017

5) 日本鼻科学会：線毛機能不全症候群の診療の手引き. 2023

6) Barker AF：Bronchiectasis. N Engl J Med 346：1383-1393, 2002

7) Orimo M, Kondo M, Tagaya E et al：A Japanese case of primary ciliary dyskinesia with DNAH5 mutations. Intern Med 58：2383-2386, 2019

8) Polverino E, Goeminne PC, McDonnell MJ et al：European Respiratory Society guidelines for the management of adult bronchiectasis. Eur Respir J 50：1700629, 2017

## 2. 閉塞性肺疾患

# 耳鼻咽喉科と呼吸器疾患の関連疾患
## （副鼻腔気管支症候群など）

**松根彰志[1]，大久保公裕[2]**

[1] 日本医科大学武蔵小杉病院 耳鼻咽喉科，[2] 日本医科大学付属病院 耳鼻咽喉科・頭頸部外科

**POINT**
● 「副鼻腔炎診療の手引き」（日本鼻科学会 編，金原出版，2024）の第3章「成因と病態」中に「上下気道病変の関連」として，副鼻腔気管支症候群および気管支喘息合併例に関する記載がある．
● 日本鼻科学会で現在改訂版を作成中である．

---

### ガイドラインの現況

　耳鼻咽喉科と関係する呼吸器疾患との関連疾患としては，以下の3つの領域が主なものである．

1．副鼻腔気管支症候群（sinobronchial syndrome：SBS）

　　耳鼻咽喉科領域の手引書「副鼻腔炎診療の手引き」（日本鼻科学会 編）によると，慢性副鼻腔炎に非特異的慢性気管支炎症性疾患（慢性気管支炎や気管支拡張症，びまん性汎細気管支炎）を合併したものと定義されている（図1）．

2．好酸球性副鼻腔炎とアスピリン喘息を含む気管支喘息の合併

　　副鼻腔粘膜，鼻茸への高度な好酸球浸潤を伴う難治性，易再発性副鼻腔炎で，成人発症の非アトピー型喘息を高頻度に合併する．喘息の合併を含む．2015年に診断基準，重症基準が確立され，指定難病にも登録された．

3．アレルギー性鼻炎とアトピー型喘息

　　小児「アレルギーマーチ」の概念と関係しており，アレルギー性鼻炎とアトピー型喘息は発症，増悪の点で相互に深く関与している．もともとは，小児のアトピー型喘息がアレルギー性鼻炎の発症に先行するとの考え方であったが，現在ではむしろアレルギー性鼻炎の早期の治療は，喘息の発症や重症化の予防に有効であるとの考え方に重点がおかれている．

---

【本稿のバックグラウンド】　耳鼻咽喉科領域でも，近年鼻副鼻腔炎と下気道疾患とを関連づけて広く気道系疾患として診療を行う機運が高まっており，その概念の中には「現況」にも示したように多様なものが含まれている．本稿では，閉塞性肺疾患との関連ということなので，「副鼻腔気管支症候群」を中心に記載した．加えて，最近大きな問題となっている好酸球性副鼻腔炎について加筆した．

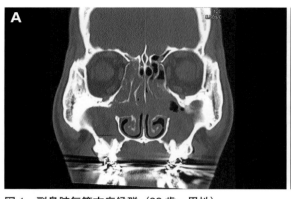
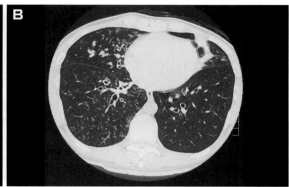

図1 副鼻腔気管支症候群（38歳，男性）
A：副鼻腔CT画像．両側性にびまん性副鼻腔陰影を認める．
B：胸部CT画像．びまん性汎細気管支炎例で認められる粒状陰影が，右肺野を中心にみられる．

（文献1より引用）

## どういう疾患・病態か

### 1 SBS

本章で扱われている慢性気管支炎，肺気腫などの慢性閉塞性肺疾患（chronic obstructive pulmonary disease：COPD）やびまん性汎細気管支炎（diffuse punbronchiolitis：DPB）などの呼吸器疾患と最も関連が深いのは，前述の「現況」の中ではSBSである．

上下気道の慢性炎症が合併することは遅くとも19世紀には知られており，頑固な後鼻漏と湿性咳嗽の合併に関する記述がある．現在では，副鼻腔気管支症候群と呼ばれている疾患がこれに相当する．副鼻腔気管支症候群という名称は，Duttonら[2]の用いたsinobronchial syndrome（SBS）を翻訳したのがはじめとされているが，ただし，このとき報告されている呼吸器疾患の内容は小児のアトピー喘息例で，少なくとも現在のわが国におけるSBSの中心的な概念と一致するものではない．SBSの病態については，以下のごとく諸説がある．

a）下行説：副鼻腔炎から下行性に気管支炎が発症する．膿汁吸引説など．

b）上行説：咳による強力な圧力で分泌物（痰）を運び出すことによって上行性に炎症が波及する．

c）同時発生説：体質や遺伝素因が関与している可能性について，主要組織適合抗原（HLA抗原）とSBSの相関を検討する研究がある．それによると，慢性副鼻腔炎単独や慢性気管支炎単独の症例と比べて，SBSではHLA抗原B54の出現頻度が有意に高くなる．SBSの中でもDPBはB54をマーカーとする遺伝的体質を基礎とするものである．ただし，B54をマーカーとする遺伝的体質素因が，上下気道のどのような障害として発現してSBSの発症をもたらすか，その機序は不明である[3]．

B54出現との関連は不明であるが，これまでに以下のごとく機能面での異常が指摘されている．

(1) 先天的な線毛の機能異常によって気道のクリアランス機構が障害された原発性繊毛運動不全症（primary ciliary dyskinesia（Kartagener症候群およびimmotile cilia syndromeも含まれる））（図2）．

(2) 気道上皮のイオン輸送（Clチャンネ

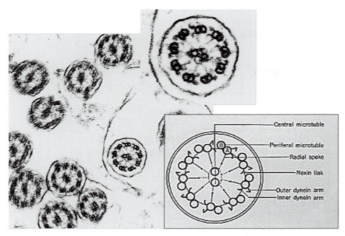

**図2 線毛の超微形態的異常を認めた副鼻腔気管支症候群例（透過型電子顕微鏡像）**
矢印（inner dynein arm）の一部に欠損がみられる．
（文献1より引用）

ル）が障害された分泌異常（囊胞性線維症など）．

### 2 好酸球性副鼻腔炎

両側性多発性の鼻茸を有する慢性副鼻腔炎で，難治性易再発性である．病変の中心は両側篩骨蜂巣である．嗅覚障害が高度遷延化し，非アトピー型，成人発症の喘息を合併することが多い．アスピリン喘息の合併例も含まれる．小児での好酸球性副鼻腔炎の発症は稀である．また，中耳粘膜に高度に好酸球が浸潤する難治性の好酸球性中耳炎を合併することがある．

現在病態の中心は，2型自然リンパ球（ILC 2）の活性化と考えられている．抗原非特異的に気道粘膜上皮から産生されるサイトカインにより活性化され，IL-4，5，13などのサイトカインの産生とIgE産生の亢進を認める．この反応はスギ花粉やダニといった吸入抗原特異的に抗原特異的IgE産生の亢進に至るいわゆるTh2型アレルギー（即時型アレルギー）反応とは異なる．事実，喘息を合併する好酸球性副鼻腔炎と，従来型の非好酸球性副鼻腔炎とではアレルギー性鼻炎の合併率に有意差を認めない．

ILCには現在3つのグループILC 1〜3があるとされている．ILC 1は，Th1型のサイトカインIFN-γ，TNF-αの産生亢進を誘導し，ウイルスや細胞内細菌感染に反応する．ILC 2は上述のごとく，Th2型のサイトカインIL-4，5，13の産生亢進を誘導する．ILC 3は，Th17型のサイトカインIL-17，22の産生亢進を誘導し，細胞外細菌，真菌感染に反応し好中球性炎症を引き起こす[4]．

## 治療に必要な検査と診断

### 1 SBS

耳鼻咽喉科の立場としては，以下に示す検査による鼻副鼻腔炎の正確な診断に基づく検査が治療のためには必要で，特に（1）〜（3）が最低限必要な検査である．

(1) 鼻鏡検査や鼻咽腔ファイバー検査による鼻内所見の検討．
(2) 鼻副鼻腔CTなどの画像検査による副鼻腔陰影の有無，鼻中隔弯曲や鼻腔内の異常の有無について検討．

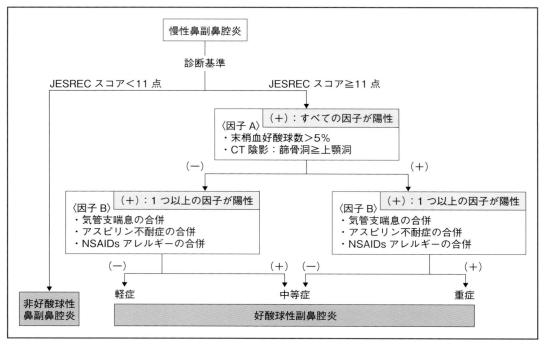

図3 好酸球性副鼻腔炎の重症度分類 （文献5より引用）

(3) 鼻汁スメアーや採血，皮内テストなどによるアレルギー性鼻炎，（非アトピー性）好酸球性炎症の合併の可能性について検討．
(4) 中鼻道や副鼻腔貯留液を用いた細菌検査．
(5) 嗅覚検査による嗅覚の評価．
(6) 電子顕微鏡による鼻副鼻腔粘膜の線毛の超微形態的観察．
(7) サッカリン時間の測定による粘液線毛機能の評価．

## 2 好酸球性副鼻腔炎の診断基準，重症度分類

耳鼻咽喉科医にとって好酸球性副鼻腔炎は，呼吸器専門医との情報交換を最も必要とする今日的な分野のひとつである．

以下に好酸球性副鼻腔炎の診断基準（表1）と重症度分類（図3）を示す[5,6]．

表1 好酸球性副鼻腔炎診断基準

| 項　目 | スコア |
|---|---|
| 病側：両側 | 3点 |
| 鼻茸あり | 2点 |
| 篩骨洞陰影/上顎洞陰影≧1 | 2点 |
| 血中好酸球（％） | |
| 　2＜　≦5％ | 4点 |
| 　5＜　≦10％ | 8点 |
| 　10％＜ | 10点 |

スコアの合計（JESREC スコア）：11点以上を好酸球性副鼻腔炎とする．
確定診断は，400倍視野組織中好酸球数：70個以上．
（文献5より引用）

表2　本邦における鼻副鼻腔炎，気道炎症と生物学的製剤（抗体治療薬）の現状と可能性

| 製剤名 | 商品名 | 投　与 | 作　用 | 適　応 | 鼻・副鼻腔炎適応の可能性 |
|---|---|---|---|---|---|
| Omalizumab | ゾレア® | 皮下注 | 抗 IgE 抗体 | 気管支喘息<br>特発性蕁麻疹 | アレルギー性鼻炎<br>（重症スギ花粉症） |
| Mepolizumab | ヌーカラ® | 皮下注 | 抗 IL-5 抗体 | 気管支喘息<br>好酸球性多発血管炎性肉芽腫症 | 重症慢性副鼻腔炎<br>（臨床試験中） |
| Benralizumab | ファセンラ® | 皮下注 | 抗 IL-5 受容体抗体 | 気管支喘息 | 重症慢性副鼻腔炎<br>（臨床試験中） |
| Dupilumab | デュピクセント® | 皮下注 | 抗 IL-4, 13 R 抗体 | アトピー性皮膚炎<br>気管支喘息 | 難治性慢性副鼻腔炎<br>（好酸球性副鼻腔炎） |

## 治療の実際

耳鼻咽喉科は，上気道炎に対する有効な治療が下気道炎に対しても良好な影響を及ぼすと考え，鼻副鼻腔炎など上気道炎に対して積極的に治療を行う．

### 1 SBS

保存的治療として，薬物治療，鼻副鼻腔洗浄，鼻ネブライザーを行い，3〜6ヵ月程度で治癒程度の評価を行い，不十分であれば手術を行う．現時点で手術の主流は内視鏡下鼻内副鼻腔手術である．

### 2 好酸球性副鼻腔炎

好酸球性副鼻腔炎の治療の基本は，内視鏡下鼻内副鼻腔手術と経口ステロイドであった．最近，好酸球性副鼻腔炎の病態研究が進む中で，生物学的製剤として抗体治療薬の臨床試験や適応取得が進んでいる（**表2**）[7]．今後，治療戦略上の重要な柱となる．

現時点で，保険診療上，好酸球性副鼻腔炎に処方可能なものは Dupilumab のみであるが，臨床試験中あるいは臨床試験開始予定の製剤もあり今後治療の柱のひとつになる可能性が高い．

### 処 方 例

#### 慢性副鼻腔炎

処方　①クラリス®錠200　1回1錠
1日2回　朝・夕食後
ムコダイン®錠500mg　1回1錠
1日3回　毎食後
2週間投与する．
②クラリス®錠200　1回1錠　1日
1回　朝食後
ムコダイン®錠500mg　1回1錠　1日3回　毎食後
①の処方に続いて3週間目から投与開始し，合計3ヵ月投与を行い評価する．

#### 慢性副鼻腔炎（急性増悪の場合）

処方　ジェニナック®錠　200mg　1回
2錠　1日1回　夕食後　7日
または
グレースビット®錠　50mg　1回
2錠　1日1回　夕食後　7日
ムコダイン®錠500mg　1回1錠
1日3回　7日

ロキソニン®錠　60mg　1回1錠
頓服　疼痛時　10回分
（軽快）以後は，慢性副鼻腔炎の処
方を行う．

### 好酸球性副鼻腔炎

処方A　プレドニン®錠5mg　1回3錠
　　　1日2回（30mg/日）　朝・昼食後
　　　4日
　　　プレドニン®錠5mg　1回2
　　　錠　1日2回（20mg/日）　朝・
　　　昼食後　3日
　　　プレドニン®錠5mg　1回2錠
　　　1日1回（10mg/日）　朝食後
　　　4日
　　　プレドニン®錠5mg　1回1錠
　　　1日1回（5mg/日）　朝食後　3日
　　　14日間かけて漸減療法で行う．
　　　オノン®カプセル　112.5mg
　　　1回2カプセル　1日2回（450mg/
　　　日）朝・夕食後　14日
　　　または，

シングレア®錠10mgまたはキプ
レス®錠　10mg　1回1錠　1日
1回　就寝前　14日
処方B　生物学的製剤
　　　デュピクセント　皮下注[8]
　　　1回300mgを2週間隔で皮下投
　　　与する．なお，症状安定後には，
　　　1回300mgを4週間隔で皮下投与
　　　＊効果をみながら，6ヵ月〜1年
　　　は継続とする．

## 専門医に紹介するタイミング

　閉塞性肺疾患，気管支炎，喘息などの下気
道疾患を有する例で，その評価や治療方針が
決定された時点で，一度，呼吸器内科医から
耳鼻咽喉科での副鼻腔炎やアレルギー性鼻炎
に関する精査を依頼いただくと，気道系全体
の評価をすることができて，総合的な治療方
針の決定に極めて有効である．耳鼻咽喉科と

表3　鼻副鼻腔炎の特徴と下気道合併症

| 疾患名 | 慢性副鼻腔炎 | 好酸球性副鼻腔炎 | アレルギー性鼻炎 |
|---|---|---|---|
| 炎症細胞 | 好中球性炎症 | 好酸球性炎症 | 肥満細胞（好塩基球）<br>好酸球 |
| 炎症メカニズム | type 1＋3 ILC | type 2 ILC | （抗原特異的）Th2 |
| 下気道合併症 | COPDなど<br>副鼻腔気管支症候群 | 非アトピー型喘息<br>アスピリン喘息<br>（好酸球性中耳炎） | アトピー型喘息 |
| マクロライド有効性 | 有効 | 無効 | 不良 |
| 薬物治療 | 急性増悪期には<br>その他の抗菌薬<br>（セフェム，キノロン）<br>など | 経口ステロイド<br>生物学的製剤<br>（抗体治療薬） | 経口・鼻噴霧ステロイド<br>抗ヒスタミン薬<br>その他の抗アレルギー薬<br>生物学的製剤<br>（抗体治療薬） |

ILC：innate Iymphocyte（自然リンパ球），Th：helper Tcell（ヘルパーT細胞）

しては，手術治療を選択する場合もあるが，術前・術後で呼吸器内科にその連絡と麻酔のリスクについて確認をとらなければならない．術後治療は，長期の経過観察に移行する可能性が高く，この間，処方薬や気道系の総合評価について情報交換が必須である．その際，鼻副鼻腔炎と下気道疾患の双方の専門医にとって役立つまとめ（**表3**）を示しておく．

## 専門医からのワンポイントアドバイス

呼吸器の患者で頑固な咳・痰症状の持続がある場合，後鼻漏症候群なども考えて耳鼻咽喉科での鼻副鼻腔炎の評価が必要である．

### 文　献

1) 松根彰志，黒野祐一：副鼻腔気管支症候群の治療戦略．JOHNS 22：76-80，2006

2) Dutton LO, Fuchlow JR：Sino-bronchial syndrome complicating atopic asthma in children. Ann Allergy 3：447-450, 1945

3) 洲崎春海：体質素因に基づく鼻・副鼻腔炎―副鼻腔気管支症候群における HLA 抗原の検討―．鼻・副鼻腔の炎症病態―遷延化とその治療―．洲崎春海 編．SPIO 出版，pp60-74，2007

4) Doherty TA, Broide DH：Airway innate lymphoid cells in the induction and regulation of allergy. Allergol Int 68：9-16, 2019

5) Tokunaga T, Sakashita M, Haruna T et al：Novel scoring system and algorithm for classifying chronic rhinosinusitis：the JESREC Study. Allergy 70：995-1003, 2015

6) 鼻アレルギー診療ガイドライン作成委員会 編：鼻アレルギー診療ガイドライン―通年性鼻炎と花粉症―（2020年版 改訂第9版）．ライフサイエンス，2020

7) Bachert C, Zhang N, Hellings PW et al：Endotype-driven care pathways in patients with chronic rhinosinusitis. J Allergy Clin Immunol 141：1543-1551, 2018

8) Fujieda S, Matsune S, Takeno S et al：Dupilumab efficacy in chronic rhinosinusitis with nasal polyps from SINUS-52 is unaffected by eosinophilic status. Allergy 77：186-196, 2022

## 3. 間質性肺疾患

# 特発性間質性肺炎

堀益　靖，服部　登
広島大学病院 呼吸器内科

**POINT**
- 間質性肺炎とは，肺の間質を中心に炎症や線維化が生じる疾患の総称である.
- 炎症病態に対しては抗炎症薬が用いられ，線維化に対しては抗線維化薬が用いられる.
- 間質性肺炎の原因疾患を問わず，進行性の線維化の有無に留意しながら治療方針を組み立てる必要がある.

---

## ガイドラインの現況

　特発性間質性肺炎（idiopathic interstitial pneumonias：IIPs）の国際的ガイドラインは，2011 年に American Thoracic Society（ATS），European Respiratory Society（ERS），Japanese Respiratory Society（JRS），Latin American Thoracic Association（ALAT）の 4 学会合同で発表されたものを皮切りに，その後次々と発表された新たなエビデンスを踏まえ，2015 年，2018 年および 2022 年にそれぞれ update が発表されている.

　一方わが国では 2004 年に日本呼吸器学会から「特発性間質性肺炎 診断と治療の手引き」が発表され，2010 年に改訂第 2 版，2016 年に第 3 版，さらに 2022 年には改訂第 4 版がそれぞれ発表されている.

---

**【本稿のバックグラウンド】** 2022 年，わが国において 6 年ぶりとなる「特発性間質性肺炎 診断と治療の手引き」の改訂版が発行された. 疾患横断的な病態概念である「進行性線維化を伴う間質性肺疾患」という考え方が初めて明記されるなど，間質性肺炎の診断・治療は昨今大きな転換点にあるといえる. 本稿ではこの手引きの最新版に基づきながら，IIPs の診療指針を概説していく.

---

## どういう疾患・病態か

### 1 間質性肺炎とは

　間質性肺炎とは，肺胞隔壁や小葉間隔壁などの肺間質を中心に，種々の程度の炎症細胞浸潤や膠原線維の増生が生じ，可逆性もしく

は不可逆性の肺構造の改変を伴う疾患の総称である. 膠原病や各種薬剤，粉じんへの曝露などのさまざまな原因によって間質性肺炎が生じる一方，原因の特定できないものを IIPs と総称する.

## 2 IIPs の分類

IIPs は**表1**に示す通り，「慢性線維化型」，「急性・亜急性型」，「喫煙関連型」，「稀な病型」，「分類不能型」の5つに大別される[1]．このうち「慢性線維化型」に含まれる特発性肺線維症（idiopathic pulmonary fibrosis：IPF）の頻度が50〜60％程度と最も多く，肺線維化の慢性的な進行によって生存期間中央値が3〜5年程度と不良なことからも臨床的に重要である．以下，非特異性間質性肺炎（約15％），特発性器質化肺炎（5〜10％），急性間質性肺炎（約2％）を含めた4疾患でIIPs全体の80％以上を占める[1]．

## 3 間質性肺炎の急性増悪

間質性肺炎の急性増悪とは，IPF の慢性経過中に新規の浸潤影・すりガラス影が両側性に出現し，呼吸不全が急速に増悪する予後不良な病態としてわが国で提唱された病態概念である．胸部画像所見上の網状影や肺容積の減少など慢性経過の間質性肺炎の所見に加えて，両側性のすりガラス影や浸潤影が通常1ヵ月以内の急性経過で出現する．IPF における急性増悪の発症頻度は年間5〜15％，死亡率は約50％ともいわれている[1]．また，近年では IPF 以外の間質性肺炎でも IPF と同様の急性増悪が起こりうることが知られている．

# 治療に必要な検査と診断

## 1 間質性肺炎を疑う

聴診は基本的身体診察のひとつであり，背側肺底部付近での捻髪音の聴取が，間質性肺炎を疑ううえで非常に重要である．その他，胸部単純 X 線写真における網状影・すりガラス影，あるいは呼吸機能検査での拘束性障害などによって間質性肺炎の存在が示唆される．

## 2 原因の特定できる間質性肺疾患の鑑別

間質性肺炎の診断の第一段階として，原因の特定できる間質性肺炎を鑑別するために，住宅環境（羽毛製品や加湿器・空調機器の使用状況，住居の立地や築年数など），職業歴，服薬歴，海外渡航歴，膠原病を示唆する所見の有無など詳細な問診と身体診察を行う（**図1**）．さらに，KL-6 や SP-A，SP-D など間質性肺炎のバイオマーカーに加えて，BNP，総蛋白，蛋白分画，ACE，抗核抗体，リウマトイド因子，抗 ARS 抗体，抗 MDA-5 抗体，MPO-ANCA，PR3-ANCA などを測定する．また，特に急性経過の場合では，喀痰塗抹・培養検査，$\beta$-グルカン，サイトメガロウイルス抗原検査，迅速尿中抗原検査，インフルエンザや新型コロナウイルスのPCR または抗原検査などの感染症検査も実施する．

## 3 IPF とそれ以外の IIPs の鑑別

明らかな原因疾患を認めず IIPs と診断さ

---

### 表1　特発性間質性肺炎（IIPs）の分類

**慢性線維化型**
　特発性肺線維症（IPF）
　非特異性間質性肺炎（NSIP）

**急性・亜急性型**
　特発性器質化肺炎（COP）
　急性間質性肺炎（AIP）

**喫煙関連型**
　剝離性間質性肺炎（DIP）
　呼吸細気管支炎を伴う間質性肺炎（RB-ILD）

**稀な病型**
　特発性リンパ球性間質性肺炎（iLIP）
　特発性 Pleuroparenchymal fibroelastosis（iPPFE）

**分類不能型特発性間質性肺炎**

---

特発性間質性肺炎　181

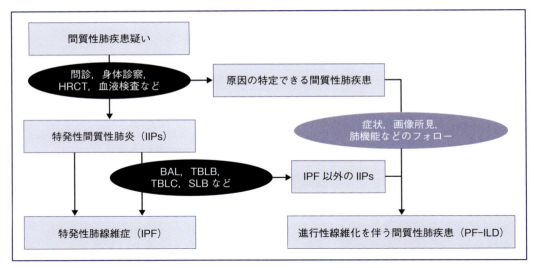

**図1 間質性肺炎の診断手順**
BAL：気管支肺胞洗浄，TBLB：経気管支肺生検，TBLC：経気管支クライオ肺生検，SLB：外科的肺生検

(文献1より引用)

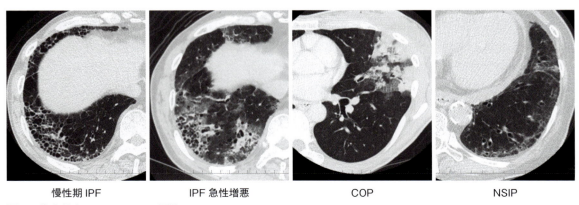

慢性期IPF　　　IPF急性増悪　　　COP　　　NSIP

**図2 代表的なIIPsのHRCT画像**

れれば，HRCT，気管支鏡検査（気管支肺胞洗浄，経気管支肺生検，経気管支クライオ肺生検），外科的肺生検などをもとにIPFとそれ以外のIIPsとの鑑別を進める（図1）．図2には代表的なIIPsのHRCT像を示す．

### 4 進行性肺線維症（PPF）の診断

近年，IPF以外にも肺線維化が進行する新たな疾患横断的概念として「PPF」が提唱されている[2]．これは，原疾患にかかわらず進行性に肺線維化が進行する予後不良なフェノタイプであり[1]，直近1年以内に線維化の進行を示唆する臨床症状の悪化，胸部画像所見の悪化または呼吸機能検査所見の悪化のうち2つ以上を認める場合と定義されている．したがって，IPF以外の間質性肺炎であっても，PPFの基準に合致することがないかを意識しながら経過観察を行っていくことが重要である（図1）[1]．

## 治療の実際

### 1 慢性期 IPF の治療

慢性期 IPF に対する薬物治療の中心は，ピルフェニドンとニンテダニブの2つの抗線維化薬である[1,3]．いずれも肺活量の経年低下を抑制する効果が示されており，なるべく早期の導入が望ましい．

#### 1．ピルフェニドン

世界初の抗線維化薬として，2008年にわが国で IPF に対して保険収載された．国内外の臨床試験で肺活量の低下を抑制し，無増悪生存期間を延長することが示されている．通常 600 mg 分3から内服を開始し，1,800 mg 分3へと段階的に増量する．主な有害事象として食欲不振，嘔気，光線過敏があり，プロトンポンプ阻害薬（proton pump inhibitor：PPI）や制吐薬の併用，日焼け止めなどの紫外線対策が必要となる．

#### 2．ニンテダニブ

2015年にわが国でも承認された抗線維化薬で，血管内皮増殖因子受容体（vascular endothelial growth factor receptor：VEG-FR），線維芽細胞増殖因子受容体（fibroblast growth factor receptor：FGFR），血小板由来増殖因子受容体（platelet-derived growth factor receptor：PDGFR），のトリプルキナーゼ阻害作用を有する．肺活量の低下を抑制し，急性増悪を抑制することが示されている．有害事象として下痢を高頻度に認めることから，整腸薬や止痢薬を併用する．

#### 3．非薬物療法

喫煙は IPF の危険因子とされ，感染予防の観点からも禁煙は必須である[3]．また，感染が急性増悪の危険因子となることから，インフルエンザワクチンや肺炎球菌ワクチンの接種も勧められる[3]．呼吸リハビリテーションや在宅酸素療法については，予後の改善効果は示されていないが，呼吸困難や QOL の改善が期待でき，その実施が推奨されている[3]．若年で肺機能低下の著しい例では，肺移植も考慮される．

### 2 IPF 急性増悪の治療

IPF 急性増悪に対して，エビデンスの確立した治療法は存在しない．パルス療法（メチルプレドニゾロン 1,000 mg/日 3日間点滴静注）を含めたステロイド療法については経験的に有効例が認められることから，行うことが提案され[1,3]，シクロホスファミドなどの免疫抑制薬についても少数の後ろ向き検討で有効性が報告されていることから，投与を提案するとされている[1,3]．一方で，好中球エラスターゼ阻害薬やリコンビナントトロンボモジュリンについては投与しないことが提案され，ポリミキシン B 固定化線維カラムを用いた PMX-DHP 療法については，実施しないことが提案されるが一部の患者には合理的な選択肢になりうるとされている[3]．

### 3 その他の IIPs に対する治療

非特異性間質性肺炎（nonspecific interstitial pneumonia：NSIP）や特発性器質化肺炎（cryptogenic organizing pneumonia：COP）は副腎皮質ステロイドが有効な症例が多く，特に炎症細胞浸潤が主体の cellular NSIP や COP ではステロイド単独治療が行われる[1,4]．しかし，線維化を伴う fibrotic NSIP や一部の分類不能型 IIPs などではステロイドへの抵抗性が知られており，免疫抑制薬の併用が考慮される[3]．さらに最近ではニンテダニブが進行性の線維化を呈する間質性肺疾患患者の呼吸機能低下を抑制するとして有効性が認められ保険適用が拡大したことから[4]，IPF 以外の間質性肺炎であっても PPF の基準に合致する場合にはニンテダニブの使

特発性間質性肺炎　**183**

用を考慮する[1].

急性間質性肺炎（acute interstitial preumonia：AIP）に対する治療で確立されたものはないが，前項に述べたIPF急性増悪の治療法に準じて治療されることが多い[3].

DIPとRB-ILDについては禁煙が大原則であり，DIPの多くとRB-ILDの軽症例は禁煙のみで改善する．一部の難治例ではステロイドの投与が考慮される[1].

## 処 方 例

### 慢性期IPF

下記A，Bのいずれかを用いる．

処方A　ピルフェニドン

ピレスパ®錠200mg　1回1錠　1日3回　毎食後（2週間ごとに1回1錠ずつ増量し，最大で1回3錠まで増量）

副作用対策のためPPIや制吐薬を適宜併用するが，それでも改善しない場合は減量を考慮する．

処方B　ニンテダニブ

オフェブ®カプセル150mg　1回1カプセル　1日2回　朝夕食後

副作用対策のため整腸薬やロペラミドを適宜併用するが，それでも改善しない場合は100mg1錠　1日2回への減量を考慮する．

### IPF急性増悪

下記A，Bのいずれかを用いる．さらにC〜Fのいずれかを併用してもよい．

処方A　パルス療法

ソル・メドロール®　1,000mg/日　3日間点滴静注

反応をみながら1週間ごとに1〜4回繰り返す．治療の合間にプレドニゾロン60mg/日の経口投与を試みてもよい．副作用対策のためPPIやST合剤（バクタ®配合錠　1錠　1日1回）を併用する．

処方B　ステロイド連日静注法

ソル・メドロール®　2mg/kg/日　2週間点滴静注

→　1mg/kg/日　1週間点滴静注

→　0.5mg/kg/日　1週間点滴静注

副作用対策のためPPIやST合剤を併用する．

処方C　シクロスポリン

ネオーラル®カプセル（適応外）2〜3mg/kg/日

トラフ血中濃度が100〜150ng/mLとなるよう用量調整する．

処方D　アザチオプリン

アザニン®錠またはイムラン®錠（適応外）　2〜3mg/kg/日

処方E　シクロホスファミド

エンドキサン®錠（適応外）　1〜2mg/kg/日

処方F　タクロリムス

プログラフ®カプセル（適応外）0.0375mg/kg/日

トラフ血中濃度が5〜10ng/mLとなるよう用量調整する．

### その他のIIPs

処方　ステロイド単独療法

プレドニン®錠　0.5〜1mg/kg/日

反応をみながら2〜4週ごとに5mgずつ漸減する．副作用対策のためPPIやST合剤を併用する．

必要に応じ，IPF 急性増悪時の処方 C〜F のいずれか（適応外）を併用してもよい．また，PPF の基準に合致する場合には慢性期 IPF 時の処方 B を併用する．

## 専門医に紹介するタイミング

IIPs の診断には，その診断に精通した臨床医，放射線診断医，病理医による集学的検討（mul tidisciplinary discussion：MDD）に基づいて行うべきとされており，間質性肺炎を疑った際には可能な限り専門施設での診断が望ましい．しかし，実地臨床においては高齢や ADL（activities of daily living）不良などの理由で専門施設へ受診困難なケースも想定される．その場合には胸部単純 X 線写真，血清 KL-6・SP-A・SP-D，呼吸機能検査，安静時ならびに労作時の $SpO_2$ 値など，評価可能な指標による経時的モニタリングを行い，明らかな病勢進行が認められる場合に可能な範囲での専門医への紹介を検討する．

## 専門医からのワンポイントアドバイス

診断技術の向上と治療の進歩により，間質性肺炎の早期診断と適切な治療導入がますます重要になってきた．定期的な背部の聴診による捻髪音の確認や胸部 X 線写真など，日常診療の中で間質性肺炎を見逃さない意識をもつことが重要と考えられる．

――――――― 文 献 ―――――――

1) 日本呼吸器学会 びまん性肺疾患診断・治療ガイドライン作成委員会：特発性間質性肺炎診断と治療の手引き（改訂第 4 版）．南江堂，2022

2) Raghu G, Remy-Jardin M, Richeldi L et al：Idiopathic pulmonary fibrosis（an update）and progressive pulmonary fibrosis in adults：an official ATS/ERS/JRS/ALAT clinical practice guideline. Am J Respir Crit Care Med 205：e18-e47, 2022

3) 日本呼吸器学会厚生労働科学研究費補助金難治性疾患政策研究事業「びまん性肺疾患に関する調査研究」班 監，特発性肺線維症の治療ガイドライン作成委員会 編：特発性肺線維症の治療ガイドライン2023．南江堂，2023

4) Flaherty KR, Wells AU, Cottin V et al：Nintedanib in progressive fibrosing interstitial lung diseases. N Engl J Med 381：1718-1727, 2019

## 3. 間質性肺疾患

# 急性間質性肺炎

田坂定智
弘前大学大学院医学研究科 呼吸器内科学

**POINT**

● 国際的なガイドラインとしては，2013 年に米国胸部疾患学会／欧州呼吸器学会が発表したものがあるが，主に病理分類や診断に関するものであり，治療についての記述はない．

● わが国では 2022 年に日本呼吸器学会から「特発性間質性肺炎 診断と治療の手引き 改訂第 4 版」が発表され，診療に用いられている．

● 急性呼吸窮迫症候群と臨床像が似ているため，呼吸管理については 2022 年に日本呼吸器学会，日本集中治療医学会，日本呼吸療法医学会の 3 学会が合同で発表した「ARDS 診療ガイドライン 2021」に準じて行われることが多い．

---

## ガイドラインの現況

　急性間質性肺炎（acute interstitial pneumonia：AIP）は，急速に進行する呼吸不全を特徴とする原因不明の間質性肺疾患である．AIP の臨床像や診断，薬物療法などについては日本呼吸器学会による「特発性間質性肺炎 診断と治療の手引き 改訂第 4 版」に記載されている．AIP は急性呼吸窮迫症候群（acute respiratory distress syndrome：ARDS）と病理像や病態が類似していることもあり，呼吸管理や水分・栄養管理などの患者管理については ARDS に準じて行われることが多い．ARDS の呼吸管理については，2022 年に日本呼吸器学会，日本集中治療医学会，日本呼吸療法医学会の 3 学会が合同で発表した「ARDS 診療ガイドライン 2021」に準じた肺保護戦略が用いられる．

---

【本稿のバックグラウンド】 AIP は原因不明で急速に進行するため，専門医でも診断・治療に難渋することが多い．同様の病態を示す ARDS に関しては，呼吸管理の進歩などにより少しずつではあるが生存率が改善しており，AIP 患者においても ARDS のガイドラインに準じた管理が推奨される．

---

## どういう疾患・病態か

　AIP は 1986 年に Katzenstein らが急速進行性の経過をたどる間質性肺炎 8 例の開胸肺生検の病理所見を検討し，提唱した疾患概念である．その後，以前から知られていた Ham-man-Rich 症候群と同一の疾患であることが示された．2013 年の米国胸部疾患学会／欧州呼吸器学会の分類にも AIP として記載されている[1]．AIP の確定診断には外科的肺生検による組織所見の確認が必要であるが，重篤な呼吸不全のため生検が困難なことが多く，生前

に確定診断が得られることは少ない．他の特発性間質性肺炎に比べて進行が速く，副腎皮質ステロイドなどの治療には抵抗性である．予後不良とされ，入院死亡率は50％以上であり，急性期を乗り切った症例でも発症後6ヵ月以内に死亡することが多いとされる．また外科的肺生検が行われた症例におけるAIPの頻度は1.5～2％とされており，その頻度は低い．

病理学的には，びまん性肺胞傷害（diffuse alveolar damage：DAD）の所見を呈し，時相の不均一性はみられない．AIPが慢性化して，特発性肺線維症（idiopathic pulmonary fibrosis：IPF）などの慢性間質性肺疾患に移行することはない．既存の通常型間質性肺炎（usual interstitial pneumonia：UIP）の存在が考えられる場合には，AIPではなくIPFの急性増悪と考えられる[1]．呼吸不全を乗り切れば発症前と同等の呼吸機能やADLが期待できるが，慢性持続的な呼吸機能低下をきたす症例や再発例も報告されており，慎重な経過観察が必要になる．

## 治療に必要な検査と診断

AIPの平均発症年齢は50～55歳と比較的若年層にみられるが，発症年齢は7～88歳と幅広い．性差は認めず，喫煙との関連性もない．前駆症状として発熱，乾性咳嗽などの感冒様症状があり，その後数日～数週間の経過で呼吸困難が進行するのが典型的である．

身体所見では，頻呼吸と低酸素血症を呈し，約半数で発熱がみられる．全身倦怠感や筋肉痛，関節痛が認められることもある．胸部聴診上では，病変の程度に応じて断続性ラ音を聴取し，ばち指は認めない．

検査所見では，白血球増多，赤沈亢進，CRP上昇と炎症反応の亢進を認め，LDHも上昇する．また間質性肺炎のマーカーである

KL-6，SP-D，SP-Aが上昇し，病勢の評価に有用である．血液ガスでは低酸素血症を認め，通常はⅠ型呼吸不全を呈するが，進行した症例ではⅡ型呼吸不全がみられることもある．

気管支肺胞洗浄（bronchoalveolar lavage：BAL）では総細胞数および好中球が増加し，出血を伴うのが特徴的である．リンパ球の増加を伴うこともあるが，CD4/CD8比は正常範囲内である．症例によってはatypical epithelial cellが回収される場合もある．

画像所見としては，胸部X線では両側性のすりガラス影や融合性浸潤影を認める．高分解能CT（**図1**）では，両肺野にびまん性のすりガラス状濃度上昇域を認め，荷重部には濃厚な均等影がみられる．また，比較的正常にみえる領域が，二次小葉単位で島状に取り残されたモザイクパターンを呈することが多い．濃度上昇域の内部には気管支透亮像がみられるが，拡張した気管支・細気管支透亮像や小嚢胞の出現は線維増殖性変化を反映している．UIPでみられるような胸膜直下から2層以上に集簇する典型的な蜂巣肺の形成は認めない．HRCT上の気管支拡張や肺構造のゆがみが死亡例でより顕著であるため，予後の推定にも有用と考えられる[2]．

AIPと鑑別を要する疾患としては，ARDSに加え，IPF／UIPをはじめとする慢性の肺線維化病変の急性増悪が挙げられる．また特発性器質化肺炎や非特異性間質性肺炎といった特発性間質性肺炎や薬剤性肺障害，膠原病肺，好酸球性肺炎なども鑑別を要する．中でもIPF／UIPをはじめとする慢性の肺線維化病変の急性増悪とAIPとは鑑別に苦慮することも多いが，前者では背景肺に部分的に密な陳旧性の線維化病変が混在して不均一な病変を呈するのに対し，後者では病変が均一である点が異なる．

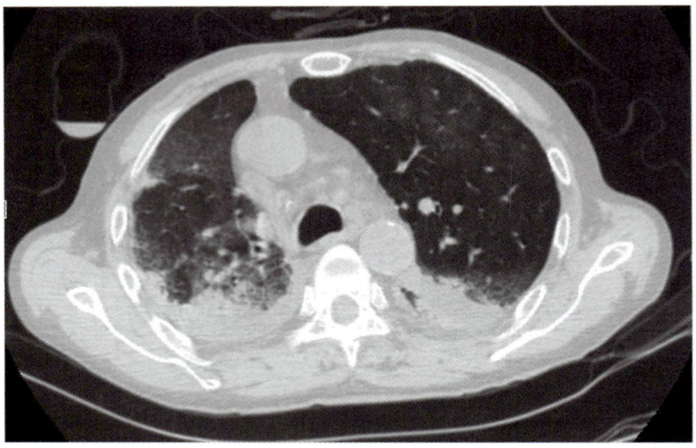

**図1 急性間質性肺炎患者の高分解能 CT 所見**
72歳，男性．発熱と進行性の呼吸不全のため入院．HRCT では両肺に広範なすりガラス影と肺側優位に分布した気管支透亮像を伴う浸潤影を認める．ステロイドパルス療法やシクロホスファミドの投与を行ったが呼吸不全は改善せず，死亡した．剖検では器質化した硝子膜形成を認め，DAD の所見であった．

## 治療の実際

AIP に対しては，有効性が確立された薬物治療はなく，ステロイドパルス療法や免疫抑制薬の投与を行うとともに，呼吸管理・全身管理を行うのが一般的である．

### 1 薬物治療

副腎皮質ステロイド薬の有効性は ARDS 同様に確立していないが，IPF の急性増悪に準じてステロイド大量療法（パルス療法）が行われることが多い．近年，早期に外科的肺生検で確定診断を行い，ステロイドパルス療法，人工呼吸管理を行うことで AIP の予後を改善したとの報告がみられる[3]．一方，ステロイド治療なしで改善した例も報告されており，AIP の病態としての heterogeneity を反映していると考えられる．

ステロイド治療としては，メチルプレドニゾロン 1,000 mg/日を3日間点滴静注し，後療法としてプレドニゾロン 0.5〜1.0 mg/kg へと移行するのが一般的である．治療への反応性をみながら1週間程度の間隔で3〜4コース行うが，高血糖や免疫力低下，大腿骨頭壊死などの副作用に注意が必要である．

これと並行してシクロホスファミドやシクロスポリン，アザチオプリンなどの免疫抑制薬を投与することが一般的である．シクロホス

ファミドについては大量投与（500〜750 mg/日）を行うこともある．病態に好中球が関与していることから好中球エラスターゼ阻害薬（シベレスタット）が投与されることもあるが，現時点で有効性についてのエビデンスはない．また抗線維化薬（ピルフェニドン，ニンテダニブ）の有効性についても不明である．

### 2 呼吸管理

呼吸管理は，病理像として同じ DAD を呈する ARDS に準じて行われる．高流量鼻カニュラを含む酸素投与により $PaO_2$ 60 Torr（酸素飽和度90％）以上を維持できない場合，陽圧換気を開始する．ARDS では，肺水腫や肺胞の虚脱のために換気のない肺領域ができ，シャント血流が増加することが低酸素血症の主な要因であり，AIP でも同様と考えられている．シャントによる低酸素血症に対しては，高濃度酸素の吸入のみでは改善が期待できず，陽圧換気により虚脱した肺胞を開放することが重要である．

### 1. 人工呼吸管理

AIP 患者で人工呼吸管理を開始する場合，DAD を起こした肺ではコンプライアンスが低下していることに注意が必要である．通常の一回換気量を用いると局所の肺胞に過伸展が生じ，人工呼吸器関連肺損傷（ventilator-associated lung injury：VALI）の原因とな

る．これを防ぐための呼吸管理指針を肺保護戦略と呼び，米国のARDS networkによる大規模臨床試験で有効性が示されている．具体的には，①一回換気量を低く設定（6～10 mL/kg）し，吸気終末のプラトー圧を30 cmH₂O以下にする，②適切に呼気終末陽圧（positive end-expiratory pressure：PEEP）を設定（5～15 cmH₂O）し，肺胞の虚脱・再開放を避ける，③pH＞7.25であれば高二酸化炭素血症は許容する，といった内容である．国内3学会のガイドラインでは，一回換気量を4～8 mL/kgに設定することが強い推奨，吸気終末のプラトー圧を制限することが条件付き推奨となっている．PEEPの設定については，ARDSの重症度，プラトー圧，循環動態などを考慮して決定する．

## 2. 非侵襲的陽圧換気（non-invasive positive pressure ventilation：NPPV）

NPPVが有効なAIP症例もある．AIPでは副腎皮質ステロイド薬や免疫抑制薬が使用されることが多く，NPPVは人工呼吸器関連肺炎（ventilator-associated pneumonia：VAP）など挿管に伴う合併症のリスクを低減することが期待される．慢性間質性肺炎の既往のない急性経過の間質性肺炎14例（特発性8例，膠原病6例）に対してNPPVを施行し，3ヵ月生存率が50％と有効性を示唆する結果が示されている[4]．2015年に発行された日本呼吸器学会の「NPPV（非侵襲的陽圧換気療法）ガイドライン改訂第2版」では，間質性肺炎における急性呼吸不全に対し，NPPVを試みてもよい（エビデンスレベルIV，推奨度C1）とされている．

ARDS患者においては，特に軽症例でNPPVにより酸素化が改善し，呼吸困難や呼吸筋への負荷が軽減する．またVAPの発現率の減少やICU滞在日数の短縮が得られたとする報告もあるが，予後を改善するかについてのエビデンスは乏しい．国内3学会のガイドラインでは，ARDSが疑われる成人急性呼吸不全患者に対する初期の呼吸管理として，禁忌や呼吸不全以外の臓器不全がなければ，NPPVを行うことを条件付きで推奨するとされている．NPPV失敗例では挿管への移行が遅れると死亡率が上昇するため，NPPV開始後1～2時間で酸素化に明らかな改善があるか，さらに開始後4～6時間でNPPV施行前に設定した目標に達したかを確認し，いずれの基準も満たさなければ挿管管理に移行することが望ましい．意識障害や循環不全を有する患者へのNPPVについては，特に注意が必要である．

## 3. 体外式膜型人工肺（extracorporeal membrane oxygenation：ECMO）

ECMOはARDSなどの重症呼吸不全に対する治療法として注目されている．AIPに対してECMOが有効であったとの報告[5]はあるものの，現時点で確立された治療法とはいえない．

### ③ 全身管理

ARDSでは肺血管外水分量が増え，肺水腫の状態にあるため，過剰な輸液はできるだけ避ける．AIPでも同様に，水分バランスをゼロもしくは若干負に保つことが望ましいと考えられる．ARDS患者では，利尿薬の投与や水分制限を伴う厳格な水分管理を行うことで酸素化の改善や人工呼吸器装着時間の短縮が得られることが知られている．しかし厳格な水分制限を行った場合，急性期に脳神経系の有害事象の増加はみられないものの，慢性期に認知機能の低下がみられたとの報告もあり，さらなる検討が必要である．

AIPのような呼吸不全患者では，呼吸筋力の低下を予防するため，積極的な栄養管理を行うことが望ましい．人工呼吸管理を受け

急性間質性肺炎　189

ている患者の栄養管理としては，経腸栄養と
経静脈栄養があるが，条件が許せば経腸栄養
が望ましい．NPPVによる呼吸管理であれ
ば，経口摂取も可能である．腸管を使うこと
で腸内細菌の異常増殖やbacterial transloca-
tionを防止することができ，経静脈栄養に比
べて高血糖に陥りにくいなどの利点がある．

ポリミキシンB固定化カラムによる直接
血液灌流法（polymyxin B-immobilized fiber
column-direct hemoperfusion：PMX-DHP）
は血中のエンドトキシンを吸着・除去するも
ので，敗血症の治療に用いられている．
PMX-DHPはエンドトキシンのほかに活性
化好中球も吸着するとされ，ARDSや特発
性肺線維症の急性増悪，皮膚筋炎に関連した
急速進行性間質性肺炎に対する有効性が近年
報告されている．AIPも活性化好中球が病
態に関与しているためPMX-DHPの効果が
期待されるが，保険適用がなく，実施できる
施設も限られている．

## 処方例

### ステロイドパルス療法

処方　ソル・メドロール®1,000 mg/回
　　　1日1回　3日　点滴静注
　　　その後，後療法として　プレドニ
　　　ン®0.5～1.0 mg/日
　　　以上を3～4コース繰り返す

### シクロホスファミド大量療法

処方　エンドキサン®500～750 mg/日
　　　1日1回　点滴静注

### 好中球エラスターゼ阻害薬

処方　エラスポール®　1日量4.8 mg/kg
　　　を24時間で投与　投与期間14日
　　　以内

## 専門医に紹介するタイミング

死亡率が60～90％と予後不良な病態であ
り，人工呼吸管理を含む集中治療が必要とな
るため，本症が疑われた場合は可能な限り早
期に専門医に紹介することが重要である．

## 専門医からのワンポイントアドバイス

AIPはARDSと同様の病態であり，明ら
かな誘因，基礎疾患を認めないことから，
idiopathic ARDSとも呼称される．一方，敗
血症や肺炎など基礎疾患が明らかなARDS
では，基礎疾患や多臓器障害に対する治療が
重要であるため，AIPが疑われる症例でも基
礎疾患の検索や臓器障害の評価が必要である．

### 文　献

1) Travis WD, Costabel U, Hansell DM et al：An offi-
cial American Thoracic Society/European Respira-
tory Society statement：update of the international
multidisciplinary classification of the idiopathic in-
terstitial pneumonias. Am J Respir Crit Care Med
188：733-748, 2013

2) Ichikado K, Suga M, Müller NL et al：Acute inter-
stitial pneumonia：comparison of high-resolution
computed tomography findings between survivors
and nonsurvivors. Am J Respir Crit Care Med
165：1551-1556, 2002

3) Suh GY, Kang EH, Chung MP et al：Early inter-
vention can improve clinical outcome of acute inter-
stitial pneumonia. Chest 129：753-761, 2006

4) 近藤康博，谷口博之，加藤景介：間質性肺炎に対す
るNPPV療法．厚生労働科学研究 特発性間質性肺
炎の画期的治療法に関する臨床研究．平成16年度
研究報告書．pp660-665, 2005

5) Gonçalves-Venade G, Lacerda-Príncipe N, Roncon-
Albuquerque R Jr et al：Extracorporeal membrane
oxygenation for refractory severe respiratory fail-
ure in acute interstitial pneumonia. Artif Organs
42：569-574, 2018

## 4. 肺胞性肺疾患

# 肺胞出血

臼杵二郎
<small>(うすき じろう)</small>
東京臨海病院 呼吸器内科

**POINT**
- 肺胞出血はさまざまな原因により生じる症候群である.
- びまん性肺胞出血は病態に基づき,毛細血管炎,びまん性肺胞傷害,炎症を伴わない出血の3つに分類される.
- Goodpasture症候群の治療では,ステロイドパルス療法,免疫抑制薬,血漿交換療法の3者併用療法を遅滞なく開始する.

---

## ガイドラインの現況

　肺胞出血（alveolar hemorrhage）は,さまざまな原因により生じる症候群であり,これを包括するガイドラインはないのが現況である. 肺胞出血を生じる代表的疾患である抗好中球細胞質抗体（anti-neutrophil cytoplasmic antibody：ANCA）関連血管炎に関して,2017年にわが国のガイドラインが出されているが,詳細は他稿に譲る. そのほか肺胞出血をきたすいくつかの基礎疾患に関しては,ガイドラインが存在する.

**【本稿のバックグラウンド】**　本稿の記述にあたり,びまん性肺胞出血に直面した場合,実際の診療に役立つ内容になるよう心がけた. また治療については,Goodpasture症候群を対象に「エビデンスに基づく急速進行性腎炎症候群（RPGN）診療ガイドライン2020」,「KDIGO 2021 Clinical Practice Guideline for the Management of Glomerular Diseases」を参考にした.

---

## どういう疾患・病態か

### 1 肺胞出血とは

　肺胞出血は肺胞腔内への出血を特徴とする症候群であり,肺内の広範囲に出血を認める「びまん性肺胞出血（diffuse alveolar hemorrhage：DAH）」が臨床的に問題となる. 何らかの原因により,肺胞壁にある肺胞・毛細血管基底膜の破綻が生じることで出血に至る. 共通する症状は血痰・喀血であるが,軽症の場合は認められないこともある.

### 2 びまん性肺胞出血の分類

　さまざまな疾患がDAHの原因となる（表1）[1]. 組織学的所見に基づき,毛細血管炎,びまん性肺胞傷害（diffuse alveolar damage：DAD）,炎症を伴わない出血（bland hemorrhage）に大別することができる.

　毛細血管炎をきたす疾患として,顕微鏡的多発血管炎（microscopic polyangiitis：MPA），多発血管炎性肉芽腫症（granulomatosis with polyangiitis：GPA）などのANCA関連血管炎が代表的であり,そのほか全身性エリテマ

---

肺胞出血　**191**

表1　DAHの基礎疾患

| 肺毛細血管炎 | びまん性肺胞傷害 | 炎症を伴わない肺胞出血 |
|---|---|---|
| 顕微鏡的多発血管炎 | ARDSをきたす感染症 | 特発性肺ヘモジデローシス |
| 多発血管炎性肉芽腫症 | 間質性肺炎の急性増悪 | 僧帽弁狭窄症 |
| 好酸球性多発血管炎性肉芽腫症 | 放射線肺障害 | 凝固異常 |
| Goodpasture症候群 | 多発性筋炎 | 肺静脈閉塞性疾患 |
| 孤発性肺毛細血管炎 | SLE | 薬剤性（抗凝固薬など） |
| SLE | 骨髄移植 | レプトスピラ症 |
| 関節リウマチ | 薬剤性（抗癌薬などの細胞障害性薬剤，アミオダロン，コカインなど） | |
| 混合性結合織病 | | |
| 強皮症 | | |
| 多発性筋炎/皮膚筋炎 | | |
| 原発性抗リン脂質抗体症候群 | | |
| IgA血管炎 | | |
| Behçet病 | | |
| IgA腎症 | | |
| クリオグロブリン血症 | | |
| 急性肺移植拒絶反応 | | |
| 自家骨髄移植 | | |
| 薬剤性（大量ビタミンA，PTUなど） | | |

（文献1を参照して作成）

トーデス（systemic lupus erythematosus：SLE）をはじめとする膠原病や，抗糸球体基底膜抗体（anti-glomerular basement membrane antibody：抗GBM抗体）によるGoodpasture症候群（別名抗GBM抗体疾患），抗リン脂質抗体症候群などがある．また薬剤性のものでは，ビタミンA大量投与療法に伴うretinoic acid syndromeや，抗甲状腺薬propythiouracil（PTU）などにより誘発されるANCA関連肺胞出血では血管炎が関与することが知られている．またけい肺症を代表とする職業性肺疾患が，ANCA関連血管炎や自己免疫疾患の誘因となることもある．

DADは，臨床的に急性呼吸窮迫症候群（acute respiratory distress syndrome：ARDS）を生じるさまざまな病因・病態から起きる変化であり，重症感染症をはじめ放射線肺障害や間質性肺炎の急性増悪などが代表的原因である．薬剤では，抗癌薬などの細胞障害性薬剤をはじめ，アミオダロンやコカインなどが原因となる．

炎症を伴わない出血としてしばしば経験するのが，僧帽弁狭窄症に伴う心不全である．そのほか特発性肺ヘモジデローシスや肺静脈閉塞症，そして血液疾患などに伴う凝固異常や抗凝固療法による出血などが知られている．

わが国からの報告では，DAHの原因疾患としてANCA関連血管炎やSLEが多い[2]とする一方で，さまざまな疾患に起因し明らかな傾向を示さないとするもの[3]もある．いずれも単一施設からの報告であり，実態は十分に明らかとなっていない．海外からの報告では，肺生検により確認したDAH 34例のうち毛細血管炎を30例に認め，さらに疑いも含めるとGPAが11例と最多であった[4]．

## 治療に必要な検査と診断

DAHでは，その原因となる疾患により治療法が異なる．したがって，可能な限り基礎

疾患の鑑別診断を行うのが基本である．

## 1 DAHか否かの鑑別

DAHにみられる共通した症状は血痰・喀血であるが，すべての症例で認められるわけではない．そのほか非特異的な症状として，咳嗽，発熱，呼吸困難などがみられる．これらの所見があれば，同時に画像診断を行う．胸部単純X線所見も非特異的であるが，新たに出現したすりガラス影や浸潤影を斑状ないしびまん性に認める．出血の程度や基礎疾患により陰影の濃度や広がりは異なり，すべての症例が「両肺，びまん性」というわけではない．胸部単純CTにおいても陰影の性状は，肺胞腔内の空気を置換する「肺胞性パターン」である．すりガラス影から浸潤影を，通常は両側びまん性に認める．しかし片側性でもDAHを否定することはできない．ANCA関連血管炎などでは，胸膜下をスペアする特徴的なパターンを示すこともあるが（図1），同様の所見はニューモシスチス肺炎などでも認められ，特異的とはいえない．血液検査で明らかな貧血を認め，かつほかの疾患を除外できればDAHを示唆するが，これも特異的所見とはいえない．

DAHか否かを診断するうえで最も重要なのは，気管支肺胞洗浄（bronchoalveolar lavage：BAL）である．同一部位でBALを繰り返し，気管支肺胞洗浄液内の血液が次第に濃くなれば肺胞出血と考えることができる．また，気管支肺胞洗浄液内におけるマクロファージの赤血球貪食像やヘモジデリン貪食像は，診断的価値が高い．すなわち，画像上びまん性陰影を呈し，BALで肺胞出血を示唆する所見を認めれば，DAHと診断することができる．

## 2 DAHの基礎疾患・背景因子の検討

DAHをきたす基礎疾患は多岐にわたるため，その診断には多くの情報を要する．腎疾患をはじめ心疾患，皮膚病変，上気道病変，関節病変など全身にわたる合併症・既往歴の有無，薬剤の摂取歴，職業歴などの詳細な聴取が必要である．そのほか発症の形式（急性か慢性か），発熱の有無，ARDSをきたすような病態についても検討すべきである．また表2に示すような血清学的な検査も，臨床所見に基づき適宜行われなければならない．特発性肺ヘモジデローシスが疑われる場合は，グルテン不耐症による自己免疫疾患であるセリアック病の合併を鑑別するため，抗組織トランスグルタミナーゼIgA抗体や抗筋内膜IgA抗体の測定が推奨される（保険未

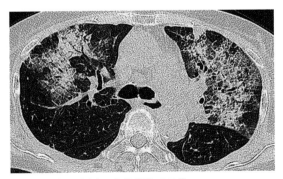

図1 肺胞出血例の高分解能CT像
　ANCA関連血管炎の症例．両側肺に広範なコンソリデーションやすりガラス影，crazy paving patternもみられる．

表2 肺胞出血の基礎疾患鑑別のための主な血清学的検査

| |
|---|
| 抗核抗体 |
| 抗DNA抗体 |
| 補体価 |
| リウマトイド因子 |
| MPO-ANCA |
| PR3-ANCA |
| 蛍光抗体法によるANCA（P-ANCA，C-ANCA） |
| 抗糸球体基底膜抗体（抗GBM抗体） |
| 抗リン脂質抗体 |

収載）．また最近は ARDS の原因疾患として，COVID-19 のスクリーニングも重要となっている．

肺生検は診断的に有意義であることが多いが，経気管支肺生検では十分な情報を得ることは困難であり，診断上必要な場合は外科的肺生検が望ましい．クライオ生検の有用性は期待されるが，明確なエビデンスはない．腎生検や皮膚生検の実施についても，症例ごとに考慮する．特に蛍光抗体法による病理学的診断は，血管炎をきたす疾患の鑑別上有用である．Goodpasture 症候群では，肺や腎の毛細血管基底膜に沿って IgG が線状に沈着し，SLE では免疫複合体の沈着を反映し，IgG や補体を顆粒状に認める．一方 MPA など ANCA 関連血管炎では，蛍光抗体法による染色を示さないことが知られている（pauci-immune パターン）．

## 治療の実際

ANCA 関連血管炎や ARDS の治療については他稿に譲り，ここでは Goodpasture 症候群に伴う DAH の治療について述べる．わが国では 2017 年に，厚労省難治性疾患政策研究事業 難治性腎疾患に関する調査研究班より，「エビデンスに基づく急速進行性腎炎症候群（RPGN）診療ガイドライン 2020」[5]，海外からは「KDIGO 2021 Clinical Practice Guideline for the Management of Glomerular Diseases」[6] が発表されている．抗 GBM 抗体疾患のうち，肺胞出血を伴うタイプである Goodpasture 症候群のような全身型抗 GBM 抗体疾患は予後不良の疾患であり，また維持透析への移行率も高い．ANCA 関連血管炎において用いられる腎リスクスコア（腎生検所見や eGFR に基づく）が，本疾患の予後予測においても援用できる可能性を示

す後ろ向き研究が報告されている[7]．なるべく早期に診断を行い，生命予後改善のため副腎皮質ステロイドと免疫抑制薬（シクロホスファミド：CY），血漿交換療法の 3 者併用を原則とする．ただし，感染症や白血球減少，肝障害などのため CY が投与できない場合は，2 者により治療を開始する．

免疫抑制療法は，副腎皮質ステロイドと免疫抑制薬併用を中心とする．全身型抗 GBM 抗体疾患は活動性が高いので，強い抗炎症効果と抗 GBM 抗体産生抑制のため強力な治療を要する．肺胞出血を伴う場合はステロイドパルス療法（メチルプレドニゾロン 500〜1,000 mg/日，3 日間連日）を施行し，その後経口副腎皮質ステロイド（プレドニゾロン 0.6〜0.8 mg/標準体重 kg/日）に移行し，経過をみながら投与量を漸減する．さらに免疫抑制薬（CY 静注 250〜750 mg/m$^2$/月または経口 25〜100 mg/日）の併用を行う．ただし腎機能低下例に対しては，投与量の減量ないしは投与を避けることを考慮する．

CY が投与できない症例についてリツキシマブを用いることも検討されているが，十分なエビデンスはない．

血漿交換は早期に抗 GBM 抗体を低下させる目的で行う．5％アルブミンを置換液として，50 mL/kg/回（最大 4L/回）の血漿交換を連日ないしは隔日で，2 週間ないしは血清抗 GBM 抗体価が正常化するまで施行する．わが国の保険適用上は，一連につき 2 クールを限度とし，1 クール（2 週間に限る）につき 7 回を限度として算定するとされている．置換液については，肺胞出血の場合は出血傾向を考慮しアルブミン製剤でなく新鮮凍結血漿が好ましいとわが国のガイドラインには記載されている．アルブミン製剤を用いる場合は，5％アルブミンで置換した後に新鮮凍結血漿 300〜400 mL を毎回最後に使用する．ま

た単純血漿交換のほか，二重膜濾過血漿交換や免疫吸着療法が選択される場合がある．

その他支持療法として，酸素療法・人工呼吸や血液透析が必要となることもある．また，薬剤の副作用予防のため，ST合剤やH2ブロッカー（ないしプロトンポンプ阻害薬），ビスホスホネート薬の併用を検討する．

抗GBM抗体疾患は，抗GBM抗体が陰性化し再燃がなければ維持療法は一般に不要である．活動性や再燃の指標として抗GBM抗体価が有用である．ただし，抗GBM抗体に加えANCAも陽性の症例では維持療法を検討する．

---

## 処方例

### Goodpasture 症候群

（3者併用を原則とする）

処方A　ソル・メドロール®注500〜1,000mg　1日1回　点滴静注3日間
後療法
プレドニン®0.6〜0.8mg/標準体重kg/日　1日2回　朝夕食後
以後，プレドニン®を漸減する．

処方B　エンドキサン®静注250〜750mg/m²/月
または経口エンドキサン®50mg　1回0.5〜2錠　1日1回　朝食後
投与後3ヵ月程度，最長6ヵ月での中止が望ましい．

処方C　血漿交換療法

---

## 専門医に紹介するタイミング

DAHは生命にかかわることが多いので，画像上びまん性陰影を示し通常の肺炎と異な

る病状と推測される場合は，早急に専門医へ紹介すべきである．また肺胞出血には多くの疾患・病態が背景にあり，その鑑別が難しい．そこで紹介時にはこれまでの服薬歴も含め，詳細な臨床情報を併せて提供することが重要である．

---

## 専門医からのワンポイントアドバイス

DAHは多くの場合，病態の急速な悪化を伴い，肺胞出血自体やその基礎疾患の診断が困難なことも多い．びまん性陰影を伴う呼吸不全症例をみた場合，肺炎やARDSのみでなくDAHも必ず念頭におき，必要な臨床情報の収集や諸検査の実施と並行して，遅滞なく治療を開始すべきである．

---

### 文献

1) Lara AR, Schwarz MI：Diffuse alveolar hemorrhage. Chest 137：1164-1171, 2010
2) 葉山　学，田中博之，岡村美里 他：びまん性肺胞出血11例の検討．気管支学 34：547-551，2012
3) 角川智之，迎　寛，川畑優子 他：びまん性肺胞出血10例の検討．気管支学 25：85-89，2003
4) Travis WD, Colby TV, Lombard C et al：A clinicopathologic study of 34 cases of diffuse pulmonary hemorrhage with lung biopsy confirmation. Am J Surg Pathol 14：1112-1125, 1990
5) 成田一衛 監，厚生労働科学研究費補助金難治性疾患等政策研究事業（難治性疾患政策研究事業）難治性腎疾患に関する調査研究班 編：エビデンスに基づく急速進行性腎炎症候群（RPGN）診療ガイドライン2020．東京医学社，2020
6) Kidney Disease：Improving Global Outcomes（KDIGO）Glomerular Diseases Work Group：KDIGO 2021 clinical practice guideline for the management of glomerular diseases. Kidney Int 100：S1-S276, 2021
7) Floyd L, Bate S, Hadi Kafagi A et al：Risk stratification to predict renal survival in anti-glomerular basement membrane disease. J Am Soc Nephrol 34：505-514, 2023

## 4. 肺胞性肺疾患

# 肺胞蛋白症

赤坂圭一[1]，中田　光[2]

[1] さいたま赤十字病院 呼吸器内科，[2] 新潟大学医歯学総合病院 高度医療開発センター先進医療開拓部門

**POINT**
- 肺胞蛋白症の約 90％は，抗 GM-CSF 抗体の増加した自己免疫性肺胞蛋白症（autoimmune pulmonary alveolar proteinosis：APAP）である．
- APAP の典型的画像所見は，crazy-paving pattern，地図状分布（geographic distribution），胸膜直下の肺野領域が正常に保たれている所見（subpleural sparing）である．
- APAP の 治 療 は，GM-CSF（granulocyte-macrophage colony stimulating factor）吸入治療，全肺洗浄法（whole lung lavage：WLL）といった特殊なものが選択肢となる．前者は 2024 年に薬事承認となり，どちらも保険診療で行えるようになった．

---

## ガイドラインの現況

2022 年 6 月に日本呼吸器学会監修のもと「肺胞蛋白症診療ガイドライン 2022」が発刊された．本での出版はなく，日本呼吸器学会のホームページに掲載されており，PDF ファイルをダウンロードすることで入手できる．肺胞蛋白症に関する公式なガイドラインは海外には存在せず，世界初のガイドラインである．

---

【本稿のバックグラウンド】　本稿は，「肺胞蛋白症診療ガイドライン 2022」の概要について解説する．

## どういう疾患・病態か

肺胞蛋白症（pulmonary alveolar proteinosis：PAP）は，肺胞腔内にサーファクタントや血漿由来のタンパク，リン脂質，コレステロールからなる老廃物が過剰に貯留し，ガス交換能が低下して，進行すると呼吸不全を呈する疾患である．患者の肺組織を光学顕微鏡で観察すると，好酸性顆粒状無構造物質の異常蓄積と認識される[1, 2]．

PAP は 1958 年に Rosen らにより初めて報告され，長年原因不明のびまん性肺疾患とされていた．1999 年，中田らにより PAP 患者の血清および気管支洗浄液中の抗 GM-CSF（granulocyte-macrophage colony stimulating factor）抗体が高値であることが発見され[3]，これが多くの PAP における病因である．すなわち，抗 GM-CSF 抗体の過

表 1　PAP の分類

| PAP 分類 | 説　明 | 抗 GM-CSF 抗体（血清） |
|---|---|---|
| APAP | 抗 GM-CSF 抗体が増加する PAP | 基準値から増加 |
| SPAP | 血液疾患などに続発した PAP | 基準値内 |
| CPAP/HPAP | 遺伝的（遺伝子同定）に発症した PAP | 基準値内 |
| UPAP | 上記のいずれにも分類できない PAP | 基準値内 |

APAP：自己免疫性肺胞蛋白症，SPAP：続発性肺胞蛋白症，CPAP/HPAP：先天性/遺伝性
肺胞蛋白症，UPAP：未分類肺胞蛋白症

（文献 1 を参照して作成）

剰産生により GM-CSF のシグナル伝達が阻害され，肺胞マクロファージの分化・機能障害が起こり，肺サーファクタントの分解が障害され異常蓄積を呈することが明らかになった．

　本疾患の約 90％は抗 GM-CSF 抗体の増加する自己免疫性肺胞蛋白症（autoimmune PAP：APAP）である．基礎疾患を有するものは続発性肺胞蛋白症（secondary PAP：SPAP）と呼ばれ全体の約 10％を占め，骨髄異形成症候群などの血液疾患，粉じん吸入，後天性免疫不全症候群（AIDS）などに合併する．先天性あるいは遺伝性肺胞蛋白症（congenital PAP：CPAP, hereditary PAP：HPAP）は全体の約 1％と稀である．これには SP-B（surfactant protein B）遺伝子異常，GM-CSF レセプター遺伝子異常などが含まれる．これらに分類できないものを未分類肺胞蛋白症（unclassfied PAP：UPAP）とする[1]．表 1 に PAP の分類を示す．

　2008 年の日本人での報告では，人口 100 万人あたりの発症率は 0.24 人，罹患率は 2.04 人であった[4]．その後，抗 GM-CSF 抗体測定の普及などによる診断例の増加が想定され，2019 年の報告では発症率は 1.65 人，罹患率は 26.6 人と推定された[5]．

## 治療に必要な検査と診断

　画像所見に比べ症状が軽く，労作時呼吸困難もしくは咳嗽を主訴とすることが多いが，無症状で胸部 X 線検査にて発見されることもしばしばある．理学所見は乏しいことが多いが，捻髪音やばち指，チアノーゼを認めることもある．X 線所見は，両側対称性に中下肺野に分布する浸潤影が最も多い．

　胸部高分解能 CT 所見の典型では，びまん性すりガラス様陰影，小葉間隔壁肥厚像，小葉内網状影およびこれらが重なりあった所見，いわゆる crazy-paving pattern を呈する．しばしば，地図状分布（geographic distribution）を示し，正常部と病変部が明瞭に区分される．また，胸膜直下の肺野領域が正常に保たれている所見（subpleural sparing）もよく認められる．SPAP では辺縁が不鮮明な均一な陰影を呈することが多い．血液検査では LDH，KL-6，CEA，SP-A，SP-D，他各種腫瘍マーカーが増加する．気管支肺胞洗浄液（BALF）は米のとぎ汁様に白濁し，泡沫状マクロファージとリンパ球数の増加を認める．肺生検で末梢気腔内の好酸性顆粒状物質が充満し，この物質は PAS（periodic acid-Schiff stain）染色陽性である．APAP は組織学的もしくは細胞診学的診断に加え，血清の抗 GM-CSF 抗体が基準値以上で確定

肺胞蛋白症　197

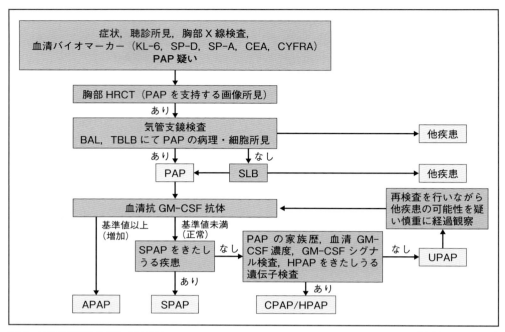

図1 PAP診断のアルゴリズム　　　　　　　　　　　　　　　　　　　　（文献1より引用）

診断となる[1]．**図1**にPAP診断のアルゴリズムを示す．

## 治療の実際

PAPは自然寛解する例が20～30％程度あり，軽症例では経過観察を行うことが多い（**表2，3**）．薬物療法としてアンブロキソール内服が行われるがエビデンスは乏しい．中等症以上ではGM-CSF吸入療法を行う．GM-CSF製剤はサルグラモスチムとモルグラモスチムがあり，前者が2024年7月に発売となり保険診療で使用可能となった．サルグラモスチム 125 μg を1日2回，ネブライザーを用いて7日間連日吸入投与し，7日間休薬する．これを1クールとし，投与を繰り返す．12クールを目安に有効性および安全性を評価し，投与継続について判断する．

従来の標準療法である全肺洗浄法も中等症以上の症例で検討される．GM-CSF吸入療

表2　PAPの重症度分類

| DSS | 症状 | PaO₂ |
|---|---|---|
| 1 | なし | $PaO_2 \geqq 70$ Torr |
| 2 | あり | $PaO_2 \geqq 70$ Torr |
| 3 | 不問 | 70 Torr $> PaO_2 \geqq 60$ Torr |
| 4 | 不問 | 60 Torr $> PaO_2 \geqq 50$ Torr |
| 5 | 不問 | 50 Torr $> PaO_2$ |

DSS：disease severity score
$PaO_2$ は室内気，安静臥位での測定．

（文献4より引用）

法と全肺洗浄法の使い分けに関するコンセンサスは存在しない．しかし，手技の侵襲性の高さから，GM-CSF吸入療法が無効など何らかの理由でGM-CSF吸入療法を回避したい場合が適応であると思われる．全肺洗浄法は，全身麻酔下に左右分離用2腔気管チューブを挿管して，片肺を生理食塩水で洗浄，対側肺を換気して呼吸管理を行う．1回500～1,000 mLの温生食を注入して，これを排液することを計20回程度，洗浄液が透明に近

表3 重症度に応じた肺胞蛋白症の治療の目安

| DSS | 1 | 2 | 3 | 4 | 5 |
|---|---|---|---|---|---|
| 症　状 | なし | あり | 問わず | | |
| PaO$_2$ (Torr) | PaO$_2 \geqq 70$ | | $70 >$ PaO$_2 \geqq 60$ | $60 >$ PaO$_2 \geqq 50$ | $50 >$ PaO$_2$ |
| 治　療 | 慎重な経過観察 | | 対症療法<br>（去痰剤，<br>鎮咳剤） | GM-CSF 吸入療法<br>全肺洗浄，区域洗浄 | |

（文献1より引用）

づくまで繰り返す．日を変えて対側洗浄を行う．90％以上の症例で治療後の効果を認めるが，半数以上の症例で再増悪を認め反復が必要である．気管支鏡を用いた区域洗浄は，気管支ファイバースコープを用いて区域，亜区域を1回50〜150mLの生理食塩水で洗浄し，これを反復する．治療効率は低く，有効との報告は存在するがエビデンスは乏しい．

SPAPでは基礎疾患の治療を優先する．なお，本疾患へのステロイド薬および免疫抑制薬投与は感染症の惹起が危惧されるばかりでなく，病勢を悪化する可能性がある．

## 処 方 例

### DSS 2 〜 4

処方　ムコソルバン錠®15mg　1回1錠　1日3回　朝昼夕食後

### DSS 3 以上

処方　サルグマリン®吸入用125μgを2mLの生理食塩水に溶解したものを，1日2回，ネブライザーを用いて7日間連日吸入投与し，7日間休薬．
これを1クールとして12クールを目安に繰り返す．

## 専門医に紹介するタイミング

全肺洗浄法は標準療法とされているにもかかわらず，手技の統一はなされていない．チームでの治療となるため，経験のない施設では経験豊富な専門施設へ紹介することを勧める．

また，サルグラモスチムを12クール施行後に効果不十分な場合には，専門施設へ紹介することを勧める．

## 専門医からのワンポイントアドバイス

しばしば炎症所見なくKL-6 2,000U/mLを超える異常高値を呈する．BALFが米のとぎ汁様に白濁していれば本疾患を強く疑う．しかし，軽度混濁にとどまることもしばしばある．

無症状であることが多い一方で，マクロファージの機能低下が本態の全身疾患であり，感染症が問題となることがある．

また，一般的に予後は悪くない疾患であるが，一部に重篤な感染症を併発する症例，線維化を起こして予後不良となる症例も存在する．

2020年5月より抗GM-CSF抗体測定は株式会社エスアールエルで検査可能となった．

APAPの診断において，ガイドラインでは好酸性顆粒状物質を組織学的もしくは細胞

肺胞蛋白症　199

診学的に証明することが必要としている．一方で病理診断不要という意見があり，Trapnell らは病理所見を必須としないフローチャートを発表している[2].

### 文　献

1) 日本呼吸器学会肺胞蛋白症診療ガイドライン 2022 作成委員会 編：肺胞蛋白症診療ガイドライン 2022. メディカルレビュー社，2022

2) Trapnell BC, Nakata K, Bonella F et al：Pulmonary alveolar proteinosis. Nat Rev Dis Primers 5：17, 2019

3) Kitamura T, Tanaka N, Watanabe J et al：Idiopathic pulmonary alveolar proteinosis as an autoimmune disease with neutralizing antibody against granulocyte/macrophage colony-stimulating factor. J Exp Med 190：875-880, 1999

4) Inoue Y, Trapnell BC, Tazawa R et al：Characteristics of a large cohort of patients with autoimmune pulmonary alveolar proteinosis in Japan. Am J Respir Crit Care Med 177：752-762, 2008

5) Kitamura N, Ohkouchi S, Tazawa R et al：Incidence of autoimmune pulmonary alveolar proteinosis estimated using Poisson distribution. ERJ Open Res 5：00190-2018, 2019

6) Tazawa R, Ueda T, Abe M et al：Inhaled GM-CSF for pulmonary alveolar proteinosis. N Engl J Med 381：923-932, 2019

## 5. 肺循環に起因する肺疾患

# 肺動脈性肺高血圧症

田中庸介[1]，木村　弘[1, 2]
[1)]日本医科大学付属病院 呼吸器内科，[2)]結核予防会複十字病院 呼吸不全管理センター

**POINT**

●肺高血圧症の自覚症状は非特異的であり，早期発見が難しい病態である．

●肺高血圧症の確定診断に右心カテーテル検査は必須である．

●肺動脈性肺高血圧症（PAH）は，①特発性 PAH（原因が全く不明）または遺伝性 PAH，②膠原病に伴う肺動脈性肺高血圧症，③先天性シャント性心疾患に伴う肺動脈性肺高血圧症，④門脈圧亢進症に伴う肺動脈性肺高血圧症，⑤ HIV 感染に伴う肺動脈性肺高血圧症，⑥薬剤誘発性の肺動脈性肺高血圧症，⑦呼吸器疾患に合併した肺動脈性肺高血圧症に分類される．

---

## ガイドラインの現況

　肺高血圧症は多種多様な原因によって起こりうる．中でも特発性肺動脈性肺高血圧症（diopathic pulmonary arterial hypertension：IPAH）を代表とする肺動脈性肺高血圧症（pulmonary arterial hypertension：PAH）は，心肺機能の低下に至る予後不良な難治性疾患である．近年は病態の解明により積極的に診断されるようになった一方で，多彩な疾患に認める肺動脈圧上昇の原因が原疾患からのみではなく IPAH と類似した病態も絡んでいることも多く，病態の理解を複雑なものにしている．特発性肺線維症（IPF）においても合併する肺動脈圧上昇は予後予測因子であり，平均肺動脈圧（mean PAP）のカットオフ値は 17 あるいは 20 mmHg と報告されるなど早期診断の重要性は増している．

　肺高血圧症に関するガイドライン作成は，1973 年に WHO がジュネーブにて開催した第 1 回原発性肺高血圧症（primary pulmonary hypertension：PPH）国際専門家会議にて肺高血圧症の臨床分類が提唱されたことに始まる．引き続く 1998 年に開催されたエビアンでの第 2 回会議では，PPH と PPH 類似の肺高血圧症を含めて PAH と呼称することが提案された．以後多くの討議を経て，2022 ECS/ERS ガイドラインにおいては肺高血圧症は平均肺動脈圧が 20 mmHg を超えた病態と定義された．

　現在のところわが国では右心カテーテル検査を用いて実測した安静時の平均肺動脈圧（mean PAP）≧ 25 mmHg 以上の場合に肺高血圧症とし，あわせて肺動脈楔入圧（pulmonary artery wedge pressure：PAWP）≦ 15 mmHg かつ肺高血圧をきたす特定の疾患を除外できる場合には PAH と診断される（表 1）[1～6]が，2022 ECS/

> ERS ガイドラインに準じた見直しも検討されている.

**【本稿のバックグラウンド】** 安静時平均肺動脈圧が 25 mmHg 以上かつ肺動脈喫入圧 15 mmHg 以下で特定の原因疾患の関与を除外できた場合に PAH と診断される. PAH に対する治療薬はプロスタサイクリン・プロスタサイクリン類似薬, IP 受容体作動薬, ホスホジエステラーゼ 5 阻害薬, エンドセリン受容体拮抗薬が主体となる.

### 表1　肺高血圧症の分類

| **第1群　肺動脈性肺高血圧症 (PAH)** |
| --- |
| 1.1　特発性 PAH |
| 1.2　遺伝性 PAH |
| 　　　1.2.1　BMPR 2 |
| 　　　1.2.2　ALK1, ENG, SMAD9, CAVI, KGNK3 |
| 　　　1.2.3　不明 |
| 1.3　薬物・毒物誘発性 PAH |
| 1.4　各種疾患に伴う PAH（結合組織病, HIV 感染症, 門脈圧亢進症, 先天性シャント性心疾患, 住血吸虫症, 薬剤誘発性, 呼吸器疾患） |
| **第1'群　肺静脈閉塞性疾患 (PVOD) および / または肺毛細血管腫症 (PCH)** |
| **第1"群　新生児遷延性肺高血圧症 (PPHN)** |
| **第2群　左心性心疾患に伴う肺高血圧症** |
| 2.1　左室収縮不全 |
| 2.2　左室拡張不全 |
| 2.3　弁膜疾患 |
| 2.4　先天性 / 後天性の左心流入路 / 流出路閉塞および先天性心筋症 |
| **第3群　肺疾患や低酸素血症による肺高血圧症** |
| 3.1　慢性閉塞性肺疾患 |
| 3.2　間質性肺疾患 |
| 3.3　拘束性と閉塞性の混合障害を伴う他の肺疾患 |
| 3.4　睡眠呼吸障害 |
| 3.5　肺胞低換気障害 |
| 3.6　高所における慢性曝露 |
| 3.7　発育障害 |
| **第4群　慢性血栓塞栓性肺高血圧症 (CTEPH)** |
| **第5詳　詳細不明な多因子のメカニズムに伴う肺高血圧症** |
| 5.1　血液疾患：慢性溶血性貧血, 骨髄増殖性疾患, 脾摘出 |
| 5.2　全身性疾患：サルコイドーシス, 肺組織球増殖症, リンパ脈管筋腫症 |
| 5.3　代謝性疾患：糖原病, ゴーシェ病, 甲状腺疾患 |
| 5.4　その他：腫瘍塞栓, 線維性縦隔炎, 慢性腎不全, 区域性肺高血圧症 |

（文献 1, 3 を参照して作成）

## どういう疾患・病態か

右心カテーテル検査を用いて実測した安静時の mean PAP≧25 mmHg 以上の場合に肺高血圧症と定義され, さらに PAWP≦15 mmHg である疾患の一部が PAH である[1~3]. 表1にあるように PAH は肺高血圧症病因別分類の第1群に分類され, 類似する臨床像と血行動態を有し, 肺微小循環領域にほぼ同じ病的変化がみられる多様な病態から構成される症候群とされる.

肺動脈圧上昇は肺血管床全体の 2/3 まで障害されてようやく認められることや, さらに肺高血圧症の自覚症状が非特異的であることから早期発見が難しい病態である.

症状としては, 労作時の息切れが最も特徴的であり, 早期に現れ, 肺高血圧症に至らない段階でもみられることがある. 易疲労感や胸痛, 失神, 動悸, 咳嗽, 喀血なども出現する. さらに進行すると, 肝うっ血や消化管浮腫に伴う腹部膨満感, 早期の満腹感, 食欲不振などの消化器症状, 下腿浮腫などの右心不全徴候を示すようになる.

身体所見としては, 肺高血圧症に伴う II 音肺動脈成分の亢進がみられるほか, 右心負荷に伴い傍胸骨拍動や三尖弁閉鎖不全症から胸骨左縁下部での汎収縮期雑音（吸気時に増強する Rivero-Carvallo 徴候を示すこともある）, 肺動脈弁閉鎖不全症に伴う胸骨左縁での拡張早期雑音（Graham Steell 雑音）, 右心性 IV 音聴取などがある. 右心不全を呈すると頸静脈怒張, 右心性 III 音, 肝腫大, 下腿浮腫, 腹水などもみられる.

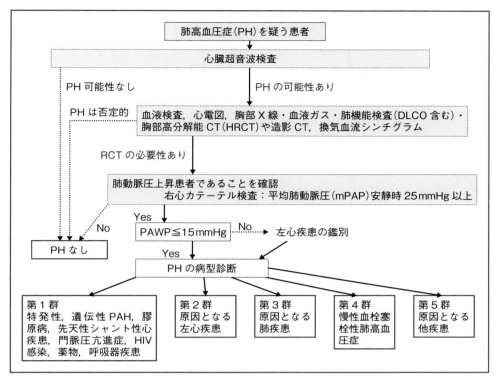

**図1　患者フロー**　　　　　　　　　　　　　　　　　　　　　　　　　　　　　（文献1, 3を参照して作成）

## 治療に必要な検査と診断

　肺高血圧症の確定診断, 分類, 重症度や治療効果の判定に必須の検査でもある右心カテーテル検査にて肺高血圧症 (pulmonary hypertension：PH) の診断を行いつつ, 原因となる特定の疾患を除外していくことが基本的な診断の流れとなる（図1）[1〜3].

　右心カテーテルの検査に関しては, 検査自体が侵襲的であり, 施行できる施設も限られていることから, 施行するにあたっては事前に多種検査による吟味が行われるべきである.

　推奨される検査は非常に多彩で, 聴診所見, 血液検査, 心電図, 胸部X線およびCT, 経胸壁心臓超音波検査, 呼吸機能検査, 動脈血液ガス分析, 肺（換気）血流シンチグラフィと多岐にわたる.

　特に心臓超音波検査は非侵襲的に行え, 肺動脈圧を推定することもできる検査法である. 右心カテーテル検査と比較すると正確性には欠けており, あくまでも肺高血圧症として矛盾しない症例かどうかを検討するに適した検査であるといえる. 一方で, その簡便性から, ベッドサイドでの経過フォローアップにしばしば用いられる.

## 治療の実際と処方

　PAHの治療は十数年前から今に至るまで, 経口凝固薬・利尿薬・ジギタリス製剤の薬物治療, 酸素療法に加え, カルシウム (Ca) 拮抗薬をはじめとしたさまざまな特異的薬物療法が開発されてきている.

　わが国のガイドラインでも第1群（PAH）の治療としてCa拮抗薬で十分な改善を認めたものには初期治療としてCa拮抗薬投与か

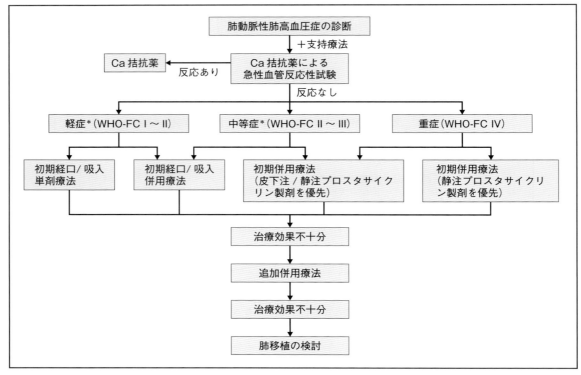

図2 肺動脈性肺高血圧症の治療

ら開始し，Ca拮抗薬で十分な改善を認めないものには主にWHO機能分類（WHO-FC）に従い薬剤投与を考慮するとある（図2）．

肺血管拡張療法の基本は，肺血管に対する個々の特異性をもった主要3系統（プロスタサイクリン系，一酸化窒素系，エンドセリン系）の薬剤を単剤，もしくは組み合わせて治療を行う．その主薬はプロスタサイクリン・プロスタサイクリン類似物質，エンドセリン受容体拮抗薬，可溶性グアニル酸シクラーゼ刺激薬，IP受容体作動薬，ホスホジエステラーゼ5型阻害薬である．

PAHに対する併用療法には，肺血管拡張薬の効果をみて順次追加してゆく逐次併用療法（sequential combination therapy）と，複数の治療薬を短期間のうちに投与開始する初期併用療法（upfront combination therapy）がある[2]．

ボセンタンにシルデナフィル，イロプロストを適宜追加した場合の3年生存率が79.9％という報告があるのに対して，アンブリセンタンとタダラフィル併用から開始するAMBITION試験では死亡・PAHの増悪による入院・病状の進行を低下させた報告や，ボセンタン，シルデナフィル，エポプロステノールの3剤併用療法がWHO機能分類Ⅳ度の患者で血行動態・運動耐容能を改善し，3年生存率100％であった報告がある．

最近では静脈内投与や内服薬に加えて，合成プロスタサイクリン誘導体であるトレプロスティニルでは吸入薬としての投薬法も登場し，法令に応じて適切な投与を選択することとなる．

以上の内科的治療に反応不良の場合で，かつ，WHO機能分類Ⅲ～Ⅳ度の症例においては肺移植の適応（両肺移植は登録時に55歳未満，片肺移植は登録時に60歳未満が条件）となる．

## 1 薬剤を使った支持療法

抗凝固薬（ワルファリンなど），利尿薬（フロセミド，トリクロルメチアジド，スピロノラクトンなど），強心薬（ミルリノン，ドブタミン，ジゴキシンなど）を用いる．

次に右心不全治療薬の具体例を示す．

右心不全を合併する急性期症例では塩分・水分の制限，利尿薬に加えて適宜ドブタミンやドパミンの投与を，強心作用や肺血管拡張作用に期待してドブタミン優先で適宜行う．

### 処 方 例

**処方 A**

①ラシックス®錠（20 mg） 1回1〜2錠 1日2回（朝もしくは朝昼食後）

②アルダクトン®A錠（25 mg） 1回1錠 1日1〜2回（朝・夕食後）

③ラシックス®注（20 mg） 1日20〜100 mg 持続静注もしくは数回適宜に分割投与

**処方 B**

①ドブトレックス®注 1〜10 μg/kg/分 持続静注

②イノバン®注 1〜10 μg/kg/分 持続静注

## 2 酸素療法

わが国では肺血管抵抗の軽減，心拍出量の改善を期待して，動脈血酸素分圧（$PaO_2$）にかかわらず在宅酸素療法の保険適用が認められている．

### 処 方 例

**処方** 鼻カヌラ $O_2$ 安静時/労作時 1〜2L/1〜6L

## 3 肺血管拡張療法

### 1．Ca 拮抗薬の大量療法

日本人では急性血管反応性試験陽性例は少ないが，急性一酸化窒素（NO）負荷に対する反応例には投与を考慮する．肺動脈圧が正常に戻らなければ特異的肺動脈圧性肺高血圧症治療薬の併用もしくは切り替えを行う．

### 2．特異的肺動脈圧性肺高血圧症治療薬

● プロスタグランジン I2（PGI2，プロスタサイクリン）およびその誘導体

PGI2 は正常な血管内皮細胞でアラキドン酸より産生され，肺動脈平滑筋細胞においてアデニル酸シクラーゼを刺激し cyclic AMP を増加させることで肺動脈拡張，抗細胞増殖作用を発揮する．epoprostenol（フローラン®（要冷却））は強力な肺血管拡張作用を有し，WHO 機能分類 III・IV 度の重症例では最も確実な治療法である．半減期が短く，皮下トンネル型中心静脈カテーテルにて持続静注を行う．少量から開始し，副作用（血圧低下，顔面紅潮，頭痛，下痢，下顎痛など）に注意しながら増量する．treprostinil（トレプロスト®）は epoprostenol のアナログ製剤であり，常温下での溶液安定性が高く，薬剤調整が簡便である．持続皮下注射も可能だが，注射部位の疼痛が問題とされている．現在では吸入療法が注目されており，今後の活用が期待される．経口のプロスタノイド誘導体製剤として beraprost（プロサイリン®，ドルナー®），さらに加わった徐放製剤（ケアロード®LA，ベラサス®LA）もあるが，長期効果の確認はされていない．selexipag（ウプトラビ®）は経口投与可能な非プロスタノイド構造を有した IP 受容体アゴニストで，耐性が起こりにくいという特徴がある．至適投与量に個人差があるとともに，嘔気や下痢などの消化器症状が服薬忍容性を損なう理由の多くとなる．

### 処方例

処方　①フローラン®, エポプロステノール静注用ヤンセン　0.5〜1ng/kg/分の少量から漸増

②トレプロスト®　0.625〜1.25 ng/kg/分の少量から約1週間ごとを目安に漸増（持続静注または皮下注）

③トレプロスト®吸入液1.74mg® 専用の吸入器にて1回あたり3吸入からはじめ, 7日以上の間隔で1回あたり副作用などの状況次第で1〜3吸入ずつ最大9吸入まで

④プロサイリン®錠, ドルナー®錠（20μg）1回1錠　1日3回（毎食後）から開始. 漸増を行い1回3錠　1日3回（毎食後）まで可

⑤ケアロード®LA錠, ベラサス®LA錠（60μg）1回1錠　1日2回（朝・夕食後）より開始. 以降漸増し, 最大1回3錠　1日2回（朝・夕食後）

⑥ウプトラビ®錠（0.2mg）1回1〜4錠　1日2回（朝・夕食後）

● エンドセリン（ET）受容体拮抗薬

ETはPAHに関与する内因性血管収縮因子の中で最強因子とされており, 主として平滑筋細胞上のET受容体に作用する. ET受容体にはET-A受容体とET-B受容体が存在し, 両方を阻害するbosentan（トラクリア®）とmacitentan（オプスミット®）, ETA受容体を選択的に阻害するambrisentan（ヴォリブリス®）がある. bosentanは肝機能障害やCYP系代謝薬剤との相互作用の問題があり, シクロスポリン, タクロリムス, グリベンクラミドを投与中の患者には投与禁忌となる一方で, macitentanではその肝障害は少ないがCYP3A4誘導薬が併用禁忌となる. ambrisentanでは末梢浮腫の副作用が多く, また間質性肺疾患を伴う例では慎重を要する.

### 処方例

処方　①トラクリア®錠（62.5mg）1回1錠　1日2回（朝・夕食後）から開始　漸増を行い1回2錠　1日2回（朝・夕食後）まで増量

②ヴォリブリス®錠（2.5mg）1回2〜4錠　1日1回（朝食後）

③オプスミット®錠（10mg）1回1錠　1日1回（朝食後）

● ホスホジエステラーゼ-5（PDE-5）阻害薬

PDE-5は肺動脈平滑筋に多く発現しており, PDE-5阻害薬はNOの存在下に平滑筋細胞内で平滑筋弛緩作用のあるcyclic GMP（cGMP）の分解を阻害し肺動脈を拡張させる薬剤である. 短時間作用型のsildenafil（レバチオ®）と長時間作用型のtadalafil（アドシルカ®）があり, 副作用として頭痛, 紅潮, 鼻出血などがあるが, 重篤な副作用は少ない.

### 処方例

処方　①レバチオ®錠（20mg）　1回1錠　1日3回（毎食後）

②アドシルカ®錠（20mg）　1回1錠　1日1回（適時）

● 可溶性グアニル酸シクラーゼ（sGC）刺激薬

riociguat（アデムパス®）はNOに対するsGCの感受性を高めるとともに, NOに依存

せずに sGC を直接刺激し，cGMP 産生を促進することにより肺動脈を拡張させる．NO の依存性，非依存性の作用があることから，内因性 NO が低下した状態でも薬効が期待される．PDE-5 阻害薬との併用は禁忌である．特発性間質性肺炎を伴う例では慎重投与となる．

## 処　方　例

処方　アデムパス® 錠（0.5mg，1mg，2.5mg）1 回 1〜2 錠　1 日 3 回　6〜8 時間間隔で

## 専門医に紹介するタイミング

肺高血圧症症例の多くに認める呼吸困難症状では特に PAH を疑って精査を進めていくことが重要となる．呼吸困難感などの原因となる疾患は多彩であり，さらにそのような疾患の中には肺高血圧症を合併するものも多いことに加えて，PAH の病態を併せもつような症例もある．

担当施設の症例において肺高血圧症を疑う場合は速やかに専門機関への紹介が望ましい．特に強皮症や混合性結合組織病などの膠原病では PAH の合併が多く，逆に PAH の診療経過に膠原病などの疾患が発症，顕著化することもある．肺疾患に伴う PAH では，肺高血圧症前段階での早期の肺動脈圧上昇を発見し対応を検討する必要性がガイドラインでも記載されている．これら肺高血圧症への早期の治療介入が望ましいことからも，積極的に専門機関への協力を要請していくべきである．

## 専門医からのワンポイントアドバイス

肺高血圧症の原因となる疾患は多岐にわたる．

これら疾患にみられる肺高血圧症の中には原疾患が原因のみならず，原疾患に伴う PAH もあり，さらには両者の病態が混在していると考えるべき症例も見受けられ，病態の理解と診療に苦慮する場面も多い．

PAH のみならず，肺高血圧症という病態を理解し疑うことが，一般診療で行う検査結果の経時的な変化を見返し，熟考することにつながり，診断にたどり着くきっかけとなる．

### 文　献

1) 日本循環器学会 他：肺高血圧症治療ガイドライン（2017 年改訂版）．2018
2) 日本肺高血圧・肺循環学会，厚生労働科学研究費補助金難治性疾患政策研究事業「難治性呼吸器疾患・肺高血圧症に関する調査研究」班：特発性／遺伝性肺動脈性肺高血圧症（IPAH/HPAH）診療ガイドライン．2019
3) 難病情報センター：診断・治療指針（医療従事者向け）：肺動脈性肺高血圧症（指定難病 86）https://www.nanbyou.or.jp/entry/253
4) 日本呼吸器学会びまん性肺疾患診断・治療ガイドライン作成委員会 編：特発性間質性肺炎 診断と治療の手引き 2022（改訂第 4 版）．南江堂，2022
5) Galiè N, McLaughlin VV, Rubin LJ et al：An overview of the 6th World Symposium on Pulmonary Hypertension. Eur Respir J 53：1802148, 2019
6) Humbert M, Kovacs G, Hoeper MM et al；the ESC/ERS Scientific Document Group：2022 ESC/ERS Guidelines for the diagnosis and treatment of pulmonary hypertension. Eur Respir J 61：2200879, 2023

## 5. 肺循環に起因する肺疾患

# 肺 性 心

**山本　剛，淺井邦也**
日本医科大学付属病院 心臓血管集中治療科・循環器内科

**POINT**
- ●肺性心は肺の構造あるいは機能を侵す疾患によって右室の構造変化をきたしたものである．
- ●肺性心は肺高血圧症の合併症で，主に肺疾患および／または低酸素血症による肺高血圧症（第3群）が相当する．
- ●原因肺疾患への治療を第一に考える．

---

## ガイドラインの現況

　肺性心は，肺の構造あるいは機能を侵す疾患によって右室肥大を起こしたものである．肺性心の治療は原因となっている肺血管疾患あるいは肺疾患に対する治療が基本となるため，肺血管疾患あるいは肺疾患診療のガイドラインに記述されている．肺動脈の観点からは「肺高血圧症治療ガイドライン（2017年改訂版）」「2022 ESC/ERS Guidelines for the diagnosis and treatment of pulmonary hypertension」が，肺疾患の観点からは「Global strategy for the diagnosis, management, and prevention of chronic obstructive pulmonary disease」などがある．本稿では肺疾患に伴う肺高血圧，右心不全を主体に解説する．

---

**【本稿のバックグラウンド】**　肺性心は種々の肺疾患に伴うため，肺性心に特化したガイドラインはない．本稿では関連する慢性肺疾患ガイドラインや肺高血圧症治療ガイドライン，最近の総説論文を参考に，病態，検査所見，一般治療についてわかりやすく解説した．

---

## どういう疾患・病態か

　肺性心の定義はさまざまであるが，1961年のWHOの定義によれば「肺性心とは肺の構造，あるいは機能を障害する疾患によって右室肥大を起こしたもの，先天性心疾患や左心不全によるものを除く」とされる．1979年に発表されたNew York Heart Association（NYHA）の診断基準では「一次的に肺，肺血管または肺のガス交換を障害し肺高血圧を惹起する疾患によって生じた右室拡大あるいは右室肥大」と定義され，この中の右室拡大は右室拡張および／または右室肥大を意味する．臨床的には右心不全が肺性心として捉えられることが多いが，右心不全は肺性心の終末像であるため，近年では慢性肺疾患に伴う

表1　肺性心の要因と疾患

1. 換気障害性：低酸素性肺血管攣縮
　A. 肺内性
　　1）慢性閉塞性肺疾患：肺気腫，慢性気管支炎
　　2）低換気性拘束性肺疾患：肺線維症，肺結核後遺症，肺切除後
　　3）気管支拡張症
　B. 肺外性
　　1）睡眠時無呼吸症候群
　　2）低換気症候群：呼吸中枢異常，高度肥満
　　3）神経筋疾患
　　4）胸郭異常：背椎後側弯症
2. 肺血管性
　　肺血栓塞栓症
　　肺動脈性肺高血圧症
　　肺血管炎
　　肺静脈閉塞性疾患

表2　慢性肺疾患における肺血管抵抗を増加させる要因

1. 解剖学的要因：肺血管床の減少（破壊，閉塞）
　　1）血栓塞栓性
　　2）線維症
　　3）肺気腫
2. 機能的要因
　　1）肺胞低換気：急性低酸素（肺血管攣縮），慢性低酸素（肺血管床のリモデリング）
　　2）アシドーシス，高炭酸ガス
　　3）血液粘度増加（多血症）
　　4）血液量増加（多血症）
　　5）機械的要因（肺胞血管の圧排）

肺高血圧として，より早期からの診断，治療が重要視されている．

　肺性心を起こす原因病態は，気道・肺胞・胸郭に障害がある換気障害性と，肺血管に障害がある肺血管性に大別される（表1）．中でも慢性閉塞性肺疾患が慢性呼吸不全および肺性心の最大の原因疾患であり，8割ほどを占めるとされる．

　肺性心の病態生理学的な発症機序は，まず肺の構造あるいは機能を障害する肺疾患により肺高血圧が惹起され，右室の後負荷が増大することに始まる．肺高血圧が持続すると，代償性機転として右室拡張あるいは右室肥大が生じる．さらに右室負荷が増大すると，非代償性の右心不全に陥る．肺性心の発症過程で重要な肺高血圧は，器質的に肺気腫や肺塞栓症でみられる肺血管の破壊，減少と，機能的に慢性肺疾患でみられる換気障害による低酸素性肺血管攣縮，この両者によって招来される．これら全体として肺血管床断面積の減少が生じ肺血管抵抗は上昇し，肺高血圧が生じる．さらには低酸素血症，アシドーシス，多血症，代償性の心拍出量増加などの付加要因が関係する（表2）．

　近年，肺高血圧症の臨床分類が汎用されている．肺性心は肺高血圧症の合併症で，肺高血圧症により右室の構造変化および／または機能障害をきたした病態である．主に肺疾患および／または低酸素血症による肺高血圧症（第3群）が相当する[1, 2]．

## 治療に必要な検査と診断

### 1 臨床徴候・所見

　臨床徴候として，右心不全による浮腫，食欲不振，右上腹部不快（うっ血肝）などのうっ血症状や，倦怠感，呼吸困難，失神，動悸などの低心拍出症状がみられる．身体所見として，うっ血による頸静脈怒張，肝腫大，腹水，浮腫や，低心拍出による頻脈，血圧低下，低血圧がみられる．聴診では，II音肺動脈弁成分（IIp）の亢進，右心性III音，IV音，三尖弁閉鎖不全による下部胸骨左縁での収縮期逆流性雑音，肺動脈弁閉鎖不全による上部胸骨左縁での拡張期雑音が聴取される．

### 2 血液生化学検査

　右心負荷に伴いBNP，NT-proBNP，ANPなどナトリウム利尿ペプチドが上昇する．

肺性心　209

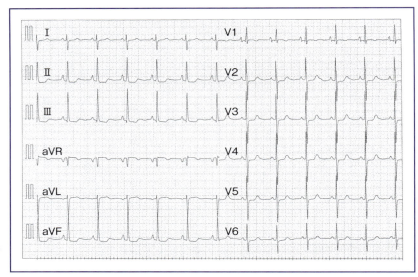

図1 右室肥大の心電図
右軸偏位，肺性P波，V1誘導にて高いR波がみられる．

### 3 動脈血ガス分析

慢性閉塞性肺疾患に伴う肺高血圧の重症度は，低酸素血症とアシドーシスによく相関する．動脈血酸素分圧が60 Torr以下であれば肺高血圧を合併していることが多く，アシドーシスを伴っていればさらに合併率は高い．運動時あるいは夜間のみに低酸素血症と肺動脈圧の上昇がみられることがあり，その場合経皮的な動脈血酸素飽和度のモニタリングが有用である．

### 4 心電図

肺性P波（Ⅱ誘導のP波の増高），右室肥大（右軸偏位，V1誘導のR/S比＞1，V5，V6誘導のR/S比＜1，Ⅱ，Ⅲ，aVFや胸部誘導のST低下，陰性T波）がみられる（図1）．通常の右室肥大の基準では約1/3しか診断できない．一方で基準を満たす場合には高度の右室肥大が疑われ，予後不良である．

### 5 胸部X線写真

肺高血圧により中枢部〜左右肺動脈拡大を示す．右肺動脈下行枝径が16 mm以上（あるいは同部位の肋骨よりも太い）であれば肺高血圧を疑う．

### 6 心エコー

肺高血圧や右心負荷による形態異常の有無，程度のスクリーニング，経過観察に有用である．右室，右房拡大，右室肥大のほか，心室中隔の扁平化や左室側への圧排などを観察する．また，三尖弁逆流速度の計測により収縮期肺動脈圧が推定できる．通常の傍胸骨あるいは心尖部アプローチにて観察できない場合でも，季肋部アプローチにて明瞭な画像が得られる場合がある．

### 7 胸部CT，MRI

単純CTあるいは高解像度CTにて肺野病変，造影CTにて肺動脈の血栓閉塞，狭窄病変を評価する．MRIでは右室容積，一回心拍出量や駆出率など形態変化のみならず心機能評価が可能である．心エコーが観察困難な症例に適する．

### 8 肺換気・血流シンチグラム

慢性閉塞性肺疾患を含む換気障害型肺疾患に伴う肺高血圧（換気に異常を認める血流欠

損）と，肺動脈性肺高血圧（正常または斑状血流欠損），慢性血栓塞栓性肺高血圧（換気に異常を認めない区域性血流欠損）の鑑別に有用な場合がある．

### ❾ 右心カテーテル検査

2022年のESC/ERCガイドラインから，肺高血圧症の診断基準である平均肺動脈圧が25mmHgから20mmHgに変更された．また，肺疾患患者における肺高血圧症の重症基準が，最近の臨床試験結果に基づき，これまでの平均肺動脈圧≧35mmHg，または平均肺動脈圧≧25mmHgおよび心係数<2.5L/分/m²から，肺血管抵抗>5WUとなった[2]．本検査の適応は，NT-proBNPなどの血液生化学検査や心エコーなどの非侵襲的検査結果から総合的に判断する．一方で肺動脈圧の上昇が高度あるいは進行性の場合には，本検査によって正確な肺循環動態の把握と治療方針決定が可能となるため，安定軽症例の場合よりも積極的に施行を検討する．なお，本検査は安定期に行うことが重要で，増悪期には，低酸素に伴い高度の肺高血圧症を呈することも多い[2]．

## 治療の実際

原因肺疾患への治療を第一に考える．これにより肺血管抵抗が低下し右室の後負荷が減少する．慢性閉塞性肺疾患自体に対する適切かつ最善の気管支拡張薬の投与は，肺高血圧治療に対しても重要である．生活指導として，禁煙の徹底，水分や塩分制限を行う．また，呼吸器感染予防にインフルエンザワクチンや肺炎球菌ワクチンの接種を行う．

長期酸素療法の有用性は古くから確立されている．酸素投与および呼吸性アシドーシスの是正は，肺血管抵抗を減少させ右室の酸素需要量を減らす．在宅酸素療法は肺高血圧ないし肺性心の進行阻止，および生命予後の改善が期待され，さらにはうつ傾向の軽減など精神神経機能への効果も期待できる．酸素投与にあたっては経皮的酸素飽和度90％以上を目標とし，低流量から開始し$CO_2$ナルコーシスに注意する．

右心不全には利尿薬が効果的である．ループ利尿薬を少量から開始する．利尿薬の慢性投与による体液濃縮性アルカローシスや高炭酸ガス血症の増悪には注意が必要である．ジゴキシンの効果は明らかでなく，低酸素やアシドーシスの状況では不整脈を誘発する可能性がある．ジゴキシンを投与する場合には少量から開始し，慎重にモニタリングする．

血管拡張薬は直接的な肺動脈圧低下作用をもつ一方，低酸素性肺血管攣縮を解除することで低酸素血症の増悪や体血圧の低下をもたらす可能性がある．これまで種々の血管拡張薬の全身投与が試みられたが，酸素療法に匹敵する効果は証明されていない．最近，間質性肺疾患に伴う肺高血圧症に対する比較的大規模な無作為化対照比較試験が行われ，換気・血流のミスマッチを悪化させにくいプロスタグランジン$I_2$誘導体製剤の吸入療法が運動耐用能を改善させた[4]．また，本邦の肺疾患に伴う肺高血圧症患者の前向き多施設登録研究において，換気障害が軽度で重度の肺高血圧症の患者群では，早期肺血管拡張薬介入のレスポンダーの割合が有意に多かった[5]．肺動脈性肺高血圧症の病態を合併している場合に血管拡張薬が有効な可能性があり，肺疾患に伴う肺高血圧症において重症基準を満たす場合，あるいは肺高血圧症に対する治療に迷う場合には，肺高血圧症専門医への相談や紹介が推奨される[2]．

急性増悪時の治療は低酸素血症の改善を第一の目標とし，高炭酸ガス血症を伴う場合に

は換気補助療法を考慮する．換気補助療法では呼吸仕事量を減らすために非侵襲的陽圧換気療法（noninvasive ventilation：NIV）の適応をまず考慮し，NIV の装着が困難な場合，誤嚥がある場合，気道内分泌物の除去が必要な場合などは挿管下の人工呼吸を考える．高流量鼻カニュラ酸素療法のエビデンスは十分でないが，軽症例で有用性が報告されている．そのほか増悪因子に応じて抗生物質，気管支拡張薬，ステロイド，去痰薬などの投与を行う．

## 処 方 例

### 酸素療法

処方　鼻カニュラ　0.5〜4L/min

### 薬物療法（慢性心不全への投与法に準じる）

●利尿薬

処方　ラシックス®錠 10mg　1回1〜4
錠　1日1〜2回　朝（昼）食後
効果不十分あるいは低カリウム血
症の場合に下記を追加する．
　アルダクトン®A錠 25mg　1回
1〜2錠　1日1回　朝食後

●強心薬

処方　ジゴキシン錠 0.125mg　1回
1/2〜2錠　1日1回　朝食後
アカルディ®カプセル1.25　1回1〜
2錠　1日1〜2回　朝（夕）食後

## 専門医に紹介するタイミング

右室拡張あるいは右室肥大がみられる場合には循環器専門医に紹介する．肺疾患の重症度が軽症にもかかわらず平均肺動脈圧が高度に上昇している場合には（≧35mmHg），肺動脈性肺高血圧症の関与について精査する．

## 専門医からのワンポイントアドバイス

右心不全例でも心電図あるいは心エコーにて右室肥大の基準を満たさない場合がしばしばみられる．基準にこだわらず，ほかの所見を参考にする．

利尿薬投与時には，過度の前負荷低下に伴う血圧あるいは心拍出量低下による全身倦怠感，腎機能低下に注意する．

難治例には強心薬が適応となるが，心機能，不整脈，腎機能，年齢などを考慮して投与量を決める．ジゴキシンでは血中濃度が 0.8ng/mL を超えないよう投与量を調節する．

### 文 献

1) 日本循環器学会 他：肺高血圧症治療ガイドライン（2017年改訂版）．2018
https://www.j-circ.or.jp/cms/wp-content/uploads/2017/10/JCS2017_fukuda_h.pdf

2) Humbert M, Kovacs G, Hoeper MM et al；ESC/ERS Scientific Document Group：2022 ESC/ERS Guidelines for the diagnosis and treatment of pulmonary hypertension. Eur Heart J 43：3618-3731, 2022

3) Global Initiative for Chronic Obstructive Lung Disease：Global strategy for the diagnosis, management, and prevention of chronic obstructive lung disease (2024 Report). 2024
https://goldcopd.org/wp-content/uploads/2024/02/GOLD-2024_v1.2-11Jan24_WMV.pdf

4) Waxman A, Restrepo-Jaramillo R, Thenappan T et al：Inhaled treprostinil in pulmonary hypertension due to interstitial lung disease. N Engl J Med 384：325-334, 2021

5) Tanabe N, Kumamaru H, Tamura Y et al；JRPHS Group：Pulmonary hypertension with interstitial pneumonia：initial treatment effectiveness and severity in a Japan Registry. JACC Asia 4：403-417, 2024

## 5. 肺循環に起因する肺疾患

# 肺血栓塞栓症

田邉信宏
千葉県済生会習志野病院 肺高血圧症センター

- 呼吸困難・胸痛を呈する患者では，急性肺血栓塞栓症を疑うことが重要である．
- 急性肺血栓塞栓症の治療は，第一に抗凝固療法を行い，高リスク（ショック）例では血栓溶解療法などで再灌流を図る．
- 慢性血栓塞栓性肺高血圧症は，手術やバルーン肺動脈形成術によって著明な改善が得られる例がある．

## ガイドラインの現況

肺血栓塞栓症（pulmonary thromboembolism：PTE）は，下肢，骨盤の深部静脈血栓症（deep vein thrombosis：DVT）の二次的合併症であることから，DVT および PTE を合わせた静脈血栓塞栓症（venous thromboembolism：VTE）として，ガイドラインが示されてきている．海外では，European Society of Cardiology（ESC）から，2019 年に acute PTE（APTE）の診断，管理に関するガイドライン改訂版[1]，2021年に CHEST ガイドライン第 2 回更新版，がん関連 VTE 治療を含む Onco-cariology のガイドラインが，2022 年に欧州心臓病学会，2023 年には日本から示されている[2]．また，日本循環器学会から 2018 年に PTE および DVT の診断と治療に関するガイドラインが発表され[3]，現在改訂中である．

【本稿のバックグラウンド】直接経口抗凝固薬（direct oral anticoagulants：DOAC）の出現で，ESC ガイドラインおよび最新の日本循環器学会ガイドラインにおいても，APTE 治療の第一選択が DOAC となった．加えて，リスク分類に基づく治療アルゴリズムが示された．さらに，最近の癌関連 VTE における DOAC の成績を踏まえ，実際の治療に役立つよう留意した．

## どういう疾患・病態か

PTE は，下肢および骨盤などの DVT 由来の血栓が肺動脈を閉塞し，肺循環障害を生じさせる病態を指す．主な誘発因子としては，Virchow の 3 徴（①血流の停滞，②静脈内皮障害，③血液凝固能の亢進）が挙げられる．癌患者ではすべてを満たすことが多く，患者の増加および長期生存，抗癌薬使用により VTE の増加がみられる．さらに，海外を中心に COVID-19 で VTE の合併が多いことが報告され，酸素投与が必要な中等症 II 以上の例では低用量未分画ヘパリンの予防投与が推奨されている．APTE は，発症後

おおむね2週間以内のものとされ，診断が確定した例は死亡率が2〜8％，診断がつかず適切な治療が行われない場合の死亡率は約30％であり，早期診断，治療が重要である．その病態としては，血栓による解剖学的閉塞に加え，神経液性因子による肺血管収縮によって肺高血圧症をきたし，心拍出量低下や低酸素血症からショックに至る．低酸素血症は，軽症では換気血流不均等，重症例ではシャント（無気肺，肺細動静脈シャント，卵円孔開存），拡散障害，心拍出量低下に伴う混合静脈血酸素分圧低下から起こる．急性期を乗りきれば予後良好で，慢性化は稀（0.5〜3.8％）である．慢性血栓塞栓性肺高血圧症（chronic thromboembolic pulmonary hypertension：CTEPH）は，内科治療では予後不良とされ，手術やバルーン肺動脈形成術（balloon pulmonary angioplasty：BPA）により改善する例が存在し，肺動脈性肺高血圧症との鑑別が重要である．

## 治療に必要な検査と診断

呼吸困難，胸痛などを呈する患者では，APTEを疑うことが重要であり，排便，体位変換など何らかの体動に関連して起こることが多い．APTEの診断を進めるにあたって，Wellsスコアなど臨床的にみたPTEの可能性を評価することが，過剰な画像検査を避ける意味からも有用とされる（**表1**）．

胸部X線所見は，典型例では肺動脈拡大やWestermark sign（肺野の限局性透過性亢進）がみられるが，心拡大など非特異的な変化のみのことも多い．心電図では，SIQ Ⅲ T Ⅲが有名であるが，その発現頻度は低く，非特異的な頻脈，ST-T異常がみられることが多い．しかしながら，ともに正常でも，本症を否定することはできない．臨床症

### 表1 Wellsスコア

| | |
|---|---|
| PTE あるいは DVT の既往 | +1 |
| 最近の手術あるいは長期臥床 | +1 |
| 癌 | +1 |
| DVT の臨床的徴候 | +1 |
| 心拍数＞100/分 | +1 |
| PTE 以外の可能性が低い | +1 |
| 血 痰 | +1 |
| ●臨床的確率 | |
| 合計スコア 0〜1 | 低い |
| 2以上 | 高い |

（文献4より引用）

状に加え心エコー検査で右心負荷所見があればAPTEを強く疑う．確定診断は，造影剤アレルギーや腎機能障害例を除いては，造影CTによる血栓の検出による．ほかの胸郭内疾患の鑑別や，肺動脈造影後3〜4分後の静脈相での撮影によって，DVTの検索を行うことも可能である．一方，ヒラメ静脈など下腿DVTの検出，経過観察には下肢静脈エコーが有用である．補助検査として，線溶系の指標であるD-ダイマーが正常の場合には，APTEを否定するのに有用とされる．

CTEPHは，肺換気・血流シンチグラフィによるスクリーニングを行い，肺換気に異常を認めず，区域性血流欠損を呈すること，確定診断は，肺動脈造影あるいは造影CTによる慢性血栓の変化と右心カテーテルによる前毛細血管性肺高血圧症（平均肺動脈圧≧25mmHg，肺動脈楔入圧≦15mmHg）の証明によってなされる．

## 治療の実際

### 1 APTE

APTE治療の主眼は，抗凝固療法および血栓溶解療法により，血栓溶解，肺塞栓症の予防，再発防止を図り，急性右心不全やショックに対する呼吸循環動態の改善を図る

表2 簡易版肺血栓塞栓症重症度（simplified pulmonary embolism severity index：sPESI）スコア

| 項　目 | 点　数 |
|---|---|
| 年齢＞80歳 | 1 |
| 悪性腫瘍 | 1 |
| 慢性心肺疾患の既往 | 1 |
| 心拍数≧110回/分 | 1 |
| 収縮期血圧＜100mmHg | 1 |
| $SpO_2$＜90% | 1 |

| 項　目 | 30日死亡率（95%CI） | 点　数 |
|---|---|---|
| 低リスク | 1.0%（0.0〜2.1%） | 0 |
| 高リスク | 10.9%（8.5〜13.2%） | ≧1 |

（文献5より引用）

ことである．ショックや低血圧を呈する場合が広範型（高リスク群）で，心停止例では，経皮的心肺補助装置を装着する．非ショック例は，右室機能障害を認める亜広範型，認めない非広範型に分類される．亜広範型，または非広範型で簡易版肺塞栓症重症度（simplified pulmonary embolism severity index：sPESI）スコアが1点以上（表2）の場合中間リスク群，他の非広範型は低リスク群に分類される．なお，ESCガイドライン2019年版では，癌患者でsPESIが1点であっても，外来治療が困難な要因や合併症がなければ低リスクに分類し，外来治療を行うことも可能としている．中間リスク群は，心臓バイオマーカーが陽性の場合中間［高］リスク群，陰性の場合は中間［低］リスク群に分類され，ともに入院のうえ抗凝固療法を行うが，中間［高］リスク群では慎重なモニタリングが必要である（図1）．

## 1．低〜中間リスク群

従来，未分画ヘパリンで治療を開始しワルファリンを併用する方法が用いられてきた．ヘパリンは，APTTがコントロール値の1.5〜2.5倍になるよう調節する．副作用として，出血，ヘパリン起因性血小板減少症（heparin-incuded thrombo-cytopenia：HIT），肝障害，出血がある．HITは，未分画ヘパリン

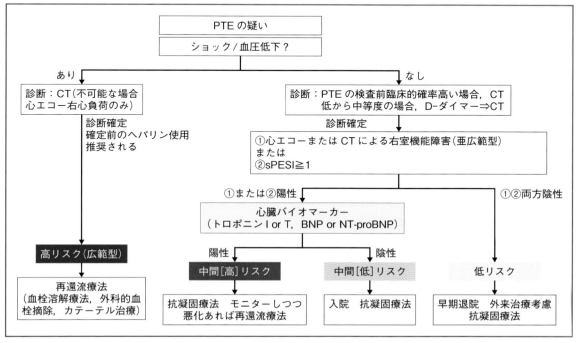

図1　急性肺血栓塞栓症の診断，リスク層別化と治療方針

投与5〜14日後（以前使用例では即日）に発症し，重篤な動静脈血栓を合併する．ヘパリン投与中は血小板数を毎日測定し，その数が10万/$\mu$Lを切るか，あるいは前値の50%以下に減少したら，HITを疑いヘパリンを中止しアルガトロバン投与に変更する．

ワルファリンは，ビタミンKに拮抗し作用する．主な抗凝固作用をもつII因子の半減期は2.5日間と長いため，投与開始時には，プロテインCやプロテインSなどの抗凝固因子も抑制され，逆に凝固能が高まる．このためヘパリンを最初に投与する．PT-INR（prothrombin time-international normalized ratio）を1.5〜2.5に維持する．他剤との相互作用が多く，食事制限（納豆，過量の緑野菜）を必要とする．

第Xa因子阻害薬であるDOACは，ワルファリンと比較して，有効性で非劣性，大出血において非劣性・優越性を認め，薬物相互作用が少なく，用量調節も不要のため，第一選択とされる．一方，癌患者では，海外では低分子量ヘパリンが第一選択とされ，DOACは，ことに消化器癌などで，低分子量ヘパリンと比較し出血が多いとされている．しかしながら，メタ解析で再発，大出血，全死亡が同等のため，CHESTガイドラインでは強い推奨となった．なお，DOACは，高度腎障害では禁忌である．また，抗リン脂質抗体症候群ではワルファリンが第一選択である．中間［高］リスク群では，ヘパリンで治療を開始し慎重にモニタリングを行い，増悪する場合高リスク群に準じ，軽快すればDOACに切り替える．

## 2．高リスク群

高リスク群では，絶対的禁忌（活動性の内部出血，最近の頭蓋内出血）がなければ，ヘパリンによる抗凝固療法に加えて，血栓溶解療法（わが国ではモンテプラーゼ（クリアクター®）），を使用するが，施設によっては外科的血栓摘除術やカテーテル治療を考慮する．抗凝固療法禁忌，抗凝固療法中の血栓再発例では，非永久留置型下大静脈フィルター挿入を考慮する．酸素投与でSpO$_2$>90%に維持し，血圧低下例では，カテコラミンを使用し血行動態を維持する．不応例では，人工呼吸器や，経皮的心肺補助装置を装着する．

## 2 慢性期

抗凝固薬の投与期間は，術後など可逆性因子をもつ患者では3ヵ月，明らかな誘因のない例では，少なくとも3ヵ月使用し，リスクとベネフィットでさらに期間を決定，癌患者や再発例ではより長期に必要となる．

## 3 CTEPH

CTEPHにおいては，ワルファリンによる抗凝固療法が第一選択となるが，最近BPAを行う例ではDOACの使用例が増加しており，エドキサバンのワルファリンに対する，肺血管抵抗の変化に関する非劣性が示された．中枢（薬〜本幹）肺動脈に血栓を有する場合は，肺動脈内膜摘除術の適応となるが，熟練した外科医を含むチームによる評価が必要である．さらに，非手術適応例においてBPAがリオシグアトより血行動態を大きく改善したことや，BPA後手術を行うハイブリッド治療の有効性を考慮した治療アルゴリズムが示されている（図2）．肺血管拡張薬として，可溶性グアニル酸シクラーゼ刺激薬のリオシグアト（アデムパス®）およびプロスタグランジンI$_2$受容体アゴニストのセレキシパグ（ウプトラビ®）が非手術適応や術後残存PHを有する本症に対して適応承認された．ともに少量より開始し漸増する．効果不十分例では併用する．

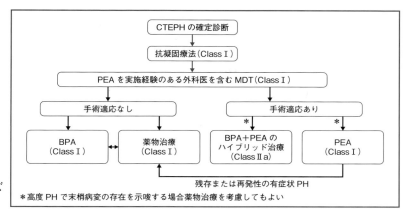

図2 CTEPHの治療アルゴリズム（推奨クラス）

## 処方例

### APTE（低～中間リスク群）

処方A　ヘパリンナトリウム注　初回80万IU/kg静注，その後18万IU/kg/時で点滴静注，APTTをコントロール値の1.5～2.5倍に調節　酸素1～3L/分

処方B　（単独あるいは処方A終了後も可）
　　　イグザレルト®錠　15mg
　　　1回1錠　1日2回　3週間分

処方C　（単独あるいは処方A終了後も可）
　　　エリキュース®錠5mg　1回2錠
　　　1日2回　1週間分

処方D　（処方A終了後）
　　　リクシアナ®OD錠60mg（体重60kg以下，CCr 50mL/分以下，p糖蛋白阻害薬併用時はOD錠30mg）1回1錠　夕食後　30日分

処方E　（処方Aに併用して開始）
　　　ワーファリン錠1mg　1回1～5錠　1日1回　夕食後　30日分

### APTE（高リスク群）

処方　ヘパリンナトリウム注　初回80万IU/kg静注，その後18万IU/kg/時で点滴静注，APTTをコントロール値の1.5～2.5倍に調節

　　　クリアクター®注　1回13,750～27,500IU/kg，約8万IU/mLに溶解し，約10mL（80万IU）/分で静注　1日1回

　　　酸素　50%ベンチュリーマスク10L/分

　　　ドパミン塩酸塩注1～20μg/kg/分で点滴静注

　　　ドブトレックス®注1～20μg/kg/分で点滴静注

### 慢性期

処方A　イグザレルト®錠15mg　1回1錠　1日1回　30日分

処方B　エリキュース®錠5mg　1回1錠　1日2回　30日分

処方C　リクシアナ®OD錠60mg（減量基準（APTE参照）に該当すればOD錠30mg）1回1錠　夕食後　30日分

処方D　ワーファリン錠1mg　1回1～5錠　1日1回　夕食後　30日分

## CTEPH

**処方A** ワーファリン錠1mg　1回1〜5錠　1日1回　夕食後　30日分

酸素1〜3L/分（SpO$_2$＞90％）

アデムパス錠1mg（1回2.5mgまで増量可）1回1錠　1日3回　8時間おき　30日分（替わりにウプトラビ®でもよい）

**処方B** リクシアナ®OD錠60mg（減量基準（APTE参照）に該当すればOD錠30mg）1回1錠　夕食後　30日分

酸素1〜3L/分（SpO$_2$＞90％）

ウプトラビ錠0.2mg（1回1.6mgまで増量可）1回1錠　1日2回　朝・夕食後　30日分（替わりにアデムパス®でもよい）

**処方C** ワーファリン錠1mg　1回1〜5錠　1日1回　夕食後　30日分

酸素1〜3L/分（SpO$_2$＞90％）

アデムパス®錠2.5mg　1回1錠　1日3回　8時間おき　30日分

ウプトラビ®錠0.2mg（1回1.6mgまで増量可）1回1錠　1日2回　朝・夕食後　30日分

## 専門医に紹介するタイミング

ショック例では，ヘパリン，カテコラミンなど投与のもと，経皮的心肺補助装置，手術などの行える専門施設への転院を考慮する．また，CTEPHで抗凝固療法後も血栓が残存する場合，手術に熟練した外科医およびカテーテル治療に熟練した医師のいる専門施設へ紹介する．

## 専門医からのワンポイントアドバイス

APTEにおける下大静脈フィルター留置の適応としては，フィルター留置群では，非留置群に比べて，急性期の肺塞栓症の再発を低下（1.1％ vs. 4.8％）させるが，遠隔期におけるDVTを増加させ（20.8％ vs. 11.6％），全死亡率では両群で差がみられないことから，永久留置型フィルター留置は推奨されず，一時留置型や回収可能型フィルター留置が推奨される．

抗凝固療法禁忌例や，使用中の再発例でのフィルター留置に異論はないが，ESCなど海外のガイドラインでは，抗凝固療法可能な例におけるフィルター使用を推奨していない．フィルターの穿通，抜去困難などの合併症もあり，留置を避ける方向にある．

### 文　献

1) Konstantinides SV, Meyer G, Becattini C et al：2019 ESC guidelines for the diagnosis and management of acute pulmonary embolism developed in collaboration with the European Repiratory Society (ERS). Eur Heart J 41：543-603, 2019

2) Stevens SM, Woller SC, Kreuziger LB et al：Antithrombotic therapy for VTE disease：second update of the CHEST guideline and expert panel report. Chest 160：e545-e608, 2021

3) 日本循環器学会 他：肺血栓塞栓症および深部静脈血栓症の診断，治療，予防に関するガイドライン（2017年改訂版）．2018　http://www.j-circ.or.jp/guideline/pdf/JCS2017_ito_h.pdf

4) Gibson NS, Sohne M, Kruip MJ et al：Further validation and simplification of the Wells clinical decision rule in pulmonary embolism. Thromb Haemost 99：229-234, 2018

5) Jiménez D, Aujesky D, Moores L et al：Simplification of the pulmonary embolism severity index for prognostication in patients with acute symptomatic pulmonary embolism. Arch Intern Med 170：1383-1389, 2010

## 5. 肺循環に起因する肺疾患

# 肺 水 腫

**藤島清太郎**
ふじしませいたろう
慶應義塾大学 予防医療センター

**POINT**

● 肺水腫には静水圧性肺水腫と急性呼吸窮迫症候群（acute respiratory distress syndrome：ARDS，非心原性肺水腫）がある.

● ARDS の診断は，①陽圧負荷下の低酸素血症，②1週間以内の発症，③両肺野のびまん性陰影，④心不全・溢水の除外，かつ類縁疾患を鑑別したうえでなされる.

● 静水圧性肺水腫は，NPPV などによる呼吸管理を開始したうえで，溢水に対し利尿薬投与や緊急透析，心原性肺水腫には低血圧がなければ血管拡張薬投与を行う.

● ARDS の治療は低容量換気と厳密な輸液管理が基本である. 中等症以上では高 PEEP 負荷，腹臥位換気，初期の筋弛緩薬使用を，重症例では早期に ECMO の適応を検討する. また低用量ステロイド投与も適宜考慮する.

---

### ガイドラインの現況

ARDS については，2022年に日本集中治療医学会，日本呼吸器学会，日本呼吸療法医学会の3学会合同による「ARDS 診療ガイドライン 2021」が公表された[1]. ARDS の診断や病態に関しては同 2016 年版に詳細な記載がされている[2]. 海外においては，2023 年に欧州集中治療医学会（ESICM）が，2024 年に米国胸部疾患学会（ATS）がそれぞれ改訂版の ARDS 診療ガイドラインを公表しており[3]，ほかにも英国，フランス，北欧，韓国などのガイドラインがある. また，国際版敗血症診療ガイドライン SSCG2021 が ARDS 呼吸管理を取り上げている一方で，わが国の最新版（J-SSCG2024）では，簡略化に伴い省略された. さらに集中治療領域におけるステロイド療法の診療指針である critical illness-related corticosteroid insufficiency（CIRCI）ガイドラインの 2024 年改訂版が公表され，ARDS も取り上げられている[5].

一方，静水圧性肺水腫の主原因である心不全に関しては，日本循環器学会，日本心不全学会などによる「急性・慢性心不全診療ガイドライン」があり，2021 年の改訂版が最新であるが，急性心不全については 2017 年版が詳しい[6]. 海外では米国心臓病学会（ACC）/米国心臓協会（AHA）/米国心不全学会（HFSA）が心不全管理ガイドライン 2022 年版を，欧州心臓病学会（ESC）が 2021 年版および 2023 年部分改訂版を公表している.

【本稿のバックグラウンド】　本稿は，「ARDS 診療ガイドライン 2021」，「ALI/ARDS 診療のためのガイドライン 2016」，ESICM ARDS 診療ガイドライン 2023，ATS ARDS 診療ガイドライン 2024，および「急性・慢性心不全治療ガイドライン（2017 年版）」に基づいた内容となっている．

# どういう疾患・病態か

　肺水腫とは，毛細血管から血漿成分が過剰に漏れ出し，肺間質や肺胞腔内に貯留する病態である．肺におけるガス交換が障害され，種々の程度の低酸素血症を呈し，しばしば急性呼吸不全に陥る．

　肺水腫は，発症機序により静水圧性肺水腫（hydrostatic pulmonary edema）と急性呼吸窮迫（促迫）症候群（acute respiratory distress syndrome：ARDS，非心原性肺水腫とも呼ばれる）に分類される．静水圧性肺水腫の主な原因は，急性心不全であるが，そのほかに腎不全・過剰輸液・輸血による溢水も誘因となる．肺毛細血管内の静水圧が上昇し，血漿成分が漏出することにより発症する．

　ARDS は表 1 に示すさまざまな原因傷病に続発して発症し，病理学的に硝子膜形成を伴うびまん性肺胞傷害（diffuse alveolar damage：DAD）を特徴とする[2]．その本態は肺微小血管の透過性亢進による透過性亢進型肺水腫であり，原因として肺胞領域の好中球主体の非特異的な過剰炎症反応と広範な肺組織傷害や血管透過性制御機構の破綻が指摘されている．ARDS は，単一の臓器障害として概念化されてきたが，現在では多臓器不全症候群（multiple organ dysfunction syndrome：MODS）の一分症としても位置づけられている．ARDS の予後はいまだ不良であり，わが国で行われた前向きコホート研究では現基準による ARDS の病院死亡率が 37.6％であった[7]．新型コロナウイルス（SARS-CoV-2）感染症による急性呼吸不全の主病態も ARDS であるが，肺血栓が病態増悪にかかわっている可能性が指摘されている．

　ARDS の臨床診断は，Berlin 定義に基づき行われ，重症度は肺酸素化の程度により 3 群に分類される（表 2）[2]．本定義は，①陽圧負荷下における低酸素血症，②基礎傷病から 1 週間以内の発症，③胸部の両側びまん性陰

表 1　ARDS の原因傷病

| I. 直接損傷 | II. 間接損傷 |
|---|---|
| ・頻度の多いもの<br>　　肺　炎<br>　　胃内容物吸引（誤嚥） | ・頻度の多いもの<br>　　敗血症<br>　　多発外傷，高度熱傷 |
| ・頻度の少ないもの<br>　　脂肪塞栓<br>　　吸入傷害（有毒ガスなど）<br>　　再灌流肺水腫（肺移植後など）<br>　　溺　水<br>　　放射線肺障害<br>　　肺挫傷 | ・頻度の少ないもの<br>　　心肺バイパス術<br>　　薬物中毒（パラコート中毒など）<br>　　急性膵炎<br>　　自己免疫疾患<br>　　過量服薬<br>　　輸血関連肺損傷（TRALI） |

TRALI：transfusion-related acute lung injury

（文献 2 より引用）

表2　ARDS の診断基準と重症度分類

| 重症度分類 | 軽　症 | 中等症 | 重　症 |
|---|---|---|---|
| PaO₂/FIO₂<br>（酸素化能，mmHg） | $200 < PaO_2/F_IO_2 \leqq 300$<br>（PEEP, CPAP $\geqq$ 5cmH₂O） | $100 < PaO_2/F_IO_2 \leqq 200$<br>（PEEP $\geqq$ 5cmH₂O） | $PaO_2/F_IO_2 < 100$<br>（PEEP $\geqq$ 5cmH₂O） |
| 発症時期 | 侵襲や呼吸器症状（急性 / 増悪）から 1 週間以内 | | |
| 胸部画像 | 胸水，肺虚脱（肺葉 / 肺全体），結節ではすべてを説明できない両側性陰影 | | |
| 肺水腫の原因（心不全，溢水の除外） | 心不全，輸液過剰ではすべて説明できない呼吸不全：危険因子がない場合，静水圧性肺水腫除外のため心エコーなどによる客観的評価が必要 | | |

（文献 2 より引用）

影，④静水圧性肺水腫の臨床的除外，の各項からなる.

## 治療に必要な検査と診断

　肺水腫の典型的症状は湿性咳嗽，進行性の呼吸困難であり，静水圧性では起坐呼吸を伴うことが多い. 身体所見では，頻呼吸が最も多くみられ，静水圧性では頸静脈怒張が高頻度に認められる. 肺野の聴診では，両側に断続性ラ音を聴取できることが多いが，病初期や体格によっては聴取できない場合がある. また，心原性肺水腫の患者では，喘息様の連続性ラ音を聴取することがある（心臓喘息）. 急性心不全では，心音聴診でギャロップや雑音を聴取することが多い. 動脈血ガス分析では種々の程度の低酸素血症を呈し，$CO_2$ の蓄積は通常伴わない（Ⅰ型呼吸不全）.

　静水圧性，ARDS のいずれにおいても，画像検査上の両側びまん性陰影が診断上重要であり，胸部 X 線で明確でない場合は，胸部 CT による確認が必要である. 静水圧性肺水腫では，陰影が中心性に分布することが多く，しばしば Kerley B ラインを認める. 最近はベッドサイド肺エコーも診断に活用されている.

　両者の鑑別には，血液 BNP，水バランス評価，心エコーによる心機能評価などが有用

であり，「ARDS 診療ガイドライン 2021」では血中 BNP または NT-proBNP を用いることが弱く推奨されている. システマティックレビュー（SR）では，BNP のカットオフ値 400〜500 pg/mL とした場合の感度 0.77，特異度 0.62，カットオフ値 1,000 pg/mL で感度 0.50，特異度 0.82，また NT-proBNP のカットオフ値 4,000 pg/mL で感度 0.71，特異度 0.89 との結果が示されている[1]. しかし鑑別が困難な場合も多く，両者の合併も稀でない. したがって，重症例では経肺熱希釈法による肺血管外水分量評価も検討する. なお，右心カテーテルによる肺動脈楔入圧測定は近年ほとんど行われなくなった.

　静水圧性肺水腫が臨床的に除外された場合，前述の診断基準に沿って ARDS と診断する. この際，類縁疾患の除外が必要であり（表3），特に治療法の確立された疾患の鑑別が重要である[2]. 各種呼吸器感染症，急性好酸球性肺炎，特発性器質化肺炎，間質性肺炎，過敏性肺炎，肺胞出血，薬剤性肺障害などを鑑別するうえで，気管支肺胞洗浄が有用である.

## 治療の実際

### ■ 静水圧性肺水腫

　まず高流量酸素投与，高流量鼻カニュラ酸

肺水腫　221

表3　ARDSと鑑別を要する病態

| 1. | 静水圧性肺水腫 |
| 2. | 肺炎：細菌，ウイルス，ニューモシスチス，真菌など |
| 3. | 粟粒結核 |
| 4. | びまん性肺胞出血（diffuse alveolar hemorrhage：DAH），肺毛細血管炎 |
| 5. | 急性好酸球性肺炎（acute eosinophilic pneumonia：AEP） |
| 6. | 特発性器質化肺炎（cryptogenic organizing pneumonia：COP） |
| 7. | 慢性経過の間質性肺炎（interstitial pneumonia：IP）/肺線維症（idiopathic pulmonary fibrosis：IPF）の急性増悪 |
| 8. | 急性間質性肺炎（acute interstitial pneumonia：AIP） |
| 9. | 過敏性肺炎（hypersensitivity pneumonitis：HP） |
| 10. | 肺胞蛋白症 |
| 11. | 悪性腫瘍（リンパ腫，転移性癌），癌性リンパ管症 |
| 12. | 薬剤性肺障害 |
| 13. | その他の非心原性肺水腫：再膨張性，神経原性，高地，陰圧性など |

（文献2を参照して作成）

素療法（high flow nasal canula oxygen therapy：HFNC），さらに非侵襲的陽圧換気（noninvasive positive pressure ventilation：NPPV）や侵襲的陽圧換気（invasive positive pressure ventilation：IPPV）による呼吸管理を開始する．溢水に対しては，腎機能が正常であれば利尿薬投与，腎機能障害により自尿が期待できない場合は緊急透析により，血管内体液量の減少を図る．

心原性肺水腫は急性心不全のクリニカルシナリオ（CS）分類ではCS1に相当し，前述の呼吸管理に加えて血管拡張による肺うっ血の解除が主体となる[6]．呼吸管理では，特にNPPVが症状軽減と動脈血の酸素化，血行動態の改善に有効である．血管拡張薬としては硝酸薬の舌下やスプレー投与をまず行い，準備ができ次第経静脈投与を継続する．治療経過中に心拍出量が低下した場合はドブタミンにより心拍出量の増加を図る．かつての標準薬であったループ利尿薬は，ガイドラインにおける推奨度は低いが，体液貯留を伴う場合は早期に投与する[8]．

## 2 ARDS

### 1. 呼吸管理

重症度に応じて酸素投与，HFNC，NPPV，IPPVを選択するが，標準治療はIPPVである．

至適酸素化に関しては，最新のPILOT試験，HOT-COVID試験も含めて多数のランダム化比較試験（randomized controlled trial：RCT）が行われたが，結果がまちまちで今のところ結論は出ていない．ガイドラインにおける推奨提示も一部にとどまり，日本版ARDS診療ガイドラインが過度の低$SpO_2$を目標とした管理を弱い非推奨とするにとどまっている[1]．

IPPVでは，低容量換気（一回換気量（TV）4〜8mL/kg予測体重（PBW））が強い推奨，プラトー圧制限（≦30cmH$_2$O）が弱い〜強い推奨，高PEEPが弱い推奨となっている[1,3,4]．腹臥位換気は中等症〜重症ARDSに対し，長時間の施行が弱く〜強く推奨されている[1,3,4]．リクルートメント手技については，日本，欧州，および米国ARDS診療ガイドラインのいずれにおいても非推奨となった[1,3,4]．

その他，筋弛緩薬は，日本と米国のガイドラインが中等症～重症 ARDS の早期に弱く推奨する一方で，欧州ガイドラインはルーチンの使用を強く非推奨としている[1, 3, 4]．高頻度振動換気は弱い非推奨となっている[1, 3, 4]．

## 2．輸液管理

ARDS では肺血管透過性が亢進しているため，肺毛細血管圧の上昇を避ける必要があり，ガイドラインでも制限的な水分管理が弱く推奨されている[1]．一方で多臓器不全を伴う場合は適切な臓器灌流を保つ配慮も必要となる．

## 3．薬物療法

ARDS に対する副腎皮質ステロイド療法については，これまでに推奨が幾度となく見直されており，直近のデキサメタゾン 20 mg/日投与による死亡率の改善を示した DEXA-ARDS 試験の公表以降に作成された米国および CIRCI ガイドラインは弱い推奨，わが国のガイドラインは強い推奨としている[1, 3, 5]．ただし本推奨は低用量（mPSL 1～2 mg/kg/日）投与についてであり，高用量（mPSL 30 mg/kg/日）投与は非推奨である[1]．

好中球エラスターゼ阻害薬は，わが国で開発され，全身性炎症反応症候群に伴う急性肺障害に対し承認を得た薬剤である．2016 年版のわが国の ARDS 診療ガイドラインでは，欧米の STRIVE 研究とわが国の第 III 相試験を含めた SR を行った結果，生命予後と人口呼吸器離脱期間（VFD）に差を認めず，弱い非推奨となり，最新版でも踏襲されている[1, 2]．なお投与する場合は発症 3 日以内の開始がよいとされる．

その他，呼吸器感染症が否定できない状況では，ニューキノロンかマクロライドを加えた広域抗菌化学療法を行うことが多い．さらに，メチシリン耐性黄色ブドウ球菌（MRSA），ニューモシスチス，真菌，結核菌，ウイルス，SARS-CoV-2 に対する治療薬も適宜併用する．

## 4．ECMO

体外式膜型人工肺（extracorporeal membrane oxygenation：ECMO）は日本，欧州，および米国の ARDS 診療ガイドラインで弱く推奨されており，通常の治療に不応性の重症 ARDS 患者では V-V ECMO の導入を考慮する[1, 3, 4]．参考までに ELSO ガイドラインにおける ECMO 導入基準を以下に示す[9]．

---

**適応：以下の 1 つ以上**

1) 低酸素血症性呼吸不全（$PaO_2/F_1O_2$ < 80 mmHg）で，禁忌がなければ腹臥位換気の試行を含む適切な内科的管理を行った後．

2) 適切な機械呼吸（呼吸数 35 bpm，プラトー圧 ≤ 30 cmH$_2$O）にもかかわらず，CO$_2$ 貯留を伴う呼吸不全（pH < 7.25）を呈する．

3) 肺移植への橋渡しとしての人工呼吸補助，または肺移植後の一次移植片機能不全．

---

**相対的禁忌**

・中枢神経系出血
・重度の中枢神経系損傷
・不可逆的で難治性の中枢神経系病変
・全身性出血
・抗凝固療法の禁忌
・免疫抑制
・高齢（年齢が高くなるにつれて死亡リスクは増加するが，閾値は設定されていない）
・プラトー圧 > 30 cm H$_2$O および $F_1O_2$ > 90％で 7 日間以上の機械的人工呼吸管理

---

肺水腫　223

## 処方例

### 心原性肺水腫

- NPPV：モード S/T，$FiO_2$ 0.6〜1.0，呼吸数 10〜16 回/分，呼気陽圧（EPAP）4〜5cmH$_2$O，吸気陽圧（IPAP）8〜15cmH$_2$O
- ミオコール®スプレー　2パフ
- ニトログリセリン静注0.5mg/mL 0.5〜10μg/kg/分から開始，適宜増量し持続静注
- フロセミド静注　10〜20mgを1回静注もしくは1〜2mg/時で開始し，1〜5mg/時で持続投与[6]

### ARDS

- HFNC：$FiO_2$ は $SpO_2$ を指標に設定，流量は30L/分程度から開始し，適宜増量
- IPPV：SIMV＋PSV，$FiO_2$ 0.6〜1.0，TV 6〜10mL/kg（最高気道内圧≦30cmH$_2$O に調節），吸気時間1.0秒，呼吸回数16〜20回/分，PEEP 5cmH$_2$O
- デカドロン®

  発症24時間以内：20mg静注5日間，以後10mgを抜管まで5日間投与
- ソル・メドロール®

  発症72時間以内：1mg/kg静注後1mg/kg/日を14日間持続静注，以降28日まで漸減投与

  発症7〜21日の遷延例：2mg/kg静注後2mg/kg/日を14日間持続静注，以降32日まで漸減投与
- エラスポール® 4.8mg/kg/日　持続静注（250〜500mLの輸液に希釈）14日まで

## 専門医に紹介するタイミング

静水圧性肺水腫ではNPPV，透析などの機器がない場合や低血圧を伴う場合，速やかな高次医療機関への転院が必要である．ARDSも高率に重症化する病態であり，中等症以上や進行性の症例は，早期の専門医への紹介が望ましい．

## 専門医からのワンポイントアドバイス

腎不全や輸液過剰による静水圧性肺水腫は，緊急透析により，短時間での改善が期待できる．低血圧を伴わない心原性肺水腫には，可及的速やかなNPPV導入と硝酸薬投与が重症化を防ぐうえで重要である．ARDSは常に肺炎との鑑別が問題となり，軽症例であれば，酸素化を保ちつつマクロライドやニューキノロン薬を含む抗微生物薬に対する治療反応性をみる選択肢もある．

### 文　献

1) Tasaka S, Ohshimo S, Takeuchi M et al：ARDS clinical practice guideline 2021. Respir Investig 60：446-495, 2022
2) 3学会合同ARDS診療ガイドライン2016作成委員会 編：ARDS診療ガイドライン2016．日本呼吸器学会，2016
3) Qadir N, Sahetya S, Munshi L et al：An update on management of adult patients with acute respiratory distress syndrome：an official American Thoracic Society clinical practice guideline. Am J Respir Crit Care Med 209：24-36, 2024
4) Grasselli G, Calfee CS, Camporota L et al；European Society of Intensive Care Medicine Taskforce on ARDS：ESICM guidelines on acute respiratory distress syndrome：definition, phenotyping and respiratory support strategies. Intensive Care Med 49：727-759, 2023
5) Chaudhuri D, Nei AM, Rochwerg B et al：2024 focused update：guidelines on use of corticosteroids in sepsis, acute respiratory distress syndrome, and

community-acquired pneumonia. Crit Care Med 52：e219-e233, 2024

6）日本循環器学会，日本心不全学会，日本胸部外科学会 他：急性・慢性心不全診療ガイドライン（2017年改訂版）．2018
https://www.j-circ.or.jp/old/guideline/pdf/JCS2017_tsutsui_h.pdf

7）Fujishima S, Gando S, Saitoh D et al：Demographics, treatments, and outcomes of acute respiratory distress syndrome：the focused outcomes research in emergency care in acute respiratory distress syndrome, sepsis, and trauma（forecast）study. Shock 53：544-549, 2019

8）Mullens W, Damman K, Harjola VP et al：The use of diuretics in heart failure with congestion－a position statement from the Heart Failure Association of the European Society of Cardiology. Eur J Heart Fail 21：137-155, 2019

9）Tonna JE, Abrams D, Brodie D et al：Management of adult patients supported with venovenous extracorporeal membrane oxygenation（VV ECMO）：guideline from the Extracorporeal Life Support Organization（ELSO）. ASAIO J 67：601-610, 2021

## 5. 肺循環に起因する肺疾患

# 肺動静脈瘻

齊藤英正，上田達夫，汲田伸一郎
日本医科大学付属病院 放射線科

**POINT**
- 肺動静脈瘻・奇形に関するガイドラインは2024年7月現在作成されていないが，2017年にBritish Thoracic Societyよりclinical statementが発表されている．
- 遺伝性出血性毛細血管拡張症（hereditary hemorrhagic telangiectasia：HHT, Rendu-Osler-Weber病）の診断と治療に関する国際ガイドラインに本疾患の記載がある．

---

## ガイドラインの現況

　肺動静脈瘻は，肺動静脈奇形とも呼ばれ，肺動脈と肺静脈の間に毛細血管を介さない短絡路が認められる病態であり，稀な疾患である．右左短絡のため，動脈血中酸素飽和度の低下や一過性脳虚血発作，奇異性脳梗塞，脳膿瘍あるいは大量喀血や胸腔内出血の原因となることが知られている．80%は先天性であり，そのうち80〜90%はHHTに合併する．逆にHHT患者の15〜50%が肺動静脈瘻・奇形を有するとされる．

　2017年にBritish Thoracic Society（BTS）より，本疾患に関するClinical statementが発表されている．またHHTに関する国際ガイドラインが2020年に改訂されており，その一部に肺動静脈瘻・奇形の記載がある．

　2017年のBTSのstatementによると，スクリーニングの第一歩は立位の$SpO_2$測定および胸部X線写真撮影であり，疑わしい場合に胸部CT撮影が推奨されている．また，造影超音波を考慮してもよいとされている．かつては流入動脈径が3mm以上の病変が治療適応とされたが，現在では放射線学的に検出可能なすべての病変を治療の候補とするようになっている．治療は経カテーテル的塞栓術が主体である．

　また，本患者の歯科治療時など菌血症が誘発される状況では，抗菌薬の予防的投与が推奨される．

---

【**本稿のバックグラウンド**】　本稿は，2020年に改訂されたHHTの診断と治療に関する国際ガイドラインおよび2017年にBTSより発表されたclinical statementをもとに，肺動静脈瘻・奇形に関してわかりやすく解説した．また抗菌薬の予防投与については，「感染性心内膜炎の予防と治療に関するガイドライン」を参考にした．

## どういう疾患・病態か

　肺動静脈瘻・奇形は比較的稀な疾患で，その発生頻度は10万人あたり2〜3人といわれており，男女比は1：1.5〜1.8と女性に多い．80％が先天性であり，そのうち80〜95％がHHTに合併する．逆にHHTの15〜50％に肺動静脈瘻・奇形が合併するとされている．後天性の原因としては，外傷，医原性，感染，肝肺症候群などが知られている．生下時〜80歳代まで幅広い診断の報告がみられるが，大部分は30歳代までに診断される．HHTの診断基準は，以下の4項目のうち3つ以上で確定診断，2つで疑診，1つ以下で否定的とされる．4項目とは，①繰り返す鼻出血，②皮膚および粘膜の毛細血管拡張，③肺，脳，肝臓，脊髄，消化管の動静脈瘻・奇形，④1親等以内の家族歴である．

　肺動静脈瘻・奇形は，肺動脈と肺静脈が毛細血管を介さずに直接吻合した病態であり，肺内に右左短絡を形成する．左下葉に最も多く，次いで右下葉に多い．単発性と多発性，片側性と両側性，単純型と複雑型にそれぞれ分類される．両側性のものは8〜20％とされ，流入動脈が1本の単純型が80％，2本以上の肺動脈が関与している複雑型が20％であり，稀に肺動静脈以外の血管の関与もみられる．肺内の右左短絡によりガス交換に関与しない血液が混じるため，低酸素血症となる．短絡率が低い場合には無症状であることが多いが，短絡率が高くなると低酸素血症による呼吸苦，労作時呼吸困難が生じる．単発2cm以下の肺動静脈瘻・奇形では，低酸素血症を生じないことが多いとされる．肺毛細血管によるフィルター機能の喪失のため，静脈血栓や末梢感染巣に由来する奇異性脳梗塞や脳膿瘍を生じることが知られている．また脆弱な短絡血管の破綻により，大量喀血や胸腔内出血の原因となる．

## 治療に必要な検査と診断

　16歳以上のHHTの症例においては，全例でスクリーニング検査が推奨されている．また健診時の胸部X線で偶発的に発見されることもある．スクリーニングの第一選択は，立位での酸素飽和度（SpO2）の測定あるいは胸部X線写真とされている．疑診例においては，胸部CTによる精査が推奨される．立位のSpO2が97％以上あるいは塞栓症のイベントを認めない症例においては，胸部CTに先んじて造影超音波検査を行うことを考慮してもよい．もし造影超音波陰性であれば，CTを施行することなく，肺動静脈瘻・奇形を否定してもよいとされている．単純CT検査においては3mm以下の再構成厚が推奨される．造影CT検査（**図1**）は，塞栓前の計画に有用であり，3D再構成を行うことによって95％以上の正診率をもって，肺動静脈瘻・奇形の異常血管構造を診断可能であるとされる．CT検査にて肺動静脈瘻・奇形が診断された場合，流入動脈径の大きさにかかわらず，原則全例において治療を考慮する．治療の第一選択は経カテーテル的塞栓術（transcatheter arterial embolization）であるが，カテーテル治療が困難であり病変が限局している場合には，開胸術を選択してもよいとされている．

　なお短絡率の評価には，100％酸素投与によるシャント率の評価および核医学検査による肺血流シンチグラムが行われることがある．健常者の右左短絡率は5％未満とされている．100％酸素によるシャント率評価は簡便で，20分間の100％酸素投与により血中窒素を排除した後，SpO2から肺内のシャント率を計算する方法である．肺血流シンチグラ

肺動静脈瘻　**227**

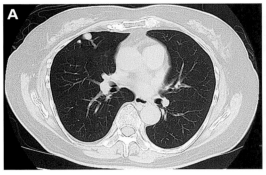
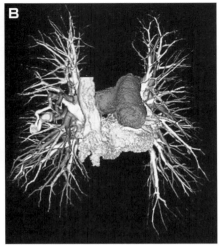

**図1 肺動静脈奇形のCT画像**
A：単純CT水平断．中葉に肺動静脈奇形と考えられる拡張した血管構造を認める．
B：ボリュームレンダリング画像．血管解剖の三次元的な把握が容易である．

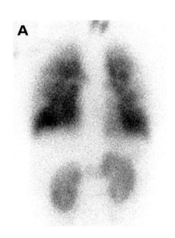
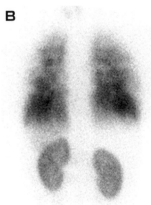
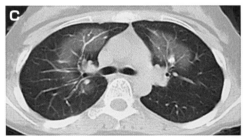
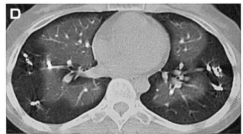
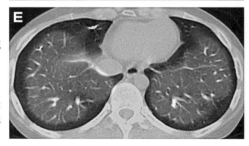

**図2 遺伝性出血性末梢血管拡張症による肺動静脈瘻の肺血流シンチグラフィ**
A・B：Planar像．A：前面像，B：後面像．右左シャント率は53.4％と高値で，両側腎臓の描出がみられる．
C〜E：SPECT/CT像．マイクロコイルによる塞栓術後だが，集積欠損が多発しており右左シャントが残存している．

フィでは，99mTcで標識した大凝集アルブミン（$^{99m}$Tc-MAA）を用いる．粒子径は10〜90μmであり，正常肺毛細血管床（径5〜8μm）にトラップされる．この粒子は肺動静脈瘻・奇形が存在すると短絡を介して大循環系に流入し，シャント部は集積欠損となる（図2）．大循環系に流入した$^{99m}$Tc-MAAは主に脳や腎臓に集積するため，右左シャント

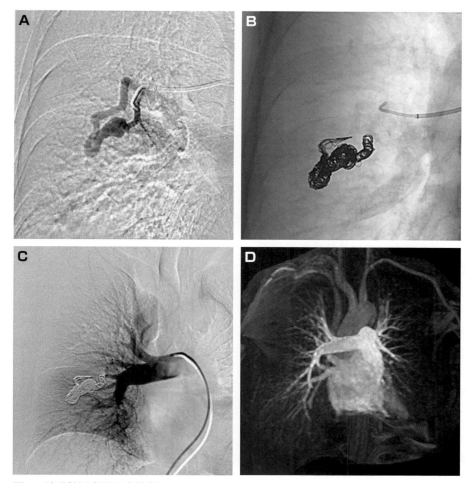

**図3　肺動静脈奇形の塞栓術**
　A：術前肺動脈造影．single feeder，single drainer の単純型動静脈奇形を認める．
　B：マイクロコイルによる塞栓．デタッチャブルコイルを用いて流出路，ナイダスおよび流入路を密に塞栓した．
　C：術後造影．ナイダスは描出されなくなっている．
　D：術後造影 MRA．ナイダスの良好な閉塞が認められ，再開通を疑う所見は認めない．

率は，肺への集積と脳および腎への集積のカウント比により算出される．

## 治療の実際

　治療は，主に経皮的動脈塞栓術（図3）が施行される．以前は3mm以上の流入血管径の病変が適応となると考えられていたが，現在では3mm以下の病変に対しても治療が行われる．治療は，主に一過性脳虚血や奇異性脳梗塞，脳膿瘍といった神経学的合併症の予防や酸素化の改善を目的として行われる．特に奇異性脳梗塞を生じた症例では，小さな肺動静脈瘻・奇形も治療対象とされる．なお妊娠や肺高血圧症，腎機能障害は相対的な禁忌と考えられており，慎重に適応を判断しなければならない．

　経カテーテル的塞栓術は，主に大腿静脈ア

プローチで行われ，肺動脈までカテーテルを進めた後に肺動脈造影を行い，病変を同定する．この際，術前の thin slice CT や多段面再構成画像，ボリュームレンダリング画像は血管解剖の詳細な把握に有用である．以前は流入動脈の塞栓が基本とされていたが，術後の再開通率は 2.8〜13％とやや高いため，近年ではナイダスを含めた塞栓が推奨されている．塞栓物質としては，マイクロコイルや AMPLAZER™ バスキュラープラグ（セント・ジュード・メディカル）が主として使用されている．前者においては，特に留置位置を決めてからリリースできるデタッチャブルコイルが主として用いられている．なお近年では，米国を中心により小さいプラグである microvascular plug が使われ始めており，さらなる再開通率の低下が期待される．経カテーテル的塞栓術の技術的成功率はほぼ 100％であり，長期の合併症はほとんどない．短期合併症としては，出血や胸膜炎，空気塞栓や脳梗塞などがみられるが，頻度は低い．合併症のリスクを低減させるために，治療経験豊富な医師による施術が推奨されている．

塞栓術後には，6〜12ヵ月後の経過観察に引き続いて，3〜5 年に一度の CT 経過観察が推奨されてきたが，近年放射線被曝およびヨード造影剤使用の回避が強く強調されるようになってきており，代替検査の検討が必要となっている．CT では塞栓物質による金属アーチファクトにより肺動静脈瘻・奇形の評価が困難となることも考慮し，造影 MRI による評価が試みられている（図 3）．

また，HHT の診断と治療に関する国際ガイドラインによると，①歯科治療時などの菌血症が予想される場合の予防的抗菌薬投与，②静脈ライン挿入時に空気混入に注意すること，③スキューバダイビングを行わないこと

がエビデンスレベルⅢで推奨されている．②については，塞栓後においても注意する必要がある．

加えて HHT の患者は，鉄欠乏状態に陥りやすいため，適切な評価および加療が必要である．血清フェリチン値単独では評価不十分となるため，トランスフェリン飽和度を評価指標とすることが推奨されている．妊娠を希望する患者には，母体死亡率が 1％程度とハイリスクであることを伝える必要がある．また，新規の神経症状が出現した場合には，脳梗塞に加えて脳膿瘍を考慮する必要がある．

## 処 方 例

歯科治療前など菌血症のリスクが高い処置前の予防的投与に際して推奨される処方の例を挙げる．

### 成人の場合

処方　アモキシシリン 2g を処置 1 時間前に経口投与

### β−ラクタム系抗菌薬にアレルギーがある場合（成人）

処方　クリンダマイシン 600mg を処置 1 時間前に経口投与

### 小児の場合

処方　アモキシシリン 50mg/kg（最大 2g）を処置 1 時間前に経口投与

### β−ラクタム系抗菌薬にアレルギーがある場合（小児）

処方　クリンダマイシン 20mg/kg（最大 600mg）を処置 1 時間前に経口投与

## 専門医に紹介するタイミング

肺動静脈瘻・奇形が疑われ，胸部 X 線写真や CT にて確定診断がついた時点で，専門医に紹介する．紹介先としては，経カテーテル的塞栓術を施行している放射線科あるいは呼吸器内科などが挙げられる．比較的稀な疾患であるので，紹介先で塞栓術が施行可能であるか，あらかじめ確認することが好ましい．

## 専門医からのワンポイントアドバイス

本疾患は，HHT との関連があり，奇異性脳梗塞や脳膿瘍といった神経学的合併症，呼吸困難や喀血などの呼吸器合併症など，症状・合併症が多岐にわたっており，初診時に本疾患の診断・治療の専門家が診察しない可能性がある．あらかじめ HHT が診断されている場合や，家族歴がある場合を除いて，本疾患の存在を疑っていないと正しい診断にたどり着かない可能性があるため，注意が必要

である．特に若年の脳梗塞では，本疾患の可能性を考えて対応する必要があると考えられる．

─────────── 文　献 ───────────

1) Faughnan ME, Mager JJ, Hetts SW et al：Second international guidelines for the diagnosis and management of hereditary hemorrhagic telangiectasia. Ann Intern Med 173：989-1001, 2020

2) Shovlin CL, Condliffe R, Donaldson JW et al：British Thoracic Society clinical statement on pulmonary arteriovenous malformations. Thorax 72：1154-1163, 2017

3) Kawai T, Shimohira M, Ohta K et al：The role of time-resolved MRA for post-treatment assessment of pulmonary arteriovenous malformations：a pictorial essay. Cardiovasc Intervent Radiol 39：965-972, 2016

4) Kajiwara K, Urashima M, Yamagami T et al：Venous sac embolization of pulmonary arteriovenous malformation：safety and effectiveness at mid-term follow-up. Acta Radiol 55：1093-1098, 2014

5) 日本循環器学会 他：感染性心内膜炎の予防と治療に関するガイドライン（2017 年改訂版）. 2018

## 6. アレルギー性肺疾患

# 気管支喘息

**加賀谷尽，加畑宏樹，福永興壱**
慶應義塾大学医学部 内科学教室（呼吸器）

**POINT**
- 「喘息予防・管理ガイドライン（JGL）2024」における喘息の管理目標として，症状のコントロールと将来のリスク回避を掲げている．
- 長期管理薬として吸入ステロイド薬（ICS）の使用がすべての治療ステップで推奨される．
- 治療導入後に再評価（ステップアップ，ステップダウン）を行う．
- 難治例では，喘息の診断の正しさ，服薬アドヒアランス，吸入手技，合併症，増悪因子について再度確認する．
- 難治性喘息の治療において，併存症がある場合にはその適応を考えながら生物学的製剤の選択を考慮し，副作用の観点からできる限り経口ステロイド薬の使用を回避する．

---

## ガイドラインの現況

1993年に発刊されたガイドライン「喘息予防・管理ガイドライン（JGL）」はわが国最初の気管支喘息（以下喘息）ガイドラインである．2004年から日本アレルギー学会ガイドライン委員会と喘息ガイドライン専門部会が発足し，JGL2006，JGL2009，JGL2012，JGL2015，JGL2018，JGL2021，JGL2024と3年ごとに改訂されている．2020年には一般社団法人日本喘息学会が設立し，非専門医の日常診療に向けた「喘息診療実践ガイドライン（PGAM）」が発刊され，毎年改訂されている．本稿では最新版のJGL2024[1]に沿って喘息治療について概説する．

---

## どういう疾患・病態か

「喘息予防・管理ガイドライン（JGL）2024」において，喘息は「気道の慢性炎症を本態とし，変動性をもった気道狭窄による喘鳴，呼吸困難，胸苦しさや咳などの臨床症状で特徴

付けられる多様性を有する疾患」と記されている．さらに，気道炎症には，好酸球，リンパ球，マスト細胞，好中球などの炎症性細胞，加えて，気道上皮，線維芽細胞，気道平滑筋細胞などの気道構成細胞，および2型サイトカインなどの種々の液性因子が関与す

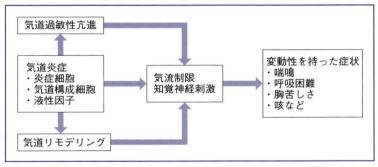

図1 喘息病態発現の概要　　　　　　　　　　　　　　（文献1より引用）

る．持続する気道炎症は，気道粘膜の傷害とそれに引き続く気道構造の変化（リモデリング）を誘導し，非可逆性の気流制限をもたらす（図1）．

## 治療に必要な検査と診断

喘息の診断は，①発作性の呼吸困難，喘鳴，胸苦しさ，咳などの症状の反復，②変動性・可逆性の気流制限，③気道過敏性の亢進，④気道炎症の存在，⑤アトピー素因の有無，⑥他疾患の除外を目安として行う．特に，①，②，③，⑥が診断に重要とされているが，これらを評価する検査として，肺機能検査（スパイロメーター），気道可逆性検査，気道過敏性検査が有用である．また④，⑤に関しては末梢血好酸球数，呼気中一酸化窒素（FeNO），血清総IgEあるいは種々の環境アレルゲンに対する特異的IgE抗体の検査を考慮する．⑥他疾患の除外については，咳嗽や喘鳴など「喘息様症状」をきたす他疾患の鑑別を行う．また，喘息増悪の重要な要因となる併存疾患の有無についても検討する必要がある．すなわち，アスピリン喘息，アレルギー性鼻炎，好酸球性鼻副鼻腔炎，好酸球性中耳炎，睡眠時無呼吸症候群，胃食道逆流症（GERD），肥満などが挙げられる．さらに，増悪因子（アトピー素因，アレルゲン曝露，環境，感冒，天候，運動など），生活歴（喫煙，飲酒歴）などの聴取は診断を進めていくうえで大切なポイントとなる（図2）．

## 治療の実際

### 1 長期管理のための薬物療法

症状のコントロール（増悪や喘息症状のない状態を保つ）および将来のリスク回避（呼吸器機能の低下の抑制，喘息死の回避，治療薬の副作用発現の回避など）を管理目標として治療を行う（表1）．

#### 1．治療ステップによる段階的薬物療法

長期管理における治療ステップについて表2に示す．喘息病態の根底には慢性気道炎症があるため，治療ステップ1〜4までの全ステップで吸入ステロイド薬（ICS）の使用が推奨されている．具体的には，治療ステップ1でICSの低用量，治療ステップ2で低〜中用量，治療ステップ3で中〜高用量，治療ステップ4で高用量を投与する．ICSと併用する薬剤としては，長時間作用性$\beta_2$刺激剤（LABA），長時間作用性抗コリン薬（LAMA），テオフィリン徐放製剤（SR-T），ロイコトリエン受容体拮抗薬（LTRA）などが推奨されている．ICSと気管支拡張薬（LABA，LAMA）の配合剤（ICS/LABAま

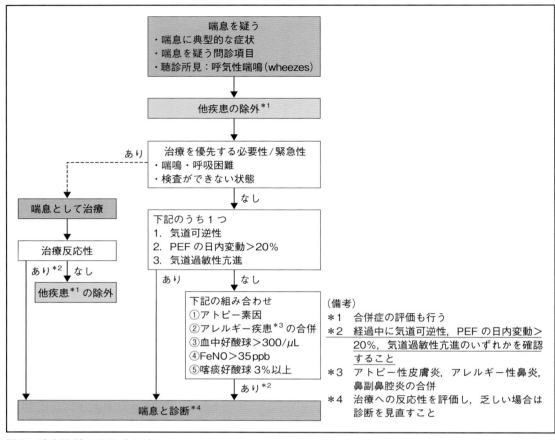

図2 喘息診断のアルゴリズム　　　　　　　　　　　　　　　　　　　　　　　　　　（文献1より引用）

表1　喘息の管理目標

| I．症状のコントロール<br>（増悪や喘息症状がない状態を保つ） | ①気道炎症を制御する*<br>②呼吸機能を良好に保つ（PEFが予測値の80％以上かつ日内変動が10％未満） |
|---|---|
| II．将来のリスク回避 | ①喘息死を回避する<br>②急性増悪を予防する<br>③呼吸機能の経年低下を抑制する<br>④治療薬の副作用発現を回避する<br>⑤健康寿命を良好に保つ |

＊：可能な限り呼気中一酸化窒素濃度（FeNO）測定や喀痰好酸球検査で気道炎症を評価する

（文献1より引用）

たはICS/LABA/LAMA）は，ICSと気管支拡張薬を別々に吸入するよりも有効性が高いことが示されており，アドヒアランス向上も期待される．

また，軽度喘息増悪（前回のガイドラインから喘息「発作」の用語は，喘息「増悪」となった）の対応として，すべてのステップに短時間作用性$\beta_2$刺激薬（SABA）が記載さ

表2 喘息治療ステップ

| 長期管理薬 | 基本治療 | 治療ステップ1 | 治療ステップ2 | 治療ステップ3 | 治療ステップ4 |
|---|---|---|---|---|---|
| | | ICS（低用量） | ICS（低〜中用量） | ICS（中〜高用量） | ICS（高用量） |
| | | 上記が使用できない場合，以下のいずれかを用いる | 上記で不十分な場合に以下のいずれか1剤を併用 | 上記に下記のいずれか1剤，あるいは複数を併用 | 上記に下記の複数を併用 |
| | | LTRA テオフィリン徐放製剤 ※症状が稀なら必要なし | LABA（配合剤使用可[5]） LAMA LTRA テオフィリン徐放製剤 | LABA（配合剤使用可[6]） LAMA（配合剤使用可[7]） LTRA テオフィリン徐放製剤　抗IL-4Rα鎖抗体[8,9] 抗TSLP抗体[8,9] | LABA（配合剤使用可） LAMA（配合剤使用可[7]） LTRA テオフィリン徐放製剤 抗IgE抗体[3,8] 抗IL-5抗体[8] 抗IL-5Rα鎖抗体[8] 抗IL-4Rα鎖抗体[8] 抗TSLP抗体[8]　経口ステロイド薬[4,8] |
| | 追加治療[1] | アレルゲン免疫療法[2] | | | |
| 増悪治療[5] | | SABA | SABA[6] | SABA[6] | SABA |

ICS：吸入ステロイド薬，LABA：長時間作用性 $\beta_2$ 刺激薬，LAMA：長時間作用性抗コリン薬，LTRA：ロイコトリエン受容体拮抗薬，SABA：短時間作用性吸入 $\beta_2$ 刺激薬，抗IL-5Rα鎖抗体：抗IL-5受容体α鎖抗体，抗IL-4Rα鎖抗体：抗IL-4受容体α鎖抗体
＊1：喘息に保険適用を有するLTRA以外の抗アレルギー薬を用いることができる
＊2：ダニアレルギー，特にアレルギー性鼻炎合併例で安定期%FEV₁ ≧ 70%の場合はアレルゲン免疫療法を考慮する
＊3：通年性吸入アレルゲンに対して陽性かつ血清総IgE値が30〜1,500IU/mLの場合に適用となる
＊4：経口ステロイド薬は短期間の間欠的投与を原則とする．短期間の間欠投与でもコントロールが得られない場合は必要最小量を維持量として生物学的製剤の使用を考慮する
＊5：軽度増悪までの対応を示し，それ以上の増悪については「急性増悪（発作）への対応（成人）」の項を参照
＊6：ブデソニド/ホルモテロール配合剤で長期管理を行っている場合は同剤を増悪治療にも用いることができる
＊7：ICS/LABA/LAMAの配合剤（トリプル製剤）
＊8：LABA，LTRAなどをICSに加えてもコントロール不良の場合に用いる
＊9：中用量ICSとの併用は医師によりICSの高用量への増量が副作用などにより困難と判断された場合に限る

（文献1より引用）

れているが，ステップ2と3に関してはJGL2015からブデソニド・ホルモテロール配合剤の使用が可能と追記された．すなわち，本配合剤で長期管理を行っている場合は治療ステップ2と3において増悪治療にも用いることができる（maintenance and reliever therapy：MART療法）．長期管理と増悪治療を合わせて1日8吸入までとするが，一時

的に1日合計12吸入まで増量可能であり，1日8吸入を超える場合は速やかに医療機関を受診するように勧めている．また，アレルゲン免疫療法もダニアレルギー，特にアレルギー性鼻炎合併例で安定期の%FEV$_1$≧70%の場合の追加治療として記載されている．さらに，これまでの生物学的製剤の抗IgE抗体，抗IL-5抗体，抗IL-5Rα受容体抗体，抗IL-4Rα抗体に加えて，治療ステップ3と4に抗TSLP抗体が追記された．これらの各薬剤の選択は，併存症への適応や治療効果などを含めて十分に検討し，各薬剤の特徴や患者の社会経済的背景から総合的に判断する（図3）．また今回のガイドラインでは経口ステロイド薬の使用について改めて言及され，使用にあたっては短期間の間欠的投与を原則とし，コントロールが得られない場合は必要最小量を維持として生物学的製剤の使用を考慮することが推奨されている．

## 2．治療ステップの選択

治療ステップの選択の方法として「無治療で受診した場合」と「すでに治療中である場合」についてガイドラインには記載されている．無治療で受診した患者の場合は，まず症状を目安に重症度を判定し，該当する治療ステップを選択して治療する（表3）．治療中の場合は，現在の治療ステップ下でなお認められる症状から重症度を判定し，表4から適正な治療ステップを選択する．治療にあたっては治療開始後1ヵ月以内に症状，増悪治療薬の使用，増悪頻度などを再評価してコントロール状態を評価する．コントロール状態が良好でない場合，喘息症状が毎週でなければ同じ治療ステップで内容を強化し，症状が毎週あるいは毎日の場合は治療ステップを1段階あるいは2段階ステップアップして治療内容を変更する．ただし，ステップアップの際には，必ず吸入手技あるいはアドヒアラ

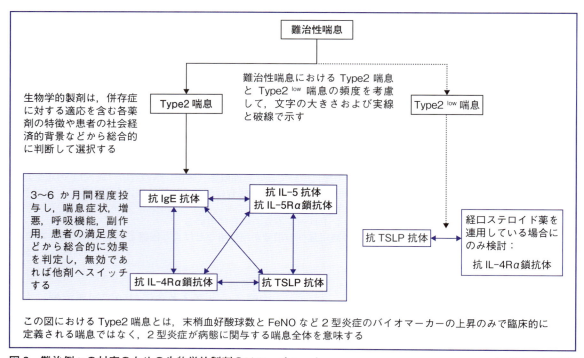

図3 難治例への対応のための生物学的製剤のフローチャート　　　　　　　　　　　　　　（文献1より引用）

表3　未治療患者の症状と目安となる治療ステップ

| | 治療ステップ1 | 治療ステップ2 | 治療ステップ3 | 治療ステップ4 |
|---|---|---|---|---|
| 対象症状 | （軽症間欠型相当）<br>・症状が週1回未満<br>・症状は軽度で短い<br>・夜間症状は月2回未満<br>・日常生活は可能 | （軽症持続型相当）<br>・症状が週1回以上，しかし毎日ではない<br>・症状が月1回以上，日常生活や睡眠が妨げられる<br>・夜間症状は月2回以上<br>・日常生活は可能だが一部制限される | （中等症持続型相当）<br>・症状が毎日ある<br>・SABAがほぼ毎日必要<br>・週1回以上，日常生活や睡眠が妨げられる<br>・夜間症状が週1回以上<br>・日常生活は可能だが多くが制限される | （重症持続型相当）<br>・増悪症状が毎日ある<br>・夜間症状がしばしばで睡眠が妨げられる<br>・日常生活が困難である |

SABA：短時間作用性吸入β2刺激薬

（文献1より引用）

表4　現在の治療を考慮した喘息重症度の分類（成人）

| 現在の治療における患者の症状 | 現在の治療ステップ | | | |
| | 治療ステップ1 | 治療ステップ2 | 治療ステップ3 | 治療ステップ4 |
|---|---|---|---|---|
| コントロールされた状態[*1]<br>●症状を認めない<br>●夜間症状を認めない | 軽症間欠型 | 軽症持続型 | 中等症持続型 | 重症持続型 |
| 軽症間欠型相当[*2]<br>●症状が週1回未満である<br>●症状は軽度で短い<br>●夜間症状は月に2回未満である<br>●日常生活は可能 | 軽症間欠型 | 軽症持続型 | 中等症持続型 | 重症持続型 |
| 軽症持続型相当[*3]<br>●症状が週1回以上，しかし毎日ではない<br>●症状が月1回以上で日常生活や睡眠が妨げられる<br>●夜間症状が月2回以上ある<br>●日常生活は可能だが一部制限される | 軽症持続型 | 中等症持続型 | 重症持続型 | 重症持続型 |
| 中等症持続型相当[*3]<br>●症状が毎日ある<br>●SABAがほぼ毎日必要である<br>●週1回以上，日常生活や睡眠が妨げられる<br>●夜間症状が週1回以上ある<br>●日常生活は可能だが多くが制限される | 中等症持続型 | 重症持続型 | 重症持続型 | 最重症持続型 |
| 重症持続型相当[*3]<br>●治療下でも増悪症状が毎日ある<br>●夜間症状がしばしばで睡眠が妨げられる<br>●日常生活が困難である | 重症持続型 | 重症持続型 | 重症持続型 | 最重症持続型 |

*1：コントロールされた状態が3～6ヵ月以上維持されていれば，治療のステップダウンを考慮する．
*2：各治療ステップにおける治療内容を強化する．
*3：治療のアドヒアランスを確認し，必要に応じ是正して治療をステップアップする．

（文献1より引用）

気管支喘息　237

ンスを確認する．3〜6ヵ月良好なコントロール状態が続いたら治療のステップダウンを試みる．

## 3．海外での最近の報告（日本での保険適用なし）

LABAのひとつであるホルモテロールは，SABAのような即効性の気管支拡張作用を有するため，FABA（fast-acting $\beta_2$ agonist）と呼ばれている．近年，国際的な喘息のガイドライン（Global Initiative for Asthma）において，ICSとホルモテロールの配合剤（ICS／ホルモテロール）の使用が推奨されている．特に，軽症喘息においてICSの定期吸入を行わず，症状があるときにICS／ホルモテロールの頓用のみを行う治療が推奨されているが，国内ではこのような使い方は保険適用外となる．同様に，海外では低〜高用量ICSを含む定期吸入下でもコントロール不十分な中等症〜重症喘息患者において，SABAの単独頓用と比較してICS／SABAの頓用使用によって増悪が抑制されることが報告されている．これらは国内の保険適用がないため，長期管理薬の治療ステップとは分けて掲載されている．

## 4．Treatable traits

これまでのJGLでは，患者の症状や喘息の重症度に応じて，治療を段階的に増減させるStepwiseアプローチが用いられてきた．一方，今回のガイドラインでは新しく，個々の患者の症状や気道炎症のタイプなどに応じて個別化された治療を目指すTreatable traitsアプローチについて触れられている．すなわち，喘息の症状や生物学的特徴に基づいて，患者を異なる特性グループに分類し，それぞれのグループに適した治療戦略を検討するものである．ターゲットを理解しやすくするためにPulmonary，Extrapulmonary，Behavior/Lifestyleに関するTreatable traitsに分類し，それぞれ該当する項目があるかを検討しながら，その特性に焦点をあてた治療を検討する（**図4**）．今後，このアプローチによる治療の組み合わせや効果に関する研究が必要であるが，Treatable traitsアプローチは将来の喘息治療の重要な一環となる可能性がある．

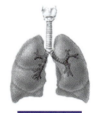

**図4　慢性気道疾患におけるTreatable traits**　　　　　　　　　　（文献1より引用）

## 5. 治療効果の評価

　患者自己申告による状態の評価は，過大評価になる場合や医師に症状を伝えられていない場合がある．そこで患者の状態を客観的に評価するために検査を行うとよい．来院時の呼吸機能検査（スパイロメーター，気道抵抗，FeNO など）が有用であるが，これらの検査が行える施設は限られている．このため asthma control test（ACT）や asthma control questionnaire（ACQ）などの質問票，症状を記録する日記などの活用は重要である．特に数値の変動は治療継続の動機づけとして有用であることから，自己管理としてピークフロー（PEF）の測定は検討すべきである．しかし，患者によっては PEF を継続的に測定することが難しい場合もありえるため，この点の患者教育も必要と考える．

## 6. 臨床的寛解（clinical remission）

　今回のガイドラインでは，臨床的寛解の概念について新しく掲載された．JGL2024 における寛解の概念を図5 に，臨床的寛解の定義を表5 に示す．治療下だが1年間以上経口ステロイド薬の使用がない状態で，増悪がなく，症状がコントロールされ（ACT スコア≧23 点，ACQ スコア≦0.75 点），呼吸機能が最適化された状態を「臨床的寛解」とし，無治療でこれらが達成された場合を「無治療寛解」とする．さらに，無治療寛解が5年間以上維持された場合を「臨床的治癒」とし，さらに呼吸機能が正常化され，気道過敏性の正常化あるいは安定化が達成されれば「機能的治癒」とする．すなわち，治療下の目標としての臨床的寛解は，無治療寛解や治癒を最終目標としたマイルストーンとして位

| | 臨床的寛解 Clinical Remission on Treatment | 無治療寛解 Clinical Remission off Treatment | | 治　癒（無治療寛解を5年以上維持）Complete Remission off Treatment/Cure | |
| --- | --- | --- | --- | --- | --- |
| | | | | 臨床的治癒 | 機能的治癒 |
| 長期管理薬 | 治療下だが経口ステロイド薬の使用なし | 無治療 | | 無治療 | 無治療 |
| 増　悪 | なし | なし | 最低年1回評価→5年間維持 | なし | なし |
| 症　状 | コントロールされている*1 | なし | | なし | なし |
| 呼吸機能 | 最適化*2（正常化または安定化） | 最適化*2（正常化または安定化） | | 最適化*2（正常化または安定化） | ・呼吸機能正常化・気道過敏性の正常化または安定化*3 |

治療ステップダウン↔長期管理薬中止→1年間維持

フォロー中止を考慮

\*1：コントロール状態は複数回評価する．成人：ACT スコア≧23 点，ACQ スコア≦0.75 点など．小児：C-ACT スコア≧23 点，ACQ スコア≦0.75 点など
\*2：小児・思春期喘息，非重症喘息は正常化を目標とし，気道リモデリングあるいは COPD など他疾患合併により正常化が困難な喘息では安定化を目標とする
\*3：気道過敏性の正常化または安定化：吸入試験が確実であるが，臨床的には運動あるいは温度の変化などの非特異的刺激で関連症状が誘発されないことが前提となる

**図5　寛解・治癒の定義**　　　　　　　　　　　　　　　　　　　　　（文献1より引用）

表5　臨床的寛解の基準

1）経口ステロイド薬の使用なし[*1]
2）症状がコントロールされている[*2]
3）増悪なし[*3]
4）呼吸機能の最適化[*4]
　・正常化[*5]：小児・思春期喘息，非重症喘息
　・安定化[*6]：呼吸機能の正常化が困難な喘息[*7]

上記の4項目が1年間維持された場合を臨床的寛解と定義する
[*1]：他疾患に対して投与中である場合，また副腎不全に対する補充療法の場合も原則的に使用中として扱う
[*2]：コントロール状態は複数回評価する
　　　成人：ACT スコア≧23点，ACQ スコア≦0.75点など
　　　小児：C-ACT スコア≧23点，ACQ スコア≦0.75点など
[*3]：全身性ステロイド薬を必要とする増悪
[*4]：本項目はスパイロメトリーが可能な学童児以上を対象とする
　　　1年間に2回以上のスパイロメトリーによる評価を原則とする
[*5]：気管支拡張薬使用後 %FEV$_1$≧80%
[*6]：気管支拡張薬使用後 %FEV$_1$の変動<10%，FEV$_1$の経年低下<30mL/年
　　　PEF 日内変動<10%（成人），<13%（小児）など
[*7]：気道リモデリングあるいは COPD など他疾患の合併により正常化が困難な喘息

（文献1より引用）

置づけられる．したがって，臨床的寛解を達成した場合は，中用量以下への ICS 減量などのステップダウンが可能かどうかをさらに検討する．臨床的寛解は管理目標（①長期管理の段階的薬物療法：表1）と合致する内容を含んでおり，新たな管理目標として位置づけることも可能と考えられるが，将来の検証も必要である．

## ② 喘息増悪時の薬物治療

　増悪強度に応じて増悪治療ステップを選択し，その後の治療効果が不十分な状態にあれば，ステップアップしてより強度な増悪治療ステップへ移行する（**表6**）．治療効果の判定基準は「反応良好」の判定基準に該当する

 もので，喘鳴消失，呼吸困難なし（% PEF 80% 以上，SpO$_2$ 95% 超を目安）が1時間以上続くことを目標とする．

　最初に選択する増悪治療ステップの目安としては，苦しいが横になれる場合（軽度）は増悪治療ステップ1，苦しくて横になれないが動ける場合（中等度）は増悪ステップ2，それ以降は治療効果や増悪の強さに応じて発作治療ステップ3，さらに増悪治療ステップ4へとステップアップする．

---

## 処 方 例

### 長期管理

　ここでは軽症持続型相当治療ステップ2に相当する ICS/LABA 中用量の使用を処方例とする．

● MART 療法

処方　シムビコート®タービュヘイラー®
　　　1回2吸入1日2回　症状出現時最大追加4〜8回まで追加可

●アドヒアランス不良な患者
　→1日1回の吸入療法を用いる．
処方　レルベア®100　1日1回　1日1回吸入剤の使用

●吸入速度が不十分な患者
　→加圧噴霧式定量吸入器（pMDI）を用いる．
処方　フルティフォーム®（125）　1回2吸入　1日2回

**表6　喘息の増悪（発作）治療ステップ**

治療目標：呼吸困難の消失，体動，睡眠正常，日常生活正常，PEF 値が予測値または自己最良値の 80％以上，酸素飽和度＞95％，平常服薬，吸入で喘息症状の悪化なし．

ステップアップの目安：治療目標が 1 時間以内に達成されなければステップアップを考慮する．

| | 治　　療 | 対応の目安 |
|---|---|---|
| 増悪治療ステップ1 | 短時間作用性$\beta_2$刺激薬吸入[*2]<br>ブデソニド/ホルモテロール吸入薬吸入（SMART 療法施行時） | 医師による指導のもとで自宅治療可 |
| 増悪治療ステップ2 | 短時間作用性$\beta_2$刺激薬ネブライザー吸入反復[*3]<br>ステロイド薬全身投与[*5]<br>酸素吸入（SpO$_2$ 95％前後）<br>短時間作用性抗コリン薬吸入併用可<br>（アミノフィリン点滴静注併用可[*4]）[*8]<br>（0.1％アドレナリン（ボスミン）皮下注[*6] 使用可）[*8] | 救急外来<br>・2〜4 時間で反応不十分<br>・1〜2 時間で反応なし ┤入院治療<br>入院治療：高度喘息症状として増悪治療ステップ 3 を施行 |
| 増悪治療ステップ3 | 短時間作用性$\beta_2$刺激薬ネブライザー吸入反復[*3]<br>酸素吸入（SpO$_2$ 95％前後を目標）<br>ステロイド薬全身投与[*5]<br>短時間作用性抗コリン薬吸入併用可<br>（アミノフィリン点滴静注併用可[*4]（持続静注[*7]））[*8]<br>（0.1％アドレナリン（ボスミン）皮下注[*6] 使用可）[*8] | 救急外来<br>1 時間以内に反応なければ入院治療<br>悪化すれば重篤症状の治療へ |
| 増悪治療ステップ4 | 上記治療継続<br>症状，呼吸機能悪化で挿管[*1]<br>酸素吸入にもかかわらず PaO$_2$ 50 Torr 以下および/または意識障害を伴う急激な PaCO$_2$ の上昇<br>人工呼吸[*1]，気管支洗浄を考慮<br>全身麻酔（イソフルラン，セボフルランなどによる）を考慮 | 直ちに入院，ICU 管理[*1] |

- [*1]：ICU または，気管挿管，補助呼吸などの処置ができ，血圧，心電図，パルスオキシメータによる継続的モニターが可能な病室．気管内挿管，人工呼吸装置の装着は，緊急処置としてやむを得ない場合以外は複数の経験ある専門医により行われることが望ましい
- [*2]：短時間作用性$\beta_2$刺激薬 pMDI の場合：1〜2 パフ，20 分おき 2 回反復可．ただし，効果が乏しいと判断した場合は，経口ステロイド薬としてプレドニゾロン 0.5mg/kg 相当を処方してもよい
- [*3]：短時間作用性$\beta_2$刺激薬ネブライザー吸入：20〜30 分おきに反復する．脈拍を 130/分以下に保つようにモニターする．なお，COVID-19 流行時は推奨されず，代わりに短時間作用性$\beta_2$刺激薬 pMDI（スペーサー併用可）に変更する
- [*4]：本文参照：アミノフィリン 125〜250mg と補液薬 200〜250mL に入れ，1 時間程度で点滴投与する．副作用（頭痛，吐き気，動悸，期外収縮など）の出現で中止．増悪前にテオフィリン薬が投与されている場合は，半量もしくはそれ以下に減量する．可能な限り血中濃度を測定しながら投与する
- [*5]：ステロイド薬点滴静注：ベタメタゾン 4〜8mg あるいはデキサメタゾン 6.6〜9.9mg を必要に応じて 6 時間ごとに点滴静注．N-ERD（NSAIDs 過敏喘息，AERD，アスピリン喘息）の可能性がないことが判明している場合，ヒドロコルチゾン 200〜500mg，メチルプレドニゾロン 40〜125mg を点滴静注してもよい．以後ヒドロコルチゾン 100〜200mg またはメチルプレドニゾロン 40〜80mg を必要に応じて 4〜6 時間ごとに，またはプレドニゾロン 0.5mg/kg/ 日，経口
- [*6]：0.1％アドレナリン（ボスミン）：0.1〜0.3mL 皮下注射 20〜30 分間隔で反復可．原則として脈拍は 130/ 分以下に保つようにモニターすることが望ましい．虚血性心疾患，緑内障［開放隅角（単性）緑内障は可］，甲状腺機能亢進症では禁忌，高血圧の存在下では血圧，心電図モニターが必要．アナフィラキシーに伴う場合は初回筋注を推奨
- [*7]：アミノフィリン持続点滴時は，最初の点滴（[*6] 参照）後の持続点滴はアミノフィリン 125〜250mg を 5〜7 時間で点滴し，血中テオフィリン濃度が 8〜20μg/mL になるように血中濃度をモニターして中毒症状の発現で中止する
- [*8]：アミノフィリン，アドレナリンの使用法，副作用，個々の患者での副作用歴を熟知している場合には使用可

（文献 1 より引用）

気管支喘息　241

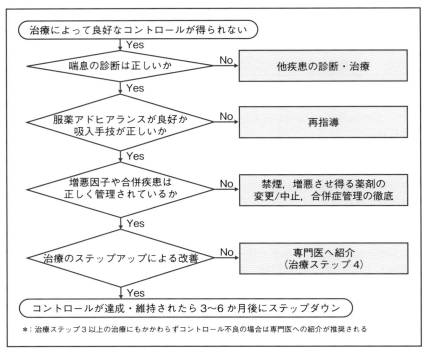

**図6 喘息長期管理薬の進め方** （文献1より引用）

## 専門医に紹介するタイミング

　喘息の診断が正しいか，喘息治療が適切に行われているか（薬剤選択，吸入手技，アドヒアランスなど），合併症の診断と治療が適切に行われているか，増悪因子（喫煙，NSAIDsなど）が回避されているかなどを図6に沿って今一度見直し，治療ステップ3以上の治療にもかかわらずコントロール不良の場合は，専門医への紹介が推奨される．

## 専門医からのワンポイントアドバイス

　喘息の治療において吸入デバイスの選択や吸入指導は非常に大切である．各製薬企業や喘息学会のホームページに吸入デバイスの使い方や吸入方法のビデオが掲載されているため，患者指導に使用することで喘息コントロールの改善が得られることがある．

―――――――――文　献―――――――――

1) 日本アレルギー学会喘息ガイドライン専門部会 監：喘息予防・管理ガイドライン2024. 協和企画，2024

## 6. アレルギー性肺疾患

# アレルギー性気管支肺アスペルギルス症

**青木絢子，原　悠，金子　猛**
横浜市立大学大学院医学研究科 呼吸器病学

**POINT**
- 2019 年にアレルギー性気管支真菌症研究班より「アレルギー性気管支肺真菌症の診療の手引き」が発刊された.
- 本手引きに記載された臨床診断基準は，アレルギー性気管支肺アスペルギルス症（allergic bronchopulmonary aspergillosis：ABPA）のみならず，アスペルギルス以外の真菌によって発症するアレルギー性気管支真菌症（allergic bronchopulmonary mycosis：ABPM）にも適応可能である.
- 2024 年に The International Society for Human and Animal Mycology（ISHAM）の ABPA 臨床診療ガイドラインの改訂が行われた.

### ガイドラインの現況

　ABPA は，ABPM の代表的病態であり，主に *Aspergillus fumigatus*（*A. fumigatus*）が原因となって発症する慢性気道疾患である. 2019 年にアレルギー性気管支真菌症研究班より発刊された ABPM の診療ガイドラインである「アレルギー性気管支肺真菌症の診療の手引き」において，初の ABPM 症例の全国調査の実施により臨床像が明らかになり，さらに，これに基づき新たな診断基準が作成された. 本ガイドラインはわが国の実情に合わせた診療の手引きとなっている[1]. 2024 年に The International Society for Human and Animal Mycology（ISHAM）の ABPA 臨床診療ガイドラインの改訂が行われた.

**【本稿のバックグラウンド】** 本稿では，「疾患概念」，「病態」については広く ABPM について解説し，「臨床所見と病期」からは，ABPA に焦点をあてて解説する. 診断基準は，「アレルギー性気管支肺真菌症の診療の手引き」に発表された ABPM の診断基準を紹介し，ABPA の診断の手順について解説する. さらに 2024 年に改訂された ISHAM の ABPA 診療ガイドラインについても紹介する. 治療については，基本となる全身性ステロイド薬に加えて，吸入ステロイド薬，抗真菌薬，生物学的製剤などの位置づけおよび使用方法についても概説する.

## どういう疾患・病態か

### 1 疾患概念

　ABPM は，気管支喘息（以下喘息）ある

いは囊胞性線維症を基礎疾患に有する患者において，気道に発芽・腐生した真菌（糸状菌）に対する即時型アレルギー反応（I 型アレルギー）と，免疫複合体反応（III 型アレル

ギー）の結果生じる慢性気道疾患である．本疾患は，末梢血好酸球増多，高 IgE 血症，難治性喘息，胸部画像において移動性の浸潤影，中枢性気管支拡張，気管支内粘液栓などの臨床像で特徴づけられる．原因となる糸状菌として，*A. fumigatus* が最も多く，*A. flavus*，*A. niger*，*A. oryzae* などのその他のアスペルギルス属，*Penicillium* 属，*Schizophyllum commune*（スエヒロタケ）などでも発症しうる．なお，アスペルギルス属が原因となる ABPM を ABPA と呼ぶ．

## 2 病 態

ABPM の発症には，生きている真菌が気道内に腐生することが必須である．比較的免疫原性に乏しいが，下気道に到達可能なサイズ（<5μm）である分生子が吸入され，気道内で発芽したのちに，プロテアーゼなどのアレルゲンを産生および分泌し，2 型免疫応答を惹起することで ABPM の病態が誘導される．なお，屋外空中浮遊真菌のうち，*Aspergillus* 属，*Penicillium* 属，スエヒロタケは小型であるため，下気道に到達しやすく，中でも *A. fumigatus* とスエヒロタケの至適発芽温度は，ヒトの体温に近いため，ABPM の原因となりやすいとされる．2 型免疫応答によって気道内に遊走してきた好酸球が過剰に活性化することで細胞死機構（ETosis）が誘導され，核や細胞膜の崩壊，脱顆粒を起こすほか，核内から網状のクロマチン線維（細胞外トラップ）を放出して，粘稠度の高い粘液栓を形成し，炎症の慢性化に関与する[2]．炎症により脆弱化した気管支壁を粘液栓が外側に圧排することで，中枢性気管支拡張（central bronchiectasis）が形成される．また，ETosis によって好酸球の細胞内蛋白が結晶化したものを Charcot-Leyden 結晶と呼ぶ．

## 3 臨床所見と病期

ABPA の基礎疾患として喘息と嚢胞性線維症が知られており，わが国においては喘息の存在は ABPA の確定診断において重要な項目である．ただし，全国調査では約 20％の症例で喘息の合併を認めておらず，また，合併した症例の半数が軽症であった．したがって，ABPA の発症には喘息は必須ではなく，喘息の重症度と ABPA は必ずしも相関しない可能性が指摘されている[3]．なお，全国調査における発症年齢の中央値は 57 歳であり，50 歳以上の発症例が 2/3 を占めていた．臨床症状としては，咳嗽，喀痰，喘鳴など喘息に類似した症状のみならず，発熱，胸痛，血痰，倦怠感などの症状を認める場合もある．適切な診断がなされない，あるいは管理が不十分な場合は，気管支拡張や線維化に伴う呼吸不全や肺性心を合併する恐れがある．ABPA の臨床病期は，従来は Agarwal らの提唱する Stage 0 〜 6 までの分類が用いられてきたが[4]，この病期の順に病態が進行するとは限らないという問題があり，2024 年に The International Society for Human and Animal Mycology（ISHAM）より新たな分類が発表された（**表 1**）[5]．

## 4 診断基準

2019 年にアレルギー性気管支真菌症研究班により提唱された臨床診断基準（**表 2**）[1] は，アレルギー素因の有無 3 項目，糸状菌への免疫応答の有無 2 項目，真菌の気道内定着の有無 2 項目，粘液栓の存在およびそれに関連した CT 画像所見の有無 3 項目の 10 項目で構成されている．従来の診断基準と異なり，ABPA のみならず ABPM への適用も可能となった．さらに，①喘息の合併が必須でなくなったこと，②血清総 IgE 値のカットオフ値は，従来の基準（≧1,000 IU/mL）よ

244　6. アレルギー性肺疾患

表1 ISHAM の ABPA/M の臨床分類と治療反応判定基準

| 急性 ABPA | 新規診断：診断基準を満たす未診断の ABPA/M<br>増悪：ABPA/M と診断された患者で，以下を満たす場合<br>・持続的（14 日以上）な臨床的悪化，または放射線学的悪化<br>・血清総 IgE が臨床的安定期に測定された最後の値と比較して 50％以上の増加<br>・他の悪化原因の除外<br>喘息増悪：ABPA/M の免疫学的または放射線学的悪化を伴わない，少なくとも 48 時間持続する呼吸器症状の悪化<br>感染症 / 気管支拡張症の増悪：ABPA/M の免疫学的または放射線学的悪化を伴わない，少なくとも 48 時間持続する，咳嗽，呼吸困難，喀痰量あるいは粘稠度の増加，喀痰の膿性化，疲労，倦怠感，発熱，または喀血を伴う臨床的悪化 |
|---|---|
| 奏　効 | ・治療開始 8 週間後に自覚症状が 50％以上改善（リッカート尺度または視覚的アナログ尺度），かつ<br>・放射線学的に著明な改善（病変の 50％以上の改善）または血清総 IgE 値の 20％以上の減少 |
| 寛　解 | ・グルココルチコイド中止後，6 ヵ月以上臨床・放射線学的改善を維持，かつ<br>・臨床的に安定している間，血清中総 IgE 値が最後に記録された IgE 値から 50％以上上昇しない<br>生物学的製剤または長期抗真菌薬投与中の患者も上記の基準を満たせば寛解とみなすことができる. |
| 治療依存性 ABPA | ・それぞれグルココルチコイド中止後 3 ヵ月以内の ABPA/M 増悪を連続して 2 回以上繰り返す<br>・経口ステロイドの漸減後 4 週以内に，呼吸器症状の悪化および画像所見の悪化や血清総 IgE 値の 50％以上の上昇を認めることが 2 回ある |
| 進行 ABPA | ・胸部画像上 ABPA/M による広範（10 区域以上）な気管支拡張<br>　　および<br>・肺性心または慢性 2 型呼吸不全 |

※ABPA診断基準としてISHAM診断基準を用いる

（文献 5 を参照して作成）

りも低く設定されたこと（≧417 IU/mL），③即時型皮内反応，沈降抗体，特異型 IgE と IgG 抗体などの検査を「アスペルギルス」ではなく「糸状菌」としたこと，④ CT 所見を，中枢性気管支拡張，粘液栓の既往および中枢気管支内粘液栓，粘液栓の濃度上昇（high attenuation mucus：HAM）など，より具体的な項目として表記されたことが本診断基準において変更された点である．また，2024 年に ISHAM から新たな ABPA のコンセンサス基準（表3），および ABPM のコンセンサス基準が発表された[5]．こちらの変更点は，①素因的病態に慢性閉塞性肺疾患，気管支拡張症が追加されたこと，②粘液栓の喀出，胸部 X 線写真での finger-in-glove-sign や一過性の陰影，肺虚脱など臨床・放射線学的所見が合致する場合は素因的病態が必ずしも存在しなくても診断可能となったこと，③血清総 IgE 値のカットオフ値が引き下げられたこと（≧ 500 IU/mL），④即時型皮膚反応，沈降抗体の記載がなくなったこと，⑤ CT 画像所見の項目について具体的に記載されたことであり，日本の診断基準と類似する部分が多い．一方で，日本の診断基準では糸状菌培養陽性，粘液栓内の糸状菌染色陽性が診断基準の項目に記載されているが，

アレルギー性気管支肺アスペルギルス症　245

## 表2 「アレルギー性気管支肺真菌症」研究班診断基準

①喘息の既往あるいは喘息様症状あり

②末梢血好酸球数（ピーク時）≧500/μL

③血清総 IgE 値（ピーク時）≧417 IU/mL

④糸状菌に対する即時型皮膚反応あるいは特異的 IgE 陽性

⑤糸状菌に対する沈降抗体あるいは特異的 IgG 陽性

⑥喀痰・気管支洗浄液で糸状菌培養陽性

⑦粘液栓内の糸状菌染色陽性

⑧CT で中枢性気管支拡張

⑨粘液栓喀出の既往あるいは CT・気管支鏡で中枢性粘液栓あり

⑩CT で粘液栓の濃度上昇（high attenuation musus：HAM）

---

6 項目以上満たす場合に，ABPM と診断する．

●項目④，⑤，⑥は同じ属の糸状菌について陽性の項目のみ合算できる

〔例：*A. fumigatus*（アスペルギルス・フミガーツス）に対する IgE と沈降抗体が陽性だが，培養ではペニシリウム属が検出された場合は 2 項目陽性と判定する〕．

●項目⑦の粘液栓検体が得られず 5 項目を満たしている場合には，気管支鏡検査などで粘液栓を採取するよう試みる．

困難な場合は「ABPM 疑い」と判定する．

（文献 1 より引用）

## 表3 ABPA の診断に関する ISHAM コンセンサス基準改定版

| 素因的病態（喘息，嚢胞性線維症，慢性閉塞性肺疾患，気管支拡張症）または合致する臨床・放射線学的所見[a] | |
|---|---|
| 必須項目 | ① *Aspergillus fumigatus* 特異的 IgE 抗体≧ 0.35 U_A/mL[b]<br>②血清 IgE 高値：500 IU/mL 以上[c] |
| その他の基準<br>（いずれか 2 項目を満たす） | ① *Aspergillus fumigatus* IgG 抗体陽性[d]<br>②末梢血好酸球増多：500/μL 以上（過去の値でもよい）<br>③ABPA に合致する HRCT 所見（気管支拡張，粘液栓，および CT で粘液栓の濃度上昇[e]），または胸部 X 線写真での ABPA に合致する一過性の陰影 |

重要な考慮事項

[a] 粘液栓の喀出，胸部 X 線写真での finger-in-glove-sign や一過性の陰影，肺虚脱など

[b] アスペルギルス IgE が利用できない場合，I 型アレルギー皮膚テスト陽性でもよい

[c] 他の基準が満たされている場合，血清 IgE ＜ 500 IU/mL は許容される

[d] *Aspergillus fumigatus* 特異的 IgG は，ラテラルフローアッセイまたは酵素免疫測定法を用いて検出することができる．カットオフ値は，それぞれの国などで設定する必要があり，ない場合は製造業者の推奨値を使用する

[e] CT で粘液栓の濃度上昇（HAM）は ABPA の特徴であり，他のすべての基準を満たさなくても ABPA と確定診断できる

rAsp f1, f2, および f4 に対する IgE の上昇は ABPA の診断を支持し，ABPA を診断するためのもう 1 つの要素として用いることができる

rAsp：recombinant *A. fumigatus*

（文献 5 を参照して作成）

ISHAM の基準では微生物学的検査の項目は存在しないことなどが相違点として挙げられる.

## 診断および治療に必要な検査

### 1. 末梢血好酸球数（ピーク時）≧500/μL

末梢血好酸球増多は診断基準の1項目に含まれる. ただし, その変動は大きく, 特に全身性ステロイド薬投与により容易に低下することから, 偽陰性となることがあり, 全身性ステロイド薬非投与下での値あるいは過去の最高値で判断する必要がある.

### 2. 血清総 IgE 値（ピーク時）≧417IU/mL

ABPA では, 真菌感作重症喘息よりも血清総 IgE 値が高値であることが特徴的とされ, 血清総 IgE 値は ABPA の診断および病勢の判断に有用な指標となる. 今回の診断基準では 417IU/mL がカットオフ値として採用されている. なお, 25〜50% の減少が治療の目標とされている.

### 3. 糸状菌に対する即時型皮膚反応あるいは特異的 IgE 陽性

A. fumigatus 特異的 IgE 値の上昇は, ABPA の特徴的所見と考えられている. 診断基準では, A. fumigatus 以外の糸状菌であっても, 即時型皮膚反応陽性あるいは特異的 IgE が 0.35UA/mL 以上であれば陽性と判断する. なお, カンジダなどの酵母様真菌に対する特異的 IgE は, ABPM の診断には用いない.

### 4. 糸状菌に対する沈降抗体あるいは特異的 IgG 陽性

診断基準では, 特異的 IgE が検出されるか, あるいは培養陽性となった糸状菌と同じ属の真菌に対する沈降抗体あるいは IgG が陽性となった場合のみ, 陽性と判断する. A. fumigatus 特異的 IgG の上昇は, ABPA に特異的な反応ではなく, 慢性壊死性肺アスペル

ギルス症など, アスペルギルス感染による病態でも認められる. なお, 沈降抗体の測定は 2022 年に試薬が販売終了となり, 実施できなくなっており, 代わりに 2024 年 8 月 9 日よりアスペルギルス抗体 IgG が保険収載されたことから, 実臨床では特異的 IgG を測定することとなる.

### 5. 画像所見

胸部 X 線では, 拡張した気管支内の粘液栓を反映した棍棒状・帯状の陰影が認められ, 所見が顕著な場合は練り歯磨き状（tooth paste）, グローブ状（gloved finger）陰影と形容されることもある. また, 胸部 CT における中枢性気管支拡張や粘液栓の所見が診断基準に含まれている. 中枢性気管支拡張とは, 隣接血管よりも径の大きい気管支が肺野の内側 2/3 以内で認められ, 末梢側で先細りしている場合を呼ぶ. 中枢性気管支拡張の形成には, 粘液栓により気道壁が外側へ圧迫されることが必要である. 粘液栓の約半数は, CT 縦隔条件で傍脊椎筋よりも高吸収（CT 値で 70HU 以上）を呈し, この所見を HAM と呼び, ABPA の診断上の有用性が高く, また, 血清総 IgE 高値や再発を繰り返す症例で多く認める. その他の所見としては, 小葉中心性粒状影, 分岐線状影, air-trapping 像, 浸潤影, 無気肺, 線維化, 嚢胞性陰影などが挙げられる.

### 6. 微生物学的検査

喀痰や気管支洗浄液など下気道由来の検体を用いて, 糸状菌培養陽性を確認する. ABPA 患者の喀痰から必ずしも A. fumigatus が培養で検出されるわけではないこと, A. fumigatus 培養陽性の所見は, アスペルギルスによるほかの病態においても認められることがあることに留意する. また, 喀痰あるいは気管支洗浄液中に粘液栓が認められた場合に, Grocott 染色あるいはファンギフロー

アレルギー性気管支肺アスペルギルス症　247

ラY染色を行い，糸状菌の検出を試みる．

### 7．病理所見

ABPMが疑われた場合には，まず好酸球性粘液栓を検索することが重要である．好酸球性粘液栓には，多数の好酸球やCharcot-Leyden結晶が集簇しており，これらの構造物がモミの木様構造を形成する．糸状菌はこれらの構造物の内外に散見され，その証明にはGrocott染色あるいはファンギフローラY染色を用いる．

## 治療の実際

ABPMに対する現在の標準治療は，経口副腎皮質ステロイド薬とアゾール系経口抗真菌薬投与である．患者背景（併存疾患や服用中の薬剤など）を考慮したうえで，いずれかの薬剤を選択することが基本であるが，喘息症状を伴っている場合は，経口ステロイド薬から使用する（図1）．経口ステロイド薬，抗真菌薬いずれも，減量あるいは投与中止により高頻度に再燃するため，長期投与を必要とすることが多く，経口ステロイド薬に関連した一般的有害事象（耐糖能異常，胃潰瘍，骨粗鬆症など）や慢性下気道感染症の合併，および，抗真菌薬に関連したアゾール耐性真菌の出現に注意する必要がある．

### 1 経口ステロイド薬

ステロイド薬は，好酸球に直接作用してアポトーシスを誘導するとともに，Th2細胞などに作用して2型免疫応答やIgE抗体産生を抑制する．ABPAに対するステロイド薬投与は現在の中心的治療であるが，確立した用量・用法はなく，臨床経過を参考にしながら薬剤量を調整する．経口ステロイド薬の投与プロトコルとして，高用量のステロイド薬を用いるレジメン（プレドニゾロン0.75mg/kg/日を6週間，その後0.5mg/kg/日を6週間，その後6週間ごとに5mgずつ漸減し，8

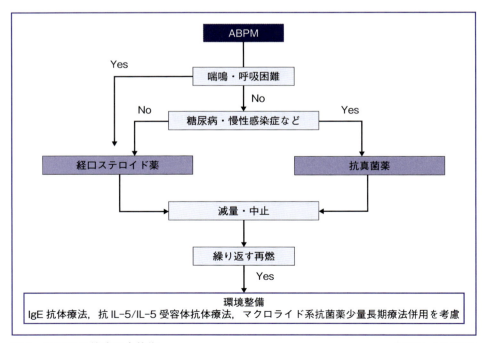

**図1　ABPMの治療の全体像**　　　　　　　　　　　　　　　　　　　　　　（文献1より引用）

〜10ヵ月後に中止）と中用量のステロイド薬を用いるレジメン（プレドニゾロン0.5mg/kg/日を2週間，その後隔日で8週間投与，続いて2週間ごとに5mgずつ減量し，3〜5ヵ月後に中止）がある．この両者を比較した試験では，治療開始6週間後の治療反応性や総IgE値抑制は高用量群で有意に高かったが，呼吸機能の改善および最初の悪化までの期間は両群で同等であった．また副作用の発生率は高用量群で高かった[6]．よって中用量の経口ステロイド薬は，高用量と比較して，治療反応性はやや劣るものの安全性に優れていると考えられる．治療効果判定のために，血清総IgE値の測定および胸部X線，必要に応じて胸部CT検査を行う．血清総IgEは最初の1年間は8〜12週間ごとに，その後，治療効果を認めれば年に1回の検査を行う．胸部X線は4〜8週ごとに陰影の改善を認めるまで確認する．画像所見の改善とともに血清IgEが25〜50％の低下傾向を認めた場合は，治療効果ありと判定する．ステロイド薬依存性あるいは治療抵抗性のためステロイド薬が中止できないと判断した場合，ステロイド薬は可能な限り必要最小量とし，隔日投与を行う．

## 2 抗真菌薬

抗真菌薬は，これまでステロイド薬による治療に対して抵抗性の場合や併存症のためステロイド薬が使用できない場合に用いられてきたが，投与開始時期，投与期間については明らかでない．わが国の「深在性真菌症の診断・治療ガイドライン2014」では，ABPAにおいて抗真菌薬投与は培養検査でアスペルギルスが検出された確定診断例に行うことが望ましいとされており，投与期間はイトラコナゾール（ITCZ）であれば16週間としている[7]．近年では抗真菌薬単剤治療とステロイ

ド薬単独による治療の比較試験も行われており，治療反応性はプレドニゾロンにおいて有意に高いが，ITCZの有効性も高く，再発予防率はプレドニゾロンと同等で副作用は有意に少ないことが報告されている[8]．抗真菌薬としてITCZのほかボリコナゾール（VRCZ）が用いられることもあるが，至適投与量や投与期間は確立されていない．原因真菌の同定なしにA. fumigatusを想定した抗真菌薬を使用することは抗真菌薬耐性のA. fumigatusを誘導するリスクがあるため，可能な限り原因菌の同定に努める．

ITCZは，相互作用を惹起する併用薬が非常に多く，投与の際は注意を要する．特に，ITCZとステロイド薬を併用する場合は，薬剤相互作用によりステロイドの血中濃度が増加する場合がある．また，ITCZの吸収は胃内のpHの影響を受けやすく，制酸薬や胃酸分泌抑制薬の併用により吸収が低下する．さらに，脂溶性であるために食直後の服薬が推奨されている．

## 3 生物学的製剤

重症喘息を合併するABPMにおいて，ABPMに対する標準治療（経口ステロイド薬と抗真菌薬治療）にもかかわらず，再発や治療抵抗性のために経口ステロイド薬を減量できない症例，併存症や副作用のために経口ステロイド薬や抗真菌薬治療が使用困難な症例では，生物学的製剤の投与を考慮する．抗IgE抗体（オマリズマブ），抗IL-5抗体（メポリズマブ），抗IL-5受容体α抗体（ベンラリズマブ），抗IL-4受容体α抗体（デュピルマブ）が選択肢となる．血清総IgE値が高度に上昇している症例では抗IgE抗体は使用できない．末梢血好酸球数，呼気中一酸化窒素濃度（FeNO），血清総IgE値を参考にし，投与間隔や併存症も考慮に入れて選択する．オ

マリズマブについては，重症喘息を合併する ABPA 患者 13 人を対象として実施されたクロスオーバー RCT において，プラセボと比較して増悪頻度の減少が認められている[9]．その他の生物学的製剤についての ABAP に対する有効性は，症例報告や小規模の症例シリーズに基づくものであり，現時点ではエビデンスに乏しい．重症喘息に対する 5 剤目の生物学的製剤となる抗 TSLP 抗体（テゼペルマブ）が上市されているが，現時点において ABPM に対する有効性を示す臨床データは乏しい．

### ４ その他の治療・環境整備

吸入ステロイド薬については，喘息症状を認めた場合の症状コントロールとしては有用であるが，ABPM に対して第一選択薬としてあるいは単独で用いることはない．また，マクロライド系抗菌薬は，気管支拡張が進行し，慢性気道感染を合併した進行例への補助的治療として考慮される．マクロライド系抗菌薬の ABPA に対する臨床的有効性の根拠は乏しいが，好酸球性気道炎症を特徴とするコントロール不良喘息患者における増悪の抑制や QOL の改善に寄与したとの報告がある[9]．なお，A. fumigatus は高温を好む耐乾性真菌であり，居間や寝室のハウスダスト中に多く存在するため，居住空間の換気，通気，掃除，および室温や湿度を低く保つことを考慮する必要がある．

---

**処 方 例**

処方（中用量ステロイド薬レジメン）
プレドニゾロン錠　0.5 mg/kg/日
1 日 1 回　1〜2 週間
改善が得られた場合は，その後 8
週間隔日投与，その後 2 週間ごと

---

に 5〜10 mg 減量し，中止を試みる．

**ステロイド薬が使用しにくい場合，ステロイド薬での改善が乏しい場合**

処方　イトラコナゾール錠　100 mg
1 回 2 錠　1 日 1〜2 回　食直後
（保険適用用量は 200 mg/日まで）

**喘息症状のコントロール不良例**

オマリズマブは ABPA に併存する重症喘息に有効である可能性がある．ただし，ABPA に対しての保険適用はない．

処方　ゾレア® 皮下注用　1 回 75〜
600 mg　2 または 4 週ごと　皮下注
（投与量・間隔は換算表により設定）

---

## 専門医に紹介するタイミング

発熱や肺野病変を伴う喘息発作を繰り返す患者やステロイド依存性の重症喘息患者は，ABPA を疑い専門医に紹介する．特に血清総 IgE 値の著しい上昇や A. fumigatus 特異的 IgE 値の上昇がある場合には，ABPA の可能性がより高くなる．

## 専門医からのワンポイントアドバイス

●気管支喘息や閉塞性呼吸機能障害の病態を有する患者において ABPA を診断するためには，粘液栓喀出のエピソード聴取や胸部 CT での中枢性気管支拡張と気管支内粘液栓などの画像所見の確認が有用である．
●診断には「アレルギー性気管支肺真菌症の診療の手引き」に記載されている診断基準を用いる．
●治療の基本は経口ステロイド薬投与である．治療期間が長期に及ぶため，副作用の

出現や合併症の悪化に注意する.
●抗真菌薬は，ステロイド抵抗性あるいは依存性，およびステロイドが使用しにくい併存症を有する症例において有用である.
●標準治療（経口ステロイド薬と抗真菌薬治療）にもかかわらず，再発や治療抵抗性のために経口ステロイド薬を減量できない症例，併存症や副作用のために経口ステロイド薬や抗真菌薬治療が使用困難な症例では，生物学的製剤の投与を考慮する.
●診断確定の際には，ABPA は単なる喘息とは異なり肺構造破壊をもたらす慢性進行性の病態であり，治療が不十分であると将来呼吸不全に至る可能性があるため，長期にわたる十分な管理を要することを患者に説明することが重要である.

## 文献

1) 「アレルギー性気管支肺真菌症」研究班 編：アレルギー性気管支肺真菌症の診療の手引き. 医学書院, 2019
2) Ueki S, Hebisawa A, Kitani M et al：Allergic bronchopulmonary aspergillosis-a luminal hypereosinophilic disease with extracellular trap cell death. Front Immunol 9：2346, 2018
3) Oguma T, Taniguchi M, Shimoda T et al：Allergic bronchopulmonary aspergillosis in Japan：a nationwide survey. Allergol Int 67：79-84, 2018
4) Agarwal R, Chakrabarti A, Shah A et al：Allergic bronchopulmonary aspergillosis：review of literature and proposal of new diagnostic and classification criteria. Clin Exp Allergy 43：850-873, 2013
5) Agarwal R, Sehgal IS, Muthu V et al：Revised ISHAM-ABPA working group clinical practice guidelines for diagnosing, classifying and treating allergic bronchopulmonary aspergillosis/mycoses. Eur Respir J 63：2400061, 2024
6) Agarwal R, Aggarwal AN, Dhooria S et al：A randomized trial of glucocorticoids in acute-stage alleric bronchopulmonary aspergillosis complicating asthma. Eur Respir J 47：490-498, 2016
7) 深在性真菌症のガイドライン作成委員会 編：深在性真菌症の診断・治療ガイドライン 2014. 協和企画, 2014
8) Agarwal A, Dhooria S, Sehgal IS et al：A randomized trial of itraconazole vs prednisolone in acute-stage allergic bronchopulmonary aspergillosis complicating asthma. Chest 153：656-664, 2018
9) Voskamp AL, Gillman A, Symons K et al：Clinical efficacy and immunologic effects of omalizumab in allergic bronchopulmonary aspergillosis. J Allelgy Clin Immunol Prct 3：192-199, 2015
10) Gibson PG, Yang IA, Upham JW et al：Effect of azithromycin on asthma exacerbations and quality of life in adults with persistent uncontrolled asthma（AMAZES）：a randomised, double-blind, placebo-controlled trial. Lancet 390：659-668, 2017

## 6. アレルギー性肺疾患

# 急性好酸球性肺炎

**伊藤 理**
愛知医科大学医学部 内科学講座（呼吸器・アレルギー内科）

**POINT**

● 比較的若年の健常人に発症する希少疾患であり，急性の発熱と呼吸困難，胸部画像で両肺の陰影を特徴とする.

● 気管支肺胞洗浄液の好酸球増多が確定診断の決め手になる.

● 発症時には末梢血好酸球増多をきたさない場合が多い.

● 原因として喫煙や粉じん曝露などが報告されている.

● ステロイド治療が奏効する.

● 慢性好酸球性肺炎とは異なる疾患であり，通常は再発をきたさない.

● 新型コロナウイルス肺炎との鑑別を要する.

---

### ガイドラインの現況

　ガイドラインは存在しない．本疾患を含め，慢性好酸球性肺炎，好酸球増多症候群，好酸球性副鼻腔炎，薬剤性など，好酸球の増多や組織浸潤に起因する好酸球性疾患に関しての総合的な診療指針が作成されれば有用であろう.

---

**【本稿のバックグラウンド】** 本疾患のガイドラインは存在しない．2018 年 "Am J Respir Crit Care Med" 誌の総説[1] および 2019 年日本アレルギー学会 "Allergol Int" 誌の総説[2] を参考にした．疾患概念の変遷，報告されている原因物質についても記載した.

---

### どういう疾患・病態か

　急性好酸球性肺炎（acute eosinophilic pneumonia：AEP）は，1989 年に Allen ら[3] と Badesch ら[4] により報告された疾患概念である．当初 Allen らは本症を原因不明で呼吸不全を呈する疾患と捉え，診断基準として以下の8つを満たすことと定義した[3]．①7日以内の経過の急性発熱性疾患である，②低酸素血症を伴う（PaO$_2$ < 60 Torr），③胸部画像で両肺のびまん性浸潤陰影を呈する，④気管支肺胞洗浄液（broncho-alveolar lavage fluid：BALF）の好酸球比率が 25% 以上もしくは肺生検で好酸球性肺炎を認める，⑤感染症が除外できる，⑥喘息などアレルギー性疾患を除外できる，⑦ステロイド治療によく反応する，⑧肺への好酸球浸潤が後遺症をきたさず回復する.

　その後，世界中から AEP 症例が報告されるようになり，疾患概念が見直されてきた.

252　6. アレルギー性肺疾患

AEP には喘息やアトピー性皮膚炎，アレルギー性鼻炎などアレルギー性疾患を伴う症例も含まれることが明らかとなった[1,2]．また，呼吸不全を呈しない軽症例も存在し，必ずしもステロイド治療を必要としないこと，無治療で軽快する症例があることもわかってきた．重要なことに，喫煙や粉じん曝露などにより誘発される症例も数多く報告され[1,2,5]．AEP は当初提唱されたような原因不明疾患とは限らないことも判明した．診断基準は定められていないが，以下の4項目を満たすこととする modified *Philit* criteria（修正 Philit 診断基準）が論文や総説で紹介されている[1,2]．①発症1ヵ月以内の急性発熱性呼吸器疾患である，②胸部画像で両肺のびまん性浸潤陰影を呈する，③BALF の好酸球比率が25％以上もしくは肺生検で好酸球性肺炎を認める，④薬剤や感染症といった，好酸球性肺疾患を生じる既知の疾患を除外できる．

症状は1週間以内の急性発熱が特徴的で，乾性咳，息切れ，胸痛などを伴う．比較的若年の健常人に発症することが多く，男性に多い[2]．

原因としては，吸入物質，薬剤など種々のものが報告されている．De Giacomi らの総説[1]に記載された原因物質を**表1**に示す．特に喫煙との関連が注目されており，若年者においては喫煙開始早期に発症する可能性が示唆されている[5]．喫煙との関連を初めて指摘したのは日本人研究者であり，その後，欧米やアジアなど世界中で追認されるようになった．喫煙については，誘発試験（チャレンジテスト）を行い原因として証明された報告もある[5]．一方，喫煙習慣を続けることにより発症しなくなる，いわゆる tolerance が成立する例も存在する．2001年9月11日に発生した米国同時多発テロ事件では，ニューヨーク世界貿易センタービル崩壊後の粉じん曝露により AEP が多数発生した（表1）．以上のように，喫煙や粉じん吸入によって誘発される例が多いことから，本症の病態機序のひとつとして，吸入物質に対する急性の過敏反応が考えられる．依然として原因不明の症例も一定の割合で存在する．

## 治療に必要な検査と診断

胸部単純 X 線では肺野病変は，両肺のびまん性陰影を呈し，しばしば Kerley B ラインを伴う[1,2,5]．胸部 CT ではすりガラス陰影や斑状影を呈し，小葉間隔壁の肥厚を認め，胸水を伴うこともある（図1）．

慢性好酸球性肺炎（chronic eosinophilic pneumonia：CEP）と異なり，発症時は末梢血中の好酸球数が正常もしくは低値であることが多い．病状の回復期に好酸球数が増加することが多いが，ステロイド治療を行うと好酸球数増多は抑制される．

AEP は，肺胞腔や間質に好酸球が集積し浸潤することを病態の特徴とする．確定診断のためには，気管支鏡検査により肺局所における好酸球増多を証明する必要がある．BALF の細胞分画で好酸球増多，好酸球比率の増加が認められる．これまで提唱された診断基準はすべて好酸球比率が25％以上としているが，25％未満であっても臨床的に本症に合致していれば診断できる場合もある[5]．ステロイド治療によって速やかに肺胞腔内の好酸球が消退し，BALF 中の好酸球増多を証明できなくなる可能性が高くなることから，重症例などを除き，ステロイド治療開始前に気管支鏡を行う．ほとんどの症例で外科的肺生検を必要としない．低酸素血症を伴う場合などで施行されないためか[2]，呼吸機能検査値の詳細は不明である．

表1 急性好酸球性肺炎の原因

| 吸入による曝露 | 薬　剤 | 感染症 |
|---|---|---|
| 喫煙・タバコ<br>　初めての喫煙<br>　喫煙量の増加<br>　タバコ銘柄の変更<br>　喫煙の再開<br>　受動喫煙<br>　電子タバコ<br>　加熱式タバコ<br>　フレーバータバコ<br>　タバコ収穫作業者<br><br>吸入麻薬<br>　コカイン<br>　覚醒剤<br>　マリファナ<br>　ヘロイン<br><br>その他<br>　花火の煙<br>　ニューヨーク世界貿易センター<br>　　ビル崩壊の粉じん<br>　洞窟探検<br>　大気中の粉じん<br>　室内清掃<br>　ガソリンタンク清掃<br>　催涙ガス弾曝露<br>　植物の植え替え<br>　木材運搬 | 抗微生物薬・抗菌薬<br>　セフタロリン<br>　クラリスロマイシン<br>　ダプトマイシン<br>　ダプソン<br>　イミペネム / シラスタチン<br>　吸入コリスチン<br>　レボフロキサシン<br>　ミノサイクリン<br>　ロキシスロマイシン<br>　メフロキン<br>　プログアニル<br><br>抗うつ薬<br>　アミトリプチリン<br>　デュロキセチン<br>　ベンラファキシン<br><br>非ステロイド性抗炎症薬<br>　バルサラジド<br>　インドメタシン<br>　メサラジン<br>　スルファサラジン<br><br>化学療法薬<br>　アザシチジン<br>　シスプラチン<br>　フルダラビン<br>　ゲムシタビン<br>　サリドマイド<br><br>その他<br>　アミオダロン<br>　ベンズブロマロン<br>　カモスタットメシル酸塩<br>　プロゲステロン筋注<br>　メキシレチン<br>　ピルフェニドン<br>　リスペリドン | 寄生虫<br>　回虫<br>　ハエ幼虫（蠅蛆）症<br>　トキソカラ<br><br>真　菌<br>　*Aspergillus niger*<br>　*Candida albican*<br>　コクシジオイデス症<br><br>ウイルス<br>　HIV<br>　インフルエンザ A H1N1 ウイルス<br>　インフルエンザワクチン |

なお，私見として，本表のもととなった一部の感染症や薬剤などによる報告例については，AEP と定義すべきか否かは議論の余地が残ると思われる．

（文献1より和訳して引用）

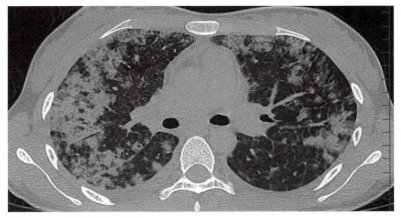

**図1 AEPの胸部CT画像**
19歳女性．重喫煙の翌日に39℃の発熱を伴い発症．末梢優位の斑状影，小葉間隔壁の肥厚，葉間列肥厚，両側胸水を認める．
（山口悦郎：急性好酸球性肺炎．呼吸器疾患診療 最新ガイドライン．弦間明彦編．総合医学社，pp186，2014 より引用）

原因として薬剤や喫煙などが疑われる場合，専門施設においてはチャレンジテストを行う場合がある．チャレンジテストにおける陽性判定基準は定まっておらず，発熱などの自覚症状の出現，画像で新たな陰影の出現，BALFの好酸球増多などにより臨床的に判断される[5]．血清およびBALF中のIL-5は発症時に高値となり，誘発試験でも上昇する[5]．

## 治療の実際

副腎皮質ステロイド薬への治療反応性が良好である．呼吸不全を呈する重症型を除き，ステロイド全身投与前に診断に必要な検査を進める．ステロイド治療を行う場合は，高血糖，易感染性などの合併症に留意する．軽症例では無治療で経過観察を行うだけで軽快することがある[5]．喫煙や薬剤，健康食品など，原因や因果関係が疑われるものへの曝露を避ける．AEPはCEPと異なり，短期間のステロイド治療で後遺症を残さず改善し，原因物質の曝露を避けていれば通常再発することはない．AEPがCEPに移行することはない．原因が不明で再燃する場合は，詳細な病歴聴取などにより原因検索に努める．

---

**処方例**

**重症例，人工呼吸器やハイフローセラピー使用例**

挿管や非侵襲的人工呼吸（noninvasive positve pressure ventilation：NIPPV）による人工呼吸器管理，ハイフローセラピーが必要となる場合がある．このような重症例ではステロイドパルス療法が選択される．
処方　ソル・メドロール®（メチルプレドニゾロン）静注用 1,000 mg　生理食塩水 100 mL に混注し，1時間程度で1日1回点滴静注，3日間
その後，ソル・メドロール®静注用 40 mg を生理食塩水 100 mL に混注し，1日1〜2回

経口摂取可能であれば，プレドニン®（プレドニゾロン）錠（0.5mg/kg）に移行し，減量．可能であればステロイドは総投与期間 14 日以内に中止する．

### 酸素吸入例

処方　プレドニン®錠　0.5 mg/kg　内服治療を開始．
減量し，可能であれば 14 日以内に中止する．

### 呼吸不全がない場合，酸素吸入不要例

処方　プレドニン®錠　0.25 〜 0.5 mg/kg 内服治療を開始．減量し，14 日以内に中止する．

## 専門医に紹介するタイミング

　AEP は急性発熱性疾患で両側びまん性陰影を呈する疾患であり，呼吸不全に至ることもある．本症を疑った場合は気管支鏡検査の適応となるため，速やかに専門医に紹介することを考慮してよい．診断を確実に行うためにはステロイド治療を開始する前に紹介する

ことが重要である．

## 専門医からのワンポイントアドバイス

　画像検査で肺水腫のようにみえるが心不全は考えにくい場合，肺炎と診断し抗菌薬治療を行ったにもかかわらず改善しない場合など，本症の可能性がある．また，AEP の症状や画像所見は新型コロナウイルス肺炎と類似する点が多く，両者を慎重に鑑別することが重要である．

--- 文　献 ---

1) De Giacomi F, Vassallo R, Yi ES et al：Acute eosinophilic pneumonia：causes, diagnosis, and management. Am J Respir Crit Care Med 197：728-736, 2018

2) Suzuki Y, Suda T：Eosinophilic pneumonia：a review of the previous literature, causes, diagnosis, and management. Allergol Int 68：413-419, 2019

3) Allen JN, Pacht ER, Gadek JE et al：Acute eosinophilic pneumonia as a reversible cause of noninfectious respiratory failure. N Engl J Med 321：569-574, 1989

4) Badesch DB, King Jr TE, Schwarz MI：Acute eosinophilic pneumonia：a hypersensitivity phenomenon? Am Rev Respir Dis 139：249-252, 1989

5) 伊藤　理，谷口博之，近藤康博 他：喫煙誘発試験が陽性であった急性好酸球性肺炎の 1 例．日呼吸会誌 37：424-428，1999

## 6. アレルギー性肺疾患

# 慢性好酸球性肺炎

財前圭晃, 木下　隆, 星野友昭
久留米大学医学部内科学講座 呼吸器・神経・膠原病内科部門

**POINT**
- ●亜急性から慢性に発症し，2週間以上続く咳嗽，発熱，呼吸苦，喀痰増加や，時に胸痛や体重減少，血痰，盗汗を特徴とする．
- ●非喫煙の女性に多く，好発年齢は30〜50歳代である．
- ●末梢血好酸球は500/μL以上に増加し，多くの場合1,000/μLを超える．
- ●半数以上の患者で喘息を合併する．
- ●確定診断は気管支内視鏡検査による気管支肺胞洗浄液あるいは肺生検組織での好酸球増多による．
- ●ステロイドが効果あるが，ステロイドの減量や中止により再発しやすい．

## ガイドラインの現況

ガイドラインはない．望月[1]，Suzuki ら[2] の診断基準が参考になる．

【本稿のバックグラウンド】Cottin らの review article[3]，日本人の慢性好酸球性肺炎の長期観察研究（Shizuoka-CEP study）[2] などを参考にした．

## どういう疾患・病態か

慢性好酸球性肺炎（chronic eosinophilic pneumonia：CEP）は，肺への著しい好酸球浸潤を特徴とする原因不明の疾患である．慢性好酸球性肺炎の有病率および発生率は不明である．気管支喘息，アトピー性皮膚炎，アレルギー性鼻炎などの合併が多く，病因としてアレルギー体質の関与が疑われている．女性の有病率が高く，好発年齢は30〜50歳代である．ほとんどの患者は非喫煙者である．

## 治療に必要な検査と診断

### 1 臨床所見

亜急性から慢性に緩徐な経過で発症し，2週間以上続く咳嗽，発熱，呼吸苦，喀痰増量を特徴とし，時に疲労，喘鳴，胸痛，体重減少，血痰および盗汗といった症状を呈する．日本人では約半数に気管支喘息を合併し，26％程度にアレルギー性副鼻腔炎を合併していた[2]．喘息合併症例もあり，その際には喘鳴を認めることもある．稀に進行する呼吸不全をきたすが，その頻度は急性好酸球性肺炎（AEP）と比べると極めて低い．

慢性好酸球性肺炎　257

## ② 血液生化学検査所見

本疾患における特異的な検査はない．通常，末梢血好酸球は500/μLを超えて増加し，多くの場合1,000/μLを超える．半数の患者で総血清IgEは増加する．総白血球数やCRPは増加するが，軽度の上昇にとどまることが多い．喀痰中の好酸球増加は診断には有用でなく，確定診断には気管支鏡検査などを要する．

アスペルギルスに対するIgG抗体，抗好中球細胞質抗体（ANCA）検査は，アレルギー性気管支肺アスペルギルス症，好酸球性多発血管炎性肉芽腫症（EGPA，チャーグ・ストラウス症候群）などの鑑別診断に役に立つ．ただし，ANCA検査で陽性を示すのはEGPA患者の40〜60％のみであるため，検査結果が陰性であっても診断を除外することはできない．

## ③ 胸部X線および高分解能CT（HRCT）

肺水腫のネガ像（photographic negative of pulmonary edema）と呼ばれる両側性末梢性および胸膜下陰影を特徴とするが，このような典型的な所見がみられるのは全患者のおよそ25％程度である．122人の日本人CEP患者におけるHRCT所見を検討した報告[2]では主に両側，上部，および末梢領域に分布しており，下肺領域では稀だった．すりガラス陰影（ground grass attenuation，90％以上），気腔の硬化（airspace consolidation，80％以上），および小葉内中隔肥厚（intralobular septal thickening，70%以上）は頻繁に認められた．気管支壁肥厚または牽引性気管支拡張症は多くなく30％以下だった．リンパ節腫大および胸水はそれぞれ50例（41.0％）および20例（16.4%）に認められた[2]．

## ④ 肺機能（PFT）

CEPでは，PFTは閉塞性，拘束性，混合性障害のいずれのパターンを示す場合もあれば，正常である場合もある．約半数でDLcoの低下が認められる．拡散障害を伴うこともあるため，診断のガイドとしてよりも呼吸障害の程度を評価するのに役立つと考えられている．最初のPFTは，治療への反応を監視するために有用である．また，CEPの約半数が気管支喘息を合併するので，気管支喘息の診断に有用である[3]．

## ⑤ 肺炎の感染性や薬剤性好酸球性肺炎の原因の除外

適切な喀痰の細菌学的検査や，疑わしい場合には寄生虫の検査を実施して感染症を除外することが必要である．また，薬剤性好酸球性肺炎を除外するために詳細な薬歴の聴取と，必要に応じて被疑薬の中止による病状評価を実施することが必要となる．

## ⑥ 気管支肺胞洗浄（BAL）

診断確定のために気管支肺胞洗浄が行われる．気管支肺胞洗浄液で好酸球数の増加を認める．好酸球分画は25％以上が診断基準とされている．好酸球が40％を超える場合は，慢性好酸球性肺炎を強く示唆する．稀に上昇がみられない症例もある．また，気管支洗浄液による真菌感染（アスペルギルス，クリプトコックス）の鑑別も重要である．

## ⑦ 肺生検による病理学的検査

診断を確定するために肺生検による病理学的検査は必須ではない．経気管支肺生検が実施された場合，病理組織では肺胞腔内および肺胞隔壁への好酸球とマクロファージの浸潤，肺胞腔内への浸出液貯留がみられる（文献4参照のこと）．その周囲には器質化肺炎

を伴うこともある.

### 8 診断基準

CEPには確立した診断基準はないが，本邦では望月らが提唱した診断基準[1]がしばしば用いられる.

約1ヵ月持続する臨床症状・胸部陰影から慢性好酸球性肺炎が疑われ，感染症などの他疾患が否定され，さらに原因の判明した好酸球性肺炎の中で，以下の①〜③のいずれかを満たす症例を慢性好酸球性肺炎とする.

① 胸腔鏡下肺生検あるいは開胸生検で慢性好酸球性肺炎と診断
② BALFあるいは末梢血の好酸球が30％以上
③ a. TBLBで好酸球が多い
　 b. BALF好酸球が10％以上
　 c. 末梢血好酸球が6％以上
　（a, b, c.のうち2つ以上を満たす）

### 9 急性好酸球性肺炎（AEP）との鑑別

AEPは20〜40歳代の比較的若年者の男性に多く，喫煙に関連して発症することが報告されている．その他にも粉じん，薬剤，真菌，寄生虫や有害物質の吸入などによる報告も増えている．呼吸器症状としては，一般的な肺炎のような発熱を伴う咳嗽，呼吸困難を認める．急性に発症し，数日のうちに呼吸不全を呈することが多い．急性期に肺内の好酸球増多が認められるにもかかわらず，末梢血好酸球増多が認められることは少ない．急性期には末梢血好中球増加と炎症反応陽性を認め，治療や経過とともに一過性に末梢血好酸球増多を認めることがある[3]．それに対してCEPでは30〜50歳代の女性，非喫煙者に好発し，発症様式が亜急性〜慢性で，一般的な肺炎に類似する症状のほかに血痰，胸痛，盗汗などを認めることがある．末梢血好酸球増多がほとんどの例で認められることが

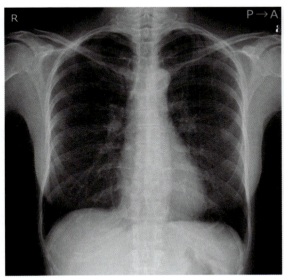
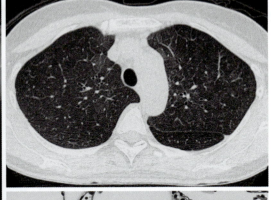
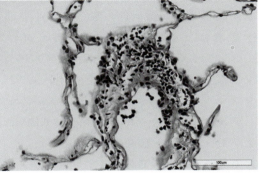

**図1　51歳女性**
51歳女性．慢性に経過する咳嗽を主訴に紹介受診．胸部X線写真では正常．HRCTで両側に上部優位にすりガラス影がみられた．経気管支肺生検を実施し，病理組織学的に肺胞隔壁の好酸球集簇を認めたことからCEPと診断した．

AEP との相違点である.

## 治療の実際

### ■ 急速な呼吸不全がない CEP 患者

　AEP と異なり CEP では自然軽快することは稀であり，診断後は速やかに全身ステロイドの投与が推奨される．0.5 〜 1mg/kg/ 日のプレドニン（PSL）を経口投与で治療する．普通，PSL 経口投与により速やかに反応する．反応しなければ別の診断が示唆される．症状が改善したら PSL を後述するように漸減する．一般的には，1 〜 3ヵ月以内に治療を終了するが，ステロイド減量中や終了後に半数以上の症例で再発が認められる．事実，日本人の慢性好酸球性肺炎の長期観察研究（Shizuoka-CEP study）[2] では初期治療で 46.6％の患者が PSL を 31 〜 40mg/ 日で治療されていた．30.8％の患者で治療期間は 3ヵ月未満だった．PSL 0.5mg/kg/ 日を経口投与した 2 年の観察研究[5] では，3ヵ月間治療と 6ヵ月間治療群では両群に有意な「再発」発生の有意差がなかった．「再発」した場合，プレドニン経口投与療法の再投与は急速に治癒につながる.

　CEP 患者の中には，経口コルチコステロイド（OCS）療法を長期間（3 年以上）受ける患者もいる．ステロイドの副作用を考慮して，ステロイドフリーか最小限のステロイド投与を目指す．OCS を長期間使用しないと症状が改善しない難治性の喘息を合併する CEP 患者は，オマリズマブ，メポリズマブ，ベンラリズマブ，デュピルマブやテゼペルマブの生物学的製剤の使用を検討する．オマリズマブ，メポリズマブ，ベンラリズマブ，デュピルマブやテゼペルマブは CEP に効果があったという症例報告がある（ただし本邦では保険適用外である）.

### 処方例

#### 軽症〜中等症例（呼吸不全を呈していない症例）

処方　プレドニン® 錠（5mg）0.5mg/ kg　分 1（朝），または分 2（朝，昼）
症状が完全に消失し，胸部 X 線の異常影が消失した 2 週間後から適切な減量（5mg/週）を試みる．通常 3ヵ月以下で治療終了する.

#### 重症例（呼吸不全を呈している症例）

処方　ソル・メドロール® 注　500 〜 1,000mg/日　3 日間点滴静注
以後，プレドニン® 錠（5mg）0.5 〜 1mg/kg　分 1（朝），または，分 2（朝，昼）で継続し，軽症〜中等症と同様に進めていく．急速に進行する呼吸不全を伴い P/F 比が 150mmHg 以下をきたす症例では，非侵襲的または人工呼吸器管理での陽圧換気が必要となる.

## 専門医に紹介するタイミング

　非常に稀な疾患かつ，約半数の CEP が重症喘息を合併していることが多いので CEP を疑えば専門医に紹介したほうがよい.

　CEP は特発性器質化肺炎などと同様に，抗菌薬不応性肺炎として疑われる場合が多い．抗菌薬不応性肺炎では CEP も鑑別して，専門医に紹介を考慮していただきたい.

## 専門医からのワンポイントアドバイス

　CEP の典型例は，非喫煙の女性で，ゆっくり発症し，2 週間以上続く咳嗽，発熱，息

切れ，体重減少や盗汗の主訴を訴える．末梢血好酸球は増加し，胸部 X 線で間質性変化を疑うすりガラス陰影などがみられる．患者の半数は気管支喘息を合併する．

## 文　献

1) 望月吉郎，小橋陽一郎，中原保治 他：慢性好酸球性肺炎の予後の検討．日呼吸会誌 40：851-855, 2002
2) Suzuki Y, Oyama Y, Hozumi H et al：Persistent impairment on spirometry in chronic eosinophilic pneumonia：a longitudinal observation study（Shizuoka-CEP study）．Ann Allergy Asthma Immunol 119：422-428.e2, 2017
3) Cottin V, Cordier JF：Eosinophilic pneumonias. Allergy 60：841-857, 2017
4) Umeki S：Reevaluation of eosinophilic pneumonia and its diagnostic criteria. Arch Intern Med 152：1913-1919, 2017
5) Oyama Y, Fujisawa T, Hashimoto D et al：Efficacy of short-term prednisolone treatment in patients with chronic eosinophilic pneumonia. Eur Respir J 45：1624-1631, 2015

## 6. アレルギー性肺疾患

# 好酸球性多発血管炎性肉芽腫症

髙木弘一，井上博雅
<small>たかぎこういち　いのうえひろまさ</small>
鹿児島大学大学院医歯学総合研究科 呼吸器内科学

**POINT**

- 重症喘息やアレルギー性鼻炎が先行し，末梢血好酸球の著明増多とともに，全身諸臓器の血管炎症状で発症する．
- 劇症型では時に致死的となるため，早期診断と早期治療が重要である．
- 急性期の標準治療は，全身ステロイドである．重篤な臓器障害のある例では，シクロホスファミドを併用する．ステロイド抵抗性の神経障害には免疫グロブリン大量療法の適応がある．
- ステロイド投与で不安定な患者ではメポリズマブ（抗 IL-5 抗体）が有効であり，ベンラリズマブ（抗 IL-5R 抗体）についてもメポリズマブと同等の治療効果を有することが示されている．

---

## ガイドラインの現況

　本疾患を単独で扱った診療ガイドラインは発行されていないが，厚生労働省研究班による「ANCA 関連血管炎診療ガイドライン 2023」に，抗好中球細胞質抗体（antineutrophil cytoplasmic antibody：ANCA）関連血管炎のひとつとして本疾患についての記載がある．日本アレルギー学会による「喘息予防・管理ガイドライン 2024」の中では喘息の合併症のひとつとして解説されている．このほか，日本呼吸器学会による「難治性喘息　診断と治療の手引き 2023」，日本循環器学会による「血管炎症候群の診療ガイドライン 2017 年改訂版」，日本皮膚科学会による「皮膚血管炎・血管障害診療ガイドライン 2023」において記載，解説されている．欧米においては，米国リウマチ学会（American College of Rheumatology：ACR）による「ACR/Vasculitis Foundation（ACR/VF）guideline」や英国リウマチ学会（British Society for Rheumatology：BSR）/英国リウマチ医療従事者協会（British Health Professionals in Rheumatology：BHPR）による「BSR/BHPR guidelines」，欧州リウマチ学会（European Alliance of Associations for Rheumatology：EULAR）による「EULAR recommendations」に本疾患についての記載がある．

---

**【本稿のバックグラウンド】**　本稿では，「ANCA 関連血管炎診療ガイドライン 2023」「ACR/Vasculitis Foundation（ACR/VF）guideline」「BSR/BHPR guidelines」「EULAR recommendations」で記載されている EGPA の病態，診断基準，推奨される治療方針を参考に，最新の知見を交えて概説した．

## どういう疾患・病態か

EGPAは先行する重症喘息あるいはアレルギー性鼻炎に，著明な好酸球増多と全身諸臓器の血管炎による症状で発症する細動脈から細静脈の細小血管が障害される血管炎症候群である．

Churg-Strauss症候群またはアレルギー性肉芽腫性血管炎（allergic granulomatous angiitis）と呼ばれていたが，2012年にEGPAに名称が変更された．顕微鏡的多発血管炎（microscopic polyangiitis：MPA），多発血管炎性肉芽腫症（granulomatosis with polyangiitis：GPA）とともにANCA関連血管炎に属する．

典型例の発症経過には3つの相があるとされている．すなわち喘息および鼻茸を伴う好酸球性副鼻腔炎の時期（前兆期），末梢血好酸球増多，好酸球性肺炎そして喘息悪化の時期（好酸球増多期），さらに全身性血管炎発症の時期（血管炎期）である．ただし，実際の症例では前2者は併存し区別できないことも多い．ほとんどの症例において喘息発症の初期から重症で通常の喘息よりも好酸球増多が目立ち，経過中に好酸球性細気管支炎や慢性好酸球性肺炎を合併することがある[1]．喘息発症から血管炎発症まで通常は数年以内であるが，10〜20年以上の長期の喘息歴から血管炎発症に至る症例も少なくない．一方，喘息症状がないままに好酸球増多や血管炎症状から発症し，その後の経過中に典型的な喘息症状が認められる非典型的な症例も存在する．また，血管炎所見が明確でない不全型も少なくない．

血管炎症状としては，発熱，体重減少のほか，90%以上で多発性単神経炎症状（四肢末梢のしびれや筋力低下）がみられ，それ以外に皮膚症状（紫斑など），心障害（不整脈，心不全症状など），消化管虚血症状（イレウス，腸管潰瘍などによる腹痛，嘔吐，下痢，消化管出血）などがみられる．心障害は最も予後と関連し[2]，自覚症状がなくとも約半数に合併するため[3]，症状によらず心病変の精査を行う必要がある．

病因は特定されていないが，何らかのアレルギー機序により発症すると考えられている．ただし，アトピー素因は必ずしも強くなく，特異的IgE陽性率やアレルゲン皮膚テスト陽性率は低い．本症の発症とロイコトリエン受容体拮抗薬，オマリズマブ（抗IgE抗体）の関連が指摘されたこともあったが，いずれも「全身性ステロイド薬の減量などにより隠れていた血管炎症状が発症した」と捉える意見が主流となっている．現時点では外的要因によるEGPA発症は証明されていない．EGPAの家族内発症が国内外で報告されており，遺伝的背景との関連についても報告されているが，現時点では十分には明らかにされていない．

鑑別すべき疾患として，MPAやGPAのほかに結節性多発動脈炎（periarteritis nodosa：PAN）や特発性好酸球増多症（hypereosinophilic syndrome：HES），慢性好酸球性肺炎，アスピリン喘息，アレルギー性気管支肺アスペルギルス症などが挙げられる．

## 治療に必要な検査と診断

EGPAの診断基準として，厚生省難治性血管炎分科会による診断基準（表1）[4]と2022年に新たに作成されたACR/EULARによる新分類基準（表2）[5]を用いる．ACR/EULARの新分類基準は7項目の合計点が6点以上の場合，感度は85%，特異度は99%と高く，実臨床において応用されやすいが，

好酸球性多発血管炎性肉芽腫症　**263**

表1　厚生省の診断基準

(1) 主要臨床所見
　①気管支喘息あるいはアレルギー性鼻炎
　②好酸球増加
　③血管炎による症状（発熱（38℃以上，2週間以上），体重減少（6ヵ月以内に6kg以上），多発単神経炎，消化管出血，紫斑，多関節痛（炎），筋肉痛，筋力低下）

(2) 臨床経過の特徴
　主要所見①②が先行し，③が発症する．

(3) 主要組織所見
　①周囲組織に著明な好酸球浸潤を伴う細小血管の肉芽腫，またはフィブリノイド壊死性血管炎の存在
　②血管外肉芽腫の存在

(4) 判定基準
　①確実（Definite）
　　a. 主要臨床所見のうち気管支喘息あるいはアレルギー性鼻炎，好酸球増加および血管炎による症状のそれぞれ1項目以上を示し，同時に主要組織所見の1項目を満たす場合
　　b. 主要臨床所見3項目を満たし，臨床経過の特徴を示す場合
　②疑い（Probable）
　　a. 主要臨床所見1項目及びおよび主要組織所見の1項目を満たす場合
　　b. 主要臨床所見3項目を満たすが，臨床経過の特徴を示さない場合

(5) 参考となる所見
　①白血球増加（1万/μL），②血小板増加（40万/μL），③血清IgE増加（600 IU/mL以上），④MPO-ANCA陽性，⑤リウトマイド因子陽性，⑥胸部X線所見にて肺浸潤影

（文献4より引用）

表2　2022年ACR/EULARによるEGPAの分類基準

この分類基準を適用する前に，血管炎模倣疾患の除外と小中血管の血管炎診断がなされていること

| 臨床基準 | |
|---|---|
| 閉塞性気道疾患 | +3 |
| 鼻ポリープ | +3 |
| 多発単神経炎 | +1 |
| 検査・生検基準 | |
| 血液中好酸球数 $1.0 \times 10^3/\mu L$ 以上 | +5 |
| 血管外の好酸球炎症 | +2 |
| cANCA または PR3-ANCA の陽性 | −3 |
| 血尿 | −1 |

7項目の点数を合計し，6点以上でEGPAと分類する

（文献5より引用）

この基準は他の血管炎からEGPAを抽出することを目的としているため，基準項目以外に血管炎症状を伴うことが必須条件となる．また，喘息患者においてEGPA症例を抽出することを想定しておらず，喘息自体が元々末梢血好酸球数の高い症例が多いことや副鼻腔炎を併発しやすいことから過剰診断になりやすい問題点がある．海外文献では，ACR/EULARの新分類基準に加えて血管炎症状が基準に含まれるLanham基準（表3）[6]を満たす場合にEGPAと診断していることが多く，ACR/EULARの新分類基準を用いる場合にはLanham基準と合わせて評価することが勧められる．

　末梢血好酸球は，末梢血白血球数の10%以上（通常1,500/μL以上）に増加する．

**表3　Lanham の診断基準**

①気管支喘息
②好酸球増加（＞1,500/μL）
③血管炎に起因する2臓器異常の臓器障害
以上のすべてを満たした場合に診断する.

（文献6より引用）

MPO-ANCA 陽性率は，報告により異なるが30～40%程度である．ANCA の有無は診断基準には用いられない．MPO-ANCA 陽性例では血管炎の病像が主体であり，MPA 類似の腎病変，肺胞出血，末梢神経障害，皮疹の頻度が高く，陰性例では好酸球性炎症がより主体となり心病変や肺浸潤の頻度が高いとされている[7]．一方 PR3-ANCA の陽性率は10%以下である．そのほか，白血球増加や CRP 上昇に加え，虚血を反映する LDH や CK の上昇，血小板増加，総 IgE 値や IgG4 の上昇，リウマチ因子陽性などが参考検査所見として挙げられる．

特異的な画像所見はないが，胸部 X 線または CT で多い所見は，移動性の非区域性限局性の浸潤影で，そのほか非空洞性結節や網状影がみられる．小葉中心性結節，気管支壁肥厚，気管支拡張は細気管支の好酸球あるいはリンパ球浸潤を示し，気道病変の画像と考えられる．時に小葉間隔壁の肥厚や両側または片側性の胸水貯留も認められることがある．

末梢神経病変では多発単神経炎が典型的な症状であり，ほとんどの症例で四肢末梢のしびれや異常知覚，筋力低下，麻痺などを認める．末梢神経伝導検査では，虚血による軸索変性を反映して複合活動電位の振幅低下を主な所見として認める．

組織学的には細動脈，毛細血管，細静脈レベルの血管に血管外肉芽腫を伴う壊死性血管炎が本症に特徴的である．障害血管壁は壊死を伴い，周囲には好酸球浸潤が認められる．血管炎は全身臓器に起こりうるが，心臓，肺，肝臓，消化管，腎臓，皮膚などが比較的好発部位である．肺病変については経気管支肺生検よりも外科的肺生検のほうが組織診断として望ましいが，より低侵襲性の皮膚生検や腓腹神経生検で組織学的診断を行うこともある．そのほか，患者状態を考慮して心筋，消化管，腎，筋などからも生検が行われる．

寛解導入療法時における EGPA の活動性や重症度の明確な判定基準はない．1996年に生命予後に影響する病態として提唱された Five Factor Score（FFS：心筋病変，消化器病変，中枢神経病変，腎不全，高度蛋白尿）が1つ以上合致する場合に予後不良とされ，「重症」のひとつの指標とされている[8]．FFS は2011年に改定され，年齢（65歳以上），心病変，消化管病変，腎不全の4つが予後不良因子とされ，副鼻腔炎など耳鼻科領域の病変はむしろ生命予後良好の因子として定義された[2]．改定 FFS 2点以上では5年生存率が約60%と特に予後不良とされている．2022年に改訂された EULAR recommendations[9] や2020年に作成された難治性血管炎に関する調査研究班（研究代表者：針谷正祥）による EGPA の治療の手引き[10] では，1996年の FFS が1つ以上合致する場合を重症と定義し，高用量ステロイドに免疫抑制薬を併用することが推奨されている．ACR/VF guideline[11] でも同様に重篤な血管炎に伴う臓器症状の有無で重症度を評価することが勧められている．血管炎の治療開始時の活動性評価および治療効果については，バーミンガム血管炎活動性スコア（Birmingham Vasculitis Activity Score：BVAS）（**表4**）を用いることが勧められており，これにより，「寛解」「再発」などを客観的に判断することができる．

表4　BVAS version 3（ANCA 関連血管炎診療ガイドライン 2017 より引用）

| 症候 | 4週間以前から持続 | 4週間以内に新規/増悪 | 症候 | 4週間以前から持続 | 4週間以内に新規/増悪 |
|---|---|---|---|---|---|
| 1 全身症状(maximum scores) | 2 | 3 | 6 心血管病変(maximum scores) | 3 | 6 |
| 筋痛 | 1 | 1 | 脈拍消失 | 1 | 4 |
| 関節痛/関節炎 | 1 | 1 | 心弁膜症 | 2 | 4 |
| 発熱（38.0度以上） | 2 | 2 | 心外膜炎 | 1 | 3 |
| 体重減少（2 kg以上） | 2 | 2 | 狭心痛 | 2 | 4 |
| 2 皮膚病変(maximum scores) | 3 | 6 | 心筋症 | 3 | 6 |
| 梗塞 | 1 | 2 | うっ血性心不全 | 3 | 6 |
| 紫斑 | 1 | 2 | 7 腹部(maximum scores) | 4 | 9 |
| 潰瘍 | 1 | 4 | 腹膜炎 | 3 | 9 |
| 壊疽 | 2 | 6 | 血性下痢 | 3 | 9 |
| ほかの皮膚血管炎 | 1 | 2 | 虚血による腹痛 | 2 | 6 |
| 3 粘膜/眼病変(maximum scores) | 3 | 6 | 8 腎病変(maximum scores) | 6 | 12 |
| 口腔潰瘍/口腔内肉芽腫 | 1 | 2 | 高血圧（拡張期血圧＞95 mmHg） | 1 | 4 |
| 陰部潰瘍 | 1 | 1 | 蛋白尿（＞1＋あるいは＞0.2 g/日） | 2 | 4 |
| 唾液腺炎あるいは涙腺炎 | 2 | 4 | 血尿（＞1＋あるいは＞10 RBC/hpf） | 3 | 6 |
| 眼球突出 | 2 | 4 | SCr（血清クレアチニン値） | | |
| 上/強膜炎 | 1 | 2 | 1.4 ～ 2.79 mg/dL | 2 | 4 |
| 結膜炎/眼瞼炎/角膜炎 | 1 | 1 | SCr 2.8 ～ 5.69 mg/dL | 3 | 6 |
| 霧視 | 2 | 3 | SCr≧5.7 mg/dL | 4 | 8 |
| 突然の失明* | * | 6 | SCr 増加＞30%あるいは CCr 低下＞25%* | * | 6 |
| ブドウ膜炎 | 2 | 6 | 9 神経系病変(maximum scores) | 6 | 9 |
| 網膜変化（血管炎/血栓症/滲出物/出血） | 2 | 6 | 頭痛 | 1 | 1 |
| 4 耳・鼻・咽喉(ENT)病変 (maximum scores) | 3 | 6 | 髄膜炎 | 1 | 3 |
| 鼻出血/痂疲形成，鼻腔内潰瘍/肉芽腫 | 2 | 4 | 器質性錯乱 | 1 | 3 |
| 副鼻腔病変 | 1 | 2 | 痙攣（高血圧性でない） | 3 | 9 |
| 声門下狭窄 | 3 | 6 | 脳卒中 | 3 | 9 |
| 伝音性難聴 | 1 | 3 | 脊髄病変 | 3 | 9 |
| 感音性難聴 | 2 | 6 | 脳神経麻痺 | 3 | 6 |
| 5 胸部(maximum scores) | 3 | 6 | 感覚性末梢神経障害 | 3 | 6 |
| 喘鳴 | 1 | 2 | 運動性多発性単神経炎 | 3 | 9 |
| 結節または空洞* | * | 3 | ■PERSISTENT DISEASE ONLY：(すべての異常所見が活動性血管炎による場合) | | |
| 胸水/胸膜炎 | 2 | 4 | | | |
| 浸潤影 | 2 | 4 | | | |
| 気管内の偽腫瘍/潰瘍病変 | 2 | 4 | | | |
| 大量喀血/肺胞出血 | 4 | 6 | | | |
| 呼吸不全 | 4 | 6 | | | |

CCr：クレアチニンクリアランス

● BVAS をスコア化する際の規則

1. それぞれの症候が血管炎によると考える場合にのみ点数を付ける．それぞれ症候出現に他の原因があると考えられる場合（たとえば，感染，薬剤による副作用，他の併存疾患，など）には点数化しない.
2. すべての異常所見が活動性血管炎による場合には，"Persistent Disease" の欄にチェックする.
3. 専門家の意見，特殊検査や画像検査が必要である項目もある.
4. 血清クレアチニンの項目は，最初の評価時のみ点数化する.
5. 星印（＊）がある項目は "Persistent"disease とは同一ではない．これらの症候が活動性血管炎による時は "New/Worse"（4週間以内の新規/増悪）を示唆している.
   (https://www.vasculitis.org/より)

## 治療の実際

寛解導入療法について「ANCA 関連血管炎診療ガイドライン 2023」では，難治性血管炎に関する調査研究班による「治療の手引き 2020」や 2015 年の欧州の recommendation[12]，2021 年の ACR/VF guideline で推奨されている治療方針を記しており，1996 年の FFS ≧ 1 の定義に合致する場合，つまり生命予後を左右する病変や重要臓器のある場合には，高用量の全身ステロイド＋免疫抑制薬が推奨され，1996 年の FFS 0（重症病変がない）の場合はステロイド単独治療が推奨される．ステロイド単独治療で効果不十分だった場合には，免疫抑制薬を併用する．免疫抑制薬は第一にシクロホスファミド（CY）が用いられる．投与法として，連日内服療法（POCY：2 mg/kg/日，3 〜 6 ヵ月）と 3 〜 4 週間ごとの経静脈的大量療法（IVCY：1 回投与量 0.5 〜 0.75 g/m$^2$，総投与回数は 3 〜 6 回）があり，どちらが有用かのエビデンスは乏しいが，後者のほうが総投与量が少なくすむために有害事象は少ないとされている．併存する喘息症状に対しては「喘息予防・管理ガイドライン 2024」に則って治療を行う．

安定期，維持療法としては，ステロイドを漸減するとともに，免疫抑制薬の長期投与が必要な場合はアザチオプリン（2 mg/kg/日）やメトトレキサート（保険適用外）の併用を考慮する．ステロイドの漸減の速度，方法に一定の見解はないが，5 〜 10 mg を 2 〜 4 週間間隔で漸減し，プレドニゾロン換算 10 mg/日以下を維持量（目標量）とする．

ステロイドや免疫抑制薬による治療でも抵抗する末梢神経障害に対して γ グロブリン大量療法（IVIG：γ グロブリン 0.4 g/kg/日を 5 日間連続投与）が有効と報告されており[13]，2010 年から保険適用となり使用されている．

再燃時の治療は原則として急性期の治療と同様に行う．CY については過去の使用量を調べ，泌尿器系悪性腫瘍を含む有害事象のリスクを上昇させないため，総投与量を 10 〜 15 g 程度までにとどめることが推奨される．

IL-5 は強力な好酸球活性化因子であり，EGPA の病態に関与することが報告されている．2017 年に抗 IL-5 モノクローナル抗体であるメポリズマブを用いた国際 III 相試験の結果が報告された．プレドニゾロン 7.5 mg/日以上連用中で不安定な EGPA 患者に対して，メポリズマブ 300 mg を月 1 回投与する群とプラセボを投与する群で比較が行われた[14]．その結果，メポリズマブ投与群では，プラセボ投与群と比較して寛解状態にある週数が有意に増加し，寛解状態にある患者の割合が上昇した．また，ステロイドが減量できた症例もメポリズマブ投与群で有意に多かった．この結果を受けて，わが国でも 2018 年に EGPA に対して 300 mg/月投与が保険適用となった．副作用の少なさと効果の大きさから，長期管理でステロイドの減量に難渋する症例では併用を考慮する．2024 年には新たに IL-5 α 受容体抗体のベンラリズマブを用いた国際 III 相試験の結果が報告された．プレドニゾロン 7.5 mg/日以上連用中で不安定な EGPA 患者に対して，ベンラリズマブ 30 mg を月 1 回投与する群とメポリズマブ 300 mg を月 1 回投与する群で比較が行われ，ベンラリズマブは BVAS の改善やステロイド減量などの治療効果において，メポリズマブと非劣性の結果が得られた[15]．今後，EGPA に対するベンラリズマブの保険適用が検討されている（2024 年 8 月現在）．

ANCA 陽性 EGPA 症例に対するリツキシマブの有効例も示されている[7, 16]が，現時点では保険適用はない．

## 処方例

### 体重60kgの症例の場合

処方　プレドニン®錠5mg　1回3錠
　　　1日2回　朝昼食後
　　　　　　重症の場合は，プレドニン®錠
　　　5mg　1回6錠　1日2回　朝昼食
　　　後
　　　（適宜以下を併用）
　　　　　　エンドキサン®錠50mg　1回2
　　　錠　1日1回　朝食後
　　　もしくは
　　　　　　注射用エンドキサン®600～
　　　900mg点滴静注（生理食塩水
　　　500mlに溶解）3～4週に1回
　　　もしくは
　　　　　　イムラン®錠50mg　1回2錠
　　　1日1回　朝食後
● 治療抵抗性の場合
処方　皮下注用ヌーカラ®300mg　皮下
　　　注　4週に1回
● 治療抵抗性の神経障害が残る場合
処方　献血ベニロン®-I静注用
　　　400mg/kg　点滴静注　5日

## 専門医に紹介するタイミング

　末梢血好酸球の著明な増加と多発性単神経炎などを伴って発症する典型例では診断は容易であるが，非典型例では組織所見が必要となり診断が難しい．さらに血管炎症状が早期に急速に進行する劇症例では時に致死的となるため，早期診断と早期治療が重要であり，本症を疑った場合には，直ちに専門医に紹介する．

## 専門医からのワンポイントアドバイス

　成人発症重症喘息に副鼻腔炎を伴う症例で，末梢血好酸球が10%（あるいは1,500/$\mu$L）以上あれば，本症が発症する可能性を考慮する．また，喘息のコントロールが不良の場合，治療を強化するだけではなく，血液検査や胸部X線写真をチェックし本症や関連疾患の除外を行う．また，患者へ前もって，手足のしびれや筋力低下，ほかの臓器症状などが出現したら，受診するように説明しておくことも有用である．

　本症診断後，治療中の症例（ステロイド漸減中）においては，常に再発に注意して経過を観察し，BVASなどを用いて再発の徴候を見逃さないようにする．また，治療は長期にわたるため，副作用対策も重要で，ニューモシスチス肺炎をはじめとした日和見感染予防や，糖尿病，骨粗鬆症なども十分に考慮しておくことも必要である．

### 文　献

1) Kim YK, Lee KS, Chung MP et al：Pulmonary involvement in Churg-Strauss syndrome：an analysis of CT, clinical, and pathologic findings. Eur Radiol 17：3157-3165, 2007

2) Guillevin L, Pagnoux C, Seror R et al：The Five-Factor Score revisited：assessment of prognoses of systemic necrotizing vasculitides based on the French Vasculitis Study Group（FVSG）cohort. Medicine（Baltimore）90：19-27, 2011

3) Hazebroek MR, Kemna MJ, Schalla S et al：Prevalence and prognostic relevance of cardiac involvement in ANCA-associated vasculitis：eosinophilic granulomatosis with polyangiitis and granulomatosis with polyangiitis. Int J Cardiol 199：170-179, 2015

4) 厚生省特定疾患免疫疾患調査研究班難治性血管炎分科会（分科会長：橋本博史）：平成10年度研究報告書．1999

5) Grayson PC, Ponte C, Suppiah R et al：2022 American College of Rheumatology/European Alliance of

Associations for Rheumatology Classification Criteria for Eosinophilic Granulomatosis With Polyangiitis. Arthritis Rheumatol 74：386-392, 2022

6) Lanham JG, Elkon KB, Pusey CD et al：Systemic vasculitis with asthma and eosinophilia：a clinical approach to the Churg-Strauss syndrome. Medicine（Baltimore）63：65-81, 1984

7) Lyons PA, Peters JE, Alberici F et al：Genomewide association study of eosinophilic granulomatosis with polyangiitis reveals genomic loci stratified by ANCA status. Nat Commun 10：5120, 2019

8) Guillevin L, Lhote F, Gayraud M et al：Prognostic factors in polyarteritis nodosa and Churg-Strauss syndrome. A prospective study in 342 patients. Medicine（Baltimore）75：17-28, 1996

9) Hellmich B, Sanchez-Alamo B, Schirmer JH et al：EULAR recommendations for the management of ANCA-associated vasculitis：2022 update. Ann Rheum Dis 83：30-47, 2024

10) 厚生労働科学研究費補助金（難治性疾患政策研究事業）難治性血管炎に関する調査研究　針谷正祥 編：高リン脂質抗体症候群・好酸球性多発血管炎性肉芽腫症・結節性多発動脈炎・リウマトイド血管炎の治療の手引き 2020. 診断と治療社, 2021

11) Chung SA, Langford CA, Maz M et al：2021 American College Of Rheumatology/Vasculitis Foundation guideline for the management of antineutrophil cytoplasmic antibody-associated vasculitis. Arthritis Rheumatol 73：1366-1383, 2021

12) Groh M, Pagnoux C, Baldini C et al：Eosinophilic granulomatosis with polyangiitis（Churg-Strauss）（EGPA）Consensus Task Force recommendations for evaluation and management. Eur J Intern Med 26：545-553, 2015

13) Taniguchi M, Tsurikisawa N, Higashi N et al：Treatment for Churg-Strauss syndrome：induction of remission and efficacy of intravenous immunoglobulin therapy. Allergol Int 56：97-103, 2007

14) Wechsler ME, Akuthota P, Jayne D et al：Mepolizumab or placebo for eosinophilic granulomatosis with polyangiitis. N Engl J Med 376：1921-1932, 2017

15) Wechsler ME, Nair P, Terrier B et al：Benralizumab versus mepolizumab for eosinophilic granulomatosis with polyangitis. N Engl J Med 390：911-921, 2024

16) Teixeira V, Mohammad AJ, Jones RB et al：Efficacy and safety of rituximab in the treatment of eosinophilic granulomatosis with polyangiitis. RMD Open 5：e000905, 2019

## 6. アレルギー性肺疾患

# 慢性咳嗽（咳喘息）

新実彰男
名古屋市立大学大学院医学研究科 呼吸器・免疫アレルギー内科学

**POINT**

●咳喘息は，咳のみを症状とする喘息である．

●わが国では，8週以上持続し胸部X線や聴診所見の異常を伴わない「狭義の」慢性咳嗽の約半数を占める最多の原因疾患である．

●気道の好酸球性炎症やリモデリングなど，典型的喘息と同様の特徴を有する．

●気管支拡張薬の有効性が診断の決め手となるが，診断確定後は吸入ステロイド薬を中心に長期治療を行う．

---

## ガイドラインの現況

近年，アレルギーや呼吸器の専門外来，プライマリケアの場の両者で，持続する咳を訴える患者の増加が指摘されている．また，咳は患者の受診動機として最も頻度が高い症状であることが報告されている．かかる現状を背景に，2005年に日本呼吸器学会から「咳嗽に関するガイドライン」，翌年に同じ内容の英語版，そして2012年に「咳嗽に関するガイドライン第2版」が刊行された．2019年には，世界初となる「咳嗽と喀痰の診療ガイドライン2019」が喀痰症状も取り上げたガイドラインとして改訂された[1]．3週未満の急性咳嗽，3週以上8週未満の遷延性咳嗽，8週以上の慢性咳嗽に分類しているが（図1），この定義は海外のガイドラインでもほぼ同様である．わが国のガイドラインは海外のものと比較して，感染症が主体となる急性咳嗽にもページ数を割いて詳述したこと，内科以外に小児科，耳鼻科の委員の協力も得て，小児の咳嗽や耳鼻科疾患による咳嗽，専門施設で行う検査なども包括的に取り上げたことなどが特徴である．近年注目されている難治例の病態や治療についても詳述した．なお，日本咳嗽学会から「専門医のための遷延性・慢性咳嗽の診断と治療に関する指針2021年度版」も刊行されている[2]．

海外からはAmerican College of Chest Physicians，European Respiratory Societyのほか，英国，オーストラリア，ドイツ，中国などからもガイドラインが発表されている．主なガイドラインの比較を表1に示す．

本稿では多彩な慢性咳嗽の原因疾患の中で，咳喘息に焦点を絞って解説する．

---

【本稿のバックグラウンド】　咳は患者の受診動機として最も頻度が高い症状である．特に8週間以上持続する慢性咳嗽は，胸部X線や身体所見の異常を示さない場合が多く，診断や治療にしばしば難渋する．こ

のような現状を背景に，2005年に日本呼吸器学会から「咳嗽に関するガイドライン」，2012年に同第2版が刊行された．2019年には「咳嗽と喀痰の診療ガイドライン2019」として改訂された．

## どういう疾患・病態か

　咳喘息は咳のみを症状とする喘息であり，喘鳴や呼吸困難を伴わない慢性の咳嗽，気道過敏性亢進，気管支拡張薬が有効，で定義される．わが国では，8週以上持続し胸部X線や聴診所見の異常を伴わない「狭義の」慢性咳嗽の約半数を占める最多の原因疾患である[2,3]．60％の患者で主要抗原への感作（特異的IgE反応）が証明されるが，個々の抗原に対する感作の頻度は典型的喘息と比較して低い．呼吸機能検査上，ピークフロー値や一秒量は通常正常か軽度の低下にとどまるが，末梢気道閉塞はしばしば認められる．慢性咳嗽の原因疾患の中で唯一気管支拡張薬（β刺激薬）が有効な疾患であり，本症の咳が気道攣縮により生じることが想定される．喀痰，気管支肺胞洗浄（BAL）液，気管支粘膜組織中に好酸球が増加し，増加の程度が疾患の重症度と相関する．中枢気道の粘膜生検と末梢気道・肺病変を反映するBAL液の両者で，喘息と咳喘息の好酸球増多は同等である．一方，誘発喀痰の早期相・遅発相を用いた検討では，典型的喘息に比較して，咳喘息では好酸球増多を中枢気道優位に認める患者が多く，中枢気道炎症と咳発現の関連が示唆される[4]．基底膜肥厚，杯細胞増生，血管新生，CT画像上の気道壁肥厚など，慢性炎症の持続により惹起され，喘息の重症化との関連が知られる気道リモデリングの種々の所見も喘息と同様に観察される．吸入ステロイド薬を中心とする適切な治療が行われないと，経過中に約3割の患者で喘鳴が出現し，典型的喘息に移行する[1~3,5]．

## 治療に必要な検査と診断

　長引く咳を訴える患者においては，スクリーニング検査としてまず胸部X線写真を撮影し，肺癌，肺炎，肺結核，間質性肺炎などの重篤化しうる，あるいは時に致死的な疾患を見落とさないように留意する[1~3]．気道

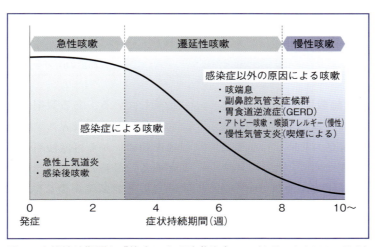

図1　症状持続期間と感染症による咳嗽比率　　（文献1を参照して作成）

表1　国内外の咳嗽の診療ガイドラインの比較（北米，欧州，英国，日本）

| 名　称 | 国 | 開発グループ | 公表年 | 出　典 | 特　徴 |
|---|---|---|---|---|---|
| CHEST Guideline and Expert Panel Report | 北米 | American College of Chest Physicians | 2014〜2021 | Chest 146：885-889, 2014　ほか（テーマごとの単発で現在まで断続的に発表中） | エビデンス重視のガイドライン．文章主体でやや読みづらい．小児も含めて記載．診療に用いるにはやや不向き． |
| ERS guidelines on the diagnosis and treatment of chronic cough in adults and children | 欧州 | European Respiratory Society Task Force | 2019 | Eur Respir J 55：1901136, 2020 | 難治性病態を説明する概念である cough hypersensitivity syndrome を前面にフィーチャーし，それに対する新規治療についても紹介． |
| British Thoracic Society Clinical Statement on chronic cough in adults | 英国 | British Thoracic Society Cough Guideline Group | 2023 | Thorax 6（suppl 6）：3-19, 2023 | プライマリケア，専門医それぞれでの対応フローチャート，clinical practice points を示すなど実際的かつコンパクトでわかりやすいガイドライン．最新の考え方である treatable traits のひとつとして cough hypersensitivity を含めることで，難治例への対応を明確に示している． |
| 咳嗽・喀痰の診療ガイドライン 2019 | 日本 | 日本呼吸器学会　咳嗽・喀痰の診療ガイドライン 2019 作成委員会 | 2019 | 咳嗽・喀痰の診療ガイドライン 2019 作成委員会：咳嗽・喀痰の診療ガイドライン 2019．日本呼吸器学会，2019 | 2つの巻頭フローチャートに始まり，病歴のポイントを重視した咳嗽・喀痰診療の原則，治療薬など総論が充実．全編2色刷で読みやすい．英語版（ダイジェスト版）も出版された（Mukae H et al：Respir Investig 59：270-290, 2021）． |
| 専門医のための遷延性・慢性咳嗽の診断と治療に関する指針 2021 年度版 | 日本 | NPO 法人日本咳嗽学会 | 2021 | NPO 法人日本咳嗽学会：専門医のための遷延性・慢性咳嗽の診断と治療に関する指針 2021 年度版．前田書店，2021 | 「慢性咳嗽の診断と治療の指針」（2001 年），同改訂第2版（2005 年）を発表した日本咳嗽研究会が 2018 年に学会へと発展し，咳嗽専門医を対象に成人に限定して作成したコンセンサスレポート．従来からの治療的診断と将来へ向けた病態的診断の両方を記載しているのが特徴． |

過敏性検査は限られた施設でしか施行できず，また咳喘息診断における感受性，特異度は 100％ではない．咳喘息の診断には気管支拡張薬の効果確認が重要であり，ほかに明らかな原因がなく気管支拡張薬の使用で咳が改善すれば本症と診断できる．ガイドラインでは，テオフィリン製剤に比して気管支拡張作用が強力で副作用が少ない β 刺激薬の使用を推奨している．ある製剤が無効でも，製剤を切り替えたり，吸入ステロイド薬である程度咳を鎮めてから再度使用すると奏効する場合がある．最新のガイドラインに記載された咳喘息の診断基準を**表2**に示す[1]．好酸球性気道炎症を反映する喀痰好酸球数や呼気中 NO 濃度の上昇の証明は補助診断法として有用だが，正常範囲内の場合も少なくないので留意

表2 咳喘息（cough variant asthma：CVA）の診断基準

下記1〜2のすべてを満たす
1. 喘鳴を伴わない咳嗽が8週間以上*持続
   聴診上も wheezes を認めない
2. 気管支拡張薬（β2刺激薬など）が有効
＊：3〜8週間の遷延性咳嗽であっても診断できるが，3週間未満の急性咳嗽
   では原則として確定診断しない

参考所見
1）末梢血・喀痰好酸球増多，FeNO 濃度高値を認めることがある（特に後
   2者は有用）
2）気道過敏性が亢進している
3）咳症状にはしばしば季節性や日差があり，夜間〜早朝優位のことが多い

（文献2より引用）

を要する．末梢気道閉塞を反映するスパイロメトリーのフローボリューム曲線で下降脚が下に凸になる所見は，非喫煙患者であれば咳喘息を疑わせる有力な所見である．総IgE値の上昇や特異的IgE反応陽性が一部の症例で認められる[3]．

咳喘息を疑うには病歴聴取が重要で，毎年同じ季節に咳が出たり咳が悪化する明らかな季節性をしばしば認める[5]．1日のうちでは夜間〜早朝にも認めることが多い（夜間・早朝のみの咳であれば強く疑える）．ただし，日中の咳が優位な患者も多いので留意する[4]．咳喘息はしばしば急性上気道炎を契機に発症あるいは悪化するので，経過が数週以内であれば感染後咳嗽との鑑別が問題となるが，感染後咳嗽は徐々にでも自然に改善し最終的には消失することが病歴のポイントである[1〜3]．

## 治療の実際

気道炎症やリモデリングの存在から，診断確定後は喘息におけると同様に，早期からの吸入ステロイド薬（inhaled corticosteroid：ICS）を中心とする長期療法を行う．治療開始前の重症度分類と重症度別の治療指針を**表3**に示す[2]．ブデソニド（パルミコート®）では800μg/日，フルチカゾン（フルタイド®）・ベクロメタゾン（キュバール®）・シクレソニド（オルベスコ®）・モメタゾン（アズマネックス®）では400μg/日が開始量となる．典型的喘息への移行頻度はICS療法により低下する．必要に応じて長時間作用性β2刺激薬（long-acting β2-agonist：LABA）（吸入：セレベント®，貼付：ホクナリン®テープ），ロイコトリエン受容体拮抗薬（キプレス®，シングレア®，オノン®カプセル）などを併用する．長時間作用性吸入β2刺激薬が必要な症例では配合剤（シムビコート®，アドエア®，フルティフォーム®，レルベア®，アテキュラ®）も有用であり，配合剤を処方する患者が多い．中用量以上のICS＋吸入作用性β2刺激薬に抵抗性の咳喘息を含む喘息患者の咳嗽に対して，長時間作用性抗コリン薬（long-acting muscarinic antagonist：LAMA）であるチオトロピウムの追加吸入により咳症状が改善し，改善度が高かった症例では，咳嗽関連QOL，咳受容体感受性が改善したことが報告されている[6]．LAMAが必要な患者ではICS/LABA/

慢性咳嗽（咳喘息）　273

表3 咳喘息（CVA）の治療開始前の重症度と，重症度別治療指針

| 治療前重症度 | 軽 症 | 中等症以上 |
|---|---|---|
| 症 状 | 症状は毎日ではない<br>日常生活や睡眠への妨げは週1回未満<br>夜間症状は週1回未満 | 症状が毎日ある<br>日常生活や睡眠が週1回以上妨げられる<br>夜間症状は週1回以上 |
| 長期管理薬 | 中用量ICS<br>（使用できない場合はLTRA） | 中〜高用量ICS，＋LABAまたはLTRA，LAMA，テオフィリン徐放製剤（LABAは配合剤の使用可）<br>2剤以上の追加やLTRA以外の抗アレルギー薬の併用も考慮してよい |
| 発作治療 | 吸入SABA頓用<br>効果不十分なら短期経口ステロイド薬 | 吸入SABA頓用<br>中用量BFCのmaintenance and reliever療法<br>効果不十分なら経口ステロイド薬（症状に応じて治療開始時から数日間併用してもよい） |

（文献2より引用）

LAMA製剤（テリルジー®，エナジア®）が使用できるようになった．また，咳喘息ではないが，咳優位型の重症喘息患者の治療抵抗性の咳嗽の重症度，咳特異的QOLと咳受容体感受性が気管支サーモプラスティによって改善した報告がある[7]．ICS/LABAに反応不良の場合は咳受容体感受性が寄与している可能性があるため，ICS/LAMA増量よりもLAMA・LTRAの追加を考慮する[4]．2〜3ヵ月ごとに症状を評価し，無症状かほぼ無症状ならICS以外の長期管理薬を1剤ずつ減らしていき，さらにICSを半減していく．逆に症状が再燃したら薬剤を増やして治療をステップアップする．ロイコトリエン拮抗薬単剤治療の有用性が報告されているが，典型的喘息への移行防止効果などの長期効果は確立されておらず，現時点ではICSとの併用が望ましい．ただし何らかの理由でICSが使用しにくい場合には単剤治療を考慮してもよい．症状悪化時には喘息と同様に吸入短時間作用性$\beta_2$刺激薬の頓用や，経口ステロイド薬の短期内服を行う[1]．難治例，症状持続例では，繰り返す咳により惹起される気道リモデリングの可能性も考慮して，長期の治療継続が必要である[5]．

重症好酸球性喘息の患者において，抗IL-5抗体（メポリズマブ）と抗IL-5Rα抗体（ベンラリズマブ）による咳受容体感受性の改善（改善度は末梢血好酸球数に依存）と，並行する咳特異的QOL（LCQスコア）の改善が最近報告された[8]．

## 処 方 例

### 診断的治療

● 診察時に咳嗽があり，あるいは突発的に咳嗽が出現する場合

処方　メプチンエアー®10μg　2パフ頓用吸入　1日4回まで

●持続性の咳嗽, 夜間のみの咳嗽

処方　ホクナリン®テープ2mg　1枚貼
　　　1日1回（1～2週継続して効果の
　　　有無を判定する）

### 診断確定後の治療

●軽　症

処方A　アズマネックス®ツイストヘ
　　　　ラー®　200μg　1吸入　1日2回
　　　　朝夕

処方B　パルミコート®200μgタービュ
　　　　ヘイラー®　2吸入　1日2回　朝夕

処方C　オルベスコ®200μgインヘラー
　　　　2吸入　1日1回　朝または夕

　吸入ステロイド薬による副作用例やコン
プライアンス不良例では,

処方D　キプレス®錠10mgまたはシン
　　　　グレア®錠10mg　1回1錠　1日
　　　　1回　眠前

●中等症以上（軽症での処方A～Cで不
十分な場合）

処方A　シムビコート®タービュヘイラ
　　　　ー®　1回2～4吸入　1日2
　　　　回　朝夕

処方B　アドエア®125（または250）エ
　　　　アゾール120吸入用　1回2吸
　　　　入　1日2回　朝夕

処方C　フルティフォーム®125エア
　　　　ゾール56吸入用　1回2～4吸
　　　　入　1日2回　朝夕

処方D　レルベア®100または200エリ
　　　　プタ14吸入用　1回1吸入　1日
　　　　1回

処方E　アテキュラ®中または高用量
　　　　1日1回

上記で効果不十分ならキプレス®
　　　　錠10mg　1回1錠　1日1
　　　　回　眠前追加, さらにスピリー
　　　　バ®2.5μgレスピマット®60吸
　　　　入　2吸入　1日1回追加

処方F　エナジア®中または高用量　1
　　　　日1回
　　　　またはテリルジー®100または
　　　　200　1日1回

●急性上気道炎などによる悪化時や ICS
導入時に咳嗽が強い場合
　軽症または中等症以上の処方に以下を
併用する.

処方　メプチンエアー®10μg　2パフ頓
　　　用吸入　1日4回まで
　　上記で効果不十分な場合や, 夜間睡眠
　に支障をきたすほど症状が強い場合は,
　プレドニン®錠5mg　1回2～3錠　1
　日2回　3～7日まで, 最長14日以内
　にとどめる.

## 専門医に紹介するタイミング

　処方例に記した「中等症以上」の処方で,
処方A～Eの配合剤＋他剤併用や, 処方F
で十分なコントロールが得られない場合に
は, 専門医への紹介を考慮する.

## 専門医からのワンポイントアドバイス

　ICSには, ドライパウダー製剤とエアロゾ
ル製剤があり, さらにそれぞれに添加物やデ
バイスなどが異なる複数の製剤がある. どの
薬剤が合うかは患者によって異なるので, あ
る薬剤で効果が得られなかったり, 吸入時の
むせの惹起などでかえって悪化する場合に

は，ほかの薬剤に変更すると効果が現れることがある．難治例では，抗メディエーター薬（抗トロンボキサン薬など）の追加が著効することがある．しばしば合併する胃食道逆流症の治療も考慮する（第一選択薬はプロトンポンプ阻害薬）[1~3].

狭義の慢性咳嗽には入らないが，咳嗽を主訴とするが軽度の喘鳴も伴う喘息患者の頻度も高い（咳優位型喘息と呼んで咳喘息とは区別する）．胸部の聴診時には必ず強制呼出を行わせ，呼気終末のわずかな喘鳴も聴き落とさないように心がける．また喘鳴症状の有無を，特に夜間や早朝に重点を置いて丁寧に問診する．喘鳴があれば咳優位型喘息が疑われるが，心不全やCOPDとの鑑別に注意する．治療は咳喘息と同様である．

─────── 文 献 ───────

1) 咳嗽・喀痰の診療ガイドライン2019作成委員会：咳嗽・喀痰の診療ガイドライン2019. メディカルレビュー社，2019

2) NPO法人日本咳嗽学会：専門医のための遷延性・慢性咳嗽の診断と治療に関する指針2021年度版．前田書店，2021

3) 新実彰男：慢性咳嗽の病態，鑑別診断と治療─咳喘息を中心に─．日内会誌 105：1565-1577，2016

4) Niimi A, Fukumitsu K, Takeda N et al：Interfering with airway nerves in cough associated with asthma. Pulm Pharmacol Ther 59：101854, 2019

5) Niimi A：How long should patients with cough variant asthma or non-asthmatic eosinophilic bronchitis be treated? J Thorac Dis 13：3197-3214, 2021

6) Fukumitsu K, Kanemitsu Y, Asano T et al：Tiotropium attenuates refractory cough and capsaicin cough reflex sensitivity in patients with asthma. J Allergy Clin Immunol Pract 6：1613-1620. e2, 2018

7) Nishiyama H, Kanemitsu Y, Hara J et al：Bronchial thermoplasty improves cough hypersensitivity and cough in severe asthmatics. Respir Med 216：107303, 2023

8) Ito K, Kanemitsu Y, Fukumitsu K et al：Targeting the interleukin-5 pathway improves cough hypersensitivity in patients with severe uncontrolled asthma. Ann Allergy Asthma Immunol 131：203-208.e1, 2023

## 6. アレルギー性肺疾患

# 過敏性肺炎

みやざきやすなり
**宮崎泰成**
東京科学大学病院 呼吸器内科

**POINT**

● 過敏性肺炎（hypersensitivity pneumonitis：HP）は，臨床像から急性 HP と慢性 HP に分類され，画像・病理・BAL 所見から非線維性と線維性に分類する．急性 HP と慢性再燃症状軽減型 HP は非線維性 HP に，慢性潜在性発症型 HP は線維性 HP に対応する．慢性再燃症状軽減型 HP の一部は進行し線維性 HP となる．

● 抗原と特異抗体（Ⅲ型アレルギー）あるいは感作リンパ球（Ⅳ型アレルギー）が反応して発症する．原因となる抗原は真菌，細菌，動物由来（鳥類など）蛋白や化学物質が含まれる．

● 曝露評価，画像診断，BAL のリンパ球分画・病理診断を参考に，臨床医・放射線科医・病理医による多分野による集学的検討を行う．

● 治療：急性 HP では抗原回避を基本とし呼吸不全例ではステロイドを使用する．慢性 HP においては的確な抗原回避とともに，進行する場合はステロイド・免疫抑制薬を考慮する．進行性線維化を伴う間質性肺疾患の場合，抗線維化薬を併用する．

---

## ガイドラインの現況

2020 年米国胸部医学会・日本呼吸器学会・ラテンアメリカ胸部学会合同（ATS/JRS/ALAT）ガイドライン（2020ATS-GL）[1] と 2021 年米国胸部医師学会（ACCP）CHEST ガイドライン（2021CHEST-GL）が発表された．わが国でも 2022 年に日本呼吸器学会から日本アレルギー学会，日本職業・環境アレルギー学会，日本サルコイドーシス/肉芽腫性疾患学会，厚生労働科学研究費補助金・難治性疾患政策研究事業「びまん性肺疾患に関する調査研究」班の協力を得て「過敏性肺炎診療指針 2022」が発表された[2]．

---

**【本稿のバックグラウンド】** HP を非線維性，線維性，蜂巣肺のある HP に分けると，蜂巣肺のある HP は特発性肺線維症（IPF）と同等の平均予後 2.8 年と不良で，非線維性は 14.7 年以上で予後がよく，線維性はその中間の 7.95 年であった[3]．線維化所見が予後に大きく影響を与えるため，上記ガイドラインで重視されている．

過敏性肺炎　277

表1　過敏性肺炎の原因抗原

| 疾患名 | 発生状況 | 抗　原 |
|---|---|---|
| 鳥関連過敏性肺炎 | 鳥飼育 | 鳥排泄物 |
| | 自宅庭への鳥飛来 | 鳥排泄物 |
| | 鶏糞肥料使用 | 鳥排泄物 |
| | 剥製 | 羽毛 |
| （羽毛ふとん肺） | 羽毛布団使用 | 羽毛 |
| 農夫肺 | 酪農作業 | *Saccharopolyspora rectivirgula,* *Themoactinomyces vulgaris, Absidia corymbifera,* *Eurotium amstelodami, Wallemia sebi* |
| | トラクター運転 | *Rhizopus* 属 |
| 夏型過敏性肺炎 | 住宅 | *Trichosporon asahii, T. dermatis* |
| 住宅関連過敏性肺炎 | 住宅 | *Candida albicans, Aspergillus niger, A.fumigatus* *Cephalosporium acremonium, Fusarium napiforme* *Humicola fuscoatra, Peziza domiciliana* *Penicillium corylophilum, Cladosporium sp.* |
| 加湿器肺 | 加湿器使用 | *Aspergillus flavus? Phoma herbarum?* |
| 塗装工肺 | 自動車塗装 | イソシアネート |
| 機械工肺 | 自動車工場 | *Mycobacterium Immunogenum* *Acinetobactor Iwoffii, Pseudomonas fluorescens* |
| 小麦粉肺 | 菓子製造 | 小麦粉 |
| コーヒー作業肺 | コーヒー豆を炒る作業 | コーヒー豆塵埃 |
| 温室栽培者肺 | ラン栽培（温室） | 木材チップ中の真菌 |
| | キュウリ栽培（温室） | 不明 |
| きのこ栽培者肺 | シイタケ栽培 | シイタケ胞子 |
| | エノキダケ栽培 | エノキダケ胞子 |
| コルク肺 | コルク製造作業 | *Penicillium glabrum, A. fumigatus,* *Chrysonilia sitophilia* |
| Hot-tub lung | ホットタブ，シャワー，ミスト | *Cladosporium,* *Mycobacterium avium complex* |

## どういう疾患・病態か

　HP はアレルギー性間質性肺炎である．抗原に感作された患者において，同一の抗原と特異抗体（Ⅲ型アレルギー）あるいは感作リンパ球（Ⅳ型アレルギー）が反応して発症する．原因となる抗原は真菌，細菌，動物由来（鳥類など）蛋白や化学物質が含まれる（**表1**）．臨床像から急性 HP と慢性 HP に分類さ

れる．急性 HP では肉芽腫を形成するため肉芽腫性肺疾患に分類され，慢性 HP では肉芽腫はほとんど形成されず線維性間質性肺疾患に分類される．IPF や膠原病関連間質性肺炎（CVD-IP）との鑑別が重要である．

　**図1**に臨床像による分類と画像・病理による分類を示す．わが国では臨床像から急性と慢性に病型を分類している（図1）．慢性は再燃症状軽減型と潜在性発症型に亜分類さ

278　6．アレルギー性肺疾患

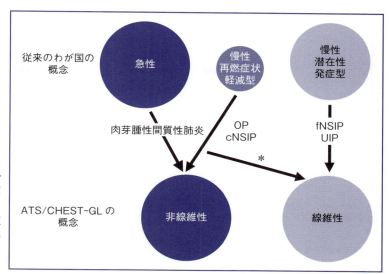

図1 疾患分類の概念の比較
臨床像により急性と慢性に分類する．炎症と線維化は画像・病理（BAL）所見によって分類する．慢性HPは炎症と線維化の程度で線維性と非線維性に分類する（矢印でそれぞれの対応を示す）．

れる．再燃症状軽減型は当初急性症状があるが徐々に軽減する病型で一部は慢性の経過で線維化する（図1＊）．一方，最初から急性症状がなく息切れと咳嗽が線維化とともに進行する病型が潜在性発症型である．潜在性発症型の外科的肺生検症例の検討ではUIP様パターンが多く，線維化を伴う症例は進行性で5年生存率は50～70％と予後不良であった[4]．2019年Salisburyらの報告では，117例の過敏性肺炎と152例の特発性肺線維症（idiopathic pulmonary fibrosis：IPF）を検討している．HPを非線維性，線維性，蜂巣肺のあるHPに分けると蜂巣肺のあるHPはIPFと同等の平均予後2.8年であり，非線維性は14.7年以上で予後がよく線維性はその中間の7.95年であった[3]．線維化所見が予後に大きく影響を与えることが明らかにされている．

## 治療に必要な検査と診断

夏型HPはわが国特有の疾患で高温多湿の気候を背景に古い木造家屋に増殖する真菌（トリコスポロン）が原因で急性が多い．鳥関連HPは鳥糞や羽毛に含まれる抗原が原因で慢性が多い．農夫肺は牧草に増殖する好熱性放線菌，加湿器肺は加湿器の水槽で増殖する真菌・細菌，きのこ栽培者肺はきのこ胞子や栽培環境で増殖する真菌・細菌が原因となる．

2020ATS-GLに準拠し，わが国の診療指針「過敏性肺炎診療指針2022」[2]は作成されている．曝露評価，画像診断，気管支肺胞洗浄（BAL）リンパ球分画の増加，病理診断に基づいた多分野による集学的検討による過敏性肺炎の診断基準（図2）と診断アルゴリズムを提案している[2]．

### 1 曝露評価

「臨床像」・「発症環境」・「免疫学的所見」の3項目から判断する．

2020ATS-GLの翌年発刊された2021CHEST-GLにおいては，特に曝露評価を重要視している．原因抗原の特定に関しては，2020ATS-GLでは原因抗原の同定に関してyes/no（ある/なし）の2択であるが，2021CHEST-GLでは，identified/indeterminate/unidentifiedと3つに分類され，より細かくMDDを行うことが可能である．

| 曝露歴および/又は血清 IgG 検査 | Typical for HP 曝露あり (+) | Typical for HP 曝露なし (−) | Compatible with HP 曝露あり (+) | Compatible with HP 曝露なし (−) | Indeterminate HP 曝露あり (+) | Indeterminate HP 曝露なし (−) |
|---|---|---|---|---|---|---|
| BAL を実施していない，または BAL でリンパ球増加を認めない，かつ，病理組織診断未施行，または病理組織診断が Indeterminate | 中程度の確信度 | 低い確信度 | 低い確信度 | 低い確信度 | 低い確信度 | 低い確信度 |
| BAL でリンパ球増加 病理組織診断見未施行 | 高い確信度 | 中程度の確信度 | 中程度の確信度 | 低い確信度 | 低い確信度 | 低い確信度 |
| BAL でリンパ球増加 病理組織診断が Indeterminate | 確定 | 高い確信度 | 中程度の確信度 | 中程度の確信度 | 低い確信度 | 低い確信度 |
| 病理組織診断が Probable HP | 確定 | 高い確信度 | 高い確信度 | 中程度の確信度 | 中程度の確信度 | 低い確信度 |
| 病理組織診断が Typical HP | 確定 | 確定 | 確定 | 確定 | 確定 | 高い確信度* |

**図 2　画像・曝露評価・BAL・病理組織診断に基づく HP の診断**
　画像所見，曝露評価，BAL リンパ球増加および病理組織学的診断の総合評価に基づく HP の診断．MDD を行って信頼度を検討する．＊：追加された臨床情報や病理組織診断に対するエキスパートのセカンドオピニオンを考慮した再評価においても病理医の結論が変わらない場合は，信頼度が上がって「確定」となる場合がある．
（文献 2 より引用）

Identified とは，抗原と症状・疾患進行の関連が，誘発や回避により示されたもの，indeterminate とは，問診票，特異抗体検査で抗原の存在を疑うが症状・疾患進行との関連を示せないもの，unidentified とは，疑う抗原がないものと定義している．

## 1．臨床像：詳細な問診，診察

　急性過敏性肺炎は数週～数ヵ月間の経過で咳嗽・労作時の息切れ・発熱・全身倦怠感などの症状を呈する．抗原曝露 4～12 時間後にインフルエンザ様症状として出現する．慢性 HP は急性症状を認めることは稀で，数ヵ月～数年間の経過で徐々に進行する労作時呼吸困難，全身倦怠感，食欲不振，咳嗽および体重減少を呈する．夏型 HP は夏季に，加湿器肺や羽毛製品の鳥関連 HP は冬季に発症・増悪する．胸部聴診上小水泡ラ音（fine crackles）を 90％の症例で聴取し，ばち指を 30％に認め

る．Fine crackles は IPF，CVD-IP やほかの線維性びまん性肺疾患と共通の聴診身体所見であるが，吸気時 squawk は細気管支病変を示唆し本症に特徴的な所見である[5]．

## 2．発症環境：環境調査問診票，抗原回避試験，環境調査

　環境調査問診票（表 2）は問診と合わせて使用すると有用である．発症抗原の頻度は，気候・生活習慣・職業の分布などさまざまな要素で変わるため，この問診票は，日本国内で上記抗原探索を網羅的にチェックすることができるように作成している．慢性過敏性肺炎が疑われる症例に対して 2 週間の入院抗原回避試験を行い，肺活量，KL-6，白血球数の 3 項目のうち 2 項目以上の改善で診断的価値が高かったことを報告している．特異度が 80.7％と高値であった一方で感度は 51.0％と低値であったことから，抗原回避試験が陽性

## 表2　環境調査問診票（東京科学大学資料）

以下は肺疾患の原因になりうる環境問診票です．記述または〇をつけてください．

・住まいについてお聞きします．
①現住所（　　　　　　　　　　都/道/府/県の　　　　　　　市/区/町/村 ）
②築（　　）年の（ 鉄筋, 木造 ）（ 戸建て, 集合住宅, その他 ）（　　）階建ての（　　）階に（　　）年間居住
③日当たりの悪い部屋：（ ない, ある；具体的にどの部屋ですか　　　　　　　　　　　　）
④湿気の多い部屋：（ ない, ある；具体的にどの部屋ですか　　　　　　　　　）
⑤カビの臭い：（ する, しない ）
⑥カビがみられますか：（ 目立たない, ある ）
　　カビている所（ 風呂場, 洗濯機, 洗面所, キッチン, 窓際, 壁, 木製家具, 畳, 布団, カーペット, 他：　　　　）
⑦（ 循環式の浴槽, ジャグジー, 風呂水をためる習慣, ミストサウナ ）はありますか：（ ある, ない ）
⑧雨漏りや浸水をしたことはありますか：（ ある, ない ）
⑨自宅近くに（ 畑, 川, 湿地 ）はありますか：（ ある, ない ）

・生活環境についてお聞きします．
①加湿器は使いますか：（ 使う：季節はいつですか？　　　　　　　　　, 使わない ）
②エアコンは使いますか，また一番古いものは購入して何年経ちますか：
　　（ 使う：購入してから約　　　　年, まったく使わない ）
③羽毛布団は使いますか：（ 使う, 以前使っていた, 昔から使わない ）
　　使っていた期間は，（　　　　年前から　　　　まで ）
　　同居のご家族も使いますか：（ 使う, 以前使っていた, 昔から使わない ）
④ご自宅に他の鳥関連製品は現在ありますか
　　（ ない, ダウンコート, 羽毛枕, 羽毛のハタキ, 鳥の剝製, その他：　　　　　　）
⑤鶏糞肥料を使う園芸を，ご自宅または近隣で行っていますか：
　　（ 行っていない, 自宅で使用する, 近隣が使用する, わからない ）
⑥鳥の飼育を，幼少期も含めて，していましたか：（ 飼育していた, していない ）
　　いつ頃に，何種類を，何羽ほど飼育していましたか（いますか）？
　　（　　　　　　　　　　　　　　　　　　　　　）
⑦近隣に鳥を飼育している家や，鳥小屋, 鳥の巣, はありますか：（ ある, ない, わからない ）
⑧自宅の庭やベランダに，鳥の飛来・羽毛・鳥糞, をみかけますか：（ ある, ない ）
⑨庭や公園の鳥に餌付けをしますか：（ する, しない ）
⑩現在，鳥以外のペットを飼育していますか：（ 飼育する：　　　　　, 飼育しない ）

・職業歴についてご記載をお願いします．
　　　　歳から　　　　歳まで（職名）　　　　（具体的に　例：事務　　　　）
　　　　歳から　　　　歳まで（職名）　　　　（具体的に　　　　　　　　）
　　　　歳から　　　　歳まで（職名）　　　　（具体的に　　　　　　　　）

・カビや粉塵を吸い込む業務・趣味についてお聞きします．以下を日常的に扱う場合にチェックをしてください．
☐農作業，野菜・果物・花・きのこ栽培　　☐干し草，家畜の飼料，堆肥　　☐庭木の剪定・植木
☐野菜の仕分け　　　　　　　　　　　　☐パン・菓子・製麺などの穀粉　　☐茶やコーヒ豆の粉末
☐食品加工（ソーセージ・チーズ製造等）　☐落ち葉やゴミなどの清掃　　　☐動物の毛や排泄物
☐木屑，木材の粉塵，DIY　　　　　　　☐かびたコルク・材木・樹皮　　　☐管楽器（サックスなど）
☐機械加工で冷却水・潤滑油　　　　　　☐金属の粉塵（熔接，研磨）
☐イソシアネートを含む塗装・吹き付け　　☐水タンク付き冷風機・冷風扇・
　（ポリウレタンフォーム，ラッカーなど）　　除湿器

その他に，カビや粉塵を吸い込むおそれのある業務や趣味があれば，ご記載ください．
（　　　　　　　　　　　　　　　　　　　　　　　　　　　　　　　　　　　）

以上の中で，何が症状（咳，息苦しさ，微熱）の誘因になっていると思いますか．
（　　　　　　　　　　　　　　　　　　　　　　　　　　　　　　　　　　　）

## 参考：過敏性肺炎の発生源に基づく分類

| 発生源 | 具体的な環境 | 疾患名 |
|---|---|---|
| 水の汚染 | microbial bioaerosol の発生源となる | |
| － 換気装置 | 加湿器や空調機内の汚染水，水タンク付きのエアコン（冷風機・扇），除湿器 | humidifier lung（加湿器肺），空調病，換気装置肺炎 |
| － 居住環境 | 家屋の浸水・風呂場と台所など水回りの汚れ腐食・木造家具・畳・カーペットソファーなどの布張り家具の汚染，管楽器 | summer-type HP（夏型過敏性肺炎），home-related HP（住居関連過敏性肺炎），wind-instrument alveolitis，bagpipe lung |
| | 温水浴槽（循環式，ジェットバス）の天井や周辺の湿気とカビ，サウナ汚染 | hot tub lung（温水浴槽肺），sauna taker's lung（サウナ入浴者肺） |
| － 職業性 | 自動車工場などでの金属加工液（冷却水や潤滑液）の汚染，下水処理，配管作業 | machine operator's lung（機械工肺），sewer worker's lung（下水作業者肺） |
| 植物関連 | | |
| － 農作業・食品加工 | かびた干し草・穀類・貯蔵牧草，サトウキビ・製糖工場・菓子製造，煙草，きのこの胞子・きのこ栽培用の堆肥，ラン・バラ・キュウリなど温室栽培，堆肥，じゃがいも・パプリカ・ブドウなど野菜果物のかび，醸造所，コーヒー豆の塵埃，茶の栽培・緑茶粉末 | farmer's lung（農夫肺），bagassosis（サトウキビ肺），tobacco grower's lung，mushroom grower's lung（きのこ栽培肺），温室栽培者肺，compost lung，potato riddler's lung（ジャガイモ仕分け人肺），paprika slicer's lung，wine grower's lung，coffee worker's lung（コーヒ作業者肺），tea grower's lung |
| － 穀類 | 穀粉（小麦，麦芽，芽豆など），小麦粉・鰹節・チーズなどのコナダニ（flour mite）による汚染，ゾウムシの寄生した小麦粉，かびの生えた大麦，パン工場・製パンの酵母・菓子製造 | flour-dust alveolitis，miller's lung（製粉工肺），Wheat-weevil lung，malt worker's lung（麦芽労働者肺），baker's lung |
| － 木材 | 材木伐採，カエデの樹皮はぎ，趣味（DIY）を含む木材加工の木屑・粉塵，木工職人，木屑，セコイアのおが屑，木材のパルプ，木材の乾燥腐敗，落ち葉・枯葉，茅葺屋根，コルクのかび | wood trimmer's disease（製材工場労働者病），maple bark disease，woodworker's lung（木工作業者肺），wood fiber alveolitis（木屑病），sequoiosis（セコイア症），wood pulp worker's disease，dry rot lung，thatched-roof lung，cork worker's lung |
| － その他 | 漆喰の塗装外壁の汚れ，化粧品の粉末（argan cake），生ごみ | stucco worker's lung，argan cake HP，waste sorter's lung |
| 動物関連 | | |
| － 鳥類 | 鳥飼育，羽毛製品の使用（羽毛布団，枕，ダウンコート），鳥排泄物や羽毛との接触，鶏糞肥料の使用 | bird fancier's lung（鳥飼病）feather-duvet lung（羽毛布団肺），bird-related HP（鳥関連過敏性肺炎） |
| － 鳥類以外の動物 | 動物の毛皮，実験動物（ラットなどの齧歯類）の毛や排泄物，コウモリの排泄物，養蚕での繭かき・ケバ取り，フットケア | furrier's lung（毛皮職人肺），laboratory worker's HP，sausage worker's lung，bat lung，silkworm rearer's lung（養蚕者肺症），footcare alveolitis |
| － 食品加工 | チーズのかび，ソーセージ製造，魚肉・魚粉の塵埃，牡蠣殻の粉末，牛乳（乳児） | cheese washer's lung（チーズ洗い人肺），salami producer's lung，fish food lung（魚肉肺），fish meal worker's lung（魚粉生産者肺），oystero-shell HP，Heiner syndrome |
| 工業（無機物） | | |
| － 化学物質 | イソシアネート（ポリウレタンフォーム，ラバーなどのスプレー塗装，ラッカー塗料，自動車整備，鋳物），プラスチック加工でのエポキシ樹脂などの酸無水物系硬化剤，歯科材料のアクリル樹脂，ボルドー液（ブドウに用いる硫酸銅等を含む農薬），レーザー脱毛の冷却剤，ポリエステル粉（塗料） | 塗装工肺，isocyanate alveolitis，acid anhydride alveolitis，methacrylate alveolitis，vineyard sprayer's lung（ブドウ園噴霧者肺），hair-remover lung，painter's lung |
| － 金属 | 亜鉛ヒューム，コバルト，ジルコニウム，トリメチルインジウム，ベリリウム | giant cell pneumonitis，zinc-fumes alveolitis，beryllium HP |
| － 薬物 | ペニシリン系，セフェム系，メトトレキサート，インターフェロインα，プラバスタチン，など | drug-induced HP |

HP：hypersensitivity pneumonitis（過敏性肺炎）　　　　　　　　　　　　（文献2より引用）

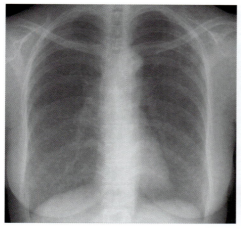
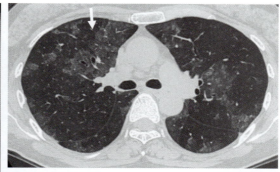
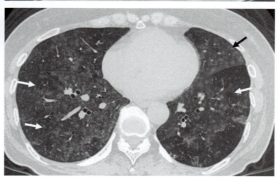

**図3 急性過敏性肺炎の画像**
左：胸部X線写真．両側中下肺野に淡いすりガラス陰影（血管影をトレースできない）を認める．
右：胸部CT．両側びまん性に淡く辺縁が不明瞭な小葉中心性小結節を認める（下段矢印）．汎小葉性のすりガラス陰影も認め，モザイクパターンを呈している（上段矢印）．

であった場合の診断能は高いといえるが，陰性であっても否定することはできない．自宅，自宅周辺，職場の環境調査も発症環境を明らかにするのには有用である．

### 3．免疫学的所見：特異抗体，吸入誘発試験

特異抗体は診断上有用である．夏型過敏性肺炎では抗トリコスポロン・アサヒ抗体が，鳥関連過敏性肺炎では鳥特異的IgGの測定が有用である．感度・特異度は，急性鳥関連過敏性肺炎では両者とも90％程度，慢性過敏性肺炎では感度60％程度，特異度80％程度である．誘発試験は診断として最も信頼性があり，慢性過敏性肺炎においても感度・特異度は90％以上であるが，抗原吸入誘発試験は特定の施設でしか行われていない．濃度を調整した抗原を吸入させ，前，6時間後，24時間後にX線（CT），肺機能検査，動脈血液ガス分析，白血球数，CRP，症状，体温をチェックし診断する．

### 2 画像診断

非線維性（Typical, Compatible）と線維性（Typical, Compatible, Indeterminate）に分類する．非線維性では，小葉中心性の粒状影あるいは辺縁の不明瞭な小結節，モザイクパターンの汎小葉性のすりガラス影を呈する（図3）．線維性では，牽引性細気管支の拡張とthree density patternが認められ，細気管支病変を表している．UIP様パターンを呈するcompatible線維性HPは特発性肺線維症（IPF）との鑑別が難しい（図4）．詳細は「過敏性肺炎診療指針2022」（日本呼吸器学会）第7章画像所見を参照していただきたい[2]．

### 3 気管支肺胞洗浄（BAL）リンパ球分画の増加と病理診断

気管支肺胞洗浄（BAL）リンパ球分画の増加：リンパ球分画が40％以上の所見は重要で，抗原曝露が疑われる場合やHRCT所

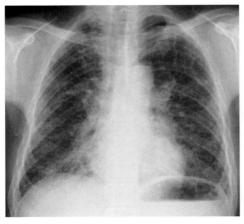
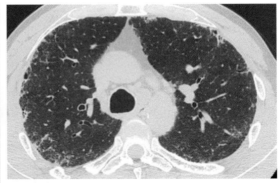
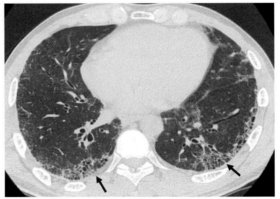

**図4 慢性過敏性肺炎の画像**
左：胸部X線写真．比較的上肺野から中下肺野にかけて網状影，粒状影を認める．
右：胸部CT．上葉には不規則分布の線状影，胸膜直下の不整形で小さく濃い斑状影を認め，下葉背側には蜂巣肺を認める（矢印）．

見において過敏性肺炎で疑われる場合は注目すべき所見である[2]．

**病理診断**：非線維性（Typical, Probable, Indeterminate）と線維性（Typical, Probable, Indeterminate）に分類する．非乾酪性肉芽腫が特徴的であるが，慢性ではあまり認められない．細気管支の病変や気道中心性の線維化が重要な所見であり，小葉中心性の線維化と胸膜直下の線維化へつながる架橋線維化（bridging fibrosis）は特徴的所見である[1]．詳細は「過敏性肺炎診療指針2022」（日本呼吸器学会）第8章病理所見を参照していただきたい[2]．

## 治療の実際

急性HPでは抗原回避を基本とし呼吸不全例ではステロイドを使用する．慢性HPにおいては的確な抗原回避を行えば改善・進行抑制するが，進行する場合はステロイド・免疫抑制薬を考慮する．また，進行性線維化を伴う間質性肺疾患としての抗線維化薬の有効性が報告されている．

**抗原回避**：抗原回避のための環境改善の方法は以下の通りである．夏型HPでは改築を含めた環境改善が必要である．腐木，寝具，畳，カーペットを処分する．改善しない場合は転居も考慮する．鳥関連HPでは鳥飼育の中止，羽毛布団・ダウンジャケットを同居家族も含めて破棄する．鳥の多い環境（駅前，公園，神社）を避ける．農夫肺や塗装工肺では防塵マスクを着用する．加湿器肺ではフィルターの交換と水槽の洗浄を十分に行う．

## 処方例

### 急性HP

**●中等症以上の症例**

**処方**　プレドニン®20〜40mg/日で開始し漸減，計4週間程度内服する.

**●重症例**

**処方**　メチルプレドニゾロン1,000mg 3日間点滴後，プレドニン®40〜60mg/日を開始漸減し，計4週間程度内服する.

### 慢性HP

**●抗原回避しても線維化が進行し，肺機能検査が悪化する症例**

**処方**　プレドニゾロン錠0.5mg/kg/日および（ステロイド薬のみで進行性の場合は）ネオーラル®（トラフ値で100〜150ng/mL）で治療を開始する.

　　　　プレドニン®は2〜4週おきに5mg減量し，3ヵ月後に効果判定，プレドニゾロン10mgおよびネオーラル®（トラフ値で100〜150ng/mL）で維持療法を行う.

　　　　進行性線維化を伴う間質性肺疾患としての慢性HPではオフェブ1回100〜150mg，1日2回（下痢，肝機能障害に注意）も検討する.

## 専門医に紹介するタイミング

　過敏性肺炎を疑う場合は専門医にコンサルトをする．間質性肺炎患者を外来でみたときは，発熱，咳，呼吸困難などの症状が"いつ""どこで"で起こるかを聞くことと，環境中に"真菌"や"鳥"がいないか，特に鳥に関しては，羽毛布団，ダウンジャケット，鳥の糞にも注目するとよい.

## 専門医からのワンポイントアドバイス

　環境を整備すれば予後の改善が認められる疾患なので，まずは，この疾患を疑い，安易に"特発性"（原因不明）としないことが重要である．また，羽毛布団やダウンジャケットは普段から多くの人が使用する寝具・衣服である．一方で，慢性HPをその他の慢性進行性間質性肺炎から診断するのはしばしば困難である．したがって，原因不明の慢性進行性間質性肺炎の経過をみる際には，本人および同居家族の羽毛布団・ダウンジャケットを破棄するように指導している.

---文　献---

1) Raghu G, Remy-Jardin M, Ryerson CJ et al：Diagnosis of hypersensitivity pneumonitis in adults. an official ATS/JRS/ALAT clinical practice guideline. Am J Respir Crit Care Med 202：e36-e69, 2020

2) 日本呼吸器学会過敏性肺炎診療指針作成委員会：過敏性肺炎診療指針 2022. 2022

3) Salisbury ML, Gu T, Murray S et al：Hypersensitivity pneumonitis：radiologic phenotypes are associated with distinct survival time and pulmonary function trajectory. Chest 155：699-711, 2019

4) Ohtani Y, Saiki S, Kitaichi M et al：Chronic bird fancier's lung：histopathological and clinical correlation. an application of the 2002 ATS/ERS consensus classification of the idiopathic interstitial pneumonias. Thorax 60：665-671, 2005

5) 宮崎泰成：過敏性肺炎 診断と治療のアップデート. アレルギー 69：329-333, 2020

## 7. 全身性疾患と肺病変

# サルコイドーシス

**坂東政司**
自治医科大学 内科学講座 呼吸器内科学部門

**POINT**

● 2015年にサルコイドーシス（サ症）の新しい診断基準および重症度分類が，日本サルコイドーシス/肉芽腫性疾患学会と厚生労働省びまん性肺疾患に関する調査研究班との合同で作成された．

● 2018年に作成されたサルコイドーシス診療の手引きは2021年2月に一部改訂され，「サルコイドーシス診療の手引き2020」として日本サルコイドーシス/肉芽腫性疾患学会のホームページ上に掲載されている．

● 海外では，2020年に米国胸部医学会（ATS）からサ症の診断と検査に関する実臨床ガイドライン，2021年に英国胸部医学会（BTS）から肺サ症の臨床像，診断および管理に関する声明と，欧州呼吸器学会（ERS）からサ症の治療に関するガイドラインが発刊された．

● 学会ホームページで掲載されていた「サルコイドーシス診療の手引き2020」の診断基準の内容を一部改訂（心臓限局性サルコイドーシスの臨床診断を追加）し，「サルコイドーシス診療の手引き2023」として2023年に刊行された．

● 2024年4月より，厚労省の指定難病の診断基準・臨床調査個人票が変更となり，これまで組織診断が必須であった心臓限局性サルコイドーシスが臨床所見のみで申請可能となった．

---

## ガイドラインの現況

　サ症は，全身諸臓器に病変を形成し，その臨床像・経過は多彩であるため，標準的治療法は確立されていない．そのため，科学的根拠に基づいた患者ケアの最適化のための推奨を含むガイドライン作成は困難であり，わが国においてサ症の診療ガイドラインは現時点で作成されていない．しかし，このような状況の中，サ症診療のエッセンスを盛り込み，日常診療で重要と考えられる質疑応答を追加した「概要」パートと，豊富な診療経験を有する専門家による「解説」パートをハイブリッドした「サルコイドーシス診療の手引き」が作成された．2021年2月にはその内容が一部改訂され「サルコイドーシス診療の手引き2020」[1]として，日本サルコイドーシス/肉芽腫性疾患学会のホームページ上に掲載され，2023年には診断基準の内容を一部改訂（心臓限局性サルコイドーシスの臨床

診断を追加）し，「サルコイドーシス診療の手引き 2023」[2] として発刊された．なお心臓病変の診療に関しては，日本循環器学会などが中心となり「心臓サルコイドーシスの診療ガイドライン」[3] が 2017 年に刊行され，2019 年には英語版[4] も作成されている．また，2024 年 4 月に厚労省の指定難病の診断基準・臨床調査個人票が変更され，心臓限局性サルコイドーシスが，心臓サルコイドーシスの臨床診断により申請可能となった．

　一方海外では，2020 年に米国胸部医学会（ATS）からサ症の診断と検査に関する実臨床ガイドライン[5] が作成され，縦隔リンパ節生検の適応や呼吸器病変以外のスクリーニング検査法に関する 10 個のクリニカルクエスチョンに対する推奨が示されている．また，2021 年には英国胸部医学会（BTS）から肺サ症の臨床像，診断および管理に関する声明[6] が発表され，実臨床における重要ポイントが要約されている．同年に欧州呼吸器学会（ERS）からサ症の治療に関する GRADE 法を用いたガイドライン[7] も刊行され，肺・皮膚・心臓・神経とともに疲労や small-fiber neuropathy を含む 8 つの PICO 質問に対する 12 の推奨が提示されている．

【本稿のバックグラウンド】　わが国におけるサ症の診断基準は，特定疾患（現在の指定難病）の公的負担医療の認定基準として 1976 年に作成され，2014 年まで使用されていた．その後，2015 年 1 月に現行の「難病の患者に対する医療等に関する法律」（難病法）が成立し，その施行に対応した新しい診断基準および重症度分類が，日本サルコイドーシス/肉芽腫性疾患学会と厚労省びまん性肺疾患に関する調査研究班との合同で作成された[8]．「サルコイドーシス診療の手引き 2023」[2] は，2015 年に作成された診断基準および重症度分類の内容と整合性をもたせつつ，新たに心臓限局性サルコイドーシスの臨床診断を追加し，サ症診療を担当する各専門領域の医師を対象に解説されており，本稿ではその内容に準じて重要ポイントを解説する．

## どういう疾患・病態か

　サ症の定義は，1999 年に ATS/ERS/WASOG 合同国際委員会から報告され[9]，日本サルコイドーシス／肉芽腫性疾患学会による翻訳版[10] では以下のように記述されている．「サルコイドーシスは原因不明の多臓器疾患である．若年および中年に好発し，しばしば両側肺門リンパ節腫大，肺浸潤および，眼，皮膚病変で発症する．また，肝臓，脾臓，耳下腺，心臓，神経系，筋肉，骨やほかの臓器が侵されることもある．診断は臨床的，放射線学的所見に加えて，壊死を伴わない類上皮細胞肉芽腫が組織学的に証明されて確立する．既知の原因による肉芽腫と局所性サルコイド反応は除外されなければならない．しばしばみられる免疫学的特徴は，皮膚の遅延型過敏反応の減弱と，病変部位における Th1 型免疫反応の亢進である．また，B細胞活性化の徴候に伴って血中免疫複合体を認めることもある．経過と予後は，発病の様式と病変の広がりに相関する．結節性紅斑を伴う急性発症例や無症状の両側肺門リンパ節腫脹例は，通常，自然に寛解するが，一方，潜行性の発病の場合，ことに肺外多臓器の病変を伴うときは，肺や他臓器の激しい進行性の線維化へと進展することがある」．

　サ症の主病態は，遺伝的素因を背景に何らかの抗原により惹起された Th1 細胞型免疫応答を主体とした肉芽腫性炎症である[11]．本症の原因のひとつとして，皮膚などの常在菌であるプロピオニバクテリウムに関する多くの知見が，わが国から報告されている．発症には Toll 様受容体や NOD 様受容体などの

サルコイドーシス　287

自然免疫も関与し，病態悪化には性ホルモンや心因ストレスなどの関与も報告されているが，その詳細については依然不明である．また，本症の多くは自然軽快するものの，一部では肉芽腫性炎症の持続による線維化をきたす難治例も存在する．

## 治療に必要な検査と診断

サ症の国際的な診断基準は存在しないが，本症を示唆する臨床所見，乾酪壊死を伴わない類上皮細胞肉芽腫所見（1ヵ所以上の組織検体で）および他の肉芽腫性疾患の除外が3つの柱である[5]．

図1にわが国におけるサ症診断のアルゴリズムを示す[2]．本症は，健診（胸部異常陰影）発見例から，全身諸臓器病変による自覚症状を呈する症例まで，多彩な臨床像を呈する．わが国のサ症は，眼病変と心臓病変が多く，特に心臓病変が死因として多いことが特徴[12]であり，呼吸器・眼・循環器のいずれかの臓器に対する各種検査で病変を強く示唆する所見（表1）を検出することが診断に重要である．また，上記以外の臓器病変を認め，生検などで組織学的に乾酪壊死を伴わない類上皮細胞肉芽腫が証明された場合にも本症を疑い，全身検索により診断される場合もある．いずれの場合も，可能な限り組織診断を加え，十分に除外診断を行うことが重要である．

呼吸器系病変を疑う場合には，まず胸部X線，胸部CTおよび採血（ACE（angiotensin converting enzyme），リゾチーム，可溶性インターロイキン2受容体（sIL-2R））を

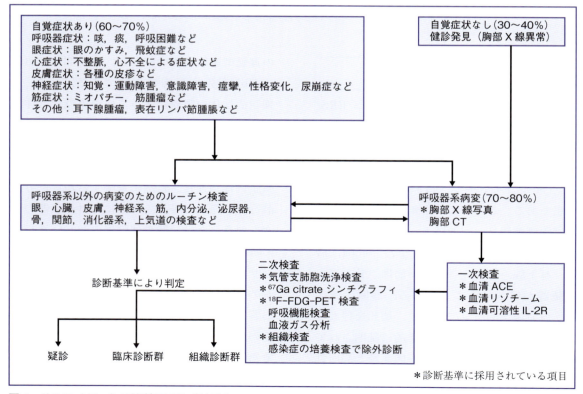

図1　サルコイドーシス診断のアルゴリズム　　　　　　　　　　　　　　　　　　　（文献2より引用）

## 表1　わが国におけるサルコイドーシスの診断基準

●組織診断群と臨床診断群
【組織診断群】
　全身のいずれかの臓器で壊死を伴わない類上皮細胞肉芽腫が陽性であり，かつ，既知の原因の肉芽腫および局所サルコイド反応を除外できているもの．特徴的検査所見および全身の臓器病変を十分検討することが必要である．
【臨床診断群】
①類上皮細胞肉芽腫病変は証明されていないが，呼吸器，眼，心臓の3臓器中のうち2臓器以上において本症を強く示唆する臨床所見を認め，かつ，特徴的検査所見の5項目中2項目以上が陽性のもの．
②心臓以外の臓器にサルコイドーシスの所見を認めず，心臓に類上皮細胞肉芽腫病変は証明されていないが，心臓病変所見の主徴候（a）から（e）の5項目のうち，（d）を含む4項目以上が陽性のもの．

●特徴的検査所見

> 1）両側肺門縦隔リンパ節腫脹（BHL）
> 2）血清アンジオテンシン変換酵素（ACE）活性高値または血清リゾチーム値高値
> 3）血清可溶性インターロイキン2受容体（可溶性 sIL-2R）高値
> 4）$^{67}$-クエン酸ガリウム（$^{67}$Ga citrate）シンチグラフィまたは$^{18}$F-フルオロデオキシグルコース（$^{18}$F-FDG）PET における著明な集積所見
> 5）気管支肺胞洗浄検査でリンパ球比率上昇，CD4/CD8 比が 3.5 を超えて上昇

付記
1. 皮膚は生検を施行しやすい臓器であり，皮膚に病変が認められる場合には，診断のためには積極的に生検を行うことが望まれる．微小な皮膚病変は皮膚科専門医でないと発見しづらいことがある．
2. 神経系をはじめとする他の臓器において，本性を疑う病変はあるが生検が得難い場合がある．このような場合にも，診断確定のためには全身の診察，諸検査を行って組織診断を得るように努めることが望まれる．
3. 臨床診断群においては類似の臨床所見を呈する他疾患を十分に鑑別することが重要である．

●各種臓器におけるサルコイドーシス病変を強く示唆する臨床所見
・呼吸器病変を強く示唆する臨床所見
　呼吸器系病変は肺胞領域の病変（胞隔炎）および気管支血管周囲の病変，肺門および縦隔リンパ節病変，気管・気管支内の病変，胸膜病変を含む．
　下記の1）または2）がある場合，呼吸器病変を強く示唆する臨床所見ありとする．

> 1）両側肺門縦隔リンパ節腫脹（BHL）
> 2）CT/HRCT 画像において，気管支血管周囲，小葉間隔壁，胸膜，小葉中心部などのリンパ路に沿った部位（広義間質）に多発粒状陰影を認める．

・眼病変を強く示唆する臨床所見
　眼病変所見の6項目中2項目以上有する場合，眼病変を強く示唆する臨床所見ありとする．

> 1）肉芽腫性前部ぶどう膜炎（豚脂様角膜後面沈着物，虹彩結節）
> 2）隅角結節またはテント状周辺虹彩前癒着
> 3）塊状硝子体混濁（雪玉状，数珠状）
> 4）網膜血管周囲炎（主に静脈）および血管周囲結節
> 5）多発するろう様網脈絡膜滲出斑または光凝固様の網脈絡膜萎縮病巣
> 6）視神経乳頭肉芽腫または脈絡膜肉芽腫

・心臓病変を強く示唆する臨床所見
　心臓病変所見（徴候）は主徴候と副徴候に分けられ，以下の1）または2）のいずれかを満たす場合，心臓病変を強く示唆する臨床所見とする．

　1）主徴候5項目中2項目以上が陽性の場合．

（次ページへ続く）

サルコイドーシス　289

2）主徴候5項目中1項目が陽性で，副徴候3項目中2項目以上が陽性の場合．

（1）主徴候
(a) 高度房室ブロック（完全房室ブロックを含む）または致死性心室性不整脈（持続性心室頻拍，心室細動など）
(b) 心室中隔基部の菲薄化または心室壁の形態異常（心室瘤，心室中隔基部以外の菲薄化，心室壁の局所的肥厚）
(c) 左室収縮不全（左室駆出率50％未満）または局所的心室壁運動異常
(d) $^{67}$Ga citrate シンチグラフィまたは $^{18}$F-FDG PET での心臓への異常集積
(e) Gadolinium 造影 MRI における心筋の遅延造影所見
（2）副徴候
(a) 心電図で心室性不整脈（非持続性心室頻拍，多源性あるいは頻発する心室期外収縮），脚ブロック，軸偏位，異常Q波のいずれかの所見
(b) 心筋血流シンチグラフィ（SPECT）における局所欠損
(c) 心内膜心筋生検：単核細胞浸潤および中等度以上の心筋間質の線維化

付記
1. 虚血性心疾患と鑑別が必要な場合は，冠動脈検査（冠動脈造影，冠動脈CT あるいは心臓MRI）を施行する．
2. 心臓以外の臓器でサルコイドーシスと診断後，数年を経て心臓病変が明らかになる場合がある．そのため定期的に心電図，心エコー検査を行い，経過を観察する必要がある．
3. 心臓限局性サルコイドーシスが存在する．
4. 乾酪壊死を伴わない類上皮細胞肉芽腫が，心内膜心筋生検で観察される症例は必ずしも多くない．従って，複数のサンプルを採取することが望ましい．
5. $^{18}$F-FDG PET は，非特異的（生理的）に心筋に集積することがあるので撮像条件に注意が必要である．

（文献2より引用）

行う．二次検査としては，気管支内視鏡検査（気管支肺胞洗浄，経気管支肺生検，超音波気管支鏡下リンパ節生検など），ガリウムシンチグラフィ，$^{18}$F-FDG-PET 検査などが含まれ，鑑別診断のための抗酸菌検査や真菌検査も行う．

また本症は，呼吸器症状以外にぶどう膜炎による眼症状，心病変による不整脈や心不全症状，各種の皮疹，顔面神経麻痺などの神経症状，筋力低下や筋肉腫瘤などの筋症状，唾液腺・涙腺腫脹，骨病変による指趾骨の骨折，関節腫脹，表在リンパ節腫脹，胃病変，腸病変，肝脾病変などを同時性または異時性に有する疾患であるため，臨床像に応じた全身諸臓器の病変検索も行う．眼病変および心臓病変に関しては，組織学的証明がない場合でも基準を満たせば臓器病変ありと判断できる．重要な点は，サ症は各々の検査単独では

診断できず，診断基準（表1）に準じて総合的に診断（組織診断群・臨床診断群・疑診）を行うことである．組織学的証明があり，十分な鑑別診断ができれば組織診断群とされるが，その場合においても特徴的な検査所見（表1の「特徴的検査所見」）および全身の臓器病変を十分評価することが重要である．

病理組織学的証明がない場合には，呼吸器・眼・心臓の3臓器のうち2臓器で本症を強く示唆する臨床所見があり，かつ特徴的な検査所見（表1の「特徴的検査所見」）5項目中2項目が陽性の場合には臨床診断群と診断される．また，臨床的に単一臓器のみに所見が現れている場合には「臓器限局性サルコイドーシス」と判断されるが，心臓限局性と神経限局性のサ症では生命予後不良と判断される場合には，診断に先行して治療を行う場合もある．

**表2 重症度分類**

次の3項目によるスコアの合計点で判定する．重症度ⅢとⅣを助成対象とする．

1．罹患臓器数
    1または2臓器病変　　　　　　　　　　1点
    3臓器病変以上または心臓病変あり　　　2点
2．治療の必要性の有無（全身ステロイド治療，全身免疫抑制薬治療）
    治療なし　　　　　　　　　　　　　　　0点
    必要性はあるが治療なし　　　　　　　　1点
    治療あり　　　　　　　　　　　　　　　2点
3．サルコイドーシスに関連した各種臓器の身体障害の認定の程度
    身体障害なし　　　　　　　　　　　　　0点
    身体障害3級または4級　　　　　　　　1点
    身体障害1級または2級　　　　　　　　2点

合計スコアによる判定
    1点　　　　　　　　　　　→　重症度 Ⅰ
    2点　　　　　　　　　　　→　重症度 Ⅱ
    3点または4点　　　　　　→　重症度 Ⅲ
    5点または6点　　　　　　→　重症度 Ⅳ

（四十坊典晴 他：わが国におけるサルコイドーシスの診断基準と重症度分類．日サ会誌 35：3-8，2015 より引用）

また，本症は重症度Ⅲ，Ⅳが医療費助成の対象となるため，重症度分類（**表2**）により，判定を行う．

以下に特徴的検査所見について解説する．

①ACE：サ症では肉芽腫内の類上皮細胞を含む単球系細胞から ACE が産生されていると考えられ，血清 ACE 値は肉芽腫の総量を反映する．本症における感度は30〜60％と報告されているが，ACE 遺伝子型により血清 ACE は影響されるため，注意が必要である．

②リゾチーム：サ症における感度は30〜60％と報告されている．血清リゾチーム値も肉芽腫の総量を反映する．ACE 値が遺伝子多型により低値となる場合に併用する意義がある．

③sIL-2R：サ症では IL-2R の発現が高まることや，sIL-2R が高値となることが報告され，陽性率は60〜80％で，活性化 T 細胞の量を反映する．しかし，悪性リンパ腫や膠原病などでも sIL-2R は高値となることがあり，また，sIL-2R が高値を示さない場合に本症を否定できるものではない．

④ガリウムシンチグラフィ：クエン酸ガリウムが腫瘍や炎症に集まる性質を利用して，全身および各部位の病巣の有無・進行の程度を検査する．サ症では，病変部位に一致して異常集積が認められ，リンパ節・肺野・筋・骨・眼などに異常集積が認められた場合に検査陽性と判断する．

⑤気管支肺胞洗浄：本症においては，①総細胞数の増加，②リンパ球比率の増加，③リンパ球サブセット CD4/CD8 比の上昇の3つが異常所見である．CD4/CD8 比は 3.5 を超える場合，陽性と判断する．

⑥$^{18}$F-FDG PET：2012年3月に $^{18}$F-FDG PET は心臓サルコイドーシスにおける炎症部位の診断として保険適用となったが，2020年度の診療報酬改定で保険適用が拡大され，心臓以外で類上皮細胞肉芽腫が陽

性でサ症と診断され，かつ心臓病変を疑う心電図または心エコー所見を認める場合にも認められている．

## 治療の実際

サ症の治療では主として以下の薬剤が使用される．この中でステロイド吸入薬，免疫抑制薬，TNF 阻害薬，抗菌薬はわが国において本症には保険適用のない薬剤であり，使用する場合には十分な注意と説明が必要である．

①ステロイド：サ症の肉芽腫性炎症の制御に極めて有効であるため，本症に対する第一選択薬である．ステロイドの量，漸減方法，維持療法，再発時の対応などは各臓器で異なる．肺，リンパ節，肝臓，脾臓，筋肉，皮膚（四肢・体幹）などの病変を認める場合でも，自覚症状や QOL 低下が軽度である場合にはステロイド治療の対象にはならず，自然軽快の可能性もあるために自覚症状に応じた対症的治療が行われる．一方，眼，神経，心臓，皮膚（顔面）などに病変を認め，自覚症状や QOL 低下が著しいものは治療対象となり，さらに現在無症状でも，将来の機能予後・生命予後の悪化が予想される場合（肺野収縮・肺機能低下の進行，視野狭窄，神経病変，心臓病変が証明された場合，高カルシウム血症など）は，治療適応ありと判断される．しかし，本症の原因に対する根治的治療ではなく，またステロイド治療が疾患の自然史を変えるか否かは不明であることから，治療のリスクベネフィットバランスについて，各専門領域の医師による十分な説明が必要不可欠である．なお ERS の治療ガイドライン[7] では，未治療肺サ症患者に対して，将来の死亡または永続的な障害のリスクが高いと判断される場合には，努力肺活量

（FVC）および QOL の改善または維持を目的にステロイド治療を導入することを強く推奨している．

②局所療法薬：眼病変，皮膚病変，肺病変では，点眼，局所注射，軟膏，貼付薬，吸入薬などの局所療法薬も使用され，多くはステロイド製剤である．眼病変では散瞳薬や手術治療も行われる．なお，海外の声明[6] やガイドライン[7] では，肺病変に対する吸入ステロイドの使用は勧めていない．

③免疫抑制薬：メトトレキサート（methotrexate：MTX）やアザチオプリン（azathioprine：AZA）などの免疫抑制薬はステロイド量をスペアリングできる作用があり，ステロイドの代替あるいは併用治療薬となる．プレドニゾロンを 1 日 10 〜 15mg 以上で約 6 ヵ月以上投与する場合には，併用療法を検討する．わが国では MTX を第一選択とすることが多く，週 1 回，2 〜 3 錠/週で投与開始し，効果や副作用を評価しながら適宜増減する．眼科では，難治性ぶどう膜炎にシクロスポリン内服薬が保険適用となっている．なお ERS の治療ガイドライン[7] では，ステロイド治療にもかかわらず疾患活動性または許容できない有害事象を認める有症状の肺サ症患者で，将来の死亡または永続的な障害のリスクが高いと判断される場合には FVC および QOL の改善または維持を目的に MTX を追加することを提案（条件付き推奨）している．

④TNF 阻害薬：TNF $\alpha$ は肉芽腫形成に必須のサイトカインであり，一部の TNF 阻害薬は難治性ぶどう膜炎として保険適用がある．なお ERS の治療ガイドライン[7] では，ステロイドまたは他の免疫抑制薬による治療にもかかわらず疾患活動性を認める有症状肺サ症患者で，将来の死亡または永

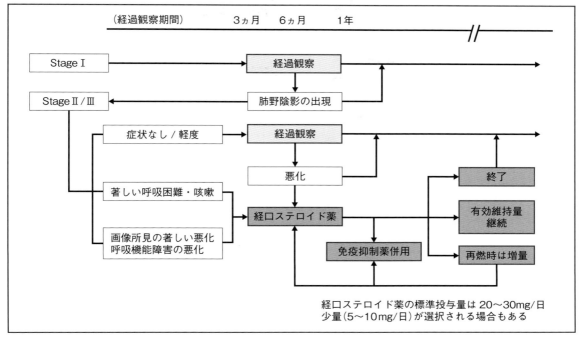

**図2 肺サルコイドーシスの治療手順** （文献2より引用）

続的な障害のリスクが高いと判断される場合にはFVCおよびQOLの改善または維持を目的にインフリキシマブを追加することを提案（条件付き推奨）している．

⑤**抗菌薬**：皮膚病変に対するテトラサイクリン系抗菌薬の有用性の報告があり，ステロイドが使用できない場合に用いられることもある．

肺サ症の治療手順を図2に示す[2]．I期肺サ症（両側肺門リンパ節腫脹（bilateral hilar lymphadenopathy：BHL）のみ）で無症状の場合は治療適応がなく，Ⅱ期（BHLプラス肺野病変）やⅢ期（肺野病変のみ）でも自覚症状がない，または軽度な場合には，原則3～6ヵ月間経過を観察する．この間に呼吸機能の悪化，肺野の収縮，自覚症状（呼吸困難・咳嗽など）の悪化がみられる場合には，全身ステロイド治療を開始し，一般的には標準量（20～30mg/日）の投与を行う．粒状陰影が主体で肺野の収縮が乏しい場合や自覚症状が乏しい場合にはステロイド治療を必要としないことが多いが，少量ステロイド（5～10mg/日程度）投与を行う場合もある．

一方ERSの治療ガイドライン[7]では，ステロイド初回投与量として，高リスク群では20mg/日，QOL障害を認める中程度リスク群では5～10mg/日を推奨している．しかし，リスク因子の評価とともに，最適な初回投与量，治療期間，減量方法および最少有効維持量については，さらなる臨床研究によるエビデンスの集積が必要である．

---

**処方例**

処方A　プレドニン®錠（5mg）　1日4～6
　　　　錠　分1朝食後，または分2
　　　　朝夕食後
　　　　タケプロン®OD錠15　1回1錠
　　　　1日1回　朝食後

> フォサマック®錠 35 mg　1回1
> 錠　起床後すぐに，週1回
> バクタ®配合錠（1g）　1回1錠
> 1日1回　朝食後　連日または
> 1回2錠　朝食後　週3回
> 処方B　リウマトレックス®カプセル
> 2mg　1回1～2カプセル　朝
> 夕食後　週1回
> フォリアミン®錠（5mg）　1回1
> 錠　朝食後　リウマトレック
> ス®の翌日（週1回）

## 専門医に紹介するタイミング

　罹患臓器病変に関連した専門医の意見を踏まえ，適正に診断していくことが重要である．呼吸器科医や総合診療医・かかりつけ医が本症を疑った際には，各種臓器におけるサ症を強く示唆する臨床所見（表1）の有無について確認し，特に眼科・循環器内科・神経内科・皮膚科などの各専門医との緊密な連携が重要である．治療においても，本症の臨床経過は極めて多様であり，治療薬は前述の通りステロイドが主体となるが，個々の症例に応じた科々連携が重要である．

## 専門医からのワンポイントアドバイス

　本症では，妊娠時に病勢が改善して出産時に悪化することが知られており，筆者らも複数回の妊娠・出産を契機に悪化し，Ⅰ期からⅣ期に進展した症例[13]を経験している．悪化することが多い臓器は，肺野，眼，皮膚などで，時に神経症状の発現・悪化例もある．自然改善や一時的な低用量ステロイドの介入などで対応は可能であるため，一般的に妊娠・出産を制限する必要はないが，重症の呼吸器，心臓，神経の病変を認める場合には，妊娠・出産は避けるべきである．また，出産後約1年間は悪化する可能性があり，慎重な経過観察が必要である．

### 文　献

1) サルコイドーシス診療の手引き作成委員会：サルコイドーシス診療の手引き 2020．日本サルコイドーシス／肉芽腫性疾患学会，2021
https://www.jssog.com/journal#journal-guide

2) 日本サルコイドーシス／肉芽腫性疾患学会 編，サルコイドーシス診療の手引き 2023 作成委員会：サルコイドーシス診療の手引き 2023．克誠堂出版，2023

3) 日本循環器病学会 他：2016 年版心臓サルコイドーシスの診療ガイドライン．2017

4) Terasaki F, Azuma A, Anzai T et al：JCS 2016 guideline on diagnosis and treatment of cardiac sarcoidosis. Circ J 83：2329-2388, 2019

5) Crouser ED, Maier LA, Wilson KC et al：Diagnosis and detection of sarcoidosis. An official American Thoracic Society clinical practice guideline. Am J Respir Crit Care Med 201：e26-e51, 2020

6) Thillai M, Atkins CP, Crawshaw A et al：BTS clinical statement on pulmonary sarcoidosis. Thorax 76：4-20, 2021

7) Baughman RP, Valeyre D, Korsten P et al：ERS clinical practice guidelines on treatment of sarcoidosis. Eur Respir J 58：2004079, 2021

8) 厚生労働省びまん性肺疾患調査研究班：サルコイドーシス．難病指定医テキスト　厚生労働省健康局疾病対策課監修，2015

9) Statement on sarcoidosis. Am J Respir Crit Care Med 160：736-755, 1999

10) ATS/ERS/WASOG によるサルコイドーシスに関するステートメント．日サルコイドーシス会誌 21：97-124，2001

11) Drent M, Crouser ED, Grunewald J：Challenges of sarcoidosis and its management. N Engl J Med 385：1018-1032, 2021

12) Morimoto T, Azuma A, Abe S et al：Epidemiology of sarcoidosis in Japan. Eur Respir J 31：372-379, 2008

13) 佐多将史，細野達也，坂東政司 他：長期間の経過でⅠ期からⅣ期へ移行した肺サルコイドーシスの1例．日胸臨 73：836-842，2014

**7. 全身性疾患と肺病変**

# 膠原病に合併する肺病変

桑名正隆
<small>くわ な まさたか</small>

日本医科大学付属病院 アレルギー膠原病内科

**POINT**
●膠原病では，疾患を問わず肺病変の頻度が高く，予後規定因子として重要である．
●特に間質性肺疾患と肺動脈性肺高血圧症は主たる治療標的となることが多く，特発性と病態，予後，治療方針が異なる．
●免疫抑制療法は，呼吸器感染症のリスクを上げるため，的確な感染症のスクリーニング，モニタリングが必須である．

---

## ガイドラインの現況

　膠原病では多彩な肺病変を伴うことから，全体を包括するガイドラインは存在しない．ただし，病態ごとに実地診療で役立つガイドラインが策定されている．間質性肺疾患については，日本呼吸器学会と日本リウマチ学会が共同で「膠原病に伴う間質性肺疾患　診断・治療指針 2020」を作成し，広く診療に活用されている．肺高血圧症については，日本循環器学会と日本肺高血圧・肺循環学会が中心となって作成した「肺高血圧症治療ガイドライン（2017 年改訂版）」で取り上げられている．また，システマティックレビューに基づいた「結合組織病に伴う肺動脈性肺高血圧症　診療ガイドライン」も 2019 年に日本肺高血圧・肺循環学会により作成された．膠原病治療に用いられる免疫抑制療法に伴う各種感染症の対応については，日本呼吸器学会が中心となって作成した「炎症性疾患に対する生物学的製剤と呼吸器疾患 診断の手引き 第 2 版」に詳細に記載されている．海外の間質性肺疾患と肺高血圧症のガイドラインが改訂されており，日本においても 2025 年のアップデートが予定されている．

---

**【本稿のバックグラウンド】** 膠原病に合併する肺病変は多彩なことから，単一のガイドラインは存在しない．個々の病態ごとのガイドラインを参照する必要がある．

## どういう疾患・病態か

　膠原病は，病変の主座が多臓器に普遍的に存在するコラーゲンなどの結合組織であり，自己抗体陽性などの免疫学的異常，筋骨格系のこわばりや痛みなどのリウマチ症状を併せもつ疾患群である．古典的膠原病の関節リウマチ（rheumatoid arthritis：RA），全身性エリテマトーデス（systemic lupus erythematosus：SLE），全身性強皮症（systemic

膠原病に合併する肺病変　**295**

sclerosis：SSc），多発性筋炎/皮膚筋炎（polymyositis：PM/dermatomyositis：DM）に加えて，混合性結合組織病（mixed connective tissue disease：MCTD），シェーグレン症候群（Sjögren's syndrome：SS），血管炎症候群を包括する概念である．膠原病では疾患を問わず肺病変の頻度が高く，呼吸器を構成する気道，間質，血管，胸膜に多彩な病変をきたす（表1）．また，予後規定因子として肺病変は重要で，RA，SSc，PM/DM，MCTDの死因の上位を占める．膠原病にみられる肺病変の中でも，頻度が高く，生命予後へのインパクトが大きいのは間質性肺疾患（interstitial lung disease：ILD）で，頻度は低いながらも生命予後不良な病変として，肺胞出血と肺動脈性肺高血圧症（pulmonary arterial hypertension：PAH）が挙げられる．膠原病治療の中心は免疫抑制療法で

あり，使用されるグルココルチコイド（GC），免疫抑制薬，免疫関連分子に対する分子標的薬（生物学的製剤，ヤヌスキナーゼ（JAK）阻害薬など）は，感染症のリスクを上げる．感染症として、最も多いのは呼吸器感染症で，細菌性肺炎だけでなくニューモシスチス肺炎，非結核性抗酸菌症などもみられる．膠原病では疾患自体あるいは合併症として呼吸器疾患が高率にみられることから，それらの鑑別と予後予測が重要である．

## 1 ILD

ILDの頻度が高い膠原病はSScとDM，次いでMCTD，PMで，SLEでは稀である．RA，原発性SSでの頻度は10％程度と少ないが，他の膠原病に比べて患者数が多いことから診療で遭遇する機会は多い．膠原病に伴うILDの経過，治療反応性，予後は極めて

### 表1 膠原病に伴う主な肺病変

| | 間質性肺疾患 | | 肺胞出血 | 気道病変 | 肺高血圧症 | 肺動脈性塞栓症 | 肺血栓 | 胸膜炎 | 肺水腫 | その他 |
|---|---|---|---|---|---|---|---|---|---|---|
| | 慢性 | 亜急性～急性 | | | | | | | | |
| 関節リウマチ | ○ | △ | | ○ | | | △ | ○ | △ | リウマチ結節 |
| 全身性エリテマトーデス | | △ | △ | | △ | △ | | ◎ | △ | |
| 全身性強皮症 | ◎ | | | | ○ | | | | △ | |
| 多発性筋炎/皮膚筋炎 | ○ | ◎ | | | | | | | | |
| 混合性結合組織病 | ○ | △ | | | ○ | | | ○ | | |
| 血管炎症候群 | ○ (MPA) | | | ○ | | | | | | 多発肺結節（GPA）気管支喘息（EGPA） |
| シェーグレン症候群 | ○ | | | ○ | | | | | | リンパ増殖性疾患 |

◎：頻度30％以上，○：頻度10～30％，△：稀だが（5％以下）重要な症状
MPA：顕微鏡的多発血管炎，GPA：多発血管炎性肉芽腫症，EGPA：好酸球性多発血管炎性肉芽腫症

多様である．急速進行性の予後不良な経過を示す ILD は，主に DM でみられる．PM/DM に伴う ILD は，GC や免疫抑制薬に対する反応は比較的良好であるが，再発を繰り返すことが特徴である．SSc に伴う ILD は緩徐に進行し，5 〜 10 年で呼吸不全に至る場合がある．そのため，膠原病の基礎疾患，自己抗体に加えて特発性間質性肺炎（idiopathic pulmonary fibrosis：IIPs）の分類に用いられる肺病理組織や高分解能 CT（HRCT）パターンを総合的に勘案して予後や治療反応性を予測し，診療方針を立ててきた．最近，臨床経過や治療反応性，予後を包括した「疾患の挙動（disease behavior）」に基づいた病型分類が，膠原病に伴う ILD でも提唱されている（表2）．ILD の中には特発性肺線維症に代表される，非可逆的な線維化が進行して呼吸機能が低下する経過を呈し，予後不良な疾患群が存在する．このようなフェノタイプを「進行性線維化を伴う ILD（progressive fibrosing ILD：PF-ILD）」または，「進行性肺線維症（progressive pulmonary fibrosis：PPF）」と呼び，PF-ILD／PPF をきたす疾患群に RA，SSc，MCTD，SS に伴う ILD も含まれる．

### 2 気道病変

RA と SS では，細気管支炎，気管支拡張症の頻度が高い．これまで臨床的に問題となることは少なかったが，生物学的製剤の普及により肺炎，非結核性抗酸菌（nontuberculous mycobacteriosis：NTM）症のリスクとなることで注目された．RA の疾患活動性，罹病期間と気道病変が相関することから，気道病変は RA 関節外病変と理解されている．

### 3 PAH

肺高血圧症の中でも，肺小〜細動脈の血管

表2　膠原病に伴う ILD の「疾患の挙動」に応じた臨床分類と治療目標

| 疾患の挙動 | 発症様式 | 想定される ILD パターン | 主な膠原病 | 治療目標 |
| --- | --- | --- | --- | --- |
| 可逆性がある（自然軽快もある） | 急性 | OP | RA，SS，SLE | 改善 |
| 可逆性があるが，悪化のリスクあり | 急性 | DAD NSIP±OP | DM（抗 MDA5 抗体陽性など），SLE，PM，MCTD | 寛解（救命） |
| | 亜急性 | NSIP±OP | DM/PM（抗 ARS 抗体陽性など），SLE，MCTD，SS | 改善，進行防止 再燃防止 |
| 持続するが安定 急性増悪もあり | 慢性 | NSIP UIP の一部 | RA，SS，SSc，DM/PM，MCTD，SLE | 状態の維持 急性増悪の予防 |
| 進行性，安定化する可能性があるが非可逆性 急性増悪もあり | 慢性 | fibrotic NSIP UIP | SSc，RA，SS | 状態の安定化 急性増悪の予防 |
| 治療にかかわらず，進行性，非可逆性 急性増悪もあり | 慢性 | fibrotic NSIP の一部 UIP | SSc，RA，SS | 進行を遅くする 急性増悪の予防 |

OP：器質化肺炎，FOP：線維化器質性肺炎，NSIP：非特異的間質性肺炎，UIP：通常型間質性肺炎

（文献1より引用）

膠原病に合併する肺病変　297

壁のリモデリングにより生じる PAH の基礎疾患として最も多いのは膠原病である．わが国における主要な基礎疾患は，SSc，MCTD，SLE で，稀に原発性 SS でもみられる．SSc に伴う PAH は，血管壁の線維性肥厚が主病態で，病変は緩徐に進行し，罹病期間が長い（10 年以上）例での発症がほとんどである．一方，SSc 以外の病態は，免疫異常を背景とした肺血管壁の炎症，細胞増殖で，膠原病発症時や疾患活動性上昇時に急性経過で出現する例が多い．

### 4 呼吸器感染症

膠原病患者の死因として感染症が上位を占め，その内訳では呼吸器感染症が最も多い．従来は免疫抑制療法に伴う副作用の面が強調されてきたが，RA では疾患活動性が上がると感染症リスクも上昇することから，両者のバランスを配慮した免疫抑制療法の実践が大切である．実際に，治療開始前の感染症スクリーニングと必要に応じた予防薬の投与，開始後の適切なモニタリングにより，ニューモシスチス肺炎や結核の発症は減少している．また，重篤感染症リスクとして高齢，GC 使用，呼吸器疾患の既往・併存が独立因子として同定され，個々の患者で感染症リスクを勘案し，リスク－ベネフィットのバランスを考慮した免疫抑制療法の個別化が求められている．

## 治療に必要な検査と診断

### 1 ILD

重症度の評価には HRCT による病変の広がり，努力肺活量が用いられる．

疾患進行の予測に有用な指標として，自己抗体を含めたバイオマーカーの有用性が蓄積されている．ILD との関連が報告されている

主な自己抗体は抗アミノアシル tRNA 合成酵素（ARS）抗体，抗 MDA5 抗体，抗トポイソメラーゼ I 抗体である．これら自己抗体は ILD 病型分類にも有用で，抗 MDA5 抗体は DM（無筋症性皮膚筋炎を含む）に伴う急速進行型，抗 ARS 抗体は亜急性〜急性 ILD と関連する．予後予測に有用な他のバイオマーカーとして CRP，KL-6 があり，抗 MDA5 抗体陽性例ではさらにフェリチンが挙げられる．膠原病に伴う ILD では，病理組織や HRCT で通常型間質性肺炎（usual interstitial pneumonia：UIP）より非特異性間質性肺炎（nonspecific interstitial pneumonia：NSIP）のほうが多い．また，PM/DM では器質化肺炎を伴うことが多く，急速進行性の経過を取る例はびまん性肺胞傷害（diffuse alveolar damage：DAD）を呈する．

### 2 PAH

SSc，SSc の特徴をもつ MCTD は，PAH リスクが高く，経胸壁心エコーによる定期的なスクリーニングが推奨されている．PAH の疑いがあれば，診断には右心カテーテル検査が必須である．肺高血圧症があっても，左心疾患や ILD による肺高血圧症，あるいはそれらと PAH との混合病態の場合もあることから，病態評価のために肺機能検査，HRCT など包括的な評価が必要である．

## 治療の実際

### 1 ILD

膠原病の治療は，長らく GC，免疫抑制薬による免疫抑制療法が主体であったが，近年トシリズマブ，リツキシマブ，JAK 阻害薬といった分子標的薬の効果が示された．また，PF-ILD／PPF に対する抗線維化薬の有用性が示され，治療選択肢が広がった．治療

方針は基礎疾患，疾患の挙動に基づいて判断する．

## 1. PM/DM に伴う ILD（図 1）

ILD は可逆性だが，再燃リスクの高い挙動を示すことが多く，自己抗体が治療反応性，予後の予測に有用である．特に，急速進行性で生命予後不良が予測される抗 MDA5 抗体陽性 ILD に対して，GC 大量，シクロホスファミド間欠静注療法，高い血中濃度を維持したカルシニューリン阻害薬による三者併用療法が用いられる．一方，抗 MDA5 抗体が陰性の急性，亜急性の場合は抗 ARS 抗体陽性例が多い．再燃リスクが高いことから，GC に加えてカルシニューリン阻害薬などの免疫抑制薬を初期から併用する．ただし，自己抗体の情報だけで判断するのではなく，予後予測因子や治療反応性をもとに治療調整を行うことが重要である．

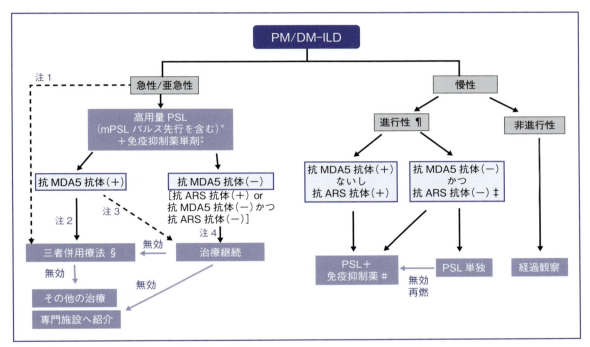

**図 1　PM/DM-ILD の治療アルゴリズム（案）**
注 1：身体所見，画像所見より，抗 MDA5 抗体陽性急速進行性 ILD が疑われ予後不良と判断した場合には，抗体結果を待たずに三者併用療法を開始してもよい．
注 2：予後不良因子（60 歳以上，$SpO_2<95\%$，$CRP≧1mg/dL$，フェリチン$≧500mg/dL$，$KL-6≧1,000U/mL$）を複数認める場合には，治療抵抗性を示す可能性が高い．
注 3：急速進行性の増悪経過がなく，かついずれの予後不良因子を伴わない症例では，PSL＋免疫抑制薬単剤（CNI）で十分な治療効果が得られる症例もある．
注 4：抗 MDA5 抗体陰性でも PSL＋CNI で十分な治療効果が得られない症例などには CNI と IVCY の併用を考慮してもよい．
＊低酸素血症や広汎に病変が及ぶ場合には mPSL パルス療法を考慮．
：CNI（TAC または CYA）が選択されることが多い．CYC も用いられる．
§ 高用量 PSL（mPSL パルス先行を含む）＋TAC または CYA＋IVCY．
¶ 呼吸器症状や胸部画像・呼吸機能検査が，3 ヵ月以上の経過で緩徐に悪化を認める．
‡ 臨床経過，年齢，動脈血酸素分圧，呼吸機能検査，肺画像所見を考慮して，免疫抑制薬の併用を決定する．
＃：TAC または CYA が選択されることが多い．CYC，MMF も用いられる．

（文献 1 より引用）

## 2. SScに伴うILD（図2）

　治療の適応となるPF-ILD/PPFを呈する例は1/3程度に過ぎない．HRCTによる病変の広がりと努力肺活量によって規定されたextensive diseaseに分類される例と，limited diseaseであっても進行リスクの高い例が治療対象となる．GCの有効性にエビデンスはなく，臨床試験で効果が示されている免疫抑制薬（シクロホスファミド，ミコフェノール酸モフェチル），リツキシマブ抗線維化薬ニンテダニブを用いる．早期のびまん皮膚硬化型でCRPなど炎症マーカー上昇がみられる例では，抗IL-6受容体抗体トシリズマブの選択肢もある．抗線維化薬は免疫抑制療法薬使用下でも進行する例で併用されることが多い．

## 2 PAH

　かつては予後不良で，3年生存率30％未満であったが，選択的肺血管拡張薬の導入により生命予後は著明に改善した．現在11種類の肺血管拡張薬の使用が可能で，これら薬剤は血管平滑筋の収縮・弛緩を制御するエンドセリン，一酸化窒素，プロスタサイクリン経路を作用標的としている．原則，異なる作用機序の肺血管拡張薬を初期から併用する．さらに，SSc以外の膠原病が基礎にあると，免疫抑制療法の効果が期待できる．特に早期，進行性であれば病変が可逆性で，血行動態の正常化も期待できる．一方，SScに伴うPAHでは左心疾患，肺静脈閉塞症，ILDなどPAH以外の要素がかかわる複合病態を呈する場合が多く，不用意な肺血管拡張薬による治療強化が肺うっ血や酸素化の悪化をきたす場合がある．そのため，治療開始前の詳細

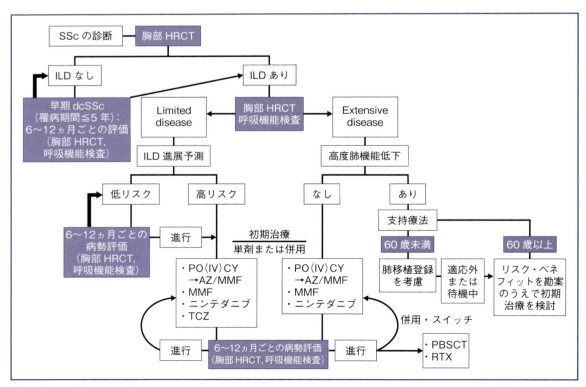

図2　SSc-ILDの治療アルゴリズム（案）　　　　　　　　　　　　　　　　　　　　　　（文献1より引用）

な病態評価が必須で，複合病態の場合は肺血管拡張薬を少量から単剤で開始し，慎重なモニタリングのうえで増量もしくは併用をしていく．

## 処方例

### ILD

《PM／DM に伴う ILD》

1. 抗 MDA5 抗体陽性の急速進行性 ILD

処方　プレドニゾロン錠 5mg 10 〜 12 錠を 1 日 2 回（朝，昼食後）に分けて初期量として投与．2 週間継続し，その後は 2 週ごとに 5 〜 10mg ずつ 20mg まで減量し，その後は 2 週間ごとに 2.5mg ずつ減量する

同時にプログラフ®カプセル 0.5mg を初期投与量 0.0075mg/kg を 1 日 2 回に分けて投与開始し，血中トラフ濃度 10ng/mL 以上を維持するよう投与量を速やかに調整する

さらに，注射用エンドキサン®を 2 週間ごとに 500 〜 750mg/m² 体表面積，500mL 以上の生理食塩水に溶解し，2 時間以上かけて点滴静注し，ILD の進行が抑えられるまで繰り返す

カイトリル®注射用 1 ヵ月単位 3mg，エンドキサン®投与直前に 15 分かけて点滴静注する

2. 抗 ARS 抗体陽性の急性・亜急性 ILD

処方　ソル・メドロール®静注用 500〜1,000mg 1 日 1 回 3 日間

その後にプレドニゾロン錠 5mg 6 錠を 1 日 2 回（朝，昼食後）に分けて初期量として投与．2 週間継続し，1 〜 2 週ごとに 2.5 〜 5mg ずつ減量し，3 ヵ月以内に 10mg 以下とする

同時にプログラフ®カプセル 0.5mg を血中トラフ濃度 5 〜 10ng/mL を維持するよう投与する

《SSc に伴う PF-ILD》

処方　セルセプト®カプセル 250mg 1 回 4 カプセル 1 日 2 回（朝夕食後）から開始し，忍容性を確認のうえで 8 〜 12 カプセルまで増量

6 ヵ月後の評価で ILD 進行がみられれば，オフェブ®カプセル 150mg を 1 回 1 カプセル，1 日 2 回（朝夕食後）を追加する

### PAH

《SSc に伴う PAH》

1. WHO 機能分類 I 〜 III 度

処方　オプスミット®錠 10mg 1 回 1 錠 1 日 1 回（朝食後），アドシルカ®錠 20mg 1 回 1 〜 2 錠 1 日 1 回（朝食後）を同時に開始

3 ヵ月後の評価で低リスクに到達してなければ，ウプトラビ®錠 0.2mg 1 回 1 錠 1 日 2 回（朝夕食後）から追加し，忍容性を確認しながら 1 週間ごとに最大 1 回 8 錠まで増量

2. WHO 機能分類 IV 度

処方　前述のオプスミット®錠とアドシ

膠原病に合併する肺病変　301

ルカ®錠に加えて，静注用フローランを0.5～2ng/kg/分より開始し，忍容性を確認しながら1週間ごとに増量し，6ヵ月で40ng/kg/分以上を目指す

《SLE，MCTDに伴うPAH》
処方　前述のオプスミット®錠とアドシルカ®錠に加えて，ソル・メドロール®静注用500～1,000mg 1日1回　3日間
　　　その後にプレドニゾロン錠5mg 10～12錠を1日2回（朝，昼食後）に分けて初期量として投与．2週間継続し，1週ごとに5～10mgずつ20mgまで減量する
　　　その後は2週間ごとに2.5mgずつ減量し，3ヵ月後には10mg以下とする
　　　同時に注射用エンドキサン®を2週間ごとに計6回，1回500mgを500mL以上の生理食塩水に溶解し，2時間以上かけて点滴静注

## 専門医に紹介するタイミング

　特発性と膠原病では治療方針が異なることが多いため，ILDやPAHの疑い例に遭遇した場合には膠原病の存在を念頭において診察，検査を行う．特にレイノー現象や手指腫脹，関節腫脹，紅斑を伴う場合，抗核抗体あるいは細胞質抗体，リウマトイド因子，抗CCP抗体陽性の場合は，膠原病内科医に紹介すべきである．一方，膠原病患者に生物学的製剤など免疫抑制作用を有する薬剤を使用する前のスクリーニングで呼吸器感染症，特にNTMや結核の疑いがあれば，呼吸器内科あるいは感染症専門医にコンサルテーションすべきである．

## 専門医からのワンポイントアドバイス

　膠原病患者の経過中にみられる肺病変は極めて多彩で，診療ではその鑑別，経過や予後予測が欠かせない．また，膠原病では肺以外の多臓器にも病変をもつことが多く，それらを包括した治療方針を立てる必要がある．そのため呼吸器内科医，膠原病内科医の連携が欠かせない．

### 文　献

1) 膠原病に伴う間質性肺疾患診断・治療指針作成委員会 編：膠原病に伴う間質性肺疾患 診断・治療指針2020. 日本呼吸器学会/日本リウマチ学会，2020
2) 日本循環器学会 他：肺高血圧症治療ガイドライン（2017年改訂版）. 2017
3) 日本肺高血圧・肺循環学会 編：結合組織病に伴う肺動脈性肺高血圧症　診療ガイドライン. 日本肺高血圧・肺循環学会，2019
4) 日本呼吸器学会 炎症性疾患に対する生物学的製剤と呼吸器疾患診断の手引き第2版作成委員会：炎症性疾患に対する生物学的製剤と呼吸器疾患診断の手引き 第2版. 日本呼吸器学会，2020

## 7. 全身性疾患と肺病変

# ANCA 関連肺疾患

**馬場智尚**
神奈川県立循環器呼吸器病センター 呼吸器内科

**POINT**

● ANCA 関連肺疾患は ANCA 関連血管炎（ANCA associated vasculitis：AAV）の一部分症である.

● 全身病変を発症していない ANCA 陽性の間質性肺炎を ANCA 関連肺疾患に含めるかはコンセンサスが得られていない.

● 海外では，2021 年に ACR から治療・管理のガイドライン（2021 ACR ANCA 関連血管炎の管理ガイドライン），2022 年に American College of Rheumatology（ACR）/ European Alliance of Associations for Rheumatology（EULAR）から ANCA 関連血管炎の新分類基準，治療管理の update として EULAR recommendations が発表されている.

● 本邦のガイドラインは，「ANCA 関連血管炎診療ガイドライン 2023」として 2017 年版から改訂・発刊された.

---

## ガイドラインの現況

　ANCA 関連血管炎は，細動脈・毛細血管・細静脈領域に起こる小型血管炎のうち，免疫複合体が関与しない疾患群で，抗好中球細胞質抗体（anti-neutrophil cytoplasmic antibody：ANCA）の陽性率が高いことを特徴とする．AAV はあらゆる臓器に病変をきたしうるが，ANCA 関連肺疾患は，その一部分症である．肺病変のみを対象とした AAV のガイドラインは存在しない．わが国では，循環器・皮膚・腎臓などの各専門領域におけるガイドラインが作成されていたが，2011 年に AAV の診療に関連する厚生労働省研究班の 3 班（ANCA 関連血管炎のわが国における治療法確立のための多施設共同前向き臨床研究班・難治性血管炎に関する調査研究班・進行性腎障害に関する調査研究班）合同による「ANCA 関連血管炎の診療ガイドライン」が作成され，2014 年に改訂された．その後 2017 年に厚生労働科学研究費補助金による 3 つの調査研究班（難治性血管炎・難治性腎疾患・びまん性肺疾患）合同による「ANCA 関連血管炎診療ガイドライン 2017」（全面改訂版）が発刊された[1]．一方海外では，2022 年に American College of Rheumatology（ACR）/ European Alliance of Associations for Rheumatology（EULAR）から ANCA 関連血管炎の新分類基準，治療管理のガイドラ

ANCA 関連肺疾患　303

インとしては 2021 年に American College of Rheumatology（ACR）のガイドライン[2]，2022 年に EULAR recommendations 2022 update[3] が発表されている．

　PEXIVAS 試験[4] による血漿交換療法およびステロイド減量投与に関する知見が2021ACR ガイドラインには反映され，補体副経路の C5a 受容体の阻害薬であるアバコパンの寛解導入における効果が報告され EULAR recommendation 2022 update に記載されている．これらガイドラインとも整合性を保つように「ANCA 関連血管炎診療ガイドライン 2023」が 2023 年 5 月に発刊されている[5]．このガイドラインは前版同様に，Part 1 の GRADE 法に準拠した「診療ガイドライン」，Part 2 の各領域の専門医による「ANCA 関連血管炎の基礎と臨床の概説」で構成されている．なお「ANCA 関連血管炎診療ガイドライン 2023」では，EGPA に関しては「抗リン脂質抗体症候群・好酸球性多発血管炎性肉芽腫症・結節性多発動脈炎・リウマトイド血管炎の治療の手引き2020」の CQ と推奨を再掲するのみにとどめ，新たな検討は行っていない．本稿ではMPA／GPA に関して記載しており，EGPA に関しては他稿を参考にしていただきたい．

【本稿のバックグラウンド】　本稿は，厚生労働科学研究費補助金・難治性疾患等政策研究事業難治性血管炎の医療水準・患者 QOL 向上に資する研究班，難治性腎障害に関する調査研究班，びまん性肺疾患に関する調査研究班の合同により作成された「ANCA 関連血管炎診療ガイドライン 2023」を参考にした．

## どういう疾患・病態か

　血管炎症候群は，Chapel Hill Consensus Conference 2012[6] では，障害される血管の径により大型，中型，小型血管炎に分類され，小型血管炎は，細動脈・毛細血管・細静脈領域が侵される血管炎で，時に小動脈まで病変が及ぶ．小型血管炎は，抗 GBM 病（Goodpasture 症候群），IgA 血管炎，クリオグロブリン血症性血管炎などの免疫複合体が関与する免疫複合体性血管炎と，免疫複合体の関与しない壊死性血管炎である AAV に分けられる．AAV は，ANCA の陽性率が高いことを特徴とし，肉芽腫の有無などの病理組織所見[7]，鼻腔病変や好酸球増多の有無などの臨床症状などにより，顕微鏡的多発血管炎（microscopic polyangiitis：MPA），多発血管炎性肉芽腫症（granulomatous polyangii-tis：GPA），好酸球性多発血管炎性肉芽腫症（eosinophilic granulomatous polyangiitis：

EGPA）の 3 型に分けられている．AAV はあらゆる臓器に病変をきたしうるが，ANCA 関連肺疾患は，その一部分症である．肺病変のみで全身病変を発症していない ANCA 陽性の間質性肺炎を厚生労働省研究班による「MPO-ANCA 関連血管炎に関する重症度別治療プロトコールの有用性を明らかにする前向き研究」では，肺限局型血管炎（pulmonary-limited vasculitis：PLV）と定義したが[8]，血管炎がなく間質性肺炎が主体である PLV を肺限局型 AAV と捉えるコンセンサスは現在のところ得られていない[9, 10]．

　ANCA 関連血管炎の新分類基準が American College of Rheumatology（ACR）／European Alliance of Associations for Rheu-matology（EULAR）から 2022 年に発表されている．診断基準ではなく，MPA，GPA，EGPA を臨床試験などの研究において客観的に分類する基準であり，適応にあたり感染症などの血管炎類似疾患を除外し，中・小型血

管炎の診断が確定していることが前提である[11〜13]. 表1に分類のためのスコアを示す.

## 治療に必要な検査と診断

抗好中球細胞質抗体の測定は，その病名からも診断のために必須である. 好中球の細胞質に存在する抗原myeloperoxidase（MPO）あるいはproteinase-3（PR-3）に対応する特異的な抗体がMPO-ANCAおよびPR3-ANCAであり，MPA，EGPAではMPO-ANCAが，GPAではPR3-ANCAが陽性になることが多い. しかし，欧米に比べて本邦ではMPO-ANCA陽性のGPAがしばしばみられるなど，疾患と抗体は必ずしも対応せず，ANCA陰性例も存在する.

ANCA関連血管炎は全身性疾患であり，診断には厚生労働省診断基準を参考にしながら検査および各専門領域のコンサルテーションを行い，活動性の評価にはBVAS（Birmingham vasculitis activity score）を用いる[14]. 具体的には，腎機能検査・尿検査をはじめ，炎症の評価のためのCRPの測定を行い，ANCA関連肺疾患としての臓器特異的検査としては，胸部X線写真・HRCT，呼吸機能検査，気管支鏡検査などを行う. 画像所見は，MPA，GPA，EGPAそれぞれに特徴があり，MPAでは慢性の間質性肺炎による胸膜下の網状変化や牽引性気管支拡張，囊胞性変化，GPAでは時に空洞を有する多発結節・浸潤影，EGPAでは慢性好酸球性肺炎に類似した浸潤影・結節や喘息症状に対応する気管支壁の肥厚がみられ，どの病型でも肺胞出血を呈していればすりガラス状濃度上昇が所見として加わる. 気管支肺胞洗浄は，活動性の肺胞出血の確認ができるだけでなく，ヘモジデリン貪食マクロファージの存在により過去の出血を評価できる可能性があ

**表1 ACR/EULARによるMPAおよびGPA分類基準のまとめ**

本基準を適用する前に，感染症・悪性腫瘍・他の膠原病などの血管炎類似疾患の除外，小型・中型血管炎の診断がなされていることが前提である.
MPAもしくはGPAと分類するには合計スコアがそれぞれ5以上必要である.

| 臨床基準 | MPA | GPA |
|---|---|---|
| 鼻腔病変：鼻出血，潰瘍，痂皮，鼻閉・鼻閉塞，鼻中隔欠損・穿孔 | −3 | +3 |
| 軟骨病変：耳または鼻軟骨炎，嗄声または喘鳴，気管内病変，鞍鼻 | | +2 |
| 伝音性または感音性難聴 | | +1 |
| **臨床検査，画像，病理基準** | **MPA** | **GPA** |
| pANCAまたはMPO-ANCA陽性 | +6 | −1 |
| cANCAまたはPR3-ANCA陽性 | −1 | +5 |
| 胸部画像での線維化または間質性肺疾患 | +3 | |
| 胸部画像での結節，腫瘤または空洞 | | +2 |
| 腎生検でのpauci-immune型糸球体腎炎 | +3 | +1 |
| 生検で肉芽腫，血管外性肉腫性炎，巨細胞 | | +2 |
| 画像所見での鼻腔・副鼻腔の炎症，浸潤，浸出液または乳様突起炎 | | +1 |
| 末梢血好酸球数≧ 1,000/μL | −4 | −4 |

（文献11，12を参照して作成）

ANCA関連肺疾患　305

る．また，EGPA では好酸球の増多がみられる．病理学的には，MPA では腎での半月体形成性糸球体腎炎，GPA では鼻腔・肺・腎の巨細胞を伴う壊死性肉芽腫性血管炎，EGPA では肺・神経などの好酸球浸潤を伴う肉芽腫性血管炎がみられるが，MPA は肺での血管炎所見を認めないことが多く，リンパ球・形質細胞浸潤を伴う UIP パターンの線維化を示す間質性肺炎や気道炎症がみられる．ただし，治療開始の遅れによる不可逆的な臓器障害を避けるため，組織所見が得られなくても臨床症候・検査所見と他疾患の除外から診断を行い，早期の治療介入につなげる．

## 治療の実際

臓器特異的な ANCA 関連肺疾患に限定したガイドラインは存在せず，ここでは「ANCA 関連血管炎診療ガイドライン 2023」に基づいた治療の実際を示す．ANCA 関連血管炎の治療は「寛解導入」と，それに引き続く「寛解維持」からなる．臨床試験では「寛解」は，「4 週間にわたる BVAS ＝ 0」と定義されている．寛解の判断は治療開始から 3 〜 6 ヵ月の時点で行う．「寛解維持」は再燃を引き起こさないことであり，再燃は重要臓器機能に影響を及ぼす活動性血管炎の出現を major relapse，これ以外の活動性血管炎による 3 つ以上の症候の出現を minor relapse としている．実臨床では，血管炎による活動性や不可逆的な臓器障害の回避と治療による副作用とのバランスをみながら，寛解導入および維持を行っていく．図 1 に治療のアルゴリズムを示す．

ただ，同ガイドラインの対象は成人の MPA および GPA であり，血管炎を発症していない ANCA 陽性の間質性肺炎を対象とはしていないことに注意が必要である．血管炎を有さない ANCA 関連肺疾患は，以下に示す血管炎に対する治療よりも肺の線維化を念頭においた，強力でない免疫抑制療法と抗線維化治療が実臨床では行われる．

### ■1 寛解導入療法

ガイドラインにおける寛解導入療法の標準療法はグルココルチコイド＋シクロホスファミドである．シクロホスファミドは経口投与よりは静注パルスが副作用の点から優先される．リツキシマブはシクロホスファミドと同等に推奨されている．

シクロホスファミドおよびリツキシマブが使用できない場合で重要臓器病変がなく腎機能障害が軽微であればグルココルチコイドにメトトレキサートを併用，重要臓器病変がある場合はグルココルチコイドにミコフェノール酸モチフェルを併用する．

実臨床では，年齢，合併疾患などを踏まえ，副作用リスクが高い場合や限局型で重症臓器病変がない場合などはグルココルチコイド単独での治療も選択となる．

グルココルチコイドは，メチルプレドニゾロン 500 〜 1,000 mg 3 日間パルス療法や，プレドニゾロン（prednisolone：PSL）0.6 〜 1 mg/kg を重症度，年齢，合併症，併用する免疫抑制薬などに合わせて初期に投与する．重症例は 1 mg/kg を 2 〜 4 週継続する．漸減は，2016 年 EULAR recommendation では，適切な減量目標を 3 ヵ月で PSL 7.5 〜 10 mg/日としていたが，PEXIVAS 試験ではステロイドの投与を標準量群と減量投与群に分けている．標準量群では，ステロイドパルス後に PSL 1 mg/kg を 2 週，2 週ごとに 10 mg 減量，30 mg 以下は 5 mg ずつ，15 mg 以下は 2.5 mg ずつの減量で約半年で 5 mg にて維持，減量投与群では，ステロイドパルス後に PSL 1 mg/kg を 1 週間，0.5 mg/kg を 1

306　7．全身性疾患と肺病変

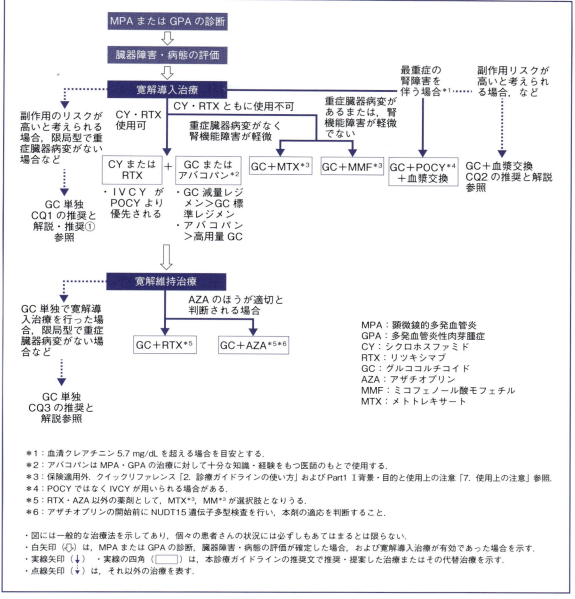

**図1 ANCA関連血管炎診療ガイドライン2023における治療レジメンの選択** （文献5より引用）

週間，その後は2週ごとに通常群と同様のスピードで減量を行い，約4ヵ月で5mgの維持にするスケジュールであった．この減量投与群は標準量群に対して，死亡もしくは末期腎不全に関して非劣勢が証明され，重篤な感染症も少なかった．寛解導入時にシクロホスファミドもしくはリツキシマブを用いる場合，2021 ACR ANCA関連血管炎のガイドラインでは減量投与法は条件付き推奨，「ANCA関連血管炎診療ガイドライン2023」においても弱い推奨がされている．

シクロホスファミドは，核酸合成を阻害し主にB細胞を抑制する．本邦で行われた前向き試験では500〜750 mg/m$^2$（体表面積）

を3～4週間隔で3～6回投与する[8]．海外のガイドラインでは，15 mg/kg（体重）をはじめの3回は2週ごと，その後は3週ごとに3～6ヵ月間の投与が推奨されている．また年齢，腎機能を考慮して投与量を修正する（表2）．骨髄抑制がみられるが，白血球数最低値が3,000/mm³かつ好中球数最低値が1,500/mm³以上を維持するように，白血球数4,000/mm³かつ好中球数1,500/mm³以上までの回復を確認後，投与量を減じて翌コースを開始する．出血膀胱炎の予防のために水分の経口摂取を促すか補液をして尿量を確保する．シクロホスファミドの総投与量が10 gごとに膀胱癌のリスクが2倍になるといわれており，経口投与50～100 mg/日では6ヵ月の投与とする．また，生殖機能の不全がみられるために，挙児希望のある場合にはリツキシマブの選択もしくは，投与前に精子保存，卵子保存を行う．

リツキシマブは抗CD20モノクローナル抗体であり，B細胞の消失をもたらす．上記のシクロホスファミド特有の副作用がなく，腎機能低下時の用量調整が不要といったメリットがある．「ANCA関連血管炎診療ガイドライン2023」では，「寛解導入治療ではグルココルチコイド＋シクロホスファミドとグルココルチコイド＋リツキシマブのいずれも提案する」ことを弱く推奨している．特に，シクロホスファミドでの難治例，再燃例には推奨されている．通常，375 mg/m²を週1回点滴

静注・計4回行う．高額，infusion reactionの予防処置が必要であること，本邦では高齢のMPAが多いことなども考慮して治療選択を行う．

選択的C5a受容体阻害薬のアバコパンがMPAおよびGPAに対して2022年6月から販売されている．白血球などに存在する補体副経路のC5a受容体を阻害し，白血球の遊走および接着分子の発現誘導を妨げることで，抗炎症作用を発揮する．シクロホスファミドあるいはリツキシマブとの併用下で，高用量PSL（60 mg/日）とアバコパン（30 mg×2回/日）の比較で投与26週時の寛解率で非劣性を，52週時での優越性を認め，ステロイド関連の副作用が少なかったと報告されている[15]．アバコパン使用群でもPSL群に比べ，総投与量は1/3程度であるもののPSLが約9割の症例で投与されており，寛解導入におけるPSLの代替ではなく，減量効果があると考えるのがよいのかもしれない．「ANCA関連血管炎診療ガイドライン2023」では，「寛解導入治療でシクロホスファミドまたはリツキシマブを用いる場合，高用量グルココルチコイドよりもアバコパンの併用を提案する」ことを弱く推奨している．

メトトレキサートは，シクロホスファミドおよびリツキシマブが使用できない軽症例，限局型の導入期に使用される．腎機能低下した症例では血中濃度が高くなるため，使用しない．通常，週6～16 mgを2分割または3

表2　年齢と腎機能による静注シクロホスファミドの用量調整

| 年　齢 | 血清Cr 1.7～3.4 mg/dL | 血清Cr 3.4～5.7 mg/dL |
|---|---|---|
| 60歳未満 | 15 mg/kg/回 | 12.5 mg/kg/回 |
| 60歳以上70歳未満 | 12.5 mg/kg/回 | 10 mg/kg/回 |
| 70歳以上 | 10 mg/kg/回 | 7.5 mg/kg/回 |

（文献18を参照して作成）

分割して内服する．副作用の予防のために葉酸の内服を行う．

ミコフェノール酸モフェチルは，シクロホスファミドおよびリツキシマブが使用できない症例のうち，メトトレキセートが適応にならないような腎障害例，非軽症例に用いる．

血漿交換療法に関して，2021年ACRのANCA関連血管炎ガイドラインでは，重症な腎障害および肺胞出血に対して，寛解導入療法にルーチンで血漿交換療法を加えないことを条件付きで推奨している．これは，2020年に発表されたeGFR＜50mL/分もしくは肺胞出血を伴うMPA/GPAに対する通常の寛解導入療法に血漿交換療法を加えるランダム化した試験（PEXIVAS試験）において，血漿交換療法は死亡もしくは末期腎不全を減らさなかったことによる（血漿交換追加群 vs. 非追加群：28.4％ vs. 31.0％，HR 0.86，95％ CI 0.65-1.13，p = 0.27）[13]．ただ，最重症の腎障害に対しては過去のMEPEX試験（血清 Cr 5.7mg/dL以上）や，PEXIVAS試験のサブグループ解析（血清 Cr 5.6/mg/dL以上または透析を要する症例）において血漿交換療法の併用の有用性が報告されており，血清 Cr 5.7mg/dL以上の最重症の腎障害を有する症例には血漿交換の併用が推奨される．

肺胞出血に対する血漿交換療法は，過去の後ろ向き研究では有効と報告されている[14]．PEXIVAS試験では，肺胞出血が27.1％にみられているが，肺胞出血に関してはアウトカムとしての評価はされていないため，血漿交換が肺胞出血に有効であったか，なかったのかは定かでない．サブグループ解析では非重篤な肺胞出血症例および重篤な肺胞出血症例（$SpO_2$ 85％以下）では，死亡もしくは末期腎不全に関して血漿交換群のほうが良好な傾向がみられている（非重篤例：HR 0.64，95％ CI 0.33-1.24，重篤例：HR 0.67，95％ CI 0.28-

1.64）．一方で血漿交換療法は重篤な感染症の発症リスクが懸念される．肺胞出血に関しては「ANCA関連血管炎診療ガイドライン2023」ではCQとして検討されていないが，2021 ACR ANCA関連血管炎のガイドラインでは血漿交換療法を行わないことを弱く推奨しており，通常の寛解導入療法に不応な症例に対する salvage もしくは rescue 療法として考慮されるとされている．

いずれの寛解導入療法においてもグルココルチコイドに免疫抑制薬を併用した治療が主体となるため，治療開始前に潜在性のB型肝炎ウイルスや結核の評価，治療中のニューモシスチス肺炎，サイトメガロウイルス感染症などの日和見感染症に注意を払う．

### ② 寛解維持療法

ANCA関連血管炎では寛解導入後の再燃がしばしばみられるため，副作用を最小限にしながら寛解維持療法を行う．プレドニゾロン低用量5〜10mg/日にアザチオプリン0.5〜1.5mg/kgを併用することが標準であったが，グルココルチコイドにリツキシマブを併用するレジメンのほうが再燃が少なく，死亡がみられなかったと報告されている[16]．そのためガイドラインでは，「寛解維持療法ではグルココルチコイド＋アザチオプリンよりも，グルココルチコイド＋リツキシマブを提案する」ことを弱く推奨し，メトトレキサート，ミコフェノール酸モフェチルが代替薬剤として記載されている．

### ③ 進行性線維化を伴う間質性肺疾患 (progressive fibrosing interstitial lung disease：PF-ILD) としての ANCA 関連肺疾患

特発性肺線維症の治療薬であるニンテダニブが特発性肺線維症以外の進行性の線維化を

伴う間質性肺疾患に対して努力肺活量の低下の抑制効果を示すことが示されている[4]. 適切な既存の治療を行っても24ヵ月間に①％FVCの10％以上の低下, ②％FVCの5％以上の低下かつ呼吸器症状の悪化, ③％FVCの5％以上の低下かつHRCTでの線維化変化の増加, ④HRCTでの線維化変化の増加かつ呼吸器症状の悪化した症例をPF-ILDと定義し, HRCTで線維化の広がりが全肺野の10％以上ある症例を対象にしていた. このINBUILD試験ではMPAおよび肺単独のMPO-ANCA陽性の間質性肺炎はごく少数で, 免疫抑制薬投与中の症例は組み入れ対象外であったことから, 実臨床におけるANCA関連肺疾患に対するニンテダニブの効果・安全性は不明なところがある. しかし, ANCA関連間質性肺炎はUIPパターンが多く, 免疫抑制療法が適切になされた状況で線維化所見の進行があるならば, ニンテダニブの投与を考える.

## 処方例（成人の場合）

### 寛解導入

処方　プレドニゾロン®20mg/日　朝
4週間で減量中止
＋注射用エンドキサン®　15mg/kg・生理食塩水100mL (day0, 2・4・7・10・13週目 計6回, 15週目以後はイムラン®100mg/日)
＋タブネオス®30mg × 2回/日
または　プレドニゾロン®20mg/日　朝
4週間で減量中止
＋リツキサン®375mg/m²・生理食塩水250mL　4週ごと
＋タブネオス®30mg × 2回/日

※リツキサン投与時はinfusion reactionの予防のためにレスタミン30mg・カロナール500mgを内服

### 寛解維持

処方　プレドニゾロン®5mg　1回1〜2錠　1日1回　朝
＋リツキサン® 500mg/body・生理食塩水250mL　6ヵ月ごと

### PF-ILDとしてのANCA関連肺疾患

処方　ニンテダニブ®150mg　1回1錠　1日2回　朝・夕

## 専門医に紹介するタイミング

ANCA関連肺疾患の初発症状としては発熱, 倦怠感, 体重減少などが挙げられる. これらに加え, 胸部画像検査で異常を認め, 抗生剤が不応であれば, ANCA関連肺疾患をはじめとした種々の呼吸器疾患の鑑別が必要であり, 呼吸器内科への紹介が必要である. また, 重症喘息, 高度の好酸球増多症は, 呼吸器内科での評価を一度行う必要がある.

## 専門医からのワンポイントアドバイス

特発性間質性肺炎の8.5％でMPO-ANCAが陽性で, 陽性例の24％はのちにMPAを発症するといわれている[17]. そのため, 間質性肺炎の診療中には, 初回評価時および年に1回程度のANCAの測定, 尿検査を行う必要がある. ただし, ANCA陰性のANCA関連血管炎も存在するため, CRPの持続高値や赤血球沈降速度の亢進, 微熱, CTでの網状変化や囊胞性変化に重なるすりガラス状濃度上昇を伴う間質性肺炎は, ANCA関連血管炎の出現に注意を払う.

多発結節，浸潤影を呈する GPA では悪性腫瘍，敗血症性肺塞栓症，肺結核，肺化膿症などが鑑別になる．一般抗生剤が不応で抗酸菌が同定できないような症例は GPA を疑う必要がある．

ひとたび ANCA 関連血管炎が疑われたならば，速やかに各専門領域のコンサルテーションを行い，臓器病変の評価，重症度の判定を行い，治療開始までに時間を要さないようにする．

## 文　献

1) 厚生労働科学研究費補助金・難治性疾患等政策研究事業　有村義宏，丸山彰一，本間　栄 編：ANCA 関連血管炎診療ガイドライン 2017. 診断と治療社，2017

2) Chung SA, Langford CA, Maz M et al：2021 American College of Rheumatology/Vasculitis Foundation guideline for the management of antineutrophil cytoplasmic antibody-associated vasculitis. Arthritis Rheumatol 73：1366-1383, 2021

3) Hellmich B, Sanchez-Alamo B, Schirmer JH et al：EULAR recommendations for the management of ANCA-associated vasculitis：2022 update. Ann Rheum Dis 83：30-47, 2024

4) Walsh M, Merkel PA, Peh CA et al；PEXIVAS Investigators：Plasma exchange and glucocorticoids in severe ANCA-associated vasculitis. N Engl J Med 382：622-631, 2020

5) 厚生労働科学研究費補助金難治性疾患等政策研究事業　針谷正祥，成田一衛，須田隆文 編：ANCA 関連血管炎診療ガイドライン 2023. 診断と治療社，2023

6) Jennette JC, Falk RJ, Bacon PA et al：2012 revised International Chapel Hill Consensus Conference Nomenclature of Vasculitides. Arthritis Rheum；65：1-11, 2013

7) Abdulkader R, Lane SE, Scott DG et al：Classification of vasculitis：EMA classification using CHCC 2012 definitions. Ann Rheum Dis 72：1888, 2013

8) Ozaki S, Atsumi T, Hayashi T et al：Severity-based treatment for Japanese patients with MPO-ANCA-associated vasculitis：the JMAAV study.
Mod Rheumatol 22：394-404, 2012

9) Bando M, Homma S, Harigai M：MPO-ANCA positive interstitial pneumonia：current knowledge and future perspectives. Sarcoidosis Vasc Diffuse Lung Dis 38：e2021045, 2022

10) Kadura S, Raghu G：Antineutrophil cytoplasmic antibody-associated interstitial lung disease：a review. Eur Respir Rev 30：210123, 2021

11) Suppiah R, Robson JC, Grayson PC et al：2022 American College of Rheumatology/European Alliance of Associations for Rheumatology classification criteria for microscopic polyangiitis. Arthritis Rheumatol 74：400-406, 2022

12) Robson JC, Grayson PC, Ponte C et al；DCVAS Study Group：2022 American College of Rheumatology/European Alliance of Associations for Rheumatology classification criteria for granulomatosis with polyangiitis. Arthritis Rheumatol 74：393-399, 2022

13) Grayson PC, Ponte C, Suppiah R et al；DCVAS Study Group：2022 American College of Rheumatology/European Alliance of Associations for Rheumatology classification criteria for eosinophilic granulomatosis with polyangiitis. Arthritis Rheumatol 74：386-392, 2022

14) Mukhtyar C, Lee R, Brown D et al：Modification and validation of the Birmingham Vasculitis Activity Score (version 3). Ann Rheum Dis 68：1827-1832, 2009

15) Jayne DRW, Merkel PA, Schall TJ et al；ADVOCATE Study Group：Avacopan for the Treatment of ANCA-Associated Vasculitis. N Engl J Med 384：599-609, 2021

16) Guillevin L, Pagnoux C, Karras A et al；French Vasculitis Study Group：Rituximab versus azathioprine for maintenance in ANCA-associated vasculitis. N Engl J Med 371：1771-1780, 2014

17) Hozumi H, Oyama Y, Yasui H et al：Clinical significance of myeloperoxidase-anti-neutrophil cytoplasmic antibody in idiopathic interstitial pneumonias. PLoS One 13：e0199659, 2018

18) Ntatsaki E, Carruthers D, Chakravarty K et al；BSR and BHPR Standards, Guidelines and Audit Working Group：BSR and BHPR guideline for the management of adults with ANCA-associated vasculitis. Rheumatology (Oxford) 53：2306-2309, 2014

## 7. 全身性疾患と肺病変

# アミロイドーシス

**山口正雄，萩谷政明**
<small>やまぐちまさ お　　はぎ や まさあき</small>

帝京大学ちば総合医療センター 第三内科（呼吸器）

**POINT**
- ●国際アミロイドーシス学会は，2016 年にアミロイド蛋白の最新分類を機関誌「Amyloid」に発表した．
- ●国際的には多くの領域の医師により作成されたアミロイドーシス統合ガイドラインは存在せず，臓器ごとにガイドラインを作成している．
- ●わが国では厚生労働省研究班により臓器横断的なアミロイドーシス診療ガイドラインが作成され，さらに各分野のガイドラインも作られ，更新が行われている．

---

## ガイドラインの現況

アミロイドと呼ばれる独特の染色性をもった不溶性蛋白が，全身あるいはいずれかの臓器に沈着する疾患をアミロイドーシスと総称する．アミロイド蛋白にはさまざまな種類があってさまざまな臓器に沈着するため，多数の領域にまたがる疾患である．

厚生労働科学研究の難治性疾患政策研究事業「アミロイドーシスに関する調査研究班」において「アミロイドーシス診療ガイドライン 2017」が作成されている．これは多分野の専門家の協力により，世界に先駆けて作られたガイドライン 2010 の全面改訂版であり，アミロイドーシスを診療する種々の専門領域の医師が拠り所とすることができる．さらに神経，心臓，血液の分野で最新情報を含めた診療ガイドラインが作られている．

---

【本稿のバックグラウンド】 本稿は，アミロイドーシスに関する調査研究班の構成員を中心に作られた「アミロイドーシス診療ガイドライン 2017 と Q&A」の内容に基づいている．

---

## どういう疾患・病態か

アミロイドと呼ばれる不溶性蛋白が全身あるいはいずれかの臓器に沈着する疾患がアミロイドーシスである．「アミロイド」はもともとはでん粉を示す単語であったが，本症において組織沈着物がヨードに対して示す発色がでん粉と同様であったことに基づき，1853 年 Virchow によりアミロイドーシスと命名

された．その後，実際にはアミロイドは糖質ではなく蛋白であることが判明した．

1920 年代から用いられている Congo red 染色でアミロイドは赤橙色，偏光顕微鏡で緑色偏光を示す細胞外沈着物と病理学的に定義されている．アミロイドーシスという疾患概念自体が，さまざまな病態で，さまざまな蛋白がさまざまな臓器に沈着するという多彩な疾患を「沈着物が共通の染色性を示す」とい

う共通項で一括りしたものであるため，原因蛋白の解析が進むまでは整然とした分類は難しかった．しかし研究の進歩により，蛋白の名称に基づく分類がなされるようになった[1]．現在までに40種以上の蛋白が知られている．発症や進展の機序は老化と関連があり加齢とともに増加するため，多くのアミロイドーシスで患者数は増加傾向である．中枢神経系にAβ前駆蛋白が沈着するアルツハイマー病，プリオン蛋白が沈着するCreutzfeldt-Jakob病やプリオン病は特に有名である．

ガイドラインとしては，厚生労働科学研究の難治性疾患政策研究事業「アミロイドーシスに関する調査研究班」において「アミロイドーシス診療ガイドライン2010」そして「2017」が作成された[2,3]．2017年版はclinical questionも組み合わされ，書籍として発刊されている[3]．また，神経，心臓，血液の各分野でも最新情報を加えた診療ガイドラインを作成している[4〜6]．本稿では，これらのガイドラインの内容に沿って概説する．

本疾患は厚生労働省の指定難病に認定されており，臓器障害を有する者は医療費の公費補助を受けることができる．

## 1 アミロイドーシスの分類

アミロイド蛋白の分類は，国際アミロイドーシス学会から2016年に公表された[1]．わが国のガイドライン2017の分類を表1に示す[4]．ガイドライン2010では全身性と限局性に大別されていたが，ガイドライン2017ではアミロイド蛋白の各々に全身性（S），限局性（L）および病名や病変が記載されている．遺伝性の有無は長く分類に用いられたが，最新の表では個別に家族性と記されている．

この分類の中に肺の記載はないが，呼吸器系に関連するのは，ALアミロイドーシスおよびAAアミロイドーシスである．ALのほうが多く，免疫グロブリン軽鎖（light chain）が成分である．多発性骨髄腫やマクログロブリネミアが原疾患として有名であるが，腫瘍性病変がみつからないこともあり，その場合は局所での免疫グロブリン産生過多，あるいはクリアランス低下が沈着原因とされる．一方，AAアミロイドーシスは慢性炎症に伴い肝で産生される蛋白serum amyloid A（SAA）が組織に沈着したものであり，原疾患として膠原病（関節リウマチや全身性エリテマトーデス（systemic lupus erythematosus：SLE）），慢性感染（結核，気管支拡張症など），クローン病や潰瘍性大腸炎といった慢性炎症性疾患のほか，一部の悪性腫瘍（ホジキン病など），家族性地中海熱も挙げられる．かつては結核に合併する例が多かったが，現在は関節リウマチに合併して生じるものが多い．

## 2 肺アミロイドーシスの種類と症状

肺内の局在に基づいて以下の3つに分類するほうが病態を理解しやすい．

### 1. 気管気管支アミロイドーシス（tracheobronchial amyloidosis）

気管や比較的太い気管支の粘膜にアミロイド沈着が起きたものであり，単発のことも多発性のこともある．組織像については気道粘膜上皮直下や気管支腺周囲の沈着物が典型的であり，ALアミロイドが多い．画像所見では，気管や気管支壁の肥厚，内腔の結節，気管支血管束の強調がみられる．気管支内腔の狭窄に伴い，末梢側の過膨張や無気肺，閉塞性肺炎が起こる．症状は気道狭窄に起因する喘息様呼吸困難や閉塞性肺炎，時には喀血がみられる[3]．喉頭アミロイドーシスによる嗄声や巨舌による睡眠時無呼吸も要注意である．

### 2. 結節性肺アミロイドーシス（nodular parenchymal amyloidosis）

主にALアミロイド沈着で生じ，肺内に単

## 表1 アミロイド蛋白質と前駆蛋白質[#]

| Amyloid protein | Precursor | Systemic (S) or local-ized, organ restricted (L) | Syndrome or Involved Tissues |
|---|---|---|---|
| AL | Immunoglobulin light chain | S, L | Primary<br>Myeloma-associated |
| AH | Immunoglobulin heavy chain | S, L | Primary<br>Myeloma-associated |
| Aβ2M | β2-microglobulin | S | Hemodialysis-associated |
| | | L? | Joints |
| ATTR | Transthyretin | S | Familial<br>Senile systemic |
| | | L? | Tenosynovium |
| AA | (Apo) serum AA | S | Secondary, reactive |
| AApoA I | Apolipoprotein A I | S | Familial |
| | | L | Aorta, meniscus |
| AApoA II | Apolipoprotein A II | S | Familial |
| AApoA IV | Apolipoprotein A IV | S | Sporadic, associated with aging |
| AGel | Gelsolin | S | Familial (Finnish) |
| ALys | Lysozyme | S | Familial |
| AFib | Fibrinogen α-chain | S | Familial |
| ACys | Cystatin C | S | Familial |
| ABri | ABriPP | S | Familial dementia, British |
| ADan[*] | ADanPP | L | Familial dementia, Danish |
| Aβ | A β protein precursor (AβPP) | L | Alzheimer's disease, aging |
| APrP | Prion protein | L | Spongiform encephalopathies |
| ACal | (Pro) calcitonin | L | C-cell thyroid tumors |
| AIAPP | Islet amyloid polypeptide[**] | L | Islets of Langerhans<br>Insulinomas |
| AANF | Atrial natriuretic factor | L | Cardiac atria |
| APro | Prolactin | L | Aging pituitary<br>Prolactinomas |
| AIns | Insulin | L | Iatrogenic |
| AMed | Lactadherin | L | Senile aortic, arterial media |
| AKer | Kerato-epithelin | L | Cornea, familial |
| ALac | Lactoferrin | L | Cornea |
| AOaap | Odontogenic ameloblast-associated protein | L | Odontogenic tumors |
| ASeml | Semenogelin I | L | Vesicula seminalis |
| ATau | Tau | L | Alzheimer's disease,<br>fronto-temporal dementia, aging,<br>other cerebral conditions |

[#]Proteins are listed, when possible, according to relationship. Thus, apolipoproteins are grouped together, as are polypeptide hormones.
[*]ADan comes from the same gene as ABri, [**]Also called 'amylin'

（文献4より引用）

表2　ALアミロイドーシスの診断基準（第10回国際アミロイド・アミロイドーシス会議，2005年）

確定診断には組織学的診断が必須である．腹壁脂肪吸引生検や小唾液腺，直腸，歯肉生検で診断が確定していれば，下記の臓器で組織学的に確認されていない場合でも病変の存在が疑われる．

1)　腎臓：尿蛋白＞0.5g/日（アルブミン主体であること）
2)　心臓：心エコー所見で左室壁・中隔壁肥厚＞12mmで他の心疾患のないこと
3)　肝臓：心不全の症状なくtotal liver span＞15cmあるいは血清アルカリフォスファターゼ値正常上限の1.5倍以上
4)　神経：対称性下肢知覚（グローブ・ストッキング型）・運動末梢神経障害あるいは直接的臓器浸潤と無関係な胃内容排出障害，排尿障害
5)　消化管：病変部位の生検による直接的証明
6)　肺：病変部位の生検による直接的証明あるいはCTによる間質性パターン
7)　軟部組織：巨舌，関節症，血管アミロイドによる跛行，皮膚，筋肉，shoulder-pad sign，リンパ節腫大，手根管症候群

（Gertz MA, Comenzo R, Falk RH et al：Definition of organ involvement and treatment response in immunoglobulin light chain amyloidosis（AL）：a consensus opinion from the 10th International Symposium on Amyloid and Amyloidosis, Tours, France, 18-22 April 2004. Am J Hematol 79：319-328, 2005 より引用）

発または多発の結節を呈する．近年はトランスサイレチンの沈着により肺の単発・多発結節やびまん性肺陰影（次項）を生ずる例も報告されている．結節の径は0.5～5cmほどである．石灰化や，稀に空洞を呈することがある．下葉の末梢側に多く，年単位で緩徐に増大するため癌との鑑別が問題となる．無症状で，画像的に偶然にみつかることが多く，一般的に予後がよい．

### 3. びまん性肺間質型アミロイドーシス（diffuse interstitial amyloidosis）

中～小血管の血管壁や肺間質にアミロイド沈着が生ずる．全身性のAAアミロイドーシスにみられることが多い．画像上は末梢肺の間質性陰影，air-space consolidationや粒状影がみられる．沈着は肺以外にも，心臓，肝臓，腎臓，消化管，末梢神経など多臓器にわたる．肺組織の生検のほか，他臓器の生検も診断に有用である．初期の症状は全身倦怠感，体重減少，浮腫，貧血など非特異的であるが，徐々に進行すると呼吸不全，うっ血性心不全，腎障害・蛋白尿，吸収不良症候群，末梢神経障害，起立性低血圧，手根管症候

群，肝腫大，巨舌，皮下出血を呈する．

## 治療に必要な検査と診断

肺アミロイドーシスは，呼吸器症状あるいは画像所見をきっかけに精査を進めることになる．血液検査では，原疾患があれば，その所見や炎症所見が参考となる．ALアミロイドに関しては，血清免疫電気泳動がM蛋白の検出に有用とされるが，組織の異常形質細胞が産生する単クローン性免疫グロブリン軽鎖が沈着する場合には血中に検出されないことがある．AAアミロイドに関しては，関節リウマチや結核，気管支拡張症などの慢性炎症性疾患の診断が基礎にあり，下痢，麻痺性イレウスといった消化管症状，蛋白尿や腎機能低下などの腎障害がみられたら，全身性アミロイドーシスの可能性を疑う．

AA，ALのいずれも，生検を行い，アミロイド沈着を組織学的に証明することが診断確定に必須である（表2，図1）[4]．ただし，肝臓の病変は，組織が脆弱なため出血の危険があり，生検を避けるほうがよいとされてい

アミロイドーシス　315

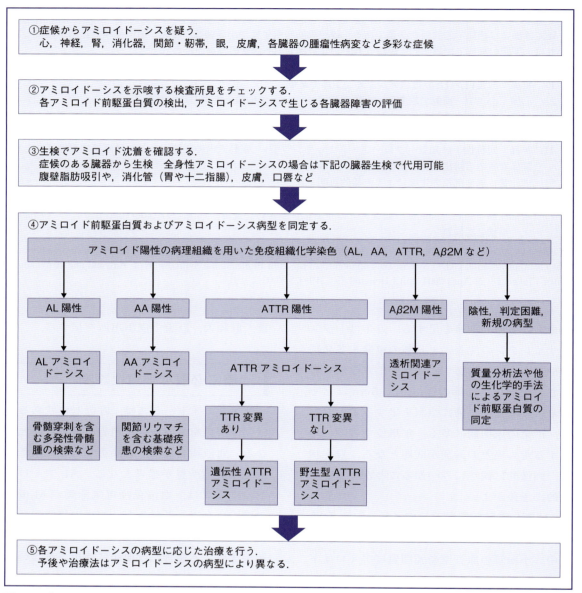

図1 アミロイドーシス診断のためのフローチャート　　　　　　　　　　　　　　　（文献4より引用）

る．肺や気道の病変に対し，気管支鏡による生検が必要となるが，出血に注意する．全身性アミロイドーシスが疑われる場合には，病変のある臓器から生検を行うが，生検に適した臓器がみつからない場合は，簡便さと陽性率の理由から胃十二指腸粘膜生検が勧められる（関節リウマチで消化管粘膜生検によりアミロイドーシスと診断された症例を対象とした検討で，十二指腸 second portion および球部の陽性率が 90～95％，次いで胃前庭部，直腸の順に陽性率が高いと報告されている)[2]．

## 治療の実際

クローン性形質細胞異常に基づく AL アミロイドーシスで限局性であれば全身治療の対

象とはならないが，全身への進展がみられれば，多発性骨髄腫に準じた治療のうち，メルファラン/デキサメタゾン療法あるいは減量デキサメタゾン療法が推奨されてきた．ただし，メルファランは呼吸器科で通常用いる薬剤ではなく，デキサメタゾン療法も40mgの4日間連日投与を一定間隔で行うものであり，これらの治療は血液内科との連携で行う必要がある．近年，ボルテゾミブの併用あるいはサリドマイド，レナリドミドと従来薬の組み合わせによる治療も行われていた．最近，ダラツムマブ（抗CD38抗体）が適応承認され，シクロホスファミド，ボルテゾミブ，デキサメタゾンとの併用で高い寛解率が得られるようになった．自家末梢血幹細胞移植も適応があれば推奨されている．当初効果が試されたときと比べて移植後早期死亡率が格段に改善しており，血液の専門家と連携して行っていきたい治療である．

　AAアミロイドーシスについては，AA蛋白の前駆物質であるSAAの産生をできるだけ抑えることが望ましい．原疾患の治療を強化する．慢性炎症が基礎にある場合は，加療により炎症を抑え込む．例えば関節リウマチに対してTNF-α阻害作用をもつ生物製剤は，アミロイドーシスに対する有用性が報告されている．抗IL-6受容体抗体トシリズマブはさらに強いSAA産生抑制効果を有しており，関節リウマチの寛解導入率も高い．家族性地中海熱ではコルヒチン長期内服がアミロイドーシスの予防に有用である．また，心や腎などの重要臓器にも病変を有する場合は，それらの加療も並行する．

　トランスサイレチンについては，ATTR蛋白の安定化あるいは産生を司るmRNAに対する核酸医薬による分解など，新規の薬剤が次々と上市されている．

## 専門医に紹介するタイミング

　血液系の腫瘍を疑う場面では，血液内科の専門施設に紹介する．慢性の炎症性疾患の経過中に，心臓や腎臓，呼吸器系や消化器系の慢性進行性の異常を併発してきたら，その領域の専門医に紹介するのが望ましい．紹介を受けた施設において生検を含む精査を行うことになる．したがって，アミロイドーシスを診断・治療する診療科はさまざまである．紹介する段階でアミロイドーシスを強く疑うのは容易ではないが，長期の慢性炎症性疾患で病変がなかったはずの重要臓器に異常が生じてきたら，鑑別診断として全身性アミロイドーシスを念頭におきたい．

### 文　献

1) Sipe JD, Benson MD, Buxbaum JN et al：Amyloid fibril proteins and amyloidosis：chemical identification and clinical classification International Society of Amyloidosis 2016 Nomenclature Guidelines. Amyloid 23：209-213, 2016

2) 山田正仁 研究代表：アミロイドーシス診療ガイドライン 2010. 厚生労働科学研究費補助金難治性疾患克服研究事業　アミロイドーシスに関する調査研究班，2010
http://amyloidosis-research-committee.jp/wp-content/uploads/2018/02/guideline2010.pdf

3) Smesseim I, Cobussen P, Thakrar R et al：Management of tracheobronchial amyloidosis：a review of the literature. ERJ Open Res 10：00540-2023, 2024

4) 安東由喜雄 監，植田光晴 編：最新　アミロイドーシスのすべて—診療ガイドライン 2017 とQ&A. 医歯薬出版，2017

5) 日本神経治療学会治療指針作成委員会 編：標準的神経治療：アミロイドーシス．神経治療 35：43-69，2018

6) 日本血液学会 編：Ⅲ．骨髄腫．造血器腫瘍診療ガイドライン 2023 年版．金原出版，2023

7) 日本循環器学会 他編：2020 年版 心アミロイドーシス診療ガイドライン．2020

## 7. 全身性疾患と肺病変

# Langerhans 細胞組織球症

大倉真喜子, 瀬山邦明
順天堂大学大学院医学研究科 呼吸器内科学

**POINT**  ● 2024 年現在，国際的なものも含めガイドラインは作成されていない.

---

### ガイドラインの現況

Langerhans 細胞組織球症（Langerhans cell histiocytosis：LCH）に関するガイドラインは，国際的なものも含め，いまだに作成されていないのが現況である.

---

**【本稿のバックグラウンド】** LCH に関するガイドラインは作成されていないが，2017 年の Vassallo らによる Thorax の肺 LCH の最新のレビューと Allen らによる 2018 年の New England Journal of Medicine の LCH の総説に加え，Rodriguez-Galindo らによる 2022 年の Blood のレビューシリーズの LCH をもとに最新の知見を加えて作成した.

---

### どういう疾患・病態か

Langerhans 細 胞 組 織 球 症（Langerhans cell histiocytosis：LCH）は，以前は Letter-er-Siwe 病，Hand-Schuller-Christian 病，好酸球性肉芽腫症（eosinophilic granuloma）の 3 つの病名があった. これらの類縁疾患は症状や経過がさまざまであるため，別の病気であると考えられていた. その後，組織球（histiocyte）の増殖を特徴とする疾患であることがわかり，1950 年代に histiocytosis-X と呼ばれるようになった. そして増殖する組織球が骨髄由来の樹状細胞で，抗原を T 細胞に提示する働きをもつ Langerhans 細胞であることが判明し，1987 年に LCH という病名となった[1].

LCH は，病変部位が 1 つの臓器である単一臓器型と，2 つ以上の臓器からなる多臓器型に分けられる. さらに，単一臓器型では限局型あるいは多発型，多臓器型ではリスク臓器病変の有無により，各々亜分類されている（**表 1**）[2]. 成人肺 LCH に関しては 85 ％以上が単一臓器型であり，多臓器型 LCH である症例は 5 〜 15 ％程度認められ，他の部位としては骨，視床下部−下垂体，稀に皮膚である.

LCH が炎症性疾患か腫瘍性疾患かは長年議論されてきたが，LCH 細胞が単クローン性であることや，*BRAF* の活性化変異が認められることから，「炎症性骨髄腫瘍」という概念が定着するようになった. LCH 細胞の遺伝子発現の網羅的な検討から，LCH 細胞は表皮の Langerhans 細胞ではなく，骨髄由来の Langerhans 細胞の増殖したものであ

**表1 Langerhans細胞組織球症の分類**

| 病　型 | 例 | 従来の病名 |
|---|---|---|
| ・単一臓器型（single-system） | | |
| 　限局（single-site）型 | 骨病変1ヵ所 | 好酸球性肉芽腫症 |
| 　多発型（multi-site）型 | 多発性骨病変 | 好酸球性肉芽腫症 |
| ・多臓器型（multi-system） | | |
| 　リスク臓器病変なし | 骨病変＋皮膚病変 | Hand-Shuller-Christian病 |
| 　リスク臓器病変あり | 骨病変＋肝臓病変 | Letterer-Siwe病 |

＊：リスク臓器病変：肝臓，脾臓，肺，造血器

（文献2より引用）

ることも明らかになった[1]．2010年に，異常に増殖したLCH細胞に発癌性変異である$BRAF^{V600E}$変異が約半数の例で認められた．BRAF蛋白は細胞質にある蛋白で，細胞の外からの信号を核に伝えるmitogen-activated protein kinase（MAPK）経路にある．MAPK経路は，細胞膜上の成長因子などの受容体から，細胞質内のRAS→RAF（ARAF/BRAF）→MEK→ERKへと核内へ転写シグナルを伝える経路であり，RAFはMEKを，MEKはERKをリン酸化して細胞の分化や増殖に関与している．MAPK経路にある$MEK1$などをはじめとする遺伝子変異が次々と見つかり，$BRAF$変異がない例でも，ほぼすべての例でERK蛋白のリン酸化が亢進していることが報告された（図1）[2,3]．MAPK経路上の遺伝子で体細胞性変異が起こる際，造血幹細胞のどの分化段階で生じるかによってLCHの病変の広がりが規定されると考えられている[1,4]．造血幹細胞で変異が起こると高リスク多臓器型LCH，末梢血の骨髄系樹状前駆細胞で変異が認められると低リスク多臓器型LCH，局所の骨髄系樹状前駆細胞で生じた場合には低リスクである単一臓器型が生じるとされる．LCHの病態メカニズムとしては，MAPK経路が活性化されることで正常な調節が破綻して，Langerhans細胞への分化が促進される．そして異常に増殖し，病変局所への集積が起こる．さらにMAPK活性化によりLangerhans細胞が抗アポトーシス作用を示して，生存維持が高められる．その結果，免疫細胞浸潤により炎症が引き起こされる[1]．

肺LCHの疫学的特徴は，成人のびまん性肺疾患の3〜5%ぐらいの頻度といわれており，20〜40歳代で診断され，性差はないとされている．肺LCHの90%以上が若い喫煙者，もしくは喫煙歴がある[5]．肺LCHと喫煙の関係性においては，タバコなどに含まれる何らかの抗原に対するLangerhans細胞の反応性増殖が病因として考えられてきた．実際に，肺のCD1a陽性細胞は喫煙により蓄積する．喫煙が局所のサイトカインの産生を刺激して樹状細胞の集合，分化，活性化を促し，抗アポトーシス機序を介して樹状細胞の生存を維持していることも報告されている．喫煙が直接MAPK経路の遺伝子変異を誘導することは証明されていないが，喫煙が$MAPK$遺伝子変異をもつ骨髄細胞クローンの集合や生存維持における重要な因子であると考えられている[5]．

肺LCHは，初診時に呼吸困難や咳嗽，喀痰，胸痛などの非特異的な呼吸器症状を呈することもある（約2/3）が，その他の患者は

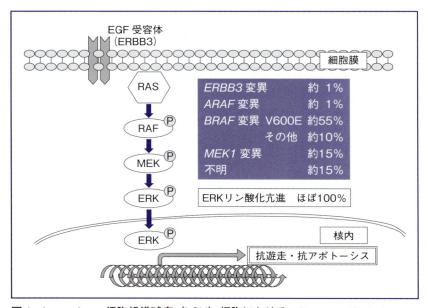

**図1 Langerhans 細胞組織球症（LCH）細胞における mitogen-activated protein kinase（MAPK）経路の遺伝子変異**
*BRAF* 変異が約 65％に，*MEK1* 変異が約 15％に認められる．ERK のリン酸化はほぼ 100％の例で亢進している． （文献3より引用）

検診などで偶然に発見される（5～25％）．合併症として約15～20％に気胸を，約15％に下垂体病変による尿崩症や約10％に骨病変を発症する（多臓器型の場合）．典型的な骨病変は頭蓋骨の打ち抜き像（punched out lesion）であるが，脊椎，四肢，骨盤などにもみられ，病的骨折の原因となりうる．肺LCHと診断された場合には合併症を含めた全身の評価も必要である[5]．

予後に関してはフランスで206例の肺LCH症例が前向き研究された報告がある[6]．診断時に肺病変のみは157例（76.2％）であった．その後，肺外病変を合併した例は8例（5.1％）であった．フォローアップ期間の中央値5年での死亡は12例（6％）であり，その死因として4例は肺癌であった．死亡した12例中7例（58.3％）には慢性呼吸不全もしくは肺高血圧が認められていた．悪性疾患が206例中23例（11％）で認めら

れ，そのうち11例が肺癌であった．11例全例に喫煙歴があった．肺LCH診断時に肺癌のない202例での，肺癌の累積発症率は5年で2.5％，10年で4.9％であり，標準化罹患比も17倍と高かった．以上より，肺LCHの診断後の経過観察中には，肺外病変の評価や悪性疾患の発生にも注意が必要と考える．

現在LCHは小児において小児慢性特定疾病の対象となっているが，指定難病にはなっていない．

## 治療に必要な検査と診断

### 1．一般検査

特異的な所見はなく，末梢血の好酸球数の増加も通常認められない．

### 2．画像検査

1）胸部単純X線：典型像は，両側性の上中肺野優位にみられる囊胞や網状結節性

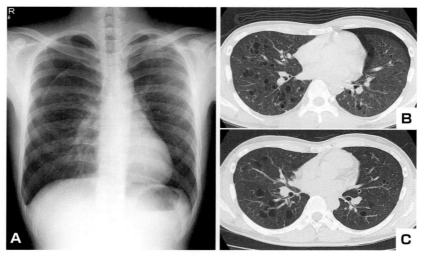

図2 肺LCHの画像所見
胸部X線画像（A）：両側気胸で発症した．両肺に網状影を認め，病変は肋横隔膜角ではスペアされていた．
胸部CT所見：上中肺野に囊胞や小結節影が多数みられた（B）．禁煙し，3年経過した後のCT所見では，囊胞の数が減り，残存する囊胞の壁も菲薄化している．また，小結節影も少なくなった（C）．囊胞，小結節ともに可逆的病変であることが示唆される．

陰影である．時に気胸を発症する（図2A）．肺容積は保たれていて，時に過膨張を認める．

2) 胸部高分解能CT（HRCT）：上中肺優位の小葉中心性粒状結節性陰影が両側性に認められる．不整形の肺嚢胞あるいは空洞もある（図2B）．肺病変のタイプは病期により異なり，初期は結節や空洞様結節が嚢胞より目立ち，進行期につれて嚢胞が主体となる（図3C〜E）．PET-CTが肺LCHに対して行われることがあり，LCHの肺結節はPET-CTで陽性となる．壁の厚い嚢胞でも陽性となることがある．しかし，悪性疾患との鑑別は困難であり，診断には注意が必要である．PET-CTが肺LCHの経過観察や治療に対する反応性の評価に有用であるかは今後の課題である[5]．

### 3．呼吸機能検査

肺機能の異常は嚢胞病変の広がりと疾患年数により異なる．肺LCHで80〜90％にみられるのが拡散機能障害（DLcoの低下）である．病期の進行とともに，嚢胞性の変化が強い症例では閉塞性換気障害（1秒量の低下）が，間質の線維化が強い症例では拘束性換気障害（肺活量の低下）がみられる．閉塞性換気障害は1/3〜1/2に認められる．両者が混在する混合性換気障害がみられる症例もある．肺機能の低下の程度は，HRCTでの嚢胞病変の広がりと関連がある[5]．

### 4．病理学的検査

Langerhans細胞は核のくびれのある類円形核をもつ組織球で，CD1a, Langerin (CD207) が陽性となる（図3）[7]．S-100蛋白は非特異的であるが陽性となる．LCHの病理学的診断がついた際には，遺伝子変異のスクリーニングとして$BRAF^{V600E}$の免疫組織

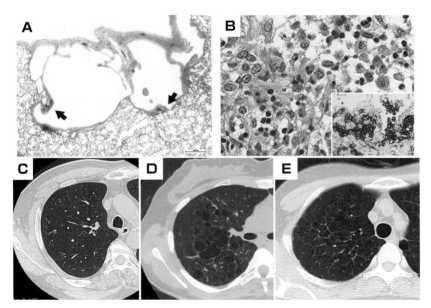

図3 肺LCHの外科的肺生検による典型的な病理所見と病期によるCT画像所見
※A, B, C, D, Eは各々異なる症例であることに注意
A：HE染色（弱拡大）
胸膜直下に囊胞を認め，囊胞壁は線維性に肥厚し壁厚は不均一である．中央には小葉間隔壁があり，囊胞壁の一部に気道と肺動脈が含まれている（黒矢印）．囊胞壁の一部には細胞が密に集簇した部分がある．
B：HE染色（強拡大）
囊胞壁の一部には核小体の目立つ核にくびれのある類円形核をもつ細胞（Langerhans細胞）の集簇と好酸球の浸潤が認められる．insetはCD1aに対する免疫染色．
C：初期のCT画像．小葉中心性の粒状・結節影，一部囊胞化を認める．
D：多発性に多房性の薄壁空洞性あるいは囊胞性陰影を示す．
E：瘢痕期のCT画像．両側上肺野優位に囊胞性陰影を認める．
(文献7より引用)

学的な検出が推奨される[5]．肺LCHの病理形態像は肉芽腫を形成する細胞期から囊胞を形成して線維期へと進行し，病期により変化していく．初期病変はLangerhans細胞が呼吸細気管支を中心に結節状に増殖し，やがて中心部の洞化，あるいはLangerhans細胞の数が減少して小葉中心性に線維化して残存する．肺LCHの特徴的な囊胞病変はLangerhans細胞による気管支壁の破壊と隣接する細気管支との癒合により生じる．

## 5．診　断

肺LCHの診断手順を図4に示す．病理学的診断が確定診断には必要であるが，臨床像や胸部CT所見を詳細に評価することは，その組織生検前に行われるべき重要なアプローチである．病理診断のために肺組織を得る手段として，外科的肺生検，経気管支肺生検（transbronchial lung biopsy：TBLB），そしてクライオ生検が挙げられる．気管支肺胞洗浄（bronchoalveolar lavage：BAL）に関しては，肺LCHでBALでのCD1a陽性細胞が5％以上であったという報告もあるため，CD1a陽性細胞数の増加により肺LCHの補助診断にはなりえるが，診断の確定には組織

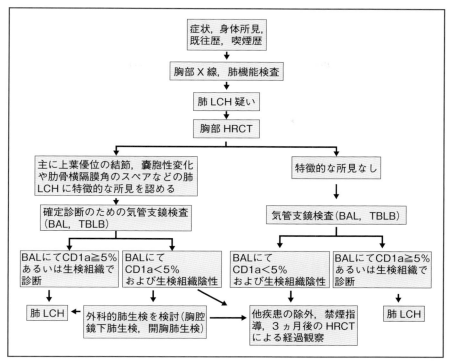

図4 肺LCHの診断手順

生検が必要となる[9]．

## 治療の実際

　肺LCHは禁煙により改善がみられる例が多く，禁煙は治療の第一選択である．禁煙のみでは改善が認められず，進行性の経過をたどる場合にはステロイド療法や免疫抑制薬が考慮され，まずは経口ステロイド（プレドニゾロン0.5〜1.0mg/kg daily）が処方される．気流制限を伴う肺LCHの場合には，吸入ステロイドや気管支拡張薬の使用も効果があると考えられている．
　多臓器型LCH例ではシタラビンをベースとした多剤併用化学療法が行われてきた．生命予後は良好となったものの，再発率は高く30％程度である[8]．MAPK経路の遺伝異常を標的とした分子標的薬であるBRAF阻害薬やMEK阻害薬の有効性が報告され[9]，治療薬として期待されてきた．わが国では，2023年11月に世界で初めてBRAF阻害薬であるダブラフェニブとMEK阻害薬であるトラメチニブの併用療法が，「標準的な治療が困難な*BRAF*遺伝子変異を有する新興・再発の固形腫瘍」に対して承認された．ここでいう固形腫瘍に組織球症は含まれており，標準的な治療が困難なLCHに対する治療薬としてBRAF/MEK併用療法が承認された[10]．*BRAF*変異に関しては*BRAF*$^{V600E}$変異と明言はされていない．*BRAF*遺伝子変異の検査に対応するコンパニオン診断薬，MEBGEN™BRAF3キットも保険適用となっている．さらに，がんゲノム医療におけるコンパニオンパネルの結果からも投与できる可能性がある．BRAF/MEK併用療法は小児患者にも使用できるが，体重26kg以上の患者が対

象となっている.

MAPK阻害薬では遺伝子変異のある細胞が消失することはなく,休薬により再発するため,殺細胞効果ではなく細胞増殖抑制効果を期待することになる.今後,既存の治療にBRAF/MEK阻害薬をどのように組み込んでいくのかが期待されている.

肺高血圧症は肺LCHに起こりうる合併症である.肺LCHの肺高血圧に対するエンドセリン受容体拮抗薬やホスホジエステラーゼ5阻害薬などの有効性を示す報告もあり,考慮されるべき治療法である.進行性の肺LCHに対しては肺移植も考慮される.

---

### 処 方 例

処方A　禁煙

処方B　プレドニン®0.5〜1mg/kg/日
　　　　1日1回　朝食後　反応をみて減
　　　　量しながら半年〜1年で終了する

---

## 専門医に紹介するタイミング

肺LCHは,肺の多発性囊胞性陰影を呈する疾患が画像診断上の鑑別となる.リンパ脈管筋腫症,Birt-Hogg-Dubé症候群,シェーグレン症候群,アミロイドーシス,リンパ増殖性疾患,慢性閉塞性肺疾患などが挙げられる.肺LCHの確定診断には,肺生検による病理学的診断が必要である.胸部CTにて多発性囊胞を認め,肺LCHが疑われる際には呼吸器専門医への紹介が望ましい.

## 専門医からのワンポイントアドバイス

肺LCHは,多発性囊胞性陰影を呈する他の呼吸器疾患と鑑別することが重要である.肺LCHの画像所見は上中肺野に優位であり,その囊胞は不整形で壁の厚さも不規則である.結節影が散在し,小型の空洞も認める.若年者の喫煙で,上記のような画像所見が得られれば,積極的に肺LCHを疑いたい.

---

### 文　献

1) Allen CE, Merad M, McClain KL：Langerhans-Cell Histiocytosis. N Engl J Med 379：856-868, 2018
2) 森本　哲：組織球症の病態解明と治療の進歩.日小児血がん会誌 53：428-435, 2016
3) 森本　哲：ランゲルハンス細胞組織球症（LCH）.小児科 60：1037-1044, 2019
4) Rodriguez-Galindo C, Allen CE：Langerhans cell histiocytosis. Blood 135：1319-1331, 2020
5) Vassallo R, Harari S, Tazi A：Current understanding and management of pulmonary Langerhans cell histiocytosis. Thorax 72：937-945, 2017
6) Benattia A, Bugnet E, Walter-Petrich A et al：Long-term outcomes of adult pulmonary Langerhans cell histiocytosis：a prospective cohort. Eur Respir J 59, 2022
7) 神幸　希,瀬山邦明：肺Langerhans組織球症.呼吸器疾患最新の治療 2019-2020.南江堂, pp319-321, 2019
8) 坂本謙一,塩田曜子,森本　哲：組織球症.小児科診療 8：945-949, 2023
9) Donadieu J, Larabi IA, Tardieu M et al：Vemurafenib for refractory multisystem Langerhans cell histiocytosis in children：an international observational study. J Clin Oncol 37：2857-2865, 2019
10) メキニスト®医薬品インタビューフォーム第11版.ノバルティスファーマ, 2024

## 8. 職業性肺疾患／環境性肺疾患

# アスベスト関連肺疾患

**矢寺和博**[1]，**迎　寛**[2]

[1]産業医科大学医学部 呼吸器内科学，[2]長崎大学大学院医歯薬学総合研究科 呼吸器内科学分野

**POINT**
- わが国におけるアスベスト関連肺疾患に関する包括的なガイドラインはない.
- アスベスト関連肺疾患では，曝露予防策とともに，補償や合併症対策などを含めた曝露後の管理が重要である.
- アスベスト関連肺疾患については，じん肺法，労働安全衛生法や石綿健康被害救済法などの関連法規についても熟知しておく必要がある.

---

### ガイドラインの現況

　アスベスト（石綿）の吸入曝露による呼吸器疾患として，肺病変としてびまん性間質性肺炎を呈する石綿肺や円形無気肺，肺癌があり，胸膜疾患としてびまん性胸膜肥厚，胸膜プラーク（胸膜肥厚斑），胸膜石灰化，良性石綿胸水，悪性胸膜中皮腫がある．これらの疾患はアスベスト曝露から発症までの潜伏期間が比較的長く，良性石綿胸水（10年程度），胸膜プラーク（胸膜肥厚斑，15年以上），石綿肺，肺癌（20年以上），悪性胸膜中皮腫（20～30年以上）の順にアスベストの累積曝露量が多く，また曝露後の潜伏期間が長くなる．これらのアスベスト関連肺疾患については，海外では2004年のAmerican Thoracic Society によるガイドライン[1] などがあるものの，わが国における包括的なガイドラインはない.

　アスベスト関連肺疾患では，作業管理や作業環境管理などの曝露予防と曝露後の管理が大切である．アスベスト取り扱い業務従事者には健康管理手帳制度があり，離職後も指定された医療機関で健康診断を6ヵ月ごとに無料で受けられる．石綿健康診断や石綿健康管理手帳の交付については，直接の石綿取り扱い業務に従事していた労働者に対象が限られていたが，2009年には見直しがなされ，石綿健康診断や石綿健康管理手帳の交付の対象が直接の石綿取扱い業務に従事していた労働者に限られていたものを，当該業務の周辺で別の業務（周辺業務）に従事していた労働者にも拡大となった.

---

**【本稿のバックグラウンド】**　本稿は，「産業保健ハンドブックⅠ 石綿関連疾患─予防・診断・労災補償 第4版」（2006年）および「改訂3版 アスベスト関連疾患日常診療ガイド」（2016年）などを参考として，アスベスト曝露に関連する呼吸器疾患やその補償についてわかりやすく解説した.

## どういう疾患・病態か

アスベスト（石綿）とは，蛇紋石系のクリソタイル（白石綿）および角閃石系のクロシドライト（青石綿），アモサイト（茶石綿）などの天然の無機繊維状鉱物の総称である．耐久性，耐熱性などの特性に優れ，安価であるため，建設資材などのさまざまな用途に広く使用されてきたが，石綿繊維の長期吸入曝露は石綿肺や肺癌，悪性胸膜中皮腫発生の危険因子として，世界保健機関（WHO）の付属機関である国際がん研究機関（IARC）により"発癌性がある（Group 1）"と勧告された．わが国では，2012年に行われた労働安全衛生法施行令の改正（労働安全衛生法第55条，労働安全衛生法施行令第16条）により，アスベストを含む製品の使用や製造が全面禁止となった．なお，現在でも建物などの補修や取り壊し作業などでのアスベスト曝露の可能性があり，十分な対策が必要である．

アスベストによりびまん性に肺の線維化をきたす病態を石綿肺（図1）といい，通常，職業性に大量かつ長期曝露した労働者に起こり，曝露開始から10年以上経過して石綿肺の所見が現れる．生体内滞留性の高いアスベスト繊維が肺内に滞留することにより，繊維の周囲の慢性的な炎症を惹起するため線維化が徐々に進行する．アスベストの曝露中止後も症状が徐々に増悪して，著しい拘束性呼吸機能障害をきたす．また，肺癌発症の危険も高くなるため，注意深い経過観察が重要である．

アスベスト曝露から肺癌の発症までの潜伏期間は20年以上であり，累積曝露量が多いほど肺癌発症の危険性が高くなることが知られている．また，アスベストと喫煙の両方の吸入曝露による肺癌発症の危険性の相乗的効果が知られており，非喫煙者と比較して，アスベスト曝露のみで5倍，喫煙のみで10倍，喫煙とアスベスト曝露では約50倍とする報告があり（Hammond et al, 1979），禁煙が重要である．また，肺野末梢に結節影としてみられることが多い円形無気肺は肺癌との鑑別が困難な例もあり，鑑別には十分な注意が必要である．

悪性胸膜中皮腫（図2）は組織学的に上皮型，二層型，肉腫型，線維形成型に分類される．アスベスト曝露から発症までの潜伏期間は20～40年程度と非常に長く，アスベストの累積曝露量が多いほどリスクが高くなるが，低濃度曝露でも発症の危険性はあるとされる．また，職業性曝露だけでなく，家庭内曝露や近隣の工場やアスベストを運搬した道路などからの環境曝露による発症なども知られている．

良性石綿胸水は，比較的高濃度のアスベス

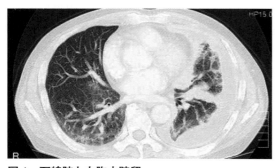

図1　石綿肺と左胸水貯留

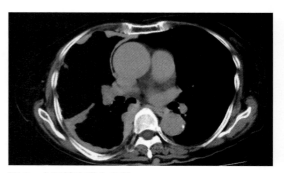

図2　右悪性胸膜中皮腫

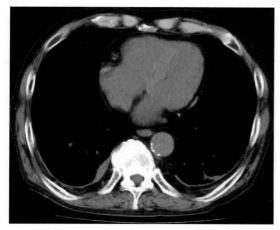

図3 胸膜プラーク

トを比較的長期間（潜伏期間は平均12～30年）吸入することによる胸膜炎により、胸水貯留をきたす。悪性腫瘍や結核など、他の胸水貯留の原因疾患の十分な除外が必要であることや、自然に軽減・消失するものも多いため、通常は確定診断までに最低1年程度の経過観察や反復した胸水検査などが必要なことが多い。治療としては胸腔穿刺による胸水排液やステロイド薬の投与なども行われるが、増悪、軽快の反復によりびまん性胸膜肥厚が生じ、呼吸機能障害をきたすことがある。

びまん性胸膜肥厚は、臓側胸膜の慢性線維性胸膜炎であり、通常は壁側胸膜にも病変が及ぶことにより両者が癒着していることが多い。壁側胸膜の一部の線維性の隆起性病変である胸膜プラーク（図3）とは異なり、びまん性胸膜肥厚は、良性石綿胸水と同様に比較的高濃度のアスベストの累積曝露により発症すると考えられる。職業性曝露によるびまん性胸膜肥厚症例での石綿曝露期間はおおむね3年以上となることが多い。特に片側性の胸膜肥厚の場合は結核性胸膜炎などのアスベスト曝露以外のさまざまな原因でも生じるため、注意深い鑑別が必要である。

## 治療に必要な検査と診断

アスベスト関連肺疾患については、職歴や環境曝露状況を中心としたアスベスト曝露歴の確認が最も重要である。また、喫煙者も多いため、喫煙歴についても詳細な聴取が必要となる。

石綿肺の検査としては、まずは画像診断が重要である。胸部単純X線写真や胸部CT、高分解能CT（HRCT）により病変の特徴やその拡がりの評価を行うが、主に両側下肺野胸膜側を中心とした線状網状影であり、しばしば胸膜プラークやびまん性胸膜肥厚を伴うため、胸膜病変の有無の確認も同時に行う。昨今では多量のアスベスト吸入曝露が国内ではほとんどみられないため、相対的に間質性肺炎における典型的な石綿肺が減少しており、他の間質性肺炎を呈するすべての呼吸器疾患の鑑別が必要であるが、しばしば特発性間質性肺炎との鑑別が困難なこともあり、石綿肺の診断は必ずしも容易ではない場合も多い。十分な医療面接や職歴調査によるアスベストの吸入曝露歴の確認、気管支肺胞洗浄液や経気管支肺生検組織中のアスベスト繊維や石綿小体（含鉄小体、アスベスト繊維の周囲が鉄を含んだ蛋白質で覆われて鉄アレイ状となったもの）の定性・定量が直接的・客観的なアスベスト曝露の医学的評価として重要であるため、可能な限りこれらの検索を検討する。

呼吸機能検査では、石綿肺や胸膜病変では拘束性障害を呈するが、喫煙による気腫性変化や末梢気道病変のある場合は閉塞性障害も併存する。

アスベスト曝露による肺癌の診断は通常の原発性肺癌と特に変わりはなく、胸部単純X線写真や胸部CT、FDG-PETによる画像診断に加えて、喀痰細胞診や気管支鏡検査に

よる生検や細胞診などの病理組織診断が必要である．肺癌の診断とともにアスベスト曝露歴，随伴する石綿肺，円形無気肺，胸膜プラーク，びまん性胸膜肥厚の存在や，肺内のアスベスト繊維や石綿小体の検出がアスベスト関連疾患の診断の参考になる．

胸膜病変においても，胸部単純X線写真や胸部CTは重要で，胸膜肥厚の厚さや拡がりを評価する．胸水が貯留している場合は，胸腔穿刺による胸水検査をまず施行する．良性石綿胸水ではリンパ球優位の滲出性胸水を認めることが多く，血性であることもある．結核性胸膜炎や悪性胸膜中皮腫，肺癌による癌性胸膜炎などの十分な鑑別が必要なため，反復して胸水採取を行い，必要に応じて胸水のADA，腫瘍マーカー，抗酸菌培養やセルブロック作成などにより積極的に鑑別を進める．悪性胸膜中皮腫は胸水細胞診が陰性でも否定できず，胸水中のヒアルロン酸高値が指標となることがある．また，近年では局所麻酔下胸腔鏡も徐々に普及してきており，壁側胸膜の胸膜プラーク所見も確認できるため，診断に有用な場合がある．悪性胸膜中皮腫の確定診断については病理組織診断が最も重要となるが，細胞診では肺腺癌などとの鑑別が困難な場合があり免疫組織化学染色などの組み合わせにより診断する．

## 治療の実際

治療については，石綿肺や良性石綿胸水，胸膜プラークなどについては根本的な治療法はなく，対症療法が中心となる．石綿肺は比較的緩徐に進行する慢性的な拘束性呼吸機能障害を呈し，咳嗽，喀痰に対する鎮咳薬や喀痰調整薬の投与，慢性呼吸不全に対する在宅酸素療法などの対症療法を行う．肺癌については，通常の原発性肺癌と同様に外科的切除

や化学療法，放射線療法の単独もしくは組み合わせによる治療を行う．また，悪性胸膜中皮腫についても，症例に応じて手術療法と化学療法，放射線療法の組み合わせによる集学的治療が必要である．外科手術としては従来行われていた胸膜肺全摘術に加えて，最近では胸膜切除／肺剥皮術の有効性なども検討されている．全身化学療法としては，葉酸代謝拮抗薬であるペメトレキセドとシスプラチンの併用療法や，免疫チェックポイント阻害薬による治療などが行われる．

石綿による健康被害は，業務により発症したときは労災補償の対象となる可能性があるため，その手続きについて患者と話を進めることが必要である．また，労災補償の対象とならない石綿健康被害の救済については，2006年に施行された石綿健康被害救済法による石綿健康被害救済制度があり，対象となる疾病は，中皮腫とアスベストによる肺癌であり，2010年に「著しい呼吸障害を伴う石綿肺」と，「著しい呼吸障害を伴うびまん性胸膜肥厚」が追加された．石綿健康被害救済法（「石綿による健康被害の救済に関する法律の一部を改正する法律」）が適宜改正（最新は令和4年6月17日改正）されており，特別遺族給付金の請求期限などが延長されるとともに支給対象が拡大された．

---

**処 方 例**

**乾性咳嗽**

処方　メジコン®錠 15mg　1回1～2錠
　　　1日3回

**湿性咳嗽**

　ムコダイン®錠 500mg　1回1錠
　　　1日3回

| 下気道感染症の合併 |
| --- |
| 処方　ラスビック®錠75mg　1回1錠<br>　　　1日1回 |

## 専門医に紹介するタイミング

間質性肺炎の鑑別疾患としては，職業性・非職業性曝露による石綿肺を含めた各種じん肺を常に念頭におく必要があり，職業歴，粉じん曝露歴の詳細な聴取が重要である．具体的には，本人の職種や作業環境の具体的な状況の聞き取り調査のみならず，周囲の環境についても詳細な聞き取りを行うことで粉じん曝露の有無が判明する場合もある．また，近年では近隣の工場などの環境曝露によるアスベスト関連肺疾患の報告もあり，発生が知られている地域での居住歴調査も重要である．

両側の胸膜プラークや胸膜石灰化の所見はアスベスト曝露を疑う重要な所見であり，アスベスト関連肺疾患を疑うよい指標ともなる．胸水貯留例についても，前述のアスベストの曝露歴の詳細な調査が有用である．

前述のようなアスベスト曝露が疑われる職歴を有し，画像所見としてアスベスト曝露による肺病変や胸膜病変が疑われる場合には，労災認定や補償の対象となる疾患の可能性もあるため，アスベスト関連肺疾患が疑われた段階でなるべく早くアスベスト関連肺疾患に精通した専門医に紹介することが望ましい．

## 専門医からのワンポイントアドバイス

アスベスト関連肺疾患の診断については，画像所見や職歴からまずは疑うことが大切であるが，特に詳細な病歴および職歴（粉じん曝露歴）の聴取が何よりも重要である．ま

た，診断にはアスベスト繊維やアスベスト小体などの検出や定量が有用であるが，労災認定や補償に直接関連するため，関連法規の十分な理解に加え，アスベストの測定，記録については依頼・紹介する施設について十分な配慮が必要である．胸腔鏡や開胸手術などを行う場合には，胸腔内の胸膜の所見の写真や絵による記録も労災認定などで重要となる場合があるため，可能な限り記録し保存する．

また，アスベストの曝露後長期間経過してから発症・顕在化する疾患が多いため，働き始めてからの詳細な職歴の記録の保存が重要となるが，すでに働いていた会社が存在しない場合もあり，その際には元同僚の証言やアスベスト関連疾患の罹患歴なども十分調査して記録として保存する．また，現職の場合は粉じん曝露環境の改善（予防）が最も重要となるため，作業環境について職場の十分な作業環境改善策を産業医などとともに講じる必要がある．

さらに，離職後や作業から離れた後も発症したり病状が進行する場合が多いため，アスベスト作業歴がある場合，離職時または離職後に健康管理手帳の交付の申請条件に該当する場合には，審査や交付を積極的に勧める．

--- 文 献 ---

1) American Thoracic Society：Diagnosis and Initial Management of Nonmalignant Diseases Related to Asbestos. Am J Respir Crit Care Med 170：691-715, 2004
2) 森永謙二 監：産業保健ハンドブックI 石綿関連疾患—予防・診断・労災補償．第4版，産業医学振興財団．2006
3) 独立行政法人労働者健康福祉機構 編：改訂3版アスベスト関連疾患日常診療ガイド．労働調査会，2016
4) 森永謙二 編：石綿ばく露と石綿関連疾患—基礎知識と補償・救済．三信図書，2008

## 8. 職業性肺疾患／環境性肺疾患

# その他じん肺

菅沼成文[1]，森部玲子[1, 2]，田村太朗[1, 3]
[1] 高知大学医学部 環境医学，[2] 防治会きんろう病院，[3] 防治会いずみの病院

**POINT**
●じん肺は，職業性の曝露を低減させることが予防には重要であるが，発生した場合には，配置転換によりさらなる粉じんへの曝露を回避する．診断は画像診断により行い，肺機能検査により重症度を決める．続発性気管支炎，続発性気管支拡張症，続発性気胸，肺結核，結核性胸膜炎，原発性肺癌が合併症である．対症療法を用いるが，呼吸リハビリテーションが重症化予防に一定の効果をもつ．

---

## ガイドラインの現況

わが国では，じん肺の管理には，じん肺法に基づき粉じん作業が規定されており，厚生労働省じん肺 X 線分類に基づいて胸部 X 線写真により，じん肺の有無を判定し，肺機能検査，動脈血液ガスにより重症度を判定する．健康管理の詳細については，「じん肺診査ハンドブック（現在，改訂作業中）」に基づいて実施されている．世界的に見ると，厚生労働省分類の原型である国際労働機関（ILO）国際じん肺 X 線分類が世界各国で診断基準として用いられており，最新版として 2022 年版がデジタル撮影の標準写真とともに出版されており，インターネットから無料で利用可能である．インジウム肺については，厚生労働省は「インジウム・スズ酸化物等の取扱い作業による健康障害防止に関する技術指針」により健康管理などの指針が示された．溶接工肺の原因となる溶接フュームの肺癌リスクは国際がん研究機構（IARC）により 2018 年に発がん分類グループ 1 とされた．

---

**【本稿のバックグラウンド】** 職業性肺疾患の中で最重要なじん肺（pneumoconiosis）の語源は，pneumo＋konic＋osis すなわち塵による肺の病気であり，鉱物性粉じんの吸入によって生じる肺の不可逆性の線維増殖性変化であると定義される．主なものに，けい肺，炭坑夫肺，石綿肺などがあるが，そのほかさまざまな鉱物性粉じんによって生じる．2030 年までに職業性けい肺を根絶しようと WHO と ILO のジョイントプログラム（Global Programme for Elimination of Silicosis）により，各国でじん肺の X 線診断講習が進められている．

---

## どういう疾患・病態か

じん肺（pneumoconiosis）は，「鉱物性粉じんの吸入によって生じる肺の不可逆性の線維増殖性変化である」と ILO によって定義されている．主に，鉱物性粉じんへの職業性の曝露により生じる職業性肺疾患の中心的な疾患群であり，結晶質シリカの吸入によるけ

い肺（silicosis），炭坑労働者にみられる炭坑夫肺（coal worker's pneumoconiosis），そして石綿の吸入による石綿肺（asbestosis）が代表的なものである．その他のじん肺として，近年じん肺健診の対象の大部分を占めていたのは，アーク溶接の際に発生する溶接フューム を吸入して発症するアーク溶接工肺（arc welders' lung）である．この溶接フュームの肺癌リスクは IARC により 2018 年に発がん分類グループ1とされた．その他のフュームが発生しうる職場で，多様な金属に曝露されることでさまざまな金属肺が発生し，多くの症例報告がある．また，インジウム取扱作業において肺の線維化と気腫化を特徴とするインジウム肺が死亡例も含めて報告され，厚生労働省が発した「インジウム・スズ酸化物等の取扱い作業による健康障害防止に関する技術指針」により健康管理などの指針が示された．そのほか，さまざまな鉱物性粉じんがじん肺を生じうる（**表1**）．

鉱物性粉じんが吸入された場合，その粒径によって沈着する部位が異なる．これは流体力学的な影響と，生体防御機能とによって決まるが，5μm よりも大きな粒子は鼻腔および気管・気管支の粘液繊毛系のエスカレーター（mucous cilia escalator）によって絡め取られて喀出される．5μm よりも小さな粒子は肺実質に到達し，終末細気管支，呼吸

細気管支周辺において沈着し，その線維原性の強さによって細気管支周囲に線維化を引き起こす．また，肺胞に到達した粉じんは肺胞マクロファージに貪食されて，リンパ網を経由して肺実質から除去されるが，リンパ行性に胸膜直下の病変，リンパ節で沈着し，周辺に線維化を生じる．

## ① けい肺症（silicosis）

結晶質シリカ（二酸化けい素）を多く含む鉱石を扱う作業において微細な粉じんを吸い込むことで発症する．遊離けい酸の含有率が高いほど，強い線維化をきたす．けい肺症は，通常，慢性けい肺を指すが，びまん性の粒状影のみを呈する単純けい肺（simple silicosis）と，胸部単純で大陰影と分類される塊状巣（progressive massive fibrosis：PMF）を伴う複雑けい肺（complicated silicosis）とに分けられる．また，進行の速度により，急性けい肺（acute silicosis），急進けい肺（accelerated silicosis）などがあり，通常曝露後 10 年以上を経てみられる慢性けい肺よりも短期間で死に至る病態がある．急進けい肺は，曝露開始より 10 年以内に発症し，PMF やその他の合併症が多いが画像上は通常の慢性けい肺と同様である．急性けい肺は，わずか数週間の非常な高濃度曝露により，肺胞蛋白症（alveolar proteinosis）をきたして重症

**表1　無機（鉱物性）粉じんによる職業性肺疾患**

| けい肺 | 炭坑労働者（わが国の炭坑は石英含有），トンネル坑夫，石工，瀬戸物製造 |
|---|---|
| 石綿肺 | 造船業，火力発電所，ボイラー，蒸気機関車修理，自動車修理，建設業 |
| 石炭肺 | 欧米の炭坑夫 |
| 混合粉じん性じん肺 | 金属加工での溶接，研磨，切削，溶接工，わが国の炭坑夫 |
| い草染土じん肺 | い草染土 |
| ベリリウム肺 | 核燃料 Be（びまん性間質性肉芽腫症） |
| 金属肺 | Ni, Co などの超硬合金，インジウム，その他の金属，半導体化合物 |
| 肺癌 | Ni, クロム，ヒ素，ラドン，シリカ，石綿 |
| 中皮腫 | 石綿 |

化する病気で，わが国では現在はほとんどみられない．画像上は下肺野の肺胞充満像を示し，発症後約4年以内に死亡する．重症例においては肺移植の適応となる．

胸部X線写真では両側上肺野および中肺野に優位な小粒状影を呈する．粒状影の径は3〜5mmが多い．経過とともに径が増大し1cm程度になることもある．また，周辺の粒状影と融合（coalescence）し，これが進むと1cm以上の大陰影を呈する．リンパ管のネットワークが豊富な胸膜直下では粉じんが沈着し胸膜直下に粒状影をきたす．これらが融合した場合には，胸膜肥厚に類似した所見を呈し，偽プラーク（pseudo-plaque）と呼ばれる．このpseudo-plaqueは臓側胸膜周辺の線維化である．シリカの発癌性については，メカニズムとしては結論が出ていないが，弱い関連があることがいくつかの疫学論文で示されている．これに基づき，1997年にIARCが発癌物質として認定した．わが国のじん肺法ではじん肺陰影があれば（粒状影あるいは不整形陰影が1/0以上），陰影のために肺癌検出が遅れる場合があるとして，らせんCTの健康管理での適用を認めている．なお，このらせんCTは肺癌の検診として行われるので，日本CT検診学会ガイドライン委員会の「日本における低線量CTによる肺がん検診の考え方」に則り，低線量撮影で行うことが望ましい．

## 2 炭坑夫肺（coal workers pneumoconiosis）

純度の高い石炭を掘削している炭坑で働く労働者にみられる．ILO分類のp-typeの標準写真はウェールズの炭坑夫のものである．わが国の炭坑はシリカの含有率が高く純粋な

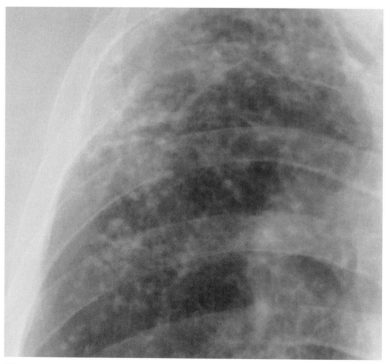

**図1　けい肺症例の右上肺野**
陰影密度の高い部分に粒状影の融合像が認められる．

炭坑夫肺はほとんどみられない．わが国では炭坑労働者のじん肺はほとんどがけい肺あるいは混合じん肺である．炭坑夫肺では，通常のけい肺に比べ微細な p-type の粒状影がみられる．P-type の粒状影は病理学的にはperibronchiolar fibrosis に一致し，終末細気管支の閉塞が認められる．密度が高くなると胸部単純 X 線写真におけるいわゆるすりガラス影として見える．炭坑夫肺にリウマチ結節が合併したものをカプラン症候群と呼び，単一あるいは複数の淡い結節影を呈する．原発性肺癌，転移性肺癌との鑑別が必要である．2011 年版以前の ILO 分類の標準写真1/1 p/p はこのカプラン症候群を呈しており，rp (rheumatoid pneumoconiosis) と称する．

### ❸ 混合粉じん性じん肺 (mixed-dust pneumoconiosis)

混合粉じん性じん肺は複数の粉じんの吸入によって起こってくるじん肺であり，遊離けい酸の含有率が低いことから，けい肺結節周辺に弱い線維化をきたす．病理像はオニオンピール様の強い線維化によるけい肺結節よりも，星芒状の弱い線維化による mixed dust fibrosis (MDF) が主体となっている．そのため，けい肺よりも淡く不整形影を伴った粒状影を呈する．混合粉じん性じん肺は，明確なじん肺と診断されているものは除外されるものの，けい酸塩濃度の低い粉じんによるじん肺であるため，金属鉱山，採石，鍛造，石工，陶器製造などさまざまな職種で生じうる．わが国のじん肺のかなりのものがこの混合粉じん性じん肺にあてはまる可能性がある．

## 治療に必要な検査と診断

じん肺の診断には，産業保健上の健康管理としてのスクリーニングと診断が，じん肺法で定められており，粉じんへの曝露状況によって，下記の期間によって胸部単純 X 線画像によって診断する．その判定方法は厚生労働省じん肺胸部 X 線分類に基づいて，標準写真との比較読影によって判定される．じん肺では，特徴的な小陰影が，粒状影あるいは不整形陰影として，びまん性に観察されるので，これらの陰影密度 (profusion) を標準写真に表される型 (PR) を 0，1，2，3 の4 段階尺度，詳細のためには表 2 に示すように 0/−，0/0，0/1，1/0，1/1，1/2，2/1，2/2，2/3，3/2，3/3，3+ の 12 段階尺度で判定する．なお，粒状影は径 1cm 超の大陰影を伴うことがあり，大陰影を伴うじん肺については 4 型とする．石綿肺に伴う胸膜肥厚斑 (pleural plaque) は付加記号の pl あるいは石灰化のある plc として記載する．

胸部単純撮影での粒状影は，径が 1.5mm までの p タイプ，1.5〜3mm までの q タイプ，3〜10mm までの r タイプに分けられる．頻度の高いものは q タイプで，しばしば石灰化を伴う．PR が 2，3 型になると粒状影は集簇し，融合してより大きな陰影を形成しは

表 2　じん肺 X 線分類（1/1，2/2，3/3 の標準写真と比較）

| 小陰影： | 密度： | 大陰影（PR4）： |
|---|---|---|
| 粒状影 p<1.5mm | PR0 (0/−，0/0，0/1) | A（径 1〜5cm） |
| 1.5<q<3mm | PR1 (1/0，1/1，1/2) | B（径 5cm〜肺野 1/3） |
| 3<r<10mm | PR2 (2/1，2/2，2/3) | C（肺野の 1/3 以上） |
| 不整形陰影 | PR3 (3/2，3/3，3/+) | |

その他じん肺　333

じめる．大陰影を伴う場合，周辺の粒状影が巻き込まれ3型であったものが2型にPRが減少することがしばしばある．pタイプの粒状影は主に炭坑夫肺でみられる．

前項で示されたように，胸部X線分類の不整形陰影は石綿曝露による石綿肺が多い．一方，けい肺において自己免疫性の反応が誘発されるため粒状影に合併する不整形陰影がみられることがある．また，混合粉じん性じん肺（mixed dust pneumoconiosis）の場合，粒状影が淡く，その周辺に不整形陰影を伴う．厚生労働省じん肺分類の記載においては，粒状影と不整形陰影が同じ症例に併存している場合，その両方の陰影密度を記載する．

じん肺の存在，陰影密度，大陰影の存在は胸部単純写真で評価し，さらに，肺機能検査によって，じん肺法が定める著しい肺機能障害の有無について確認する．①予測肺活量（％VC）が60％未満，あるいは，②％VCが60％以上80％未満の場合，1秒率（FEV1.0％）が70％未満かつ予測1秒量が80％未満である場合，著しい肺機能障害となる．肺機能検査が実施できない場合，動脈血ガスでPaO₂が60Torr以下あるいはAaDO₂が限界値を超えると著しい肺機能障害となる．

胸部X線によるPR分類と肺機能検査結果，および理学所見，合併症の有無を総合して管理区分が決定され，職場での対応，あるいは労災補償の対象が決まる．じん肺陰影がある場合（PR1以上）には，管理2以上となり，PR2で管理3イ，PR3，および大陰影を伴うPR4A，Bで管理3ロとなる．PR4CあるいはPR1以上でかつ合併症を併存している場合には管理4となり療養給付の対象となる．

ILO国際じん肺X線分類の最新の改定会議では，Kusakaらが提唱している職業・環境起因性呼吸器疾患のための国際HRCT分類（ICOERD）は，ILO国際じん肺X線分類類似のスキームで臨床的にも重要なHRCT所見が整理されていること，半定量的であること，それぞれの所見の典型例が画像で提示されているため初心者にも利用可能であることなどから，このギャップを埋めるツールとして期待されており，将来的にはILO分類に組み入れを検討すべきという議論があった．ICOERDは職業性あるいは環境性の粉じん曝露者のスクリーニングおよびサーベイランスを目的として開発され，ドイツでは国家基準となっており，米国の世界貿易センタービルのテロ後の消防隊員などの健康追跡調査に活用されている．

## 治療の実際

まず，重要なのは粉じんの曝露源からの回避である．粉じん作業からの配置転換を産業医主導で進める．また，喫煙者については禁煙を勧める．

じん肺の存在に加えて，合併症である続発性気管支炎，続発性気胸，続発性気管支拡張症，肺結核症，結核性胸膜炎，原発性肺癌の存在によって症状が出ていることもある．長期間にわたる咳，痰，息切れ，倦怠感などがあり，鎮咳薬，去痰薬，気管支拡張薬，ステロイドなどを症状の程度によって使う．症状が進めば，在宅酸素療法の導入もある．

特発性肺線維症に対して使用されているピルフェニドン，ニンテダニブといった抗線維化薬について，じん肺に対しても研究が進められており，動物実験で有効であった報告や，溶接工肺の事例で一定の効果があったことが報告されている．保険適応上もニンテダニブについては進行性線維化を伴う間質性肺疾患（PF-ILD）へ適応拡大されており，進行性のじん肺に対しても使用が可能である．

## 処方例

対症療法が主であり，症状により下記を使い分ける．

### 鎮咳薬

処方　フスタゾール®糖衣錠 10 mg　1回1錠　1日3回　毎食後

### 去痰薬

処方 A　ムコダイン®錠　250 mg（カルボシステイン）　1回2錠　1日3回　毎食後

処方 B　ムコソルバン®L 錠 45 mg（アンブロキソール塩酸塩）　1回1錠　朝食後

処方 C　クリアナール®錠 200 mg（フドステイン）　1回2錠　1日3回　毎食後

### 気管支拡張薬

処方　ネオフィリン®錠 100 mg（アミノフィリン）　1回3錠　毎食後

### 吸入ステロイド・$\beta_2$ 刺激薬配合剤

処方　レルベア®100 エリプタ（ビランテロール 25 μg およびフルチカゾンフランカルボン酸エステル 100 μg）　1回1吸入　同じ時間帯に

呼吸困難が継続する場合，在宅酸素療法の導入を検討する．

呼吸リハビリテーション：腹式呼吸，口すぼめ呼吸，全身ストレッチ，ウォーキングなどを行う．

## 専門医に紹介するタイミング

診断の段階が最も重要である．胸部 X 線写真，HRCT 画像の読影は経験のある専門家に依頼することが重要である．粉じん曝露が疑われるが，原因物質が不明な場合には，職場環境の個人曝露測定，詳細な吸入性粉じんの分析を行ったり，病理標本の元素分析を行うことのできる専門家への紹介を検討する．

抗線維化薬であるニンテダニブの使用についても，じん肺に関する線維化の進行性に関する評価が必要であり，じん肺診療に精通した専門医のもとで行うことが望ましい．

## 専門医からのワンポイントアドバイス

じん肺の診断には職業歴を聞くことが重要となる．居住歴も重要な場合がある．じん肺の存在判定には胸部 X 線分類で行うため，標準写真との比較読影をすることで判定が容易になる．早期症例では HRCT での小葉中心陰影を指摘することがじん肺の診断に有用である．じん肺に合併する結節影に融合した粒状影が集簇していることが指摘できれば塊状巣である．

### 文献

1) 菅沼成文，日下幸則，志田寿夫：職業性呼吸器病の画像診断の診断基準．医事新報 4117：20-26，2003

2) 日下幸則 他監訳：ILO2000 年版 じん肺 X 線写真国際分類使用のガイドライン．職業安全シリーズ 22. 健康管理 593：5-38，2003

3) Kusaka Y, Hering KG, Parker JE editors：International Classification of HRCT for Occupational and Environmental Respiratory Diseases. Tokyo：Springer-Verlag, 2005

4) Suganuma N, Natori Y, Kurosawa H et al：Update of occupational lung disease. J Occup Health 61：10-18, 2019

5) International Agency for Research on Cancer：Welding, Molybdenum Trioxide, and Indium Tin Oxide. IARC Monographs on the Evaluation of Carcinogenic Risks to Humans Volume 118. International Agency for Research on Cancer, 2018

## 8. 職業性肺疾患／環境性肺疾患

# 職業性喘息

永田　真

埼玉医科大学 呼吸器内科, 埼玉医科大学病院 アレルギーセンター

**POINT**
- ●職業性喘息は成人発症喘息の5～20%程度を占めるとされ, 稀な病態ではない.
- ●職場における気流制限悪化の確認目的においてピークフローメーターを用い, 就労日と休日を含め測定させることが有益である.
- ●作業環境における管理の基本として, 原因物質への曝露の軽減が重要である.

---

### ガイドラインの現況

日本職業・環境アレルギー学会から本疾患についての記載を含んだ「職業性アレルギー疾患診療ガイドライン 2016」[1] が刊行されている. その後の改訂作業は行われていない. その中で本疾患についての要諦は日本アレルギー学会の「喘息予防・管理ガイドライン」にも収載されている. 国際的には 2012 年に策定された European Respiratory Society のタスクフォースによる「作業関連喘息の管理のためのガイドライン」[2] があるが, その後の改訂は本稿執筆時点の段階で確認されていない. そのほか, 2011 年に公表された American Thoracic Society の公式声明[3] などが存在する.

---

【本稿のバックグラウンド】 主として上述の本邦のガイドラインを基盤として述べさせていただいた.

---

### どういう疾患・病態か

職業性喘息 (occupational asthma：OA) とは, 特定の労働環境において, そして特定の職業性物質に曝露されることによって発症する気管支喘息である. アレルゲンとしての感作物質による "感作物質誘発職業性喘息 (sensitizer-induced OA)" と, 職場環境における各種刺激物質によって症状が誘発される "刺激物質誘発職業性喘息 (irritant-induced OA)" とに大別される (図1)[1]. なお, 単回・高濃度の刺激物質の吸入曝露後

に, 数時間以内に喘息症状を生じ, その後数ヵ月にもわたって喘息病態が持続する特殊型が存在する. かかる病態は反応性気道機能不全症候群 (reactive airways dysfunction syndrome：RADS) などと呼ばれる. この RADS も "刺激物質誘発職業性喘息" に含有される[1,3].

一方で, 基礎疾患にもともとダニアレルギーなどによる通常の気管支喘息が存在していて, これが職業性曝露によって増悪するごとき病態は, "作業増悪性喘息 (work-exacerbated asthma ま た は work-aggra-

---

336　8. 職業性肺疾患／環境性肺疾患

vated asthma)"と呼称される．前述の職業性喘息（"感作物質誘発職業性喘息"および"刺激物質誘発職業性喘息"）と，かかる"作業増悪性喘息"の両者を合わせ，"作業関連喘息（work-related asthma）"と総称される（図1）[1,2]．

職業性喘息は一般に成人発症喘息の5～20%程度を占めるとされ，稀な病態ではないことに注意を要する[1,2]．原因物質は，"感作物質誘発職業性喘息"では高分子量物質（植物性物質，動物性物質など）や低分子量物質（化学物質，薬品など）に感作されて発症する．従来は動物や植物由来の物質が主流であったが，近年は無機物や低分子物質が増えている[1,4]．米国ミシガン州における職業性喘息の原因の検討においては，近年洗濯用洗浄剤によるものが増加していることが指摘されている[4]．一方で"刺激物質誘発職業性喘

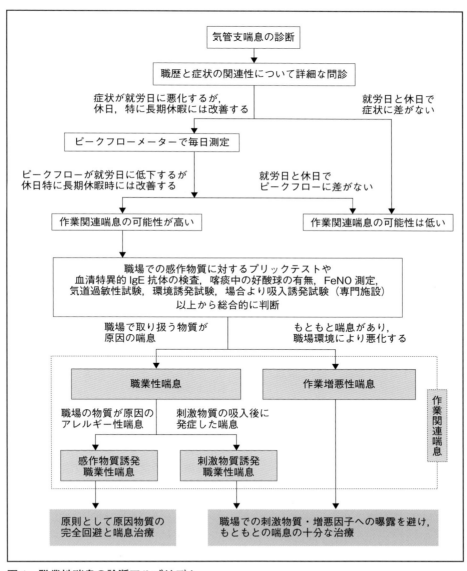

図1　職業性喘息の診断アルゴリズム

（文献1を参照して作成）

息"では各種の喘息刺激物質（塩素，酢酸，煙など）によって症状が誘発される.

病態の成立には刺激を受けた気道上皮から放出されるIL-33などのアラーミンの寄与が推定されている. 実際の症例ではIgE値や好酸球数の増加などがみられ，IL-4/13あるいはIL-5などの2型サイトカインが炎症病態を構築していると認識される例が多い. 洗濯用洗浄剤や界面活性剤ではIL-33の発現量増加やILC2の活性化を伴う好酸球性気道炎症の誘導が確認されている[5].

リスク因子となるのは，基礎に他のアレルギー疾患を有するなどアトピー体質があること，高濃度や高頻度の原因物質への曝露があること，さらに病態修飾因子としての受動喫煙を含む喫煙などがある. 通常の気管支喘息と同様にダニあるいは飼育ペットなどへの感作，副鼻腔炎の存在や，アスピリン不耐，ウイルス感染症やストレスなども関与するケースがあると推察される. 職種別では動植物を扱う業種，美容関係者，食品加工業，パンや麺などの製造業，医療従事者，塗装業，化学物質を扱う仕事，溶接業，木材加工業などで有病率が高いことが指摘される（**表1**）[1].

## 治療に必要な検査と診断

職業性喘息の診断を進めるにおいては，喘息症状と職業・職場の関連性についての情報が最も重要である. 問診情報で最も大切なことは，症状が就労日に悪化するが，休日，特に長期休暇時には改善するか否かである. なお，気管支喘息の発症に先駆けて，アレルギー性鼻炎・結膜炎が発症してくることがしばしばみられる.

下気道系の症状が気管支喘息であることの診断根拠として，アセチルコリンなどによる気道過敏性検査が陽性であれば確実であるが，今日その施行可能施設は減少している. 一方で気道における2型炎症の程度を反映す

**表1　職業性喘息とその原因の感作物質**

| 高分子量物質（植物性物質，動物性物質など） | |
| --- | --- |
| 看護師，医師，ゴム手袋使用者 | ラテックス |
| こんにゃく製粉，製パン・製麺業，コーヒー豆取扱者 | こんにゃく舞粉，小麦粉，そば粉，コーヒー豆 |
| ビニールハウス内作業者，生花業 | キノコ胞子，花粉 |
| 実験動物取扱者，獣医，調教師 | 動物の毛，ふけ，尿蛋白 |
| かきのむき身業者，干しエビ製造，いりこ製造 | ホヤの体成分，干しエビ粉塵，いわし粉塵 |
| 柔道整復師 | トリコフィトン |
| クリーニング業，薬剤師，清酒醸造業 | 酵素洗剤，酵素 |
| **低分子量（化学物質，薬品など）** | |
| 薬剤師，製薬会社従業員 | 薬剤粉塵（高分子量物質の薬剤の場合もあり） |
| 美容師，理容師，毛皮染色業者 | 過硫酸塩，パラフェニレンジアミン |
| 染料工場従業員 | ローダミン，シカゴ酸 |
| 金属メッキ取扱者，白金酵素センサー製造業 | クロム，ニッケル，プラチナ |
| 塗装業，ポリウレタン製造業 | インシアネート（TDI，MDI，HDI） |
| 超硬合金製造業 | タングステン，コバルト |
| エポキシ樹脂製造業 | 無水フタル酸，酸無水物 |
| 製材業，大工，家具製造業 | 木材粉塵（米杉，ラワンなど） |
| はんだ付け作業従事者 | 松脂（フラックス） |

る呼気一酸化窒素（nitric oxide：NO）検査は有益であり，また末梢血あるいは喀痰中好酸球の増加があることも診断の一助となる．血中の好酸球特異顆粒蛋白濃度の測定の有用性を指摘した報告もみられるが，わが国での保険適用はない．喘息症状は職場において生じれば典型的であるが，症状を自覚しなくともsub-clinicalには気流制限の悪化が発現している可能性がある．この確認目的においてはピークフローメーターを用い，就労日と休日を含めた4週間につき，1日4回測定させることが有益である[1]．すなわち休日には生じないピークフローの低下が就労日の就労時間帯などで生じていることが確認されれば，職業性喘息であることの重要な論拠となる．気管支喘息で本来みられる感冒時や早朝起床時の気流制限の増強などに注意しつつ評価を行う．職場での感作物質によるプリックテストや血清特異的IgE抗体が可能な場合には，病因の同定に役立つ可能性がある[1]（図1）．ただし低分子量物質による感作ではIgE抗体の関与が不明で，参考にしにくいことが多い．なお一部の専門施設などにおいては，環境誘発試験やアレルゲン吸入誘発試験が検討される場合もある．

## 治療の実際

まず本邦の法律的に，業務上の疾患は，労働者に重大な過失がない限り使用者の責任とされている．法令で規定された曝露条件（一定の原因）や症状などを満たして業務上の疾病とみなされると，使用者による災害補償（労働基準法による療養・休業・障害・遺族補償）や労災補償（労働者災害補償保険法の給付）の対象となる．

作業環境における管理の中心的事項として，原因物質への曝露の軽減が重要である．

原因吸入物質の完全除去が優先されるが，作業部位の完全密封化，換気システムの改善，感作性のない代替物質への変更や，必要に応じて配置転換も考慮される．作業時の管理としてはマスクをベースとした呼吸保護器具などを用いて病因物質への曝露を可能な限り回避，軽減することが基本である．特に職場でのアレルゲン感作により発症している"感作物質誘発職業性喘息"では，その病因アレルゲンからの回避が重要であって，可及的早期に介入されることが望ましい．原因物質の特定や，環境改善，薬物治療などについて不明な場合などは専門家へのコンサルテーションが推奨される．原因物質の回避が十分に行われた場合でも，気道過敏性の亢進状態が遷延し，喘息病態による臨床症状あるいは呼吸機能の低下が年余にわたり持続し残存しうる．寛解するのは約1/3程度であるとも指摘されている．

薬物療法では吸入ステロイド（inhaled corticosteroid：ICS）療法をベースとした日本アレルギー学会の「喘息予防・管理ガイドライン」に立脚した治療が推奨される．実際には吸入ステロイドと長時間作用型$\beta$刺激薬（long-acting beta2 agonist：LABA）との配合剤を基軸として行うことが多い．職場における喘息増悪時にはまず短時間作用型$\beta_2$刺激薬の頓用使用，もしくは基盤治療のICS/LABAがブデソニド/ホルモテロール配合剤の場合にはその追加使用を，あらかじめ指導しておく．これらのリリーバー使用で速やかに改善しない場合には職場からの一時離脱を指導しておくことも大切である．ICS/LABAでコントロールが不十分な場合には，長時間作用型抗コリン薬を含んだトリプル配合剤への変更，またロイコトリエン受容体拮抗薬あるいは徐放性テオフィリンを追加する．

職業性喘息　339

吸入手技や治療のアドヒアランスを確認しつつ，喫煙を含む他の増悪因子の関与を可能な限り排除する．かかる十分な基礎治療のもとでも経口ステロイドの投与を年に2回以上要する場合，生物学的製剤の併用を検討する．IgE抗体の関与が明確な場合には抗IgE抗体を考慮する．末梢血好酸球数が増加を示す例にはIL-5過剰産生の寄与が推定され，抗IL-5系の生物学的製剤が有用と考えられる．また呼気NOの高値例では気道でのIL-4/13産生亢進が寄与しており，抗IL-4Rα受容体抗体を考慮する．前述のように気道上皮からのアラーミンの関与が指摘されているが，IL-33を中心とした報告であり，抗TSLP抗体についてはステロイド減量効果のエビデンスが乏しいことも考慮して，上記3クラスの抗体薬群で効果が不十分な場合に検討する．原因アレルゲンが特定されかつそのエキスの入手可能な場合はアレルゲン免疫療法が有効な可能性もあるが，実際の臨床の場では必ずしも容易でない．しかしこれらの治療を要する以前の段階で，刺激物質誘発職業性喘息ならびに作業増悪性喘息においては職場環境の改善が重要である（図1）．

## 専門医に紹介するタイミング

診断にはしばしばピークフロー・モニタリングを用い，また必要に応じて呼気NO検査でのモニターなども用いるため，軽症を除いてこれらに熟達した専門医に紹介することを推奨する．通常の薬物治療に円滑に反応せず経口ステロイド投与を反復する重症例では生物学的製剤の投与を考慮するべきであり，呼吸器あるいはアレルギー専門医にコンサルトする必要がある．

## 専門医からのワンポイントアドバイス

職業性喘息および作業増悪性喘息は稀な病態ではなく，就労中の喘息症状を訴える場合には必ず疑ってかかる必要がある．労働者に重大な過失がない限り業務上の疾患は法律的に使用者の責任とされており，安心感をもたせながら対応するのがよい．喫煙者などで治療に難渋する例もあるので，注意が必要である．

---
**文　献**

1) 日本職業・環境アレルギー学会 監修，「職業性アレルギー疾患診療ガイドライン2016」作成委員会：職業性アレルギー疾患診療ガイドライン2016．協和企画，pp1-54，2016

2) Baur X, Sigsgaard T, Aasen TB et al：Guidelines for the management of work-related asthma. Eur Respir J 39：529, 2012

3) Henneberger PK, Redlich CA, Callahan DB et al：An official american thoracic society statement：work-exacerbated asthma. Am J Respir Crit Care Med 184：368-378, 2011

4) Reilly MJ, Wang L, Rosenman KD：The burden of work-related asthma in Michigan, 1988-2018. Ann Am Thorac Soc 17：284-292, 2020

5) Saito K, Orimo K, Kubo T et al：Laundry detergents and surfactants-induced eosinophilic airway inflammation by increasing IL-33 expression and activating ILC2s. Allergy 78：1878-1892, 2023

---

### 処 方 例

処方　フルティフォーム®125 エアゾール
　　　1回2〜4吸入　1日2回（朝・夜）
　　　キプレス®錠10mg　1回1錠　1日1回
または
　　　エナジア®吸入用カプセル高用量
　　　1回1吸入　1日1回（朝または夜）
●就労時の喘息増悪時
処方　メプチンエアー®10μg　1〜2吸入　頓用

## 9. 医原性肺疾患

# 薬剤性肺障害

齋藤好信[1]，弦間昭彦[2]
[1]日本医科大学武蔵小杉病院 呼吸器内科，[2]日本医科大学

**POINT**

● 薬剤性肺障害の病型・発現状況は多彩である．

● 診断は除外診断が基本であり，鑑別をしっかり行う必要がある．

● 薬剤ごとにマネジメントが異なる場合があり，例えば，軽症の肺障害では被疑薬の継続が可能とされるもの，肺障害軽快後に再投与可能とされるものもあるため，適正使用ガイドなどの確認が必要である．

## ガイドラインの現況

　近年，薬剤性肺障害はよく認識された副作用のひとつとなったが，背景には2002年に非小細胞肺癌の治療薬ゲフィニチブの市販直後に問題となった急性肺障害・間質性肺炎の事例がある．以降，ゲフィニチブ以外にもさまざまな新規治療薬が開発され，特に癌治療の領域では薬剤性肺障害が注視される状況が続いている．これまでの間に，日本呼吸器学会から，2006年に「薬剤性肺障害の評価，治療についてのガイドライン」が，2012年にはその後継となる「薬剤性肺障害の診断・治療の手引き」が発行され，2018年には「薬剤性肺障害の診断・治療の手引き 第2版 2018」[1] に改訂された．新規薬剤に関する情報が，臨床試験や製造販売後調査の結果から蓄積され，肺障害の正確な発現頻度と予後ならびに危険因子が把握されたものも増えつつあり，臨床で有用な手引きとなっている．

【本稿のバックグラウンド】　わが国ではこれまでに薬剤性肺障害が社会問題化した事例をいくつか経験しており，また，肺障害を起こしやすい民族という指摘もある．そのような背景から日本呼吸器学会より「薬剤性肺障害の診断・治療の手引き」が刊行されているが，このような指針は世界を見渡しても貴重なものである．薬剤性肺障害はあらゆる診療科で問題となりうるため，診療の要点をおさえておく必要がある．

## どういう疾患・病態か

　薬剤投与に関連して発症する種々の呼吸器障害が薬剤性肺障害の疾患概念である．ただし，一般的に呼吸器感染症はこれに含まれない．原因薬剤は多く，あらゆる薬剤が肺障害を誘発する可能性がある．代表的な薬剤は抗悪性腫瘍薬である．

　薬剤性肺障害の病態は多彩であり，病変の部位は，肺胞・間質領域，気道，血管および

薬剤性肺障害　341

表1　薬剤性肺障害の病型

| 主な病変部位 | 臨床病型（薬剤誘起による病態であるが，非薬剤性類似病態を示す） |
|---|---|
| 肺胞・間質領域病変 | 急性呼吸窮迫症候群（acute respiratory distress syndrome：ARDS）<br>特発性間質性肺炎（idiopathic interstitial pneumonia：IIPs）（総称名）<br>　• 急性間質性肺炎（acute interstitial pneumonia：AIP）<br>　• 特発性肺線維症（idiopathic pulmonary fibrosis：IPF）<br>　• 非特異性間質性肺炎（non-specific interstitial pneumonia：NSIP）<br>　• 剥離性間質性肺炎（desquamative interstitial pneumonia：DIP）<br>　• 特発性器質化肺炎（cryptogenic organizing pneumonia：COP）<br>　• リンパ球性間質性肺炎（lymphocytic interstitial pneumonia：LIP）<br>好酸球性肺炎（eosinophilic pneumonia：EP）<br>過敏性肺炎（hypersensitivity pneumonia：HP）<br>肉芽腫性間質性肺疾患（granulomatous interstitial lung diseases）<br>肺水腫（pulmonary edema）<br>capillary leak syndrome<br>肺胞蛋白症（pulmonary alveolar proteinosis）<br>肺胞出血（pulmonary alveolar hemorrhage） |
| 気道病変 | 気管支喘息（bronchial asthma）<br>閉塞性細気管支炎症候群（bronchiolitis obliterans syndrome：BOS） |
| 血管病変 | 血管炎（vasculitis）<br>肺高血圧症（pulmonary hypertension）<br>肺静脈閉塞症（pulmonary veno-occlusive disease） |
| 胸膜病変 | 胸膜炎（pleuritis） |

（文献1を参照して作成）

表2　薬剤性肺障害の診断基準

1. 原因となる薬剤の摂取歴がある
2. 薬剤に起因する臨床病型の報告がある
3. 他の原因疾患が否定される
4. 薬剤の中止により病態が改善される
5. 再投与により増悪する

胸膜に大別される（表1）．主な病態は間質性肺炎であり，特に急性呼吸窮迫症候群（ARDS）あるいは急性間質性肺炎（AIP）と類似の臨床病型の場合（病理学的には diffuse alveolar damage：DAD）は予後不良であり，しばしば臨床で問題となる．以下，間質性肺炎を中心に述べる．

　間質性肺炎が薬剤によって誘発される機序については，細胞障害性機序と免疫系細胞の活性化機序との2つが考えられているが，詳細はまだ十分に解明されていないのが現状である．

## 治療に必要な検査と診断

　薬剤性肺障害の診断において最も重要なことは，薬剤性肺障害の存在を忘れずにおくこと，問診を丁寧に行い，服薬歴を詳細に聴取することである．時には医薬品以外のサプリメント，健康食品が原因となる場合もあるため，漏れなく情報を収集する．

　薬剤性肺障害は診断に直結する特異的検査がなく，表2の項目を参考に診断している．診断は鑑別診断に頼るところが大きいため，自覚症状や各種検査結果から考えられる疾患を除外していく必要がある．

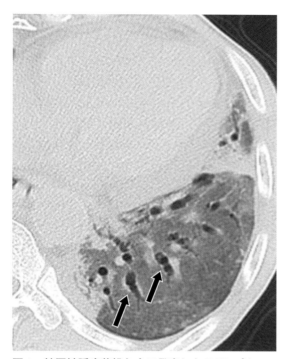

**図1 抗悪性腫瘍薬投与中に発症したDADパターンを示した肺障害**
びまん性のすりガラス陰影の中に牽引性気管支拡張（矢印）を認める．

鑑別すべき疾患は，呼吸器感染症，うっ血性心不全，薬剤と関連のない既存疾患（間質性肺疾患，慢性閉塞性肺疾患（chronic obstructive pulmonary disease：COPD），腫瘍など）の増悪，肺血栓塞栓症などさまざまである．

一般的な自覚症状は，咳嗽，発熱，呼吸困難といった非特異的症状である．これらの症状がみられた場合には胸部聴診を行い，複雑音がないか確認する．呼吸不全の有無についてもパルスオキシメータなどで確認する．

次に検査であるが，主要な検査として画像検査，血液検査，喀痰培養検査，気管支鏡検査などがある．

胸部X線検査は必須であるが，軽微な異常は捉えにくいため，胸部X線写真で異常がなくても必要に応じて胸部CTを撮影し，高分解能CT（high-resolution computed tomography：HRCT）で評価する．胸部HRCTの所見から，間質性肺炎のパターンをある程度読み取ることができるが，重要なポイントはDADパターンかそれ以外かを読影することである．広範に広がるすりガラス陰影や浸潤影とともに肺の構造改変を反映する牽引性気管支拡張の所見がみられればDADパターンと考える（図1）．しかし，初期のDADではこれらの所見がみられないため，診断に限界があることを留意しておく必要がある．

血液検査は，一般的な血算・生化学検査のほか，間質性肺炎のマーカーであるKL-6，SP-A，SP-Dの測定，心不全のマーカーであるBNP，肺血栓塞栓症のマーカーであるD-ダイマーの測定，また，びまん性のすりガラス陰影を呈し，薬剤性肺障害との鑑別が困難なニューモシスチス肺炎のマーカーとなるβ-D-グルカンの測定，非定型肺炎関連ではマイコプラズマ抗体，クラミドフィラ・ニューモニエ抗体，レジオネラ尿中抗原の測定，ウイルス肺炎ではインフルエンザウイルス抗原，SARS-CoV-2抗原あるいはPCR（polymerase chain reaction）検査などが鑑別に有用である．

KL-6は最もよく測定される間質性肺炎マーカーであるが，間質性肺炎以外に肺癌（特に腺癌），膵癌，乳癌などの悪性腫瘍，ニューモシスチス肺炎や結核などの感染症でも高値を示すことがあるため，KL-6高値イコール間質性肺炎ではないことに留意する．

免疫抑制状態にある患者では，日和見感染症のリスクがあるため，薬剤による間質性肺炎とニューモシスチス肺炎との鑑別はしばしば臨床で直面する問題である．ニューモシスチス肺炎は，血中のβ-D-グルカンが診断に有用であり，KL-6とβ-D-グルカンがとも

に高値である場合にはニューモシスチス肺炎の可能性がある．β-D-グルカンは，ニューモシスチス以外の真菌症（カンジダ，アスペルギルスなど）で高値となるほか，血液製剤（アルブミン，グロブリン製剤など），血液透析（セルロース系透析膜），術後（ガーゼ使用が起因），レンチナン投与などでは偽陽性となることがある．

薬剤リンパ球刺激試験（drug lymphocyte stimulation test：DLST）は，薬剤性肺障害の診断にしばしば利用されている．しかし，この検査は薬剤性肺障害の病態を正確に反映しているとは限らず，検査結果は慎重に判断する必要がある．ミノマイシンの偽陰性，小柴胡湯・メトトレキサートの偽陽性の問題が知られている．

血液検査以外の検査では，呼吸器感染症との鑑別として行う喀痰塗抹・培養検査がある．患者から喀痰を採取できないこともあるため，感染症を疑う場合には気管支鏡を用いた検体採取も有用である．ニューモシスチス肺炎では培養ができないため，喀痰や気管支肺症洗浄液（bronchoalveolar lavage fluid：BALF）の鏡検（グロコット染色，ギムザ染色など）で菌体を確認することにより確定診断となる．しかし，非 HIV 感染症患者に発症したニューモシスチス肺炎では菌量が少ないため検出が難しいことが多く，PCR 法を利用して菌体の存在を証明することも有用である．

気管支鏡検査は，主に気管支肺胞洗浄（bronchoalveolar lavage：BAL）と経気管支肺生検（transbronchial lung biopsy：TBLB）とが一般的であるが，最近はクライオ生検（transbronchial lung cryobiopsy：TBLC）も行われるようになってきた．BAL はより侵襲性が低い気管支鏡検査であり，薬剤性肺障害と感染症の鑑別，間質性肺炎の病型診断（例：好酸球性肺炎），治療反応性の予測（例：リンパ球増多があれば副腎皮質ステロイドの治療効果が期待できる）などに有用と考えられている．間質性肺炎のパターンの診断や癌性リンパ管症との鑑別に組織生検は有用であり，組織量が多く採れる TBLC はより診断能が高いことが期待されるが，侵襲性が高いため，適応は個別に判断する．

## 治療の実際

治療の原則は，原因薬剤を中止することであり，原因薬剤は基本的に再投与しない．肺障害に対する薬物療法としては，重症度に応じて副腎皮質ステロイドを投与する．

例外として，mTOR 阻害薬であるエベロリムスとテムシロリムスがある．これらの薬剤は無症状の間質性肺炎であれば中止する必要は必ずしもなく，慎重に経過観察しながら継続投与が可能である．症状のある間質性肺炎であれば投与を中止する．ただし，間質性肺炎の重症度にもよるが，間質性肺炎が軽快した場合には再投与も可能とされている．免疫チェックポイント阻害薬に関しては，ニボルマブは無症状の間質性肺炎（Grade 1）で中止，軽快後は投与再開が可能とされ，そのほかの免疫チェックポイント阻害薬では，無症状の間質性肺炎は継続あるいは必要に応じて休薬，軽症の間質性肺炎（Grade 2）では休薬し，軽快後（Grade 1 以下）には投与再開が可能とされている．各薬剤の適正使用ガイドに記載されている指針を熟知しておく必要がある．

薬剤性肺障害は，原因薬剤を中止するのみで軽快することもあるため，軽症例では副腎皮質ステロイドを投与せずに経過観察のみとすることも可能である．中等症以上では副腎皮質ステロイドを投与する．呼吸不全をきた

すような重症例では，ステロイド大量投与（パルス療法）を行う．副腎皮質ステロイドは治療反応をみながら漸減する．

副腎皮質ステロイドの効果は病態によって異なる．器質化肺炎（organizing pneumonia：OP），好酸球性肺炎（EP），細胞浸潤を主体とする非特異性間質性肺炎（cellular NSIP）などでは有効性が期待できるが，DADでは効果が乏しく，治療に難渋し，不幸な転帰をとることが多い．

薬物療法以外では，呼吸不全があれば酸素療法を行い，高度の呼吸不全では人工呼吸管理も考慮する．「薬剤性肺障害の診断・治療の手引き」では，ポリミキシンB固定化線維カラム（PMX）療法の応用について触れられている．薬剤性肺障害の重症例に対するPMX療法の有効性を示唆する報告は散見されるものの，確固たる根拠は得られておらず，治療法としてはまだ研究段階である．

---

## 処 方 例

### 中等症

処方　プレドニン® 0.5～1.0 mg/kg/日

### 重症例

処方　ソル・メドロール® 500～1,000 mg/日　3日間

---

## 専門医に紹介するタイミング

専門医に紹介するタイミングは，個々の医療環境に左右されるところもあるが，なるべく早い段階で紹介することが重要である．早い段階とは，薬剤性肺障害を疑った段階と考えて差し支えない．紹介する段階で，少なくとも一般的な血算・生化学検査に加え，KL-6 などの間質性肺炎のマーカー，胸部 X線写真・胸部 CT 検査を実施しておくことが望ましい．

## 専門医からのワンポイントアドバイス

薬剤性肺障害を念頭においておかないと診断は難しい．間質性肺炎をみる際には，問診で服薬歴を聴取し，肺障害を起こすことがよく知られている薬剤が含まれていないか確認しておきたい．

また，薬剤性肺障害を起こしやすい薬剤を使用する際には，投与前に患者の肺をよくみておく必要がある．一般的な薬剤性肺障害の発症危険因子としては，既存の間質性肺炎，高齢，酸素投与，低肺機能，肺手術後，放射線照射後，腎機能障害などがあるとされているが，特に注意が必要なものは既存の間質性肺炎である．間質性肺炎の既往・合併症がある場合には，禁忌となる薬剤もあるため注意が必要である．

薬剤性肺障害は予測が困難である．リスクの高い場合には，患者に対する十分な説明が欠かせない．自覚症状は咳嗽，発熱，呼吸困難などの非特異的症状であり，感冒症状などと間違ってしまう可能性があるため，症状出現時には速やかに受診をするよう指示しておく．

---文　献---

1）日本呼吸器学会 薬剤性肺障害の診断・治療の手引き第2版作成委員会 編：薬剤性肺障害の診断・治療の手引き 第2版 2018．メディカルレビュー社，2018

## 9. 医原性肺疾患

# 放射線肺臓炎

**大西かよ子[1]，石川　仁[2]**

[1] 国際医療福祉大学医学部 放射線医学，[2] 量子科学技術研究開発機構 QST 病院

**POINT**
- ●放射線肺臓炎は，胸部の悪性腫瘍（特に肺癌）に対する放射線治療において，最も注意すべき有害事象である．
- ●放射線治療終了後6ヵ月以内に，咳嗽・発熱・呼吸困難の症状とともに胸部異常陰影が出現した場合は，放射線肺臓炎を鑑別に入れる．
- ●放射線肺臓炎が照射範囲外に広がった場合には，速やかに副腎皮質ステロイドによる治療を行う．

---

## ガイドラインの現況

　放射線肺臓炎に対するガイドラインはなく，診断基準も定まっていない．病態は，放射線照射に伴う間質性肺炎として知られている．診断は，胸部への放射線治療歴と画像診断をもとに行い，同時に感染性疾患や薬剤性間質性肺炎などの鑑別疾患を除外していく．通常は治療を必要としないが，陰影が照射範囲外に広がった場合には副腎皮質ステロイドを中心とした治療を要する．一方，その投与量や漸減法などは専門医の経験則によるところが大きい．発症に線量体積効果があるとされ，放射線治療計画ガイドラインでは，肺癌に対する照射における肺の線量制約は，$V_{20 Gy}$（20 Gy 以上照射される正常肺の体積）を肺全体の40%未満，特に化学療法を併用する場合には，35%未満とされている．高齢化に伴い，慢性閉塞性肺疾患などの呼吸器合併症を有する患者は増えており，診療指針が作成されれば有益である．

---

【本稿のバックグラウンド】　本疾患のガイドラインが存在しないため，成書および文献を参考に私見も交えて記載した．

---

## どういう疾患・病態か

　肺は放射線感受性の高い臓器のひとつであり，肺癌，乳癌，食道癌など胸部の悪性腫瘍に対する放射線治療によって，放射線肺障害（radiation induced lung injury：RILI）が生じうる．RILI は，急性期～亜急性期（通常

治療開始から6ヵ月以内）に生じる放射線肺臓炎（radiation pneumonitis：RP）と，晩期有害事象である放射線線維症（radiation fibrosis：RF）に分けられるが，放射線線維症の多くは放射線肺臓炎から移行する[1]．

　放射線肺臓炎の主な病態は，間質性肺炎であり，その機序は十分には解明されていない

346　9. 医原性肺疾患

が，次のことが考えられている[2]．電離放射線が肺に照射されると，その直後から直接的または生成されたフリーラジカルにより間接的にDNAが損傷され，毛細血管透過性亢進による肺胞内浮腫や，I型およびII型肺胞上皮細胞の損傷による肺胞内への血清蛋白の漏出や肺表面活性物質の低下が生じる．これらの細胞の損傷は，臨床・画像所見が明らかになる前から生じており，いわゆる潜在期（latent phase）として知られる．損傷された細胞からTNF-αやインターロイキンなど種々のサイトカインが放出され，肺胞や間質へ炎症性細胞の浸潤を引き起こし，放射線肺臓炎が生じる（acute pneumonitis）．その後，マクロファージなどから放出されたTGF-βなどのサイトカインや成長因子が，線維芽細胞からコラーゲンの合成を促進し，線維化に至る（pulmonary fibrosis）．

放射線肺臓炎は，放射線治療終了後6ヵ月以内（多くが3ヵ月以内）に出現する[2,3]．治療期間中や治療終了直後に発症することは稀ではあるが，早期に発症する肺臓炎は重篤化するリスクが高いと報告されており[4]，特に慎重に対応する必要がある．放射線肺臓炎の主要なグレード分類を表1に示す．現在主に用いられているのは，Common Terminology Criteria for Adverse Events（CTCAE）である．また，放射線肺臓炎の頻度と重篤度は，照射される正常肺の体積と線量に相関することが知られている．したがって，放射線治療の対象となる疾患ごとに，放射線肺臓炎の頻度は異なる．本邦の有症状（グレード2以上）の放射線肺臓炎の頻度は，おおよそ，I期非小細胞肺癌の定位放射線治療で10〜15%，III期非小細胞肺癌の化学放射線療法で25〜35%，限局型小細胞肺癌の化学放射線療法で約20%，乳癌の術後放射線治療で1〜5%，食道癌の化学放射線療法で5〜10%である[1]．致死的（グレード5）な放射線肺臓炎は，照射範囲が比較的広くなるIII期非小細胞肺癌の化学放射線療法で約1%である[1]．治療関連因子を含めたRILIのリスク因子を表2に示す．患者関連因子の中で，間質性肺炎の併存は特にリスクが高いことが知られており[5]，放射線治療の適応は慎重に判断されている．軽度の間質性変化では放射線治療が施行されうるが，経過観察は特に細やかに行う必要がある．なお，

**表1 肺臓炎のグレーディング**

| | CTCAE version 5 | RTOG | SWOG |
|---|---|---|---|
| グレード1 | 症状がない；臨床所見または検査所見のみ；治療を要さない | 軽度の咳または労作時呼吸困難 | 画像変化；ステロイドを要さない症状 |
| グレード2 | 症状がある；内科的治療を要する；身の回り以外の日常生活動作の制限 | 麻薬性鎮咳薬を要する持続的な咳／わずかな労作による呼吸困難 | ステロイドを要する |
| グレード3 | 高度の症状がある；身の回りの日常生活動作の制限；酸素を要する | 麻薬で改善しない重度の咳／安静時呼吸困難またはステロイドや非持続的酸素を要する | 酸素を要する |
| グレード4 | 生命を脅かす；緊急処置を要する（例：気管切開／挿管） | 持続的な酸素または補助換気を要する重度の呼吸不全 | 補助換気を要する |
| グレード5 | 死亡 | 死亡 | 死亡 |

CTCAE：Common Terminology Criteria for Adverse Events，RTOG：Radiation Therapy Oncology Group，SWOG：South Western Oncology Group

表2　放射線肺障害のリスク因子

| 治療関連因子 | 20 Gy 以上照射される肺体積の全肺体積に対する割合（V20）<br>5 Gy 以上照射される肺の体積の全肺体積に対する割合（V5）<br>平均肺線量<br>5 Gy 照射されない肺の実体積（AVS5）<br>化学療法の併用 |
|---|---|
| 腫瘍関連因子 | 下葉原発（肺癌）<br>大きい腫瘍体積 |
| 患者関連因子 | 高齢<br>女性<br>喫煙歴<br>低肺機能<br>併存肺疾患（慢性閉塞性肺疾患，間質性肺炎，自己免疫疾患など） |

AVS5：absolute volume spared from 5 Gy
（文献2, 3を参照して作成）

2024年度の診療報酬改定で，手術による根治的な治療が困難な早期肺癌（Ⅰ～ⅡA期）が粒子線治療の保険適用となった．粒子線治療は，X線を用いた通常の放射線治療に比較して低～中線量の照射肺体積の縮小が可能であるため，低肺機能や間質性肺炎併存などRILIのリスクが高い症例で利点が大きいとされ[6]，考慮されうる治療選択肢である．

## 治療に必要な検査と診断

放射線肺臓炎の診断基準や，特異的な検査所見はない．診断のポイントは，①胸部への放射線治療歴（特に6ヵ月以内），②画像診断（照射内から生じる陰影）である．鑑別すべき疾患としては，感染性疾患，薬剤性肺障害，心原性肺水腫，原疾患の増悪，併存する慢性閉塞性肺疾患や間質性肺炎の急性増悪，などが挙げられる．しかし，各種検査を行っても，鑑別が困難なことも経験する．

有症状の場合の症状は，乾性咳嗽，発熱，呼吸困難，倦怠感などである．胸部への放射線治療歴を有する担癌患者で，放射線治療終了後6ヵ月以内（多くが3ヵ月以内）にこれらの症状を認めた場合は，放射線肺臓炎も念頭において診察を進める[2,3]．特に，発熱と呼吸困難は，致死的な肺臓炎と関連があるとの報告があるため[4]，重要な症状である．胸部聴診では，副雑音（特に捻髪音）の有無を確認する．経験的には，呼吸困難などの症状は，放射線肺臓炎がかなり拡大してから出現することが多く，これらの症状が出現してからは呼吸状態が急激に悪化することが多いため，重篤化の懸念がある場合には，胸部単純X線写真で陰影の変化を確認するとともに，パルスオキシメーターなどで酸素化を経時的に確認することで病状の変化を把握することが重要である．

画像診断ではCTが単純X線写真に比べて感度が高く，空間的広がりを把握できる．さらに，近年のhigh-resolution CT（HRCT）やthin-slice CTでは，臨床症状が出現する前の微細な変化も捉えやすくなっている．画像上の変化は，40Gy以上の線量が投与された範囲に出現するとの報告があり[7]，根治的放射線治療ではほぼ必発である．典型的な放射線肺臓炎の画像上の特徴は，照射野内に出現する陰影である．細菌性肺炎でみられるような肺の解剖学的構造に基づく陰影と異なり，線量分布と一致した陰影が出現するため，肺葉をまたがった陰影が認められる場合もある．したがって，放射線肺臓炎が疑われる場合は，陰影の広がりと線量分布を見比べる必要がある．また，陰影が照射野を超えて広がる場合には致死的な放射線肺臓炎に発展する可能性がある．このため，陰影が照射野内にとどまるか否かは，治療を行うかどうかの判断のために重要な所見である．ただし，乳癌の放射線治療後に照射野外に（時に対側

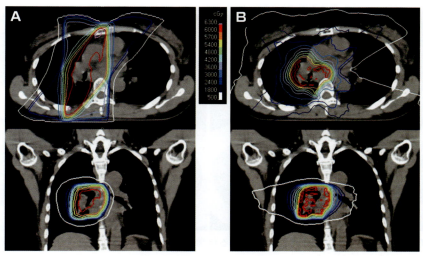

図1 三次元放射線治療と強度変調放射線治療の線量分布の比較（同一症例）
A：三次元放射線治療では直線的な等線量線となる．B：強度変調放射線治療では曲線の等線量線となり，中高線量が照射される体積が低下している一方で，低線量（特に白線の500cGy［5Gy］）が照射される体積は三次元放射線治療より増加している．

にも）発症する器質化肺炎（organizing pneumonia：OP）ではステロイドが奏効し，再燃がありうるものの予後良好とされる．近年普及してきた強度変調放射線治療（intensity-modulated radiation therapy：IMRT）では，従来の三次元放射線治療（three-dimensional conformal radiation therapy：3D-CRT）で形成される直線的な等線量線の線量分布とは異なり，低線量で照射される体積が広く，かつ複雑な等線量線の線量分布となるため，照射野内外の把握が容易ではない（図1）．そのため，必要であれば放射線腫瘍医に連絡をとり，放射線治療計画装置上で詳細に線量分布を確認することが病態の把握に役立つ．放射線肺障害のCT所見は，肺臓炎から線維症への移行に応じた，経時的な変化をきたす[2, 7]．肺臓炎の発現初期には，照射野内のすりガラス陰影や斑状のコンソリデーションとして認められる．その後，陰影の濃度が上昇（dense）するとともに照射野内に広がって明瞭化する．線維症に移行する過程で，濃いコンソリデーションは徐々に収縮し，内部に気管支透亮像（air bronchogram）を伴う線状や腫瘤状の瘢痕像として残存する．典型的な放射線肺臓炎の胸部単純X線写真とCT画像を図2に示す．

血液検査では，白血球，血沈，LDH，CRPの上昇が認められる．間質性肺炎のマーカー（KL-6，SP-D，SP-A）の上昇も診断の一助となるが，頻用されるKL-6は肺癌や乳癌などの悪性腫瘍や感染症でも上昇することがあり，必ずしも特異的ではないことを認識のうえで利用する．また，感染性疾患との鑑別のためβ-D-グルカンの測定，インフルエンザウイルス抗原，SARS-CoV-2抗原やPCR（polymerase chain reaction）検査，心不全との鑑別のためBNPの測定なども考慮する．

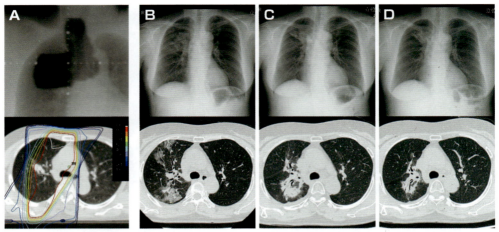

図2 50歳代女性，Ⅲ期非小細胞肺癌に対する化学放射線療法（総線量60Gy/30分割）後の肺臓炎（グレード1）
A：三次元放射線治療のリニアックグラフィと線量分布．B：治療終了後3ヵ月の胸部単純X線写真とCT画像．CTでは，照射野内に斑状のコンソリデーションが出現している．C：治療終了後5ヵ月の胸部単純X線写真とCT画像．コンソリデーションは濃くなり，収縮しはじめている．D：治療終了後8ヵ月の胸部単純X線写真とCT画像．コンソリデーションはさらに収縮し，肺の容積低下をきたしている．

## 治療の実際

現在のところ，明らかに放射線肺臓炎を予防できる薬剤は存在せず[8]，発症後の治療としては，副腎皮質ステロイドが中心である．その有効性は，ランダム化比較試験などの高いエビデンスで確立されたものではないが，数多くの報告で示されており，経験的にも明らかである[2, 4, 9]．副腎皮質ステロイドの必要性は，臨床症状（発熱・呼吸困難）と画像所見（陰影が照射野内にとどまるか否か）から判断する．CTCAEの重症度分類ごとの対応について，私見を踏まえて述べる．

### 1 グレード1

臨床症状がなく，胸部単純X線写真やCT画像で照射野内にとどまる異常陰影の場合は，無治療で経過観察を行う．ただし，陰影が出現しはじめた初期では臨床症状がないことも多い．そのため，画像上照射野内に淡い陰影を初めて確認した際は，1〜2週間後に臨床症状の有無と胸部単純X線写真を確認する．陰影の濃度が上昇していても，照射野内にとどまり，かつ臨床症状がなければ経過観察を継続する．

### 2 グレード2

症状が咳嗽や微熱など軽度で，陰影が照射野内にとどまる場合は，鎮咳薬などでの対症療法を行う．1週間後に，症状増悪の有無と胸部単純X線写真を確認する．症状の増悪がなく，陰影が照射野内にとどまる場合は，対症療法を継続する．感染性肺炎との鑑別，あるいは併発の判断が困難な場合は，抗菌薬などの投与を検討する．

症状が発熱や呼吸困難の場合は，副腎皮質ステロイドの投与を考慮する．また，薬物療法を施行している場合は，中断を検討する．陰影が照射野内にとどまり，感染性肺炎との鑑別が困難な場合は，抗菌薬や解熱鎮痛薬な

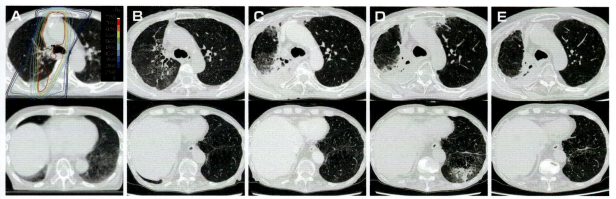

**図3** 70歳代男性，右下葉肺癌術後の断端と縦隔リンパ節再発に対する放射線単独療法（総線量70Gy/35分割）後の照射野外に広がる肺臓炎（グレード2）
A：線量分布．B, C, D, E：放射線治療終了後2ヵ月，4ヵ月，6ヵ月，8ヵ月のCT画像．治療終了後2ヵ月で肺臓炎が出現（B），症状は倦怠感のみのため経過観察とした．しかし，治療終了後6ヵ月で，照射野内の陰影は収縮傾向にあったものの照射野外の両肺底部（画像は左のみ提示）に新たな陰影が出現した（D）．酸素化も軽度低下したため，プレドニゾロン25mg/日の投与を開始した．症状・画像所見は改善し，治療終了後8ヵ月でプレドニゾロンの投与を終了した（E）．

どの投与で慎重に経過観察する．照射野を越えて陰影が広がっている場合は，速やかに副腎皮質ステロイドの投与を開始する．経過中に陰影が照射野外に広がった症例を図3に示す．

### 3 グレード3・4

酸素を必要とする状況であり，入院加療の適応となる．副腎皮質ステロイド，抗菌薬，酸素などの投与を行う．呼吸不全の程度により，陽圧換気を考慮する．

副腎皮質ステロイドによる治療では，プレドニゾロン換算0.5～1.0mg/kg/日を初回投与量として開始する．漸減法には定まったものはない．初回投与量を1～2週間投与後1週間ごとに5mg/日ずつ漸減，60mg/日以上の高用量投与の場合は，1週間で半減した後に1週間ごとに5mg/日ずつ漸減，など経験則に基づいて行われている．漸減が早いと再燃することがあり，特に15mg以下では再燃をきたしやすいため，1週間ごとに2.5mg/日ずつ緩徐に減量するなど慎重に漸減する．呼吸不全をきたす重篤な場合は，ステロイドパルス療法を行う．

3～4週間以上の副腎皮質ステロイド長期投与が見込まれる場合には，ST合剤の予防投与をステロイド投与開始1～2週後から行う．また，プロトンポンプ阻害薬の併用を考慮する[9]．

---

**処方例**

**中等症**

処方　プレドニゾロン錠　0.5～1.0mg/kg/日
症状や画像所見をみながら1～2週ごとに2.5mgないし5mg/日ずつ漸減する．

**重症**

処方　ソル・メドロール®1,000mg/日
3日間点滴静注

## 専門医に紹介するタイミング

　早期の対応が重要である．胸部への放射線治療歴（特に6ヵ月以内）を有する患者で，咳嗽・発熱・呼吸困難などの症状が出現している場合，胸部単純X線写真やCTで照射範囲と関連する陰影を認めたら速やかに専門医に紹介する．

## 専門医からのワンポイントアドバイス

　胸部への根治的放射線治療の施行後は，CTCAEにおけるグレード1の放射線肺臓炎はほぼ必発である．治療適応となる症状を有するグレード2以上の放射線肺臓炎は，照射される正常肺の体積と線量に依存すること，化学療法の併用はリスク因子のひとつであることから，特にⅢ期非小細胞肺癌や限局型小細胞肺癌，食道癌の化学放射線療法後6ヵ月程度は，早期に対応できるよう経過観察をこまめに行うことが大切である．患者にも，放射線治療終了後に咳嗽・発熱・呼吸困難などの症状が出現し，悪化する場合は，速やかに病院を受診するよう説明しておくとよい．

### ──────文　献──────

1）大西　洋，唐澤久美子，西尾禎治 他編著：がん・放射線療法 改訂第8版. Gakken, 2023

2）Hanania AN, Mainwaring W, Ghebre YT et al：Radiation-induced lung injury：Assessment and management. Chest 156：150-162, 2019

3）Fogh S, Yom SS：Symptom management during the radiation oncology treatment course：a practical guide for the oncology clinician. Semin Oncol 41：764-775, 2014

4）Sekine I, Sumi Y, Ito Y et al：Retrospective analysis of steroid therapy for radiation-induced lung injury in lung cancer patients. Radiother Oncol 80：93-97, 2006

5）Goodman CD, Nijman SFM, Senan S et al：International Association for the Study of Lung Cancer Advanced Radiation Technology Committee：A primer on interstitial lung disease and thoracic radiation. J Thorac Oncol 15：902-913, 2020

6）Okano N, Suefuji H, Nakajima M et al：Clinical results of carbon-ion radiotherapy for stage I non-small cell lung cancer with concomitant interstitial lung disease：a Japanese national registry study（J-CROS-LUNG）. J Radiat Res 64（Supplement_1）：i2-i7, 2023

7）Choi YW, Munden RF, Erasmus JJ et al：Effects of radiation therapy on the lung：Radiologic appearances and differential diagnosis. Radiographics 24：985-997, 2004

8）Mehta V：Radiation pneumonitis and pulmonary fibrosis in non-small-cell lung cancer：pulmonary function, prediction, and prevention. Int J Radiat Oncol Biol Phys 63：5-24, 2005

9）Voruganti Maddali IS, Cunningham C, McLeod L et al：Optimal management of radiation pneumonitis：findings of an international Delphi consensus study. Lung Cancer 192：107822, 2024

## 10. 胸膜の疾患

# 気　胸

**伊豫田明，東　陽子**
東邦大学外科学講座 呼吸器外科学分野

**POINT**

●気胸は原発性自然気胸が多いが，続発性気胸などさまざまな病態を含んでいることを理解する．

●続発性自然気胸においては，その背景疾患によって術後再発率，術後合併症，予後などが異なっており，予後不良な病態があることを理解し，手術方法，周術期管理に留意すべきである．

●特に間質性肺炎合併気胸は予後不良であり，間質性肺炎急性増悪が起こった場合には非常に重篤な状態になることから，その対策は必須である．

## ガイドラインの現況

　気胸は，原発性自然気胸と続発性自然気胸に分類され，原発性自然気胸の治療方法は低侵襲化が進んでいる一方，続発性自然気胸については，背景疾患の有無によって術後再発率，合併症，予後などが異なっている．特に間質性肺炎合併気胸は予後不良で，間質性肺炎急性増悪が起こった場合には重篤であることからその対策は必須である．本邦のガイドラインについては2009年に日本気胸・囊胞性肺疾患学会より，「気胸・囊胞性肺疾患規約・用語・ガイドライン 第2版」が発行されている．海外のガイドラインとしては，British Thoracic Society（BTS）が発行するガイドラインと，the European Respiratory Society（ERS），the European Association for Cardio-Thoracic Surgery（EACTS），the European Society of Thoracic Surgeons（ESTS）合同によるガイドラインなどがある．

**【本稿のバックグラウンド】** 原発性自然気胸の治療方法は低侵襲化が進んでいる一方，続発性自然気胸については，背景疾患の有無によって治療成績が異なっており，特に間質性肺炎合併症例などでは間質性肺炎急性増悪など留意すべき重篤な病態があるため，手術方法，周術期管理に留意すべきであることを理解する必要がある．本稿を通して，気胸について，そのさまざまな病態を理解し，適切な治療につなげるためのきっかけとなれば幸いである．

## どういう疾患・病態か

　気胸は，ブラ，ブレブの破裂による原発性自然気胸が若年者に多く，続発性気胸は治療方法が難しく注意すべき点が多い疾患で，基礎疾患を含めて病態，治療方法に留意すべき

である．発生頻度は，10万人あたり男性17～24人，女性1～6人で[1]，同疾患による入院は9.1～14.1人とされている[2]．気胸の診断，治療についてのガイドラインとしては，国内では日本気胸・嚢胞性肺疾患学会より，「気胸・嚢胞性肺疾患 規約・用語・ガイドライン」[3]，海外ではBritish Thoracic Society（BTS）[2]によるガイドラインとthe European Respiratory Society（ERS），the European Association for Cardio-Thoracic Surgery（EACTS），the European Society of Thoracic Surgeons（ESTS）合同によるガイドライン[4]などがある．

## 1 分　類

### 1．自然気胸

原発性（特発性）自然気胸（図1）と続発性自然気胸（図2）に分類される[2,5]．ブラ，ブレブの破裂によるものと思われる気胸を原発性自然気胸と総称し，続発性自然気胸は，何らかの基礎疾患に起因するものを総称する．基礎疾患としては，肺気腫，間質性肺炎，肺癌，転移性肺腫瘍，胸腔子宮内膜症，Birt-Hogg-Dubé（BHD症候群），リンパ脈管筋腫症（lymphangioleiomyomatosis），肺Langerhans細胞組織球症，Ehlers-Danlos症候群，Marfan症候群などが挙げられる[5]．

### 2．ブラ，ブレブ

ブラは肺胞壁の破壊によって生じた胸膜直下にできる異常気腔で，ブレブは肺胞拡大により臓側胸膜の進展，基底膜の破綻，穿孔によって臓側胸膜内に肺胞内空気が集積した状態である[2,5]．ブラとブレブは病理所見が異なるが，臨床所見が類似しており，両者が連続して発生しやすいために両者をまとめてブラと表現することが多い[5]．

### 3．外傷性気胸

外傷によって胸壁，肺・気管・気管支，食道などが損傷することにより発症する気胸である[5]．

### 4．人工気胸

診断のための検査時や，過去，肺結核患者

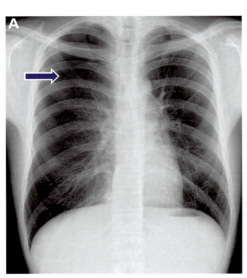
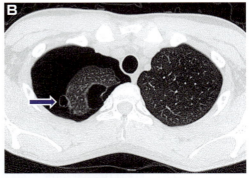
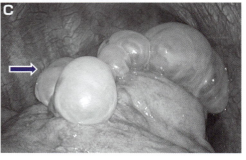

図1　原発性自然気胸
　　A：胸部X線写真，B：胸部CT写真，
　　C：術中写真

に対して肺虚脱により，空洞縮小，経気管支的な病変拡大防止，酸素供給減による菌増殖阻止を目的として，胸腔内に人工的に空気を注入したことにより生じた気胸である[5]．

## 2 気胸で注意すべき病態

### 1．血気胸
気胸発症時に癒着部の断裂による出血を示す．特発性と外傷性がある[5]．

### 2．再膨張性肺水腫
高度虚脱例に対して急速に脱気した場合，肺の再膨張に際して肺水腫をきたす病態である．気胸発症後3～4日経過した高度虚脱例に多い．ドレナージの際にはしばらく水封にして管理するなど，急速に肺を膨張させないよう注意する[5]．

## 3 続発性気胸の特殊な病態

### 1．肺気腫
気胸の年齢分布は2峰性を示しており，20歳前後の非喫煙者を主体とする層と，もう1つは肺気腫を主体とした喫煙関連の層である．この2つの原因は異なっていると考えられる．

### 2．間質性肺炎
特発性肺線維症（idiopathic pulmonary fibrosis：IPF）の3～8％に気胸が合併するといわれている．間質性肺炎合併気胸は予後不良であり，治療の成功率も低い．OK-432による癒着術は間質性肺炎急性増悪を引き起こす危険性が高いため，主に自己血が使用されるが成功率は高くない．手術においては，片肺換気による麻酔維持が難しい症例があり，術後の気漏の遷延，間質性肺炎急性増悪など問題が多数存在する難治性の気胸との認識が必要である[1]．

### 3．月経随伴性気胸
異所性子宮内膜症の一種である胸腔子宮内膜症で起こる気胸で，女性，右側，月経開始から排卵期付近までに好発する．手術中横隔膜に孔，ブルーベリースポットを観察できるものが典型的である[5]．

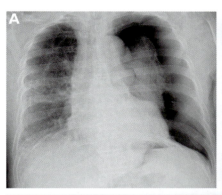
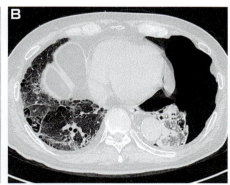
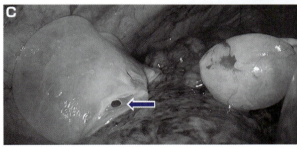

図2 間質性肺炎合併気胸（続発性自然気胸）
A：胸部X線写真，
B：胸部CT写真，
C：術中写真

## 4. Birt-Hogg-Dubé（BHD）症候群

常染色体優性遺伝性疾患で多発肺嚢胞，再発性気胸，腎腫瘍，顔面頭頸部皮疹を特徴とする[5]．

## 5. リンパ脈管筋腫症（lymphangioleiomyomatosis）

閉経前の女性に発症，乳び胸を合併することがある．LAM 細胞（平滑筋細胞）は嚢胞壁と間質内，肺内リンパ管周囲に浸潤性に広がる[2]．

## 6. 肺 Langerhans 細胞組織球症

思春期以降に発症，喫煙と深く関係する．主に肺が中心だが，全身性の疾患で骨，リンパ節，肝などに肉芽種性病変をみる[5]．

## 7. Ehlers-Danlos 症候群

遺伝性のコラーゲン産生欠損により起こり，呼吸器異常として胸郭の変形，ブラと反復性気胸，血痰などがみられる[5]．

## 8. Marfan 症候群

遺伝性の結合織欠損異常で，15 染色体の *FBN1* 遺伝子の突然変異とされ，骨格，眼，心血管に異常が存在する[2]．

# 治療に必要な検査と診断

肺虚脱の判定は胸部単純 X 線であり，原因疾患は胸部 CT にて判断する[2,5]．

## 1 肺虚脱の程度

### 1. 大畑分類

現在の虚脱区分の基本となったもので，軽度：虚脱 20％以内，中等度：20〜50％，高度：50％〜完全虚脱の 3 段階に区分している[5]．

### 2. 日本気胸・嚢胞性肺疾患学会による虚脱率区分

軽度は肺尖部が鎖骨レベルまたはそれより頭側にあるか，これに準ずるもの．高度は完全虚脱あるいはこれに近いもの．中等度は軽度と高度の中間程度のものを示している[2,5]．

## 2 肺嚢胞の分類

肺嚢胞分類として大畑分類でⅠ〜Ⅵ型に分類されている[2,5]．

## 3 気胸の病態

**初発気胸**：気胸の初回発症のもの．

**再発気胸**：気胸発症後気漏のない状態で肺の完全膨張を得て治癒と判定された後に再度発症したものをいう．初発の次が 1 回目の再発となる．

**緊張性気胸**：胸部単純 X 線写真で縦隔が対側に偏位し，横隔膜が下方に圧排されており，縦隔の復位がない状態をいう．胸腔内が陽圧になることによって静脈還流が阻害され，呼吸困難，頻脈，血圧低下，ショックなどが起こる[2,5]．

**同時両側気胸**：同一時点で左右両側気胸を発症したもの[2,5]．

**異時両側気胸**：両側気胸で同時性以外のものであり[2]，異なる時期に両側気胸を発症した場合をいう[5]．

# 治療の実際

**気胸の治療**：治療は肺虚脱の改善を得ることを原則とし，日本のテキスト，ガイドラインでは，初期治療，保存的治療，手術の 3 つのカテゴリーに分けられている[2,5]．治療は，日本では虚脱の程度も判断基準となるが，BTS，ERS/EACTS/ESTS ガイドラインでは虚脱の程度よりも臨床症状に主眼を置いている[3,4]．

## 1 初期治療・保存的治療

外来治療か入院治療かを判断する．

### 1. 安静

日本では肺虚脱が軽度（肺尖部が鎖骨より下に落ちていない）であれば，経過観察が可

356　10. 胸膜の疾患

能と考えられている[2,5]．BTS ガイドラインでは，虚脱の程度にかかわらず，無症状であれば保存的に加療できるとしている[3]．ERS/EACTS/ESTS 合同のガイドラインでは，原発性気胸では BTS ガイドラインと同様であるが，続発性気胸については推奨していない[4]．

### 2．胸腔穿刺

胸腔ドレナージの前段階の処置で胸腔穿刺により脱気を行う．ERS/EACTS/ESTS 合同のガイドラインでは，原発性自然気胸の初期治療として推奨されているが，続発性気胸については推奨していない[4]．

### 3．胸腔ドレナージ

**初期治療として**：日本では安静，胸腔穿刺で改善せず，虚脱が中等度となるものが基本的に適応となる．携帯型ドレナージキットは，外来通院を可能とするが，症状の増悪，機器の不具合などが生じた場合にすぐに受診するなど患者への十分な教育が必要である．BTS ガイドラインでは外来治療について，専門的なセンターとして経験と設備が必要とし，入院での経過観察，外来治療が難しい場合には胸腔穿刺もしくはドレナージが必要としている[3]．ERS/EACTS/ESTS 合同のガイドラインでは，外来治療はハイムリッヒ弁（一方向弁）を使用した治療であり，原発性，続発性ともに初期治療として推奨しているが[4]，BTS ガイドラインと同様に専門的な経験を有するセンターで治療を行う必要がある．

**保存的治療として**：入院時は，吸引，水封にてドレーン管理が可能であり，気漏の消失を確認するか，ドレーンクランプによって肺虚脱がなければドレーン抜去が可能である[5]．

### 4．胸膜癒着術

気漏が持続し改善が得られない場合で，手術適応とならないかもしくは手術を希望しない場合に行う[2,5]．BTS ガイドラインでは続発性気胸を対象としている[3]．非手術的な胸膜癒着術は癒着薬を胸腔内へ注入する手技で，胸膜を化学的に刺激して胸膜炎を引き起こす．癒着剤としては，タルク（talc），テトラサイクリン系抗生物質，OK-432，50％ブドウ糖液，自己血[3]，フィブリン糊などが用いられるが，それぞれの適応に留意し，適応外使用となる場合には各施設で必要な手続きのもとで行われるべきである．癒着剤によっては副作用として胸痛，発熱などがみられることがあり，施行中はその前後を含めて適切なバイタルサインのチェックなどを行う．また，間質性肺炎合併気胸の場合には，癒着剤の種類によって癒着療法施行後に間質性肺炎急性増悪が起こり，不幸な転帰を取る場合があるため，その施行に際しては十分に注意が必要であり，専門家を含めたmultidisciplinary discussion を利用して治療方針について検討すべきである[1]．ERS/EACTS/ESTS 合同のガイドラインでは自己血の使用は，続発性気胸による遷延性の気漏で手術非適応症例については検討を推奨しているが，原発性自然気胸に対しては推奨されていない[4]．

### 5．内視鏡的気管支塞栓術（気管支充填）

破裂したブラ・ブレブに通じる責任気管支を塞栓することにより気漏をなくす手技であり，気管支鏡下に責任気管支を同定し，充填材を気管支内に詰めることによって，肺末梢からの気漏を停止させる．フィブリン糊，endobronchial Watanabe spigot（EWS）が使用される．BTS ガイドラインでは手術不能の際に検討とある[3]．

## ② 手　術

### 1．手術適応[2]

・繰り返す再発，気漏の持続，両側性，著明な血胸合併，肺膨張不全，明らかな肺囊胞の存在，社会的適応など

ERS/EACTS/ESTS 合同のガイドラインでは，原発性自然気胸に対して再発予防のため早期の手術を提案しているが，続発性気胸についてはエビデンスがないため推奨できないとしている[4]．

## 2．術　式[2, 5]

・肺部分切除術，ブラ結紮術，ブラ焼灼術，肺縫縮術

・その他

追加処置として壁側胸膜切除術，擦過術，掻爬術（壁側胸膜と臓側胸膜の癒着を促進することにより空気の貯留スペースをなくす[3]．ERS/EACTS/ESTS 合同のガイドラインでは，壁側胸膜切除のみの処置，および嚢胞切除のみは推奨していない[4]．

## 3．胸腔鏡下手術

現在ではほとんどが本方法によって行われ，一般的な治療として推奨されている[3]．開胸に比べて再発率の高さが問題になった時期があり，追加処置として切除部位を中心にカバーリングが行われている．ただし，保険適用に留意して貼付剤を使用する必要があり，適応外使用の場合には施設内で必要な手続きを行う必要がある．

## 4．開胸手術

胸腔鏡手術が主体となる以前は行われていたが，現在は大変少なくなった．ただし現在でも外傷の合併例など一部で行われている．再発率はおおむね 1 〜 4％といわれている．BTS ガイドラインでは，再発高リスク群に対し再発リスクを最低限にする場合に推奨されている[3]．

## 5．局所麻酔下胸腔鏡手術[2]

全身麻酔が困難な症例に対してガイドラインには下記の記載がある．

・ブラ焼灼術，ブラ結紮術，肺部分切除術，嚢胞内フィブリン糊充填術

# 専門医に紹介するタイミング

以前は，外科，一般内科でも診療が行われていたが，原因疾患は多岐にわたり，治療方法もより専門的になっている．気胸はさまざまな病態がみられるため，発症した場合には呼吸器内科，呼吸器外科へ紹介する．

# 専門医からのワンポイントアドバイス

原発性自然気胸の治療方法は過去と大きく変わり，低侵襲化が進んでいる一方，続発性自然気胸については，背景疾患の有無によって術後再発率，術後合併症，予後など異なっており，予後不良な病態が存在することを理解し，手術方法，周術期管理に留意すべきである．特に間質性肺炎合併気胸は予後不良で，間質性肺炎急性増悪が起こった場合には重篤な状態になることから，その対策は必須である．

## 文　献

1) Iyoda A, Azuma Y, Sakai T et al：Necessity of multi-step surgical treatment for patients with interstitial lung disease and a pneumothorax. Ann Thorac Cardiovasc Surg 28：329-333, 2022

2) 日本気胸・嚢胞性肺疾患学会 編：気胸・嚢胞性肺疾患 規約・用語・ガイドライン 第2版. 金原出版, 2009

3) Robert ME, Rahman NM, Maskell N et al：British Thoracic Society Guideline for pleural disease. Thorax 78（suppl 3）：s1-s42, 2023

4) Walker S, Hallifax R, Ricciardi S et al：Joint ERS/EACTS/ESTS clinical practice guidelines on adults with spontaneous pneumothorax. Eur Respir J 63：2300797, 2024

5) 日本呼吸器外科学会・呼吸器外科専門医合同委員会 編：呼吸器外科テキスト 改訂第2版. 南江堂, 2021

## 10. 胸膜の疾患

# 胸膜中皮腫およびその他の胸膜疾患

**中村晃史, 舟木壮一郎, 長谷川誠紀**

兵庫医科大学 呼吸器外科学

**POINT**

● 胸膜中皮腫（pleural mesothelioma：PM）は胸膜中皮細胞に発生する比較的稀な高悪性度腫瘍である. 以前は悪性胸膜中皮腫（malignant pleural mesothelioma：MPM）と呼ばれていたが,「悪性」が外され胸膜中皮腫（PM）に変更となった. また組織型においても上皮型→上皮様, 二相型→二相性, 肉腫型→肉腫様, 線維形成型→線維形成性にそれぞれ変更となっている.

● PM の診断には, アスベスト曝露歴・臨床症状の聴取, 血液検査, 画像検査などの臨床学的アプローチ, 胸腔鏡下胸膜生検・胸水セルブロックなどを駆使した病理検査によるアプローチが必要である.

● MARS2 試験の結果, 術前化学療法＋胸膜切除／肺剥皮術（pleurectomy/decortication：P/D）群は化学療法単独群に比べ予後不良という結果が発表された. しかしながら, 複数の後ろ向き試験において, 臨床病期Ⅰ～Ⅲ期で完全切除可能な上皮様 PM に対する集学的治療（根治手術, 化学療法, 放射線療法の組み合わせ）により治療成績の向上が得られている.

---

## ガイドラインの現況

PM は胸膜中皮細胞に発生する悪性腫瘍であり, 70～80%の症例でアスベスト曝露との関連性が証明されている. 世界的に増加しており本邦でも 2030 年頃に発生のピークを迎えるとされているが, 患者の絶対数が決して多くないことから, 十分なエビデンスは得られていない. PM は公的補助の対象疾患であり, 病理診断が担保されると, 労災または石綿健康被害救済法で救済される. 公的補助には正確な PM 病理診断が必要となり, 難解な病理像を示す PM には診断基準の標準化が必要とされ, 日本肺癌学会では「中皮腫病理診断手引き」を呈示している. 治療においては, IMIG（International Mesothelioma Interest Group）から提案された TNM 分類と WHO 分類による組織分類を評価し, 切除可能症例には集学的治療, 切除不能症例には化学療法, 免疫療法が中心となる.

---

【本稿のバックグラウンド】 本稿は日本肺癌学会の「悪性胸膜中皮腫診療ガイドライン 2023 年版」[1] を参考に, 研修医・非専門医を対象として把握しておくべき内容を記載した.

## どういう疾患・病態か

PM は胸膜中皮細胞に発生する高悪性度で比較的稀な腫瘍である．発生にはアスベスト（石綿）の吸入（曝露）が強く関わっている．アスベストは健康被害が問題となり，日本では 2006 年に全面使用禁止となった．しかし PM はアスベストの曝露から 30〜40 年経って発生するために今後も患者が増え続け，2030 年頃にピーク（罹患者数：3,000 人／年）となると予想されている．

PM は壁側胸膜の顆粒状腫瘍で初発する．播種巣を壁側胸膜に形成しながら発育し，臓側胸膜・葉間胸膜を含むすべての胸膜面を埋め尽くすように広がっていく．

## 治療に必要な検査と診断

PM の診断にはアスベスト曝露歴・臨床症状の聴取，血液検査，画像検査などの臨床学的アプローチのほかに，胸腔鏡下胸膜生検・胸水セルブロックなどを駆使した病理検査によるアプローチが必要となる．

### 1 臨床症状

初期の PM は無症状であるが，胸水の増加に伴って胸部圧迫感，呼吸困難感を自覚するようになり，胸壁浸潤が始まると胸背部痛などが症状として出現する．

### 2 血液検査

補助診断としての腫瘍マーカーの有用性が報告されている．血清の可溶性メソテリン関連ペプチド（soluble mesothelin-related peptides：SMRP）値は 2.0 nmol/L をカットオフ値とすると診断に有用であった．PM を疑う症例で高い特異度のレベルで SMRP が陽性であった場合，さらに精査を進めること

が推奨される．また，CYFRA21-1，TPA も上昇すると報告されているが，CEA は正常である．

### 3 画像評価

画像所見として，初期には無症候性の胸水貯留を認め，時として患側肺の完全虚脱，縦隔偏位を伴う多量の胸水を認めることもある．さらに進行し胸膜が腫瘍で置き換わると，胸膜肥厚，患側胸郭の狭小化をきたす．胸膜肥厚は全周性の場合や，結節状の場合もあり縦隔側や肺底部に認めやすい．胸膜の厚さは予後に影響するとされ，IASLC の TNM 分類第 9 版において臨床病期の T 因子は胸膜肥厚長に基づき決定されることとなった（後述）．

単純 CT のみでは胸膜と胸水のコントラストが付きづらい場合があり，造影 CT を行うことでより詳細な所見（胸膜不整や，胸壁への浸潤）を描出することが可能である．また，FDG-PET/CT は胸郭外や遠隔転移（腹腔内病変など）の検出に有用であり，病期診断において必須の検査である．

### 4 胸水検査

PM の初期症状は胸水貯留であり，胸水細胞診は非常に有用である．さらにセルブロック法によって *p16* のホモ接合性欠失の検討や *BAP1 loss* の検討を追加することにより診断精度が向上するとされる．ただし PM を胸水細胞診で診断できる割合は 16〜73％ と幅があり，これは細胞診断医の経験による．特に反応性中皮過形成は偽陽性所見を呈することが多く，細胞診のみで診断するべきではなく，必ず組織診断を行い病理学的に PM であることを確認する必要がある．

## 5 胸腔鏡検査（胸膜生検）

PMの診断は難しく，病理学的に反応性中皮過形成，線維性胸膜炎，肺腺癌などと鑑別を有する．また，組織型によって予後が異なる．よって診断には基本的に全身麻酔下胸膜生検を行い，十分な組織を確保し，組織型や病変の浸潤まで診断をつけることが望まれる．日常臨床において，PS不良例や腫瘤形成性PMに対しては，CTガイド下針生検や局所麻酔下胸膜生検もよく行われている．後述のように，生検部の皮膚，胸郭外に腫瘍の播種をきたしやすいことから，生検（胸腔鏡検査）は基本的にone portで行い，根治手術を見込んだ症例においては開胸ラインの皮切上にポート部を設定することが推奨される（図1）．早期中皮腫と進行期中皮腫の胸腔鏡所見を図2に示す．

## 6 病理検査

PMの組織型はWHO分類で頻度の高いものから，上皮様，二相性（上皮様と肉腫様が混在），肉腫様に分類される．組織型により予後が異なり，肉腫様PMが最も悪い．従来，上皮様PMと反応性中皮過形成との鑑別には，腫瘍細胞による壁側胸膜・胸壁の脂肪組織や骨格筋層への浸潤または臓側胸膜・肺への浸潤が確認された場合のみ可能とされていたが，近年の分子学的検討からFISHによる $p16$ のホモ接合性欠失の検出と，免疫組織化学による $BAP1$ 蛋白の核からの消失（$BAP1$ loss）の検出が有用とされ，上皮様PMと反応性中皮過形成の鑑別において使用される．

## 7 ステージング（TNM分類）

IMIGから提案されたTNM分類（IMIG分類，AJCC-UICC分類）による分類は，発育・進展形式をもとにT因子が規定されている．第8版までT因子は周囲組織への浸潤度で決定されていたが，第9版より胸膜

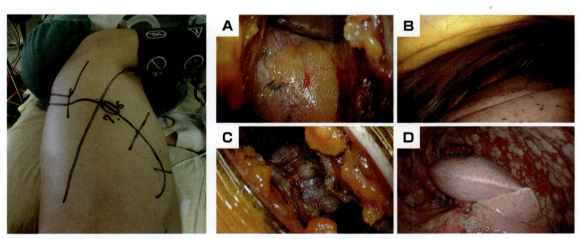

図1（左） 中皮腫根治手術の際の後側方切開のライン（第7肋骨床開胸を行う）
生検部は播種する可能性があるため，必ず皮膚を含み全層切除する．よって生検はone port（2cm程度），後の根治術の際の開胸ライン上に置くこと（当院では第7肋間上にポートを置くことが多い）が重要である．

図2（右） 早期中皮腫（A，B）と進行期中皮腫（C，D）の胸腔内所見
A，B：早期中皮腫．胸膜の厚さは正常であり肺が透見できる．胸腔内からみた壁側・臓側胸膜ともに肉眼的にほぼ正常所見である．
C，D：進行期中皮腫．胸膜は肥厚し肺が透見できない．胸腔内には壁側・臓側胸膜に無数のポリープ状腫瘍が広がっている．

肥厚長に基づき決定されることとなった．具体的な胸膜肥厚長の測定方法は以下の通りである（図3～4，表1）．

①胸腔を upper zone（肺尖部～大動脈弓部），middle zone（大動脈弓部～左房頭側端），lower zone（左房頭側端～肺底部）の3領域に分ける．

②矢状断において葉間胸膜の肥厚を測定し，その最大値を葉間胸膜肥厚長（Fmax）とする．

③upper zone, middle zone, lower zone の3領域においてそれぞれ最も胸膜が肥厚している箇所の胸壁・縦隔組織からの垂直距離を測定し，Pmax1（upper zone），Pmax2（middle zone），Pmax3（lower zone）とする．Pmax1，Pmax2，Pmax3 の総和 Psum を胸膜肥厚長とする．

④Psum，Fmax の胸膜肥厚長は T1～3 に適応され，明らかな縦隔浸潤や骨破壊を伴うような胸壁浸潤の場合は従来通り T4 とな

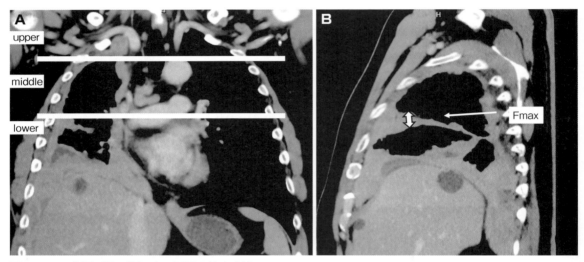

**図3 TNM 分類（第9版）の T 因子の決定方法**
A：胸腔を upper zone（肺尖部～大動脈弓部），middle zone（大動脈弓部～左房頭側端），lower zone（左房頭側端～肺底部）の3領域に分ける．
B：矢状断において葉間胸膜の肥厚を測定し，その最大値を葉間胸膜肥厚長（Fmax）とする．

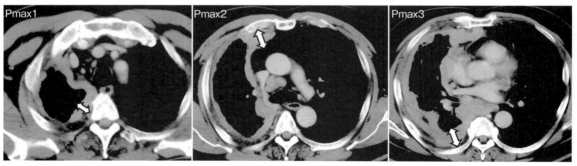

**図4 体軸断面での胸膜肥厚長の測定**
図3A の3領域においてそれぞれ最も胸膜が肥厚している箇所の胸壁・縦隔組織からの垂直距離を測定しPmax1（upper zone），Pmax2（middle zone），Pmax3（lower zone）とする．Pmax1，Pmax2，Pmax3 の総和 Psum を胸膜肥厚長として T 因子をステージングする．

**表 1　臨床病期および病理病期の T 因子**

| カテゴリー | 臨床病期 T 因子 | 病理病期 T 因子 |
|---|---|---|
| Tx | 腫瘍を評価できない | |
| T0 | 腫瘍を同定できない | |
| T1 | 腫瘍は片側の胸膜にとどまり，Psum ≦ 12mm で葉間胸浸潤がない（Fmax ≦ 5mm） | 腫瘍は片側の胸膜にとどまり，葉間胸膜浸潤がない |
| T2 | 腫瘍は片側の胸膜にとどまり，Psum ≦ 12mm でかつ，以下のいずれかを含む<br>・葉間胸膜浸潤（Fmax > 5mm）<br>・縦隔脂肪組織浸潤<br>・単一部位での胸壁軟部組織への浸潤<br>　もしくは<br>腫瘍は片側の胸膜にとどまり，Psum > 12mm，≦ 30mm で以下の点については併存の有無を問わない<br>・葉間胸膜浸潤（Fmax > 5mm）<br>・縦隔脂肪組織浸潤<br>・単一部位での胸壁軟部組織への浸潤 | 腫瘍は片側の胸膜にとどまり，かつ以下のいずれかを含む<br>・葉間胸膜浸潤<br>・肺実質浸潤<br>・横隔膜筋層浸潤 |
| T3 | 腫瘍が片側の胸膜にとどまり，Psum > 30mm で以下の点については併存の有無は問わない<br>・葉間胸膜浸潤（Fmax > 5mm）<br>・縦隔脂肪組織浸潤<br>・単一部位での胸壁軟部組織への浸潤 | 腫瘍は片側の胸膜にとどまり，かつ以下のいずれかを含んでいるもの（葉間胸膜浸潤は問わない）<br>・縦隔脂肪組織<br>・非貫通性心膜浸潤<br>・胸内筋膜浸潤<br>・単一部位での胸壁軟部組織への浸潤 |
| T4 | 以下のいずれかを含むもの（Psum は問わない）<br>・骨性胸郭への浸潤<br>・縦隔組織への浸潤（心・脊椎・食道・気管・大血管）<br>・広範胸壁浸潤<br>・貫通性心膜浸潤もしくは貫通性横隔膜浸潤<br>・対側胸腔内への直接浸潤<br>・悪性心嚢水の存在 | 以下のいずれかを含むもの<br>・骨性胸郭への浸潤<br>・縦隔組織への浸潤（心臓・脊椎・食道・気管・大血管）<br>・広範胸壁浸潤<br>・貫通性心膜浸潤もしくは貫通性横隔膜浸潤<br>・対側胸腔内への直接浸潤<br>・悪性心嚢水の浸潤 |

る．また，これまで CT で判定し T 因子となっていた横隔膜筋層浸潤，肺実質浸潤，胸内筋膜浸潤，非貫通性心膜浸潤の文言が削除された．

IASLC の Staging committee に集められたコホートにこの新しい胸膜肥厚長に基づいた T 因子を適応したところ，生存期間中央値（median survival time：MST）は T1 49.8 ヵ月，T2 27.5 ヵ月，T3 21.1 ヵ月，T4 12.6 ヵ月と相関性がみられた．なお，手術での摘出標本による病理病期は第 8 版と同様である．N 因子，M 因子についても第 8 版から大きな変化はない．一方で Stage 分類に関しては**表 2**のように変更となった．第 8 版で Stage IA と Stage IB に分類されていたものが，第 9 版では Stage I（T1N0）のみとなった．従来 Stage IB となっていた T2N0 が Stage II，T3N0 が Stage ⅢA となっ

表2　第8版と第9版のStage分類の変更点

●第8版

|  | N0 | N1 | N2 |
|---|---|---|---|
| T1 | Stage ⅠA | Stage Ⅱ | Stage ⅢB |
| T2 | Stage ⅠB | | |
| T3 | | Stage ⅢA | |
| T4 | Stage ⅢB | | |
| M | Stage Ⅳ | | |

●第9版（紫の箇所が変更となっている）

|  | N0 | N1 | N2 |
|---|---|---|---|
| T1 | Stage Ⅰ | Stage Ⅱ | Stage ⅢA |
| T2 | Stage Ⅱ | Stage ⅢA | |
| T3 | Stage ⅢA | Stage ⅢA | |
| T4 | Stage ⅢB | | |
| M | Stage Ⅳ | | |

た．また，T1～3N2，T2N1はいずれもStage ⅢAとなった．

## 治療の実際

PMは極めて難治性の悪性腫瘍と認識されていたが，近年，治療成績の向上が得られるようになった．切除可能症例に対する治療は集学的治療（外科治療，化学療法，放射線療法の組み合わせ）が一般的とされている．

### ■ 外科治療

PMはsurgical marginがないことから，術式にかかわらず真の根治術（R0切除）が原理的に不可能であるため，手術は集学的治療の一環であると認識されている．過去のメタ解析において，手術を含む集学的治療が生存率に寄与する可能性があると指摘されている．手術術式は胸膜肺全摘（extrapleural pneumonectomy：EPP）とP/Dの2種類が

ある．EPPは胸膜と肺を一塊に切除する方法であり，P/Dは胸膜のみを切除し肺を温存する方法である．いずれの手術も目標は肉眼的完全切除（macroscopic complete resection：MCR），つまりR1切除である．EPPとP/Dを比較するシステマティックレビューにおいて，手術死亡率（6.8％ vs. 2.9％，p = 0.02），有害事象発生率（62.0％ vs. 27.9％，p < 0.0001）と有意にP/Dが良好で，MSTは同等（12～22ヵ月 vs. 13～29ヵ月）であった．また，別のメタ解析でも術後短期死亡率はEPPで有意に高く（4.4％ vs. 1.7％，p < 0.05），長期予後は同等とされている．P/DはEPPに比べ肺が温存される分，術後の心肺機能やPSがEPPに比べ良好であり，これにより術後合併症の頻度が低く，また肺炎や心疾患など合併症自体への耐性も高い．また再発後の治療忍容性もEPPに比べ良好とされる．これらの理由から現状では，EPPからP/Dへと術式が変遷しており，現在もEPPを基本術式としている海外主要施設はほとんどない．

しかしながら直接比較した前向き試験はないため，術式の優劣に関する明確なエビデンスは存在しない．いずれにおいても侵襲の高い手術であり，耐術能があるかどうか呼吸機能・心機能などを十分に評価する必要がある．2012年のIMIGコンセンサスレポートでは「EPPとP/Dの術式選択はいずれもMCR達成に有効な術式であり，いずれの術式にするかは組織型，病期，臨床所見，施設個々の経験や技術により各科の判断の上決定するべきである」としている．わが国のガイドラインでは「臨床病期Ⅰ～Ⅲ期で術後に肉眼的完全切除を得られると考えられる症例に対して手術を行うよう推奨する．」とし，手術適応は呼吸器外科医を含む集学的治療チームにより判定するよう推奨されている[1]．

なお，わが国ではこれまで2つのPM集学的治療に関する多施設臨床試験が行われた．JMIG0601試験はシスプラチン（cisplatin：CDDP）＋ペメトレキセド（pemetrexed：PEM）による術前化学療法後にEPP，片側胸郭照射を行い，42例の登録患者においてMCR達成率＞70％，MSTが19.9ヵ月であったが，治療関連死亡率が9.5％と高いものであった．また，JMIG1101試験（2011〜2013年）はCDDP＋PEMによる術前化学療法後にP/Dを行うもので，MCRを90％に達成し，MSTは41.4ヵ月，治療関連死亡は0％と良好な成績であった[2]．

組織別の予後については，非上皮様PMが予後不良である．SEERデータベースの1,183人の検討で，外科治療を受けた上皮様，二相性，肉腫様PMの生存期間中央値はそれぞれ19ヵ月，12ヵ月，4ヵ月であった．以上から，肉腫様PMは予後不良であり手術適応外と考える施設が多く，二相性PMにおいても適応を慎重に検討すべきである．

一方で，2024年にMARS2試験の結果が報告された．MARS2試験は英国で実施された，切除可能胸膜中皮腫に対し集学的治療（プラチナ＋PEM 2コースによる術前化学療法の後にP/D）と化学療法（プラチナ＋PEM）単独とを比較した第Ⅲ相ランダム化比較試験（RCT）である[3]．主要評価項目は全生存期間（OS）であり，MSTは集学的治療群が19.3ヵ月，化学療法単独群が24.8ヵ月（p＝0.019）と化学療法単独群のほうが良好であった．その理由としては，第一に術後30日死亡率が3.8％，90日死亡率が8.9％とやや高く，特に集学的治療群では他病死が11％含まれていた．第二にpatient selectionに問題があり，cT1は47％のみであるのに対しcN＋28％，M1が3％，非上皮性が14％含まれていた．術前評価としてのFDG-PET/CTは必須ではなく実際に行われたのは40％程度であり，またEBUS-TBNAや縦隔鏡も必須ではなく，これらによりunder stagingとなった可能性がある．第三に，再発後の治療としての免疫療法などの薬物療法は集学的治療群の22％しか実施されていなかった．これらの理由が結果に影響した可能性がある．それらを踏まえて，適切な患者選択や経験が豊富な施設での治療の実施などの状況下においては，手術が依然として予後を延長する効果があると考えられる．

## 2 化学療法

切除可能Ⅰ〜Ⅲ期のPMに対し，術前または術後のいずれかに集学的治療の一環として化学療法を行うよう推奨される．現時点での標準的化学療法はCDDP＋PEM併用療法であり，3コース行うことが多い．

切除不能PM，PS 0〜2に対する一次治療の中心は長年にわたりCDDP＋PEMの併用療法であった．CDDP＋PEM併用療法はCDDP単剤との第Ⅲ相RCTで，高い奏効率（16.7％ vs. 41.3％）とMST（9.3ヵ月 vs. 12.1ヵ月），無増悪生存期間（PFS 3.9ヵ月 vs. 5.7ヵ月）の有意な延長が得られた．日常臨床でCDDP投与困難例にはカルボプラチン（carboplatin：CBDCA）が用いられる．CBDCA＋PEMの併用療法については比較試験ではないが，CDDP＋PEMとほぼ同等の成績が得られ，好中球減少，貧血を除き毒性が軽度であったため，CDDP投与困難例では考慮してもよいと考えられる．75歳以上の高齢者に対しては，PSが良好（0〜2）であれば，75歳未満と同等の治療を考慮してもよいとされる．至適投与数に関する前向きな検討はないものの，4〜6コースを行うよう推奨される．

未治療の切除不能PMを対象に，ニボル

胸膜中皮腫およびその他の胸膜疾患　365

マブ＋イピリムマブ併用療法を標準治療（CDDP もしくは CBDCA ＋ PEM）と比較評価した第Ⅲ相試験（Chckemate-743 試験）が実施された[4]．主要評価項目である OS は，ニボルマブ＋イピリムマブで有意に延長していた（MST 18.1 ヵ月 vs. 14.1 ヵ月，HR 0.74, p ＝ 0.002）．組織型によるサブグループ解析でニボルマブ＋イピリムマブは非上皮様において HR 0.46（95％ CI 0.31-0.68），上皮様で HR 0.86（95％ CI 0.69-1.08）であり，これまで CDDP（もしくは CBDCA）＋ PEM の効果が乏しかった非上皮様への有効性が認められた．一方，無増悪生存期間（中央値 6.8 ヵ月 vs. 7.2 ヵ月，HR 1.0），奏効率（40％ vs. 43％）はニボルマブ＋イピリムマブと CDDP（もしくは CBDCA）＋ PEM とでほぼ同等であった．一方でニボルマブ＋イピリムマブでは免疫関連副作用（immune-related Adverse Events：irAE）に留意が必要である．Checkmate-743 試験では，治療薬との因果関係が否定できない有害事象は 240/300 例（80.0％）に認められた．内訳として，甲状腺機能障害 43 例（14.3％），肝機能障害 36 例（12.0％），infusion reaction 36 例（12.0％），横紋筋融解症 34 例（11.3％），神経障害 22 例（7.3％），間質性肺疾患 20 例（6.7％），腸炎 19 例（6.3％），腎機能障害 15 例（5.0％），下垂体機能障害 12 例（4.0％），重度の皮膚障害 10 例（3.3％），肝炎 7 例（2.3％），副腎機能障害 6 例（2.0％）などであった．これら irAE には入院加療を要する重度のものも認められている．これらの結果を踏まえて，化学療法未治療の切除不能な進行・再発 PM に対するニボルマブ＋イピリムマブ投与が 2021 年 5 月に保険償還され，本邦でも実臨床で広く使用されている．現時点で化学療法既治療例には保険償還されていない点に留意が必要である．「肺癌診療ガイドライン」では PS 0 ～ 1 の切除不能・再発 PM に対しニボルマブ＋イピリムマブ併用療法を行うことを推奨されている（1B）．

また，切除不能 PM の既治療例（二次治療として）に対するニボルマブ単剤投与は 2018 年 8 月に保険償還され，すでに広く使用されている．既治療の日本人の進行期 PM に対する二次治療／三次療法として，ニボルマブを使用した MERIT 第Ⅱ相試験が報告された[5]．MERIT 試験では組織学的に PM と診断，切除不能，測定病変を有すること，PS 0 ～ 1 が登録基準とされ，2 週間おきにニボルマブ 240 mg が投与された．34 人が登録され，全体の奏効率 29.4％，PFS 中央値 6.1 ヵ月，OS 中央値 17.3 ヵ月であった．組織型別の奏効率は上皮様（27 人）が 25.9％，二相性（4 人）が 25.0％，肉腫様（3 人）が 66.7％であった．その他の二次治療として，ビノレルビン（vinorelbine：VNR）またはゲムシタビン（gemcitabine：GEM）などが使用される．

### 3 放射線治療

根治目的の片側胸郭全照射は照射野に肺実質が存在しないことが前提であるため，集学的治療のひとつとして EPP 後に行われている．また，強度変調放射線治療（intensity modulated radiation therapy：IMRT）の出現により，複雑な形状の胸郭に対して十分な線量を集中的に照射することが可能となり，良好な局所制御率が報告されている．

一方，近年の EPP から P/D への術式の変遷に伴い，わが国では術後片側胸郭照射そのものが省略されることが多くなっている．海外では P/D 後の片側胸郭照射に IMRT／回転型強度変調放射線治療（volumetric modulated arc therapy：VMAT）を用いた報告が散見される．いずれの報告でも，致死

的な放射線性肺臓炎の頻度はやや低く，P/D後の放射線療法実行可能と結論づけているが，Grade 3以上の頻度は高く，現時点ではNCCNやERS/ESTSのガイドラインにおいて，P/D後の肺が残存する状況での片側胸郭照射は毒性の観点から行うことを推奨していない．

## 処方例

### 一次化学療法

処方A　以下を3週ごとに繰り返す．
　　ペメトレキセド（アリムタ®）
　　500 mg/m²
　　シスプラチン 75 mg/m²
　　・上記化学療法の1週間前からビタミン B12 および葉酸を投与する．
　　メコバラミン（メチコバール®）
　　注射液 1,000 μg（1 mg）筋注，以後9週ごと
　　レチノール・カルシフェロール配合剤（調剤用パンビタン®末）1 g
　　1日1回　朝食後　連日経口投与
処方B　ニボルマブ（オプジーボ®）
　　360 mg/body
　　イピリムマブ（ヤーボイ®）1 mg/kg
　　ニボルマブは3週ごと，イピリムマブは6週ごとに繰り返す．

### 二次化学療法

処方　ニボルマブ（オプジーボ®）
　　240 mg/body もしくは 480 mg/body
　　240 mg の場合は2週ごと，480 mg の場合は4週おきに繰り返す．

## 専門医に紹介するタイミング

早期のPMの臨床所見は無症候性胸水であり，壁側の胸膜中皮細胞の腫瘍性増殖が進んでいても肉眼的な腫瘍形成がまだ認められない．この時期は他の原因で起こる反応性中皮過形成との鑑別が極めて難しい．胸水貯留例において，結核性胸膜炎などの他の疾患の可能性が低く，原因が判明しない場合，胸腔鏡検査を行うべきである．予後不良なPMであるが，早期・上皮様症例に対する集学的治療による治療成績の向上が報告されており，原因不明胸水でPMの可能性がある場合，速やかに専門医に紹介することが望まれる．

## 専門医からのワンポイントアドバイス

PMは胸腔穿刺や胸腔ドレナージを行うことが多いが，穿刺部・ドレーン留置部は腫瘍細胞が播種するので，根治手術を考慮する患者には穿刺部・ドレーン留置部は根治手術で予定される皮膚切開線上に作成するよう望まれる．これは胸腔鏡検査時も同様であり，できるだけone portで行うべきである．また穿刺部を中心に胸壁浸潤が起こる可能性が高いので，後のRTを考えて同一部位での穿刺を心がける．

また胸水コントロールも極めて重要である．胸水が長期間貯留し，肺が圧排性に虚脱している場合，患者のQOLが低下しその後の治療に影響をきたす．また，根治手術症例においてもP/D後の肺膨張が得られず，術後合併症（肺瘻の遷延，肺炎，膿胸）のリスクが高くなる．適切な胸水コントロールを行い，特に胸腔鏡検査（胸膜生検）後は留置した胸腔ドレーンを用いて胸膜癒着術（当院では主にユニタルク®やピシバニール®を使

胸膜中皮腫およびその他の胸膜疾患　367

用）を行うべきである.

PM に対するニボルマブ / イピリムマブ併用療法の使用に際し，前述のごとく irAE に留意が必要であり，病院としての多職種・各診療科との連携を確立することが重要である.

──────文　献──────

1) 日本肺癌学会 編：肺癌診療ガイドライン 2023 年版 悪性胸膜中皮腫・胸腺腫瘍含む. 日本肺癌学会, 2023

2) Hasegawa S, Yokoi K, Okada M et al：Neoadjuvant pemetrexed plus cisplatin followed by pleurectomy for malignant pleural mesothelioma. J Thorac Cardiovasc Surg 163：1940-1947.e5, 2022

3) Lim E, Waller D, Lau K et al；MARS 2 Investigators：Extended pleurectomy decortication and chemotherapy versus chemotherapy alone for pleural mesothelioma（MARS 2）：a phase 3 randomised controlled trial. Lancet Respir Med 12：457-466, 2024

4) Baas P, Scherpereel A, Nowak AK et al：First-line nivolumab plus ipilimumab in unresectable malignant pleural mesothelioma（CheckMate 743）：a multicentre, randomised, open-label, phase 3 trial. Lancet 397：375-386, 2021

5) Okada M, Kijima T, Aoe K et al：Clinical efficacy and safety of nivolumab：results of a multicenter, open-label, single-arm, Japanese phase II study in malignant pleural mesothelioma（MERIT）. Clin Cancer Res 25：5482-5492, 2019

**10. 胸膜の疾患**

# 非癌性胸膜炎（細菌性胸膜炎，膿胸）

**廣瀬 敬**
ひろせ たかし

日本医科大学多摩永山病院 呼吸器・腫瘍内科

**POINT**

●片側性胸水が存在する場合，原因疾患が多岐にわたるため，早期に診断的胸腔穿刺液検査を施行する．

●胸腔穿刺液検査で診断が確定しない場合には，胸腔鏡検査での確定診断が必要である．

●細菌性胸膜炎，膿胸では，抗菌薬治療と胸腔ドレナージ術が基本治療である．

●抗菌薬治療は，起因菌が同定される前からエンピリック治療として早期に開始する．

●難治性の場合には，線維素溶解療法や外科療法が必要である．

---

## ガイドラインの現況

日本呼吸器学会においては，胸膜炎に対するガイドラインは刊行されていないが，「成人肺炎診療ガイドライン2024」が刊行されており，細菌性胸膜炎，膿胸に対する抗菌薬の選択は，「成人肺炎診療ガイドライン2024」に準じて行う．

英国胸部学会から2010年に胸膜疾患ガイドライン改訂版が刊行され，成人胸水に対する検査，診断，成人胸膜感染症，小児胸膜感染症，悪性腫瘍による胸膜炎などについて記載されている．

---

**【本稿のバックグラウンド】** 胸膜炎は，日常診療で遭遇する機会の多い疾患である．原因疾患が多岐にわたるため，的確な診断・治療方法を習得する必要がある．

---

## どういう疾患・病態か

胸膜は，臓側胸膜と壁側胸膜からなり，両者が連続して胸膜腔という閉鎖腔を形成している．胸膜に炎症が生じた状態が胸膜炎である．炎症による血管透過性亢進，血清蛋白の漏出に起因する膠質浸透圧の変化により胸水の産生と吸収の不均衡が生じ，胸水が貯留す

る．

胸水を呈する疾患は，心不全などの漏出性胸水と細菌性胸膜炎などの滲出性胸水に大別され，原因疾患は**表1**のように多岐にわたる．滲出性胸水を呈する疾患の中で最も頻度が高いものは細菌性胸膜炎で，悪化すると膿性胸水が貯留した状態の急性膿胸へ進行する．

細菌性胸膜炎のリスク因子は，細菌性肺炎

非癌性胸膜炎（細菌性胸膜炎，膿胸）　**369**

表 1　胸水を呈する疾患

| 滲出性胸水 | |
|---|---|
| ・感染症 | ・消化器疾患 |
| 　細菌性胸膜炎 | 　膵炎 |
| 　結核性胸膜炎 | 　胆嚢炎 |
| 　ウイルス性胸膜炎 | 　食道穿孔 |
| 　真菌感染 | ・医原性 |
| 　寄生虫感染 | 　薬剤性 |
| ・悪性腫瘍 | 　放射線照射後 |
| 　原発性肺癌 | 　術後 |
| 　悪性胸膜中皮腫 | ・その他 |
| 　乳癌 | 　気胸 |
| 　悪性リンパ腫 | 　外傷 |
| ・膠原病 | 　胸管損傷 |
| 　慢性関節リウマチ | 　アスベスト良性胸水 |
| 　全身性エリテマ | |
| 　　トーデス（SLE） | |

| 漏出性胸水 | |
|---|---|
| 心不全 | 甲状腺機能低下症 |
| 肝硬変 | 無気肺 |
| ネフローゼ症候群 | メイグス症候群 |
| 低アルブミン血症 | |

同様に糖尿病，アルコール多飲，高齢，口腔内感染，ステロイドなどの免疫抑制薬服用などである．しかし，リスク因子のない健常者でも発症する．症状は，発熱，胸痛，咳嗽，喀痰，呼吸困難を認めることが多いが，高齢者では症状が乏しいことも多い．血液検査では，好中球上昇を伴う白血球数上昇，CRP上昇を認める．

　胸腔内感染症は，滲出期，線維素膿性期，器質化期と進む．滲出期は，肺炎随伴性胸膜炎の時期で，胸腔内感染は成立しておらず，胸水は透明，無菌性で，細胞分画，pH，LDH，糖も正常である．線維素膿性期は，細菌性胸膜炎，膿胸の時期で，胸腔内への感染とそれに対する好中球遊走などの生体反応を起こしている．胸水中好中球増加，pH低下，LDH上昇，糖低下を認める．線維素析出が進行すると胸腔内に隔壁が形成され，多房化胸水となる．器質化期は，胸膜内腔に線維芽細胞の増殖により線維組織が形成される時期である．その後，自然消退することが多いが，慢性膿胸に移行したり，胸膜線維性肥厚が残存し，拘束性呼吸機能障害を呈することもある．

## 治療に必要な検査と診断

### 1 画像診断

　胸部単純 X 線正面・側面写真を撮影し，可能であれば患側下側臥位胸部 X 線写真を追加し，胸水の存在診断を行う．胸部単純正面像では 200 mL 以上，単純側面像では 50 mL 以上あれば胸水が検出される．胸部 X 線写真では，肺炎像と片側性胸水を認めることが多いが，胸水のみで肺炎像を認めない症例や，肺炎像のみで胸水を認めない症例もある．

　胸部 CT は，胸部 X 線で肺化膿症と膿胸の鑑別が困難な場合に鑑別に有用である．また，肺野病変が詳細に判別でき，胸膜肥厚の有無，胸水の多房化の有無，血性，膿性成分などを把握することができる．超音波検査においても少量の胸水の検出が可能で，胸水中の多房化の有無などを把握することができる．

### 2 胸腔穿刺液検査

　両側性胸水の場合には，心不全などの漏出性胸水を呈する疾患が原因であることが多いため，胸水穿刺液検査を施行する前に心不全などを除外する．片側性胸水の場合には，呼吸器疾患に由来することが多く，早期に診断的胸腔穿刺液検査を行う．穿刺液検査は，超音波ガイド下で施行することで，気胸などの合併症のリスクを減らし，かつ確実に検体が採取できる．

　穿刺した胸水の外観（色，性状，匂い），血清，膿性などを観察する．検査項目は，細

菌学的検査（グラム染色，培養），結核菌検査，細胞診，細胞分画（好中球，リンパ球，好酸球），蛋白，LDH，pH，糖，アルブミン，総コレステロール，アデノシンアミナーゼ（adenosine deaminase：ADA）を必ず提出する．胸水の性状や CT 所見により，トリグリセライド，ヘマトクリット，アミラーゼ，CEA（carcinoembryonic antigen），メソテリンを追加する．胸水中蛋白/血清蛋白＞0.5，胸水中 LDH/血清 LDH＞0.6，胸水中 LDH＞2/3×血清 LDH 上限値のいずれか 1 つを満たせば滲出性胸水である（Light の基準）．

細菌性胸膜炎では，胸水中の好中球上昇，pH 低下，糖低下，LDH 上昇を呈する．リンパ球優位の場合には，結核性胸膜炎や悪性疾患の頻度が高く，胸水中 ADA＞100 は結核性胸膜炎を強く疑う所見である．結核性胸膜炎でも急性期には好中球優位になるので注意が必要である．悪性疾患が疑われる場合には，セルブロックを作成しておくとバイオマーカー検査が必要時に有用である．

### 3 胸膜生検

胸水穿刺液検査で診断が確定せず，細菌性胸膜炎が否定的な場合には，結核性胸膜炎や悪性疾患との鑑別が必要で，確定診断目的で胸膜生検を施行する．超音波ガイド下で Cope 針などを使用して行うことも可能だが，直視により異常部位から確実に生検するため，局所麻酔下または全身麻酔下での胸腔鏡下胸膜生検が推奨される．

## 治療の実際

### 1 抗菌薬治療

起因菌は，市中感染では肺炎球菌や *S. milleri* などの *Streptococcus* 属が最も多く，黄色ブドウ球菌，嫌気性菌，口腔内常在細菌などの感染が多い．院内感染では，MRSA やエンテロバクターなどのグラム陰性菌での感染が多い．

胸水穿刺液検査で原因菌が同定されないことも多く，膿性胸水や好中球優位の胸水の場合には，細菌性胸膜炎と診断し，エンピリックな抗菌薬治療を開始する．抗菌薬の選択は，細菌性肺炎の抗菌薬治療に準ずる．日本呼吸器学会作成の「成人肺炎診療ガイドライン 2024」に準じ，原因菌が同定された場合にはその菌に有効な抗菌薬，同定されなかった場合にはエンピリック治療を行う．エンピリック治療の場合，嫌気性菌にも有効な抗菌薬を投与する．ペニシリンやセファロスポリンは，胸腔内への移行が良好で，細菌性胸膜炎の多くの起因菌に有効であるため第一選択薬として推奨される．一方，アミノグリコシド系抗菌薬は胸腔内への移行が悪く推奨されない．マクロライド系抗菌薬は，マイコプラズマなどの非定型肺炎を起こす菌が細菌性胸膜炎を起こすことが少ないため，エンピリック治療としては推奨されない．

抗菌薬投与の期間は，症状，白血球数，CRP，画像所見で判断するが，有効な抗菌薬を 3 週間は継続する．なお，抗菌薬は点滴による全身投与が推奨され，胸腔内投与は推奨されていない．

### 2 胸腔ドレナージ術

肺炎随伴性胸膜炎では，抗菌薬投与のみで治癒可能である．細菌性胸膜炎，膿胸では，抗菌薬治療のみでは不十分で，排膿目的の胸腔ドレナージ術を要する．ACCP（American College of Chest Physicians）では，胸水を予後不良の危険度で分類し，胸郭の 1/2 以上の大量胸水，胸水培養陽性，胸水中 pH＜7.2，膿性胸水の症例では，ドレナージの適

応であると推奨している．また，被包化胸水
や，抗菌薬投与のみでの治療で軽快しない症
例もドレナージの適応である．

　胸腔内は陰圧のため，カテーテルを留置し
て排液ボトルに接続しただけでは胸腔内に空
気が逆流するので持続陰圧吸引を行う．ドレ
ナージ中に一度に大量の排液を行うと，長時
間虚脱状態であった肺が急速に再膨張するこ
とで生じる再膨張性肺水腫を起こす可能性が
あり，また，血漿成分が胸腔内に急速に移動
し，血管内容量減少性ショックとなる可能性
があるため，徐々に時間をかけてドレナージ
を行う．症状が軽快し，炎症反応が低下し，
1日の排液量が100 mL以下で抜去を検討す
る．

　挿入するドレナージチューブのサイズにコ
ンセンサスはないが，14フレンチ程度の細
いチューブと24フレンチ以上の太いチュー
ブでは，外科治療の必要性や致死率に差がな
いことが報告されている．細いチューブのほ
うが患者負担は少ないが，膿胸の場合12フ
レンチ未満の細いチューブでは，チューブ詰
まりなどで失敗する可能性があり，14フレ
ンチ以上のチューブを挿入する．膿胸の場
合，菌量を減らす目的から生理食塩液2,000
～3,000 mLでの胸腔内洗浄療法を試みる．

### 3 線維素溶解療法

　線維の析出や被包化により多房化する線維
素膿性期になると，胸腔ドレナージ治療を
1ヵ所で行っても十分な排液が得られなくな
る．その場合，フィブリンを分解することを
目的とした血栓溶解薬胸腔内注入療法が試み
られる．わが国では，ウロキナーゼ10～12
万単位を生理食塩液100 mLと一緒に胸腔内
に注入し，2～4時間クランプ後開放する処
置を1日1回3日間程度施行する方法が一般
的である．ウロキナーゼは，副作用が少なく

比較的安全に施行できるが，過敏性反応，
ARDS発症，出血の報告があり，外傷や手
術直後の患者には禁忌である．また，保険適
用が認められていないことに注意が必要であ
る．ただし，本稿執筆時点では，ウロキナー
ゼの販売・供給が停止されている状況であ
る．海外では，組織プラスミノーゲン活性化
因子（tissue plasminogen activator：t-PA）
とデオキシリボヌクレアーゼ（Deoxyribonu-
clease：DNase）の胸腔内併用投与により，
ドレナージ効果が改善し，手術頻度が減り，
入院期間が短縮したことが報告されている．

### 4 外科療法

　抗菌薬治療，胸腔ドレナージ治療を行って
も膿瘍が消失せず根治に至らない場合，胸腔
鏡による搔把術や開窓術などの外科的治療を
要することがある．

### 5 全身管理

　胸水ドレナージ患者では，低アルブミン血
症であることが多く，栄養管理が必要であ
る．また，静脈血栓の高リスク群であり，早
期から肺血栓の予防を行う．

---

**処方例**

　市中感染の場合，起因菌が同定され
るまでのエンピリック治療として，以
下が推奨される．

処方A　スルバクタム・アンピシリン
　　　　（SBT/ABPC）　1回3g　3～4
　　　　回/日
処方B　セフトリアキソン（CTRX）
　　　　1回2g　1回/日
処方C　セフォタキシム（CTX）　1回2g
　　　　3回/日

## 専門医に紹介するタイミング

英国胸部学会胸膜疾患ガイドライン2010年度版では，抗菌薬開始，胸腔穿刺液検査前に呼吸器専門医にコンサルトすることが推奨されている．胸腔穿刺液検査時に診断のために必要な検査をすべて提出し，早期に確実に診断するためにも片側性胸水を認めた場合には，早期のコンサルトが重要である．

## 専門医からのワンポイントアドバイス

片側性胸水を認めた場合には，早期に胸腔穿刺液検査を施行し診断を確定する．胸腔穿刺液検査で診断が確定しない場合には，胸腔鏡検査が必要になるため，胸水をすべては抜去しない．

胸腔穿刺液検査で細菌性胸膜炎が疑われる場合には，直ちに抗菌薬治療を開始する．肺炎随伴性胸膜炎では抗菌薬治療のみで治癒が期待できるが，細菌性胸膜炎や膿胸の場合には，早期の胸腔ドレナージ治療も必要である．

### ——— 文　献 ———

1) Davies HE, Davies RJ, Davies CW；BTS Pleural Guideline Group：Management of pleural infection in adults：British Thoracic Society pleural disease guideline 2010. Thorax 65：ii41-ii53, 2010
2) Hooper C, Lee YCG, Maskell N；BTS Pleural Guideline Group：Investigation of a unilateral pleural effusion in adults：British Thoracic Society pleural disease guideline 2010. Thorax 65：ii4-ii17, 2010
3) 日本呼吸器学会成人肺炎診療ガイドライン2024作成委員会 編：成人肺炎診療ガイドライン2024. 2024
4) Feller-Kopman D, Light R：Pleural disease. N Engl J Med 378：740-751, 2018

## 10. 胸膜の疾患

# 悪性胸水

滝口裕一
翠明会山王病院 腫瘍内科・呼吸器内科

**POINT**
- 日・米・英のガイドラインにより，悪性胸水の診断，治療適応を判断する因子，治療の実際についてエビデンスに基づいた診療が可能である．
- カテーテルの持続留置，タルクによる胸膜癒着術の適応，方法，合併症，カテーテル抜去のタイミング，方法などについて精通している必要がある．
- 特に英国胸部学会のガイドライン（2022 年改訂版）は定評がある．胸膜中皮腫による悪性胸水はこれらガイドラインおよび本稿のスコープ外である．

---

### ガイドラインの現況

　日本肺癌学会の肺癌診療ガイドライン[1] に悪性胸水の治療に関する CQ がある．英国胸部学会（British Thoracic Society：BTS）によるものは，2003 年に発表，2010 年に大幅改訂し，さらに最新の 2022 年版[2] も大幅な改訂となっている．詳細な内容は定評があり，特にオンラインで提供される諸資料[3] は充実した内容となっている．米国胸部学会（American Thoracic Society：ATS）は 2018 年にガイドライン[4] を発表した．米国 National Cancer Institute が発表する PDQ（physician data query）の "Cardiopulmonary Syndromes" に悪性胸水の管理に関する項目が認められる．治療としては，欧米に続き日本でもタルクによる胸膜癒着術が普及している．

---

【本稿のバックグラウンド】 日・米・英のガイドラインに大きな離齬はないが，これらを参考に各ガイドライン間の厳密な異同にはこだわらず悪性胸水の診断と管理について解説する．これらガイドラインと同様，胸膜中皮腫による悪性胸水の診断・管理は対象外とした．

---

## どういう疾患・病態か

　悪性胸水は癌細胞を含む胸水が貯留する状態である．生理学的には毎日 10〜20L の胸水が胸膜を通過するが，産生と吸収のバランスが取れているため片側胸膜腔には 10〜15 mL 程度の胸水しか存在しない．しかし癌の胸膜浸潤による胸膜透過性亢進（産生亢進）や，広範な胸膜播種によるリンパ流の閉塞（吸収阻害），それらの混在などによりほとんどは滲出性の胸水が貯留する．肺癌，乳癌，リンパ腫，白血病によるものが多く，これら 4 疾患で悪性胸水の 75％ を占める．少量で症状を認めないものから，大量で呼吸困難，低酸素血症，循環虚脱をきたすものまで幅広い臨床像を示す．したがって，悪性胸水に対す

る治療を要するものと要しないものを鑑別することが管理の第一歩となる.

## 治療に必要な検査と診断

胸水の存在，量を推定するために最も簡便で一般的な方法は胸部 X 線検査であり，175 mL 以上の胸水があれば costophrenic angle の鈍化を認める．胸部 CT（可能であれば造影 CT）ではより少量の胸水を証明することが可能であり，胸膜播種や原発腫瘍などの悪性胸水の原因が判明することも期待できる．

確定診断には胸腔穿刺による胸水採取とその分析が必要である．診断目的，治療目的のいずれの場合も安全に実施するためにエコー検査を併用することが推奨される．診断的胸腔穿刺では最低でも 25 mL，可能なら 50 mL の胸水を細胞診に提出する．1 回の細胞診による診断感度は 0.46（95 ％信頼区間 0.40-0.52），特異度は 1.00 と報告されている．50 mL を超えるサンプル量で診断的価値が上がるエビデンスはない．また CEA などの血清腫瘍マーカーを胸水中で調べることは細胞診による診断感度を上げることがないため推奨されない．胸水の性状（滲出性か漏出性か）を判定するためには胸水中の総蛋白，LDH を測定する必要があり（Light の基準），鑑別診断のために培養検査なども提出する必要があるため，細胞診用の 50 mL とは別に量を確保する必要がある．セルブロックによる組織診断，EGFR 変異診断などについてはいずれのガイドラインも触れていない．

1 回目で陰性の場合，2 回目まで繰り返すことで診断率の向上（27 ％の上乗せ）が期待できるため勧められるが，3 回以上の繰り返しによる感度向上はわずか（5 ％）であり勧められない.

悪性胸水が強く疑われるにもかかわらず胸腔穿刺による細胞診で確定診断が得られない場合，全身麻酔による胸腔鏡下胸膜生検，または胸膜に腫瘍形成があればこれを狙った画像（CT，エコー）ガイド下経皮的胸膜生検の適応がある場合もあるが，画像ガイドを伴わない blind 胸膜生検は行わないよう推奨される.

## 治療の実際

### 1 治療方針決定のアルゴリズム

症状がなければ悪性胸水に対する治療は不要である．症状がある場合でも悪性胸水以外の要因（気道狭窄，無気肺，癌性リンパ管症など）が原因となっている可能性があり，また悪性胸水が原因であっても肺の再膨張が認められなければ胸水排液による症状改善は認められない．したがって ATS では図 1 のようなアルゴリズムを提示している.

### 2 悪性胸水に対する治療的介入を行わない場合

症状がない場合は胸水に対する治療的介入は不要であり，薬物療法などの全身治療を検討する．BTS では薬物療法による効果が期待できる場合であっても，症状がある場合は胸水に対する治療的介入を控えることはしないよう推奨している．図 1 のアルゴリズムにあるようにまず治療的大量胸水排液を行い，症状に改善があるか，肺の再膨張が得られるか確認する．症状に改善がなければ他の原因を検索し，肺の再膨張が得られず，予後が極めて不良と考えられれば緩和ケアに専念する.

### 3 胸腔穿刺，カテーテル留置によるドレナージ

胸腔穿刺による胸水排液は一時的症状緩和を得るために有効である．しかしその効果は短期間である．まず大量の胸腔穿刺を行い，

悪性胸水　375

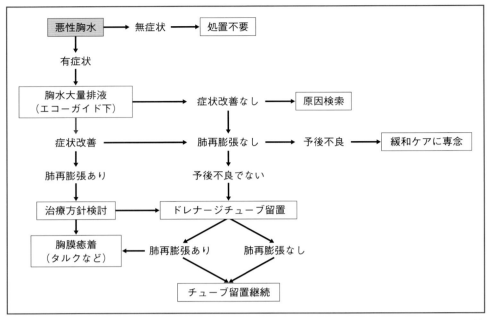

**図1 悪性胸水の治療アルゴリズム** (文献4を参照して作成)

症状緩和の有無，肺の再膨張を確認することは，カテーテル留置による持続ドレナージの適応決定に有用である．長期間にわたる無気肺を急速に解除すると再膨張性肺水腫をきたす可能性があり，いったん発症すれば重篤で致死的な転帰をとる可能性が高い．したがって胸腔穿刺，カテーテル留置によるドレナージいずれの場合も一度に排液する量は1.5Lを超えないようにすることがBTS，ATSのガイドライン，PDQに共通して記載されている．しかし，BTSでは通常の排液量は500 mL程度との記載もあり，一般に体格の小さい日本人の場合は最大で1Lにとどめておいたほうが無難かもしれない．

胸腔穿刺を頻回に繰り返すことは出血，感染，気胸のリスクを高めるため，ある程度（2010年BTSでは1ヵ月，2022年版では予後予測困難なため具体的数字は控えられている）以上の予後が期待される場合には勧められない．以前の米国の標準的腫瘍学教科書では，その後の胸膜癒着術による閉塞を防ぐため28～32 Frの太いカテーテルを入れるよう記載されていたが，2010年以降のBTSガイドラインには，太いカテーテルを使うことの有用性を示すエビデンスはなく，10～14 Frのカテーテルを挿入することが勧められた．さらに2022年版では12 Frと24 Frの比較試験において，24 Frに比べ12 Frの癒着効果における非劣性と，有意な（しかし臨床的には顕著でない）疼痛軽減効果が示された比較試験結果（JAMA 314：2641-2653，2015）について追記している．前述の米国の標準的腫瘍学教科書の最近の改訂版[5]でもこれに沿った改訂内容となっており，標準的手法として定着したと考えてよかろう．

稀ながらカテーテル挿入部に腫瘍細胞が生着し，後に挿入部に腫瘍形成を認めることがある．胸膜中皮腫に比べそれ以外の腫瘍では稀とされている．胸腔内に腫瘍が残存していることを考えれば，これに対して特別の処置をする必要はないが，患者には事前に説明しておく必要がある．

### 4 胸膜癒着術

ドレナージカテーテルを長期間留置することにより44％で自然に胸膜癒着が生じるとの報告がある（Chest 129：362，2006）が，感染，カテーテル閉塞などのリスクがある．胸膜癒着術は胸水流入路をブロックして再貯留を止めることが期待できる．カテーテル留置により胸水排液が行われ胸部X線検査により肺の再膨張が確認されたら胸膜癒着術は遅らせるべきではない．胸膜癒着術のタイミングは肺の再膨張を確認後，直ちに行っても，胸水排液量が150 mL/日以下になってから行っても効果に差はなく，後者では入院期間が延長されただけであった．ドレナージしても肺が十分再膨張しない場合があるが，この場合胸膜癒着術の成功率は低下する．吸引圧を徐々に上げて再膨張を図る工夫をするが，肺癌により胸膜が著しく引きつれている場合，広範な胸膜播種を認める場合の再膨張は困難である．

癒着に使用される薬物は多岐にわたり，抗腫瘍薬（ブレオマイシン，シスプラチン，エトポシド，ドキソルビシン，マイトマイシンなど），抗菌薬（ドキシサイクリン，ミノマイシン，テトラサイクリンなど）が含まれる．メタ解析（Cochrane Database Syst Rev：CD010529，2016）やブレオマイシンと比較したランダム化比較試験（RCT）（Am J Respir Crit Care Med 162：1445-1449，2000）などによりタルクが最も高い推奨度で勧められる．わが国では従来はOK-432（ピシバニール®）が頻用されていたが，2013年12月にタルクの胸腔内投与が承認され汎用されるようになり，わが国のガイドラインでも胸腔ドレナージ後に胸膜癒着術を行うことが推奨されており，解説文においてはタルクの有用性が記載されている[1]．

タルクによる胸膜癒着術には，胸腔鏡下に胸腔内に散布する方法（talc poudrage pleurodesis）と，懸濁液としてドレナージカテーテルから注入する方法（talc slurry pleurodesis）があるが効果に違いは認められないため，いずれも推奨され，その使い分けは患者と相談することとされている．軽度の発熱と胸痛が最も多い有害反応であり，タルク投与の直前にリドカイン（3 mg/kg，最大250 mg/body）をカテーテルから胸腔内に投与して麻酔する．稀にARDS，急性間質性肺炎から呼吸不全をきたすことが報告されている．日本人はさまざまな薬物による急性肺障害の頻度が欧米や他のアジア諸国よりも高いことが報告されており，懸念されるところであるが，57例の日本人患者に対してタルクによる胸膜癒着術を行った検討では安全であった[6]．

癒着薬の胸腔内注入後はカテーテルを1時間クランプして，薬物と胸膜が反応する時間を確保する．以前は癒着薬を胸腔内に均一に分布させる目的で患者を腹臥位，左右側臥位，背臥位にローテーションさせる方法が行われていた．しかし，放射性同位元素でラベルしたテトラサイクリンを投与した研究で，投与数秒以内に胸腔内全体に行きわたり，ローテーションの有無は胸腔内分布に影響を与えないことが報告され，タルクを含む複数の薬物によるRCTで，ローテーションの有無による癒着効果に差は認められなかった．したがってカテーテル留置によるドレナージ中の体位変換は苦痛とカテーテル脱落の危険があるだけで効果はなく，行うべきではない．

改訂前は1日の胸水排液が250 mL以上でない限り，胸膜癒着術後24〜48時間の間にカテーテルを抜去することが推奨されるとあったが，2022年版BTSでは，1日排液量が50 mL未満であることが3日以上連続することを胸膜癒着の成功と定義している研究

が多いことからカテーテル抜去のタイミングはこれに従うべきとの解説文に代わった.

わが国のガイドラインでは，肺癌では薬物療法による胸水コントロールが十分期待されるため，薬物療法未施行例に対しては胸膜癒着術の代わりに薬物療法を提案するとあり[1]，前述のBTSの推奨と若干異なっている．原疾患の治療内容とその限界などを熟知したうえで悪性胸水に対する治療計画を立てるべきである.

### 5 緩和治療

悪性胸水は癌の終末期に認めることも多い．Performance status 4の患者は臥床していることが多く，悪性胸水による呼吸困難などの症状は酸素投与（低酸素血症がある場合），オピオイド，鎮静薬などによる支持療法で緩和を図る．カテーテル留置によるドレナージ，胸膜癒着術はもちろん診断的胸腔穿刺の適応についても慎重な判断が必要であり，不要な検査を避ける必要がある.

---

### 処方例

● Talc slurry pleurodesis

リドカイン（3 mg/kg，最大250 mg/body）による胸腔内麻酔（胸腔ドレナージカテーテルより投与）

タルク（胸腔内懸濁用）4 g（生理的食塩液50 mLに懸濁）*胸腔ドレナージカテーテルより胸腔内投与（投与後1時間カテーテルをクランプ）

*添付のシリンジを用い，添付文書にしたがって調整すること.

---

## 専門医に紹介するタイミング

日本内科学会の内科専門研修カリキュラム

では，胸腔ドレナージは認定内科医，総合内科専門医ともＡレベル（十分に理解しておくことが望ましい）が求められている．したがって，専門医のアドバイスを受けながら自ら実施できるような研修を受けることが必要である．ただし，専門医の判断により，その後に薬物療法などの専門的治療が必要になる場合は，呼吸器専門医，腫瘍内科専門医，原因疾患の専門医などに治療を委ねることになる.

## 専門医からのワンポイントアドバイス

悪性胸水の原因疾患はさまざまであり，それにより治療方針が大きく異なることは当然である．薬物療法などその後の治療が計画されている場合は，腫瘍内科医，ないしはそれぞれの臓器の腫瘍専門医と相談しながら治療にあたる必要がある.

--- 文　献 ---

1) 日本肺癌学会：肺癌診療ガイドライン—悪性胸膜中皮腫・胸腺腫瘍含む2023年版. https://www.haigan.gr.jp/guideline/2023/
2) Roberts ME, Rahman NM, Maskell NA et al：British Thoracic Society Guideline for pleural disease. Thorax 78（suppl 3）：s1-s42, 2023
3) British Thoracic Society：Guideline - Pleural disease. https://www.brit-thoracic.org.uk/quality-improvement/guidelines/pleural-disease/
4) Feller-Kopman DJ, Reddy CB, DeCamp MM et al：Management of malignant pleural effusions – an official ATS/STS/STR clinical practice guideline. Am J Respir Crit Care Med 198：839-849, 2018
5) Ripley RT：Malignant pleural and pericardial effusions. "Cancer: Principles and Practice of Oncology, 12th Ed." In：DeVita Jr VT, Lawrence TS, Rosenberg SA. Lippincott, Williams & Wilkins, Philadelphia, pp1681-1688, 2023
6) Inoue T, Ishida A, Nakamura M et al：Talc pleurodesis for the management of malignant pleural effusions in Japan. Intern Med 52：1173-1176, 2013

## 11. 呼吸不全と換気障害

# 睡眠時無呼吸症候群

陳　和夫
日本大学医学部 内科学系睡眠学分野 睡眠医学・呼吸管理学

**POINT**
- 2020 年 7 月に日本呼吸器学会，厚労省の難治性疾患政策研究事業「難治性呼吸器疾患・肺高血圧症に関する調査研究」班監修の「睡眠時無呼吸症候群（SAS）の診療ガイドライン 2020」が発表され，Minds の診療ガイドラインに掲載され，英語版も発刊された．また，2010 年日本循環器病学会から発刊された「循環器領域における睡眠呼吸障害の診断・治療に関するガイドライン」の 2023 年改訂版が発表された．
- 世界的には米国内科学会から 2013 年に「Management of Obstructive Sleep Apnea in Adults：A Clinical Practice Guideline From American College of Physicians」，2019 年に米国睡眠学会から「Treatment of Adult Obstructive Sleep Apnea with Positive Airway Pressure：An American Academy of Sleep Medicine Clinical Practice Guideline」が発表された．

## ガイドラインの現況

　睡眠時無呼吸症候群のガイドラインとしては，5 学会（日本呼吸器学会，呼吸管理学会（現・呼吸ケアリハビリテーション学会），睡眠学会，気管食道科学会，口腔・咽頭科学会）後援の形で睡眠呼吸障害研究会から，「成人の睡眠時無呼吸症候群診断と治療のためのガイドライン」が 2005 年に発表され，2010 年に日本循環器病学会から循環器病の診断と治療に関するガイドラインとして「循環器領域における睡眠呼吸障害の診断・治療に関するガイドライン」が発表されていたが，2020 年 7 月に日本呼吸器学会，厚生労働省の難治性疾患政策研究事業「難治性呼吸器疾患・肺高血圧症に関する調査研究」班監修の「睡眠時無呼吸症候群（SAS）の診療ガイドライン 2020」が発表された[1]．同ガイドラインは Minds 診療ガイドラインに掲載され[2]，英語版も発刊された[3, 4]．そして，2023 年改訂版「循環器領域における睡眠呼吸障害の診断・治療に関するガイドライン」も発表された[5]．

　世界的には米国内科学会から 2013 年に「Management of Obstructive Sleep Apnea in Adults：A Clinical Practice Guideline From American College of Physicians」，2019 年に米国睡眠学会から「Treatment of Adult Obstructive

Sleep Apnea with Positive Airway Pressure：An American Academy of Sleep Medicine Clinical Practice Guideline」が発表されている.

【本稿のバックグラウンド】2020 年 7 月に,「睡眠時無呼吸症候群（SAS）の診療ガイドライン 2020」が発表され[1], Minds 診療ガイドラインに掲載され[2], 英語版も発刊された[3,4]. 2010 年の「循環器領域における睡眠呼吸障害の診断・治療に関するガイドライン」の 2023 年改訂版が発表された[5]. 2013 年に米国内科学会から睡眠時無呼吸症候群の管理に関してガイドラインが出されたが, わが国の患者管理は健康保険に基づいて行われているので, 本稿は主に「睡眠時無呼吸症候群（SAS）の診療ガイドライン 2020」に基づいて書かれた.

## どういう疾患・病態か

　睡眠時無呼吸には, 無呼吸中に呼吸努力を伴い, 呼吸再開時にいびきを伴う閉塞性睡眠時無呼吸（obstructive sleep apnea：OSA）と無呼吸中に呼吸努力を伴わない中枢性睡眠時無呼吸（central sleep apnea：CSA）がある.

　吸気時に上気道に陰圧が加わると, 舌下神経の活動とオトガイ舌筋の筋活動が増し, 上気道を硬くして上気道の開存性を維持しようとする. 睡眠状態になったとき, 筋収縮力の低下が横隔膜などのポンプ筋に比して上気道開存筋群において大であるので, 睡眠状態になると上気道抵抗は増加し, 気道は狭窄または閉塞し低呼吸または OSA が生じることがある. この上気道抵抗の上昇については個人差が大きく, いびきをかく人の睡眠中の気道抵抗の上昇は, 肥満がないいびきをかかない人の抵抗の上昇の 20 倍以上に及ぶ場合もあるとされる. なお, いったん OSA が起こると通常睡眠が継続している限りは無呼吸が続き, 無呼吸による低酸素または呼吸努力による胸腔内陰圧の増強などにより短期覚醒がみられ, 短期覚醒とともに筋収縮が起こり, 気道が開存し, 呼吸が再開する.

　心不全患者にみられる CSA の一種であるチェーンストークス呼吸（Cheyne-Stokes breathing：CSB）は, 肺うっ血などにより過換気状態になり, 過換気状態で睡眠状態になると $PaCO_2$ が低いために換気刺激がなくなり, 無呼吸状態になる. 無呼吸状態になると低酸素血症になるので, 患者の換気が始まり, 換気中に覚醒状態になり, 換気が増えるので, 再度, 睡眠中に比して相対的に過換気傾向になり, 同じようなことが繰り返されると考えられている. そのほかに, 健常人に比較して, 心不全患者の循環時間遅れなども CSB の原因のひとつになっていると考えられている. 脳疾患患者にみられる CSB は呼吸調節異常の関与が大きいと考えられる.

## 治療に必要な検査と診断

　検査の基本はポリソムノグラフィ（polysomnography：PSG）であり, OSA 疑いの中等, 重症例などでは簡易モニターで診断することもある.

### 1 簡易検査

　OSA または低呼吸があると睡眠中の酸素飽和度の低下が起こるので, 夜間の酸素飽和度を連続モニタリングして, スクリーニングすることが多い. スクリーニング時に呼吸運動, 鼻口の気流, 心電図を同時に測定することもあり, わが国では圧センサーシートも酸素飽和度の同時測定を必須として保険診療が認められている. これらの簡易モニターで,

**表1　日本語版エプワース眠気尺度（JESS）**

もし，以下の状況になったとしたら，どのくらいうとうとする（数秒〜数分眠ってしまう）と思いますか．
最近の日常生活を思いうかべてお答えください．

以下の状況になったことが実際になくても，その状況になればどうなる
かを想像してお答えください．（1〜8の各項目で，○は1つだけ）

すべての項目にお答えしていただくことが大切です．

できる限りすべての項目にお答え下さい

| | | ほとんどうとうとする可能性は | 少しうとうとする可能性は | 半々くらいうとうとする可能性は | うとうとする可能性が高い |
|---|---|---|---|---|---|
| 1) 座って何かを読んでいるとき（新聞，雑誌，本，書類など） | → | 0 | 1 | 2 | 3 |
| 2) 座ってテレビを見ているとき | → | 0 | 1 | 2 | 3 |
| 3) 会議，映画館，劇場などで静かに座っているとき | → | 0 | 1 | 2 | 3 |
| 4) 乗客として1時間続けて自動車に乗っているとき | → | 0 | 1 | 2 | 3 |
| 5) 午後に横になって，休息をとっているとき | → | 0 | 1 | 2 | 3 |
| 6) 座って人と話しているとき | → | 0 | 1 | 2 | 3 |
| 7) 昼食をとった後（飲酒なし），静かに座っているとき | → | 0 | 1 | 2 | 3 |
| 8) 座って手紙や書類などを書いているとき | → | 0 | 1 | 2 | 3 |

（文献6より引用）

測定1時間あたり40回以上の睡眠時無呼吸低呼吸があると診断されると，健康保険下で持続陽圧（continuous positive airway pressure：CPAP）治療が開始可能となる．日中の眠気の自覚的な尺度としては，エプワース眠気尺度（Epworth sleepiness score：ESS）が測定されることが多い[6]．8つの項目が0〜3点の眠気の尺度で測定され合計0〜24点となり，11点以上はESSにて日中の過度の眠気ありとされるが（**表1**）[6]，感度，特異度とも低い[1~4]．簡易モニターは，明確な併存疾患がなく，かつ，中等度〜重症のOSAが疑われる場合のみ，PSGの代替えとしての診断に用いられることが提案されている[1,2]．

### 2 PSG

　前述のPSGは，簡易モニターの酸素飽和度の測定，呼吸運動，心電図，鼻口気流以外に，脳波，筋電図，眼電図などを装着して行う，睡眠検査の標準法である．本検査で睡眠1時間あたり無呼吸低呼吸（apnea and hypopnea index：AHI）が20以上あると，CPAPを健康保険適用下で行うことが可能になる．PSGには，アテンドPSGと非アテンドPSGがある[1,2]．医科がOSA症候群（OSA syndrome：OSAS）と診断（後述）し，歯科に依頼すれば，健康保険下で口腔内装置が使用可能となる．

### 3 反復睡眠潜時検査

　十分な睡眠を規則正しく取っていても高度の眠気が存在する場合，日中の過度の眠気の頻度の高いOSASなどをPSGで否定した後，数時間ごとに4〜5回睡眠状態に至る時間を反復睡眠潜時検査（multiple sleep latency test：MSLT）により客観的に評価す

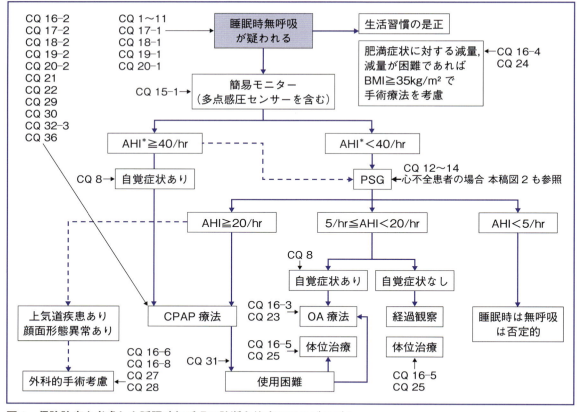

**図1 保険診療を考慮した睡眠時無呼吸の診断と治療のアルゴリズム**
*AHIには，PSGのAHI，簡易モニターのrespiratory event index（旧来のわが国のrespiratory disturbance index），oxygen desaturation indexが含まれる．
点線：考慮してよい検査または治療選択肢
（文献1より引用）

る．ナルコレプシー，特発性過眠症などとの鑑別，診断を行う．睡眠時無呼吸の診断アルゴリズムを図1に示す．なお，新しい診療ガイドラインでは睡眠時無呼吸の臨床的特徴，病態生理，疫学的特徴，検査法，診療の流れ，治療に関してクリニカルクエスチョン（clinical question：CQ）が作成されており，図中のCQの番号は参照されるべきCQ番号が示されている．また，令和6年診療費改定において，危険業務や運転の適性を判定する資料となる覚醒維持検査（maintenance of wakefulness test：MWT）が保険適用となった．

## 治療の実際と処方

PSGにて閉塞性AHIが5回以上あり，日中の過度の眠気などの臨床症状があるか，あるいは閉塞性AHIが15以上であれば閉塞性睡眠時無呼吸症候群（obstructive sleep apnea syndrome：OSAS）となる．AHIが5～15未満のOSAは軽症，15～30未満が中等症，30以上が重症とされる．最近の報告では軽症のOSA患者は世界で9億人以上，中等症以上は4億人以上とされ，頻度の高さが注目されている[7]．健康保険下で最も標準的な治療法であるCPAP使用には，PSGで

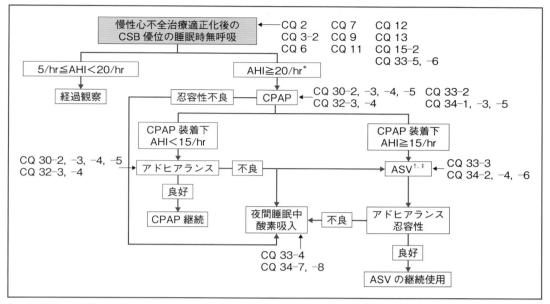

**図2 慢性心不全に合併したチェーンストークス呼吸（CSB）の治療ストラテジー**
 *このAHIの基準については，≧15/hrが適切と思われるが，CPAPの保険診療上の適応基準を考慮して≧20/hrとする．
 †中枢型有意の睡眠時無呼吸を伴い安定状態にある左室収縮機能低下（左室駆出率≦45%）に基づく心不全患者に対しては注意を要する（日本循環器病学会・日本心不全学会ステートメント）．日本循環器学会/日本心不全学会合同ガイドライン 急性・慢性心不全診療ガイドライン（2017年改訂版）
 ‡わが国では睡眠時無呼吸の有無と関係なく高度のうっ血に対してASVが使用され，奏効した心不全患者へのASV使用が認められている．

（文献1より引用）

AHIが20以上必要で，簡易モニターでは測定1時間あたり無呼吸低呼吸が40以上必要となる．

軽症例では歯科補助具が使用されることも多い（図1）．肥満例では減量指導を必須として行うが，一般的に減量は困難なことが多く，前述の治療と併行して行うほうがよい．小児例におけるOSAの原因となっている口蓋扁桃・アデノイド肥大は手術適応で，成人においても特に非肥満例の明らかな扁桃肥大は手術適応となることがある．呼吸刺激作用のあるアセタゾラミドはOSAに保険適用があるが，一部無呼吸時間などを延長させることもあり，一般的には使用されていない．近年，CPAP療法が不適または不忍容で，さらに一定条件を満たせば，舌下神経電気刺激療法が健康保険適用となった．CSBにもCPAP療法が行われるが，閉塞性型に比してアドヒアランスが悪いことが多く，使用困難例では一定条件を満たせば，在宅酸素療法も可能である．CSBの無呼吸部分にのみ呼吸補助を行い，閉塞性無呼吸および呼吸部分には陽圧だけがかかり呼吸補助が行われないadapted servo ventilation（ASV）という機種がある．慢性心不全に合併したCSBの治療ストラテジーを図2に示す．

なお，平成30年度（令和2年）の診療報酬改定よりCPAP遠隔モニタリング加算が認められた．通信装置付きの機器から指導管理料2の対象のCPAPの諸指標がクラウド

に送られ，医療機関がその資料を見ることが可能である．診療報酬上，前回受診月の翌月から今回受診月の前月までの期間，使用時間などの着用状況，無呼吸低呼吸指数などがモニタリング可能な情報通信機器を活用して，定期的なモニタリングを行ったうえで，状況に応じ，療養上必要な指導を行った場合または患者の状態を踏まえた療養方針について診療録に記載した場合に，2ヵ月を限度として来院時に算定することができる．また，令和6年診療報酬改定により，一定条件を満たせば，オンライン管理が可能になった．

## 専門医に紹介するタイミング

覚醒中に低換気を示し（$PaCO_2$値が45mmHgを超え），BMIが30kg/m$^2$以上で低換気の原因が明らかでない場合，肥満低換気症候群と診断されるが，治療法としてCPAPか非侵襲的陽圧換気（noninvasive positive pressure ventilation：NPPV）がある．低換気に加えて，覚醒中の$PaO_2$ 60mmHg（$SpO_2$ 90％）以下の場合，専門医に紹介したほうがよい．

睡眠時無呼吸の程度が軽症にもかかわらず，日中の眠気が強い症例や，CPAP療法を1日6時間以上使用しても日中の過度の眠気が強く，日常生活が送れない状態などでは，過眠症の鑑別診断が可能な専門施設に受診させる．

## 専門医からのワンポイントアドバイス

OSAの頻度は高いので，生活習慣病，非感染性疾患（non-communicable diseases：NCD）患者の診療にあたっては常に念頭におくべきである．心不全患者のCSBにも注意が必要である．またOSAは，60を超える睡眠障害の中で頻度の高い疾患であるが，通常のOSA症例に一致しない例はほかの睡眠障害およびその合併も考慮して，睡眠障害専門医療機関紹介も念頭におく．小児アデノイド・口蓋扁桃肥大，肥満児によるいびき，睡眠時無呼吸にも注意が必要である．

――――――― 文 献 ―――――――

1) 睡眠無呼吸症候群（SAS）の診療ガイドライン作成委員会 編，日本呼吸器学会，厚生労働科学研究費補助金難治性疾患政策研究事業「難治性呼吸器疾患・肺高血圧症に関する調査研究」班 監：睡眠時無呼吸症候群（SAS）の診療ガイドライン2020．南江堂，2020
2) 日本呼吸器学会，厚生労働科学研究費補助金 難治性疾患政策研究事業「難治性呼吸器疾患・肺高血圧症に関する調査研究」班 監：睡眠時無呼吸症候群（SAS）の診療ガイドライン2020．
https://minds.jcqhc.or.jp/n/med/4/med0436/G0001211
3) Akashiba T, Inoue Y, Uchimura N et al：Sleep Apnea Syndrome（SAS）Clinical Practice Guidelines 2020. Sleep Biol Rhythms 20：5-37, 2022
4) Akashiba T, Inoue Y, Uchimura N et al：Sleep Apnea Syndrome（SAS）Clinical Practice Guidelines 2020. Respir Investig 60：3-32, 2022
5) 日本循環器学会：2023年改訂版 循環器領域における睡眠呼吸障害の診断・治療に関するガイドライン．
https://www.j-circ.or.jp/cms/wp-content/uploads/2023/03/JCS2023_kasai.pdf
6) 福原俊一，竹上未紗，鈴鴨よしみ 他：日本語版 the Epworth Sleepiness Scale（JESS）～これまで使用されていた多くの「日本語版」との主な差異と改訂～．日呼吸会誌 44：896-898，2006
7) Benjafield AV, Ayas NT, Eastwood PR et al：Estimation of the global prevalence and burden of obstructive sleep apnoea：a literature-based analysis. Lancet Respir Med 7：687-698, 2019

## 11. 呼吸不全と換気障害

# 特発性中枢性肺胞低換気

寺田二郎[1]，巽浩一郎[2]

[1] 成田赤十字病院 呼吸器内科，[2] 千葉大学真菌医学研究センター 呼吸器生体制御学研究部門

**POINT**

●器質的疾患を認めず原因が特定できない肺胞低換気によって高炭酸ガス血症をきたす病態である．

●非常に稀な疾患であり診療ガイドラインは存在しないが，国内では難治性稀少疾患として厚生労働省働省指定難病「肺胞低換気症候群」の一病態に分類されている．

●睡眠中の呼吸状態悪化を特徴とするが CPAP 療法では改善せず，NPPV 療法を中心とした呼吸管理を生涯必要とする．

---

## ガイドラインの現況

本疾患は，非常に稀な疾患であり，国内，海外含めガイドラインは存在しない（2024 年 8 月現在）．

---

**【本稿のバックグラウンド】** 本疾患は，国内においては難治性稀少疾患として厚生労働省指定難病「肺胞低換気症候群」の一病態として，また睡眠障害国際分類第 3 版では「睡眠関連低換気障害群」のひとつとして明記されており，それらを参考に診断・治療する．なお ICSD-3 は，2023 年に ICSD-3-TR（text revision）としてマイナー修正版が発行されている．本疾患の本態は呼吸調節系障害による「覚醒時の肺胞低換気」であるが，睡眠時に肺胞低換気病態が悪化し「睡眠時の肺胞低換気」の存在で診断に至るため「睡眠関連低換気障害群」に分類されている．

---

## どういう疾患・病態か

特発性中枢性肺胞低換気は，呼吸器，胸郭，神経，筋肉，脳などに明らかな器質的異常を認めず，肥満や呼吸抑制作用のある薬物使用などもないにもかかわらず，肺胞低換気（$PaCO_2 > 45Torr$）を呈する原因不明の難治性稀少疾患である[1~3]．睡眠中に低換気が顕著となり，高炭酸ガス血症および低酸素血症が増悪する特徴をもつ．国際的には，睡眠障害国際分類第 3 版（ICSD-3）に「睡眠関連呼吸障害」4 群の 1 つ「睡眠関連低換気障害（睡眠中に換気が不十分となり $PaCO_2$ が上昇する病態）」の中の原因不明の病態として「特発性中枢性肺胞低換気」が定義されている（**表 1**）[1]．本邦では，「原発性肺胞低換気症候群」として長らく研究が進められてきたが，この ICSD-3 の分類を踏襲し，「特発性中枢性低換気」という呼称が用いられつつある．特に，難治性稀少疾患として「難治性

特発性中枢性肺胞低換気　**385**

**表1　ICSD-3における睡眠関連呼吸障害群（4群・17種類）**

- **閉塞性睡眠時無呼吸障害群**
    - 閉塞性睡眠時無呼吸，成人
    - 閉塞性睡眠時無呼吸，小児
- **中枢性睡眠時無呼吸症候群**
    - チェーンストークス呼吸を伴う中枢性睡眠時無呼吸
    - チェーンストークス呼吸を伴わない身体疾患による中枢性無呼吸
    - 高地周期性呼吸による中枢性睡眠時無呼吸
    - 薬剤または物質による中枢性睡眠時無呼吸
    - 原発性中枢性睡眠時無呼吸
    - 乳児期の原発性中枢性睡眠時無呼吸
    - 未熟児に伴う原発性中枢性睡眠時無呼吸
    - 治療時出現中枢性睡眠時無呼吸

---

- **睡眠関連低換気障害群**
    - 肥満低換気症候群
    - 先天性中枢性肺胞低換気症候群
    - 視床下部機能障害を伴う遅発性中枢性低換気
    - 特発性中枢性肺胞低換気
    - 薬剤または物質による睡眠関連低換気
    - 身体疾患による睡眠関連低換気

---

- **睡眠関連低酸素血症障害**
    - 睡眠関連低酸素血症

（文献1より引用）

呼吸器疾患・肺高血圧に関する調査研究」研究班（研究代表者：平井豊博）らが中心となり，厚生労働省指定難病230「肺胞低換気症候群」の一病態「特発性中枢性肺胞低換気症候群」として，本病態で症状を有する症例の調査研究ならびに医療費助成のための基準策定が進められている[3, 4]（医療助成対象か否かは重症度や治療の状況によって異なるため，詳細は厚生労働省指定難病ホームページ[2]を参照）．

疫学的には，これまでの過去の調査研究からは国内に50〜100人程度の患者が存在することが推測されているが，正確な発症率，好発年齢，性差，人種差など詳細は不明である[2]．主な病態は，二酸化炭素分圧の上昇と低酸素に対する化学応答性の低下，呼吸ドライブの抑制に起因すると考えられているが，詳細な機序はいまだ明らかにされていない．

症状は，日中の眠気，覚醒維持障害，睡眠障害などがあるが，初期は軽度の場合もある．慢性的な肺胞低換気に伴う神経認知機能低下で受診する場合もあるが，呼吸困難の自覚は乏しいことが特徴である．一般的には緩徐進行性の経過とされるが，呼吸器感染，全身麻酔，呼吸抑制作用のある薬剤使用などを契機に顕在化する場合がある．病態が進行すると，高炭酸ガス血症を伴う低酸素血症が進行し，肺高血圧症，心不全，不整脈などの徴候を認める．閉塞性睡眠時無呼吸（obstructive sleep apnea：OSA）を合併することがあるが，肺胞低換気の主要な原因ではなくCPAP療法で改善しないため注意を要す（後述）．上述のICSD-3では，両方の基準を満たす場合は，OSAと特発性中枢性低換気を両方診断（併記）するよう注釈されている．治療に関しては，生涯人工呼吸療

386　11. 呼吸不全と換気障害

法／非侵襲的換気療法の継続が必要と考えられるが，適切な管理がなされていない場合は突然死リスクなどがあり，無治療患者の長期予後は不良と考えられる．

また上述のICSD-3「睡眠関連低換気障害」および指定難病「肺胞低換気症候群」の中には，主に新生児／乳幼児期に原因不明の肺胞低換気を呈する先天性中枢性肺胞低換気症候群（CCHS）という難治性稀少疾患があり，同疾患の呼吸障害は胸郭・肺，神経・筋，中枢神経系などに器質的異常のない中枢性肺胞低換気を主病態とし特発性中枢性低換気と共通点を多く有することが知られている．CCHSの正確な病態生理はいまだ不明な点が多いが，呼吸中枢を含む自律神経系の発達・分化に重要な役割を有する*PHOX2B*遺伝子（染色体4p12に位置する）の変異が主な原因であることが特定され，近年はこの*PHOX2B*遺伝子の変異型によっては成人期以降の発症が報告されている[5]．その場合は*PHOX2B*遺伝子変異が特定されなければ特発性中枢性肺胞低換気と成人発症CCHSを鑑別できないような例もある．したがって特発性中枢性肺胞低換気と診断するためには，*PHOX2B*遺伝子変異の有無を評価してCCHSを除外することが必要とされる．ただしCCHSの診断に関して最新の国際分類ICSD-3-TRでは，*PHOX2B*以外の遺伝子変異の可能性も示唆されている．以上からも特発性中枢性肺胞低換気はまだ同定されていない呼吸中枢に関与する遺伝子変異が原因である可能性も示唆される．

図1に遭遇する頻度の高い睡眠呼吸障害，睡眠関連低換気障害の関連性，特発性中枢性肺胞低換気の位置づけなどを示す．

## 治療に必要な検査と診断

表2にICSD-3の診断基準[1]，表3に指定難病の診断基準[2]を示す．本疾患の診断は，原因不明の覚醒時肺胞低換気（$PaCO_2$＞45mmHg）および睡眠中の呼吸障害に対し

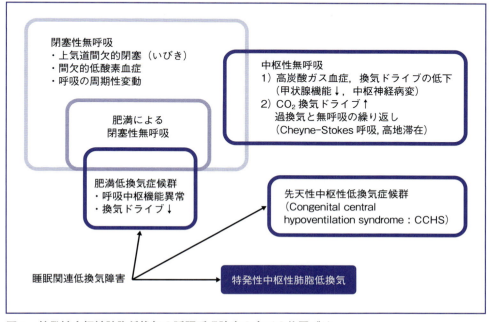

図1　特発性中枢性肺胞低換気の睡眠呼吸障害の中での位置づけ

**表2 睡眠障害国際分類第3版（ICSD-3）における特発性中枢性肺胞低換気の診断基準**

| 診断基準（A と B を満たす） |
| --- |

A 睡眠関連低換気が存在する[※].

B 低換気の主な原因が，肺実質や気道疾患，肺血管病変，胸壁疾患，薬物使用，神経疾患，筋力低下，肥満，あるいは先天性中枢性低換気症候群によるものではない.

注)
1. 主な呼吸パターンは一回換気量の減少，あるいは動脈血酸素飽和度低下を伴う失調性呼吸である．閉塞性睡眠時無呼吸（OSA）も認められることがあるが，低換気の主要な原因ではないと考えられる．基準が満たされれば，OSA と特発性中枢性肺胞低換気の両方の診断を行う.
2. 動脈血酸素飽和度の低下は，しばしばみられるが診断に必須ではない.

| [※]睡眠関連低換気（米国睡眠医学会の定義） |
| --- |

a. 10分以上 55mmHg を超える（睡眠中に，動脈血液ガスは 10分以上の間隔をあけて2回測定する，呼気終末二酸化炭素分圧（EtCO$_2$）・経皮二酸化炭素分圧（TcPCO$_2$）は 10分以上連続モニタリングを行い，55mmHg を下回らない）.

b. 10分以上覚醒仰臥位における値と比較して 10mmHg 以上の上昇を認め，その値が 50mmHg を超える（睡眠中に，動脈血液ガスは 10分以上の間隔をあけて2回測定，TcPCO$_2$，EtCO$_2$ は最低 10分以上モニタリングを行い2回測定する）.

診断のための検査は，動脈ライン確保による採血，呼気終末二酸化炭素分圧（EtCO$_2$），経皮二酸化炭素分圧（TcPCO$_2$）の中のどれか一つで良い.

（文献1を参照して作成）

て，二次性肺胞低換気症候群を呈する疾患の鑑別によってなされる．鑑別の最初のステップは，身体所見，胸部画像，呼吸機能検査，神経学的検査，中枢神経画像を用いて，潜在する肺－胸郭異常，神経筋疾患，中枢神経異常，薬剤性，肥満などによる二次性肺胞低換気を除外することである[1,2]．動脈血液ガス分析で，AaDO$_2$ 開大がない高 CO$_2$ 血症，自発的な過換気による顕著な PaCO$_2$ の改善（典型例では速やかに基準値内まで改善），簡易睡眠検査やパルスオキシメーターで夜間の SpO$_2$ 低下を認めることも参考になる．睡眠ポリグラフ（PSG）検査では，OSA を認める場合もあり両者の混在に注意が必要であるが，鑑別のポイントとして，本症における SpO$_2$ 低下は数分以上持続し，OSA で認められるような SpO$_2$ の周期期性変動は少ないことが挙げられる．診断のポイントとなる睡眠中の肺胞低換気（高炭酸ガス血症）検出に関しては，一般的な PSG 検査では評価できず，夜間の動脈血もしくは代替として経皮炭酸ガス，呼気終末炭酸ガスの持続モニタリングが必要であることにも注意したい．これらの解析で睡眠関連低換気（持続的な高 CO$_2$ 血症：基準に関しては表2参照）を確認することが診断には必要である．指定難病「肺胞低換気症候群」の特発性中枢性肺胞低換気症候群に該当するかは，診断基準（表3）と重症度（**表4**）をあわせて確認する.

## 治療の実際

### 1 治療方針の立て方

本疾患は，呼吸中枢異常による肺胞低換気が主な病態であることから適切な呼吸管理／人工呼吸療法が生涯必要となる．多くの例では，非侵襲的陽圧換気（noninvasive positive pressure ventilation：NPPV）療法

**表3 厚労省指定難病230「肺胞低換気症候群」における特発性中枢性肺胞低換気症候群の診断基準**

Definite：A および B を満たし，C を除外したもの

---

**A. 症状／徴候**

睡眠低換気に関係する症状／徴候が一つでもある（日中の過眠，覚醒維持障害，一過性でない睡眠時低換気・睡眠時無呼吸）．重症化すると浮腫，息切れなどの右心不全症状がでる．

**B. 検査所見**

睡眠時に1）動脈ライン確保による動脈血液ガス $PaCO_2$，2）経皮二酸化炭素分圧（$TcPCO_2$），3）呼気終末二酸化炭素分圧（$EtCO_2$）の値を測定する．診断のための検査は，1）〜3）の中のどれか一つで良い．睡眠時に測定した1）〜3）の中のどれか一つの値が以下の①または②を満たす．（注）

① 10分以上 55Torr を超える（睡眠中に，動脈血液ガスは10分以上の間隔をあけて2回測定する，$EtCO_2$・$TcPCO_2$ は10分以上連続モニタリングを行い，55Torr を下回らない）．

② 10分以上覚醒仰臥位における値と比較して 10Torr 以上の上昇を認め，その値が 50Torr を超える（睡眠中に，動脈血液ガスは10分以上の間隔をあけて2回測定，$TcPCO_2$，$EtCO_2$ は最低10分以上モニタリングを行い2回測定する）．

診断のための検査は，動脈ライン確保による採血，呼気終末二酸化炭素分圧（$EtCO_2$），経皮二酸化炭素分圧（$TcPCO_2$）の中のどれか一つで良い．

**C. 鑑別診断**

以下の二次性肺胞低換気症候群を呈する疾患を鑑別し，特発性中枢性肺胞低換気症候群の診断とする．

1. COPD，胸郭拘束性疾患など肺の閉塞性・拘束性換気障害による低換気
2. 睡眠時無呼吸症候群（SAS）
   SAS で CPAP 治療後も覚醒時 $PaCO_2 \geq 50mmHg$ の場合は，特発性中枢性肺胞低換気の合併を考慮する．
3. 神経筋疾患：重症筋無力症など
   呼吸中枢の異常に関係しうる中枢神経系の器質的病変を有する場合は除外する．
4. 主たる病態が先天性の呼吸器・胸郭・神経・筋肉系の器質的疾患（新生児肺低形成，先天性肺疾患）
5. 薬剤（呼吸中枢抑制，呼吸筋麻痺），代謝性疾患に伴う二次的な肺胞低換気

＜参考所見＞

治療

・肺胞低換気の程度が軽度な場合は，睡眠時のみの治療でも対処可能である．しかし，重度の場合には，睡眠時・覚醒時共に治療が必要である．

---

CPAP：continuous positive airway pressure

（文献2より引用）

---

が有効であるが，根治療法ではなく対症療法である．肺胞低換気の程度が軽度な場合は，睡眠時のみの換気サポート治療でも対処可能と考えられるが，重度の場合には睡眠時・覚醒時ともに治療が必要となる．

## 2 具体的な治療法

夜間の NPPV 療法が第一選択となる．病期が進行して，日中においても顕著な低酸素血症，高炭酸ガス血症をきたす場合には，日中にも NPPV を使用する．低酸素血症に対しては，酸素療法を併用する必要があるが，$CO_2$ ナルコーシスに注意する．重症例では，気管切開による呼吸管理／人工呼吸療法が必要になる．2019年9月より横隔神経ペーシングシステムが「人工呼吸器に依存する中枢性低換気症候群，脊髄損傷の呼吸補助としての使用」として国内保険適用となったが，まだ本疾患に対しては行われた実績はない．

表4 厚労省指定難病230「肺胞低換気症候群」における重症度分類

以下の重症度分類を用いて重症度3以上を対象とする.

| 重症度 | 自覚症状<br>息切れの程度 | 動脈血液ガス分析<br>$PaCO_2$ | 動脈血液ガス分析<br>$PaO_2$ | 治療状況<br>NPPV/HOT治療 |
|---|---|---|---|---|
| 1 | mMRC≧1 | $PaCO_2 > 45$ Torr | 問わず | 問わず |
| 2 | | A：$PaCO_2 > 50$ Torr, B：$> 52.5$ Torr | | CPAP/NPPV継続治療必要 |
| 3 | mMRC≧2 | | $PaO_2 ≦ 70$ Torr | CPAP/NPPV/HOT継続治療必要 |
| 4 | | A,B：$PaCO_2 > 55$ Torr | $PaO_2 ≦ 60$ Torr | NPPV/HOT継続治療必要 |
| 5 | mMRC≧3 | A,B：$PaCO_2 > 60$ Torr | | |

自覚症状,動脈血液ガス分析（$PaCO_2$,かつ$PaO_2$）,治療状況の項目全てを満たす最も高い重症度を選択,複数の重症度にまたがる項目については他の項目で判定する.

動脈血液ガス分析には,診断基準により覚醒時,睡眠時のいずれかが含まれる.診断基準により,経皮二酸化炭素分圧（$TcPCO_2$）,呼気終末二酸化炭素分圧（$EtCO_2$）に置き換えが可能である.

HOTに関しては治療後,夜間を含めて改善すれば中止は可能.

$PaCO_2$の項目のA,Bは,肥満低換気症候群のフェノタイプA：低換気型,フェノタイプB：無呼吸型を示す.

mMRC：息切れを評価する修正MRC分類グレード,HOT：在宅酸素療法,CPAP：continuous positive airway pressure, NPPV：non-invasive positive airway pressure ventilation.

※診断基準及び重症度分類の適応における留意事項

1. 病名診断に用いる臨床症状,検査所見等に関して,診断基準上に特段の規定がない場合には,いずれの時期のものを用いても差し支えない（ただし,当該疾病の経過を示す臨床症状等であって,確認可能なものに限る.）.
2. 治療開始後における重症度分類については,適切な医学的管理の下で治療が行われている状態であって,直近6か月間で最も悪い状態を医師が判断することとする.
3. なお,症状の程度が上記の重症度分類等で一定以上に該当しない者であるが,高額な医療を継続することが必要なものについては,医療費助成の対象とする.

（文献2より引用）

## 処方例

NPPV（bi-level positive airway pressure：bi-level PAP）,モード：S/Tモード,IPAP/EPAP：10/4 cnH2O,バックアップ呼吸回数：12回/分など.

患者ごとの適切な設定には経皮$CO_2$モニターなどを用いることが必要で,睡眠関連低換気の改善（治療前の$PCO_2$と睡眠関連低換気の基準を参考に,$PCO_2 < 50〜55$Torrを目標）と本人の忍容性（継続性）維持のバランスを考慮して決定する.生涯使用する可能性もあるため,機器に関しては医師から十分な説明を行い,設定に関しては本人の使用感を重視しながら調整することが大切である.

## 専門医に紹介するタイミング

原因の特定できない高$CO_2$血症（肺胞低換気）を認める場合,OSAや肥満低換気症候群では説明できない睡眠呼吸障害,もしくはCPAP療法で改善を認めない睡眠呼吸障害を認める場合は,経験ある施設に紹介する

ほうがよいと考えられる.

## 専門医からのワンポイントアドバイス

難治性稀少疾患であり,生涯人工呼吸を必要とする可能性があること,突然死リスクがあることなど,患者および家族に丁寧に説明する必要がある.感染,全身麻酔,呼吸抑制作用のある薬剤使用を契機に悪化(顕在化)する可能性もあるため,普段の生活から注意を促す.

──────── 文 献 ────────

1) American Academy of Sleep Medicine:International classification of sleep disorders, Third Edition. Text Revision (ICSD-3-TR). 2023 ("睡眠障害国際分類 第3版"日本睡眠学会診断分類委員会 監訳.ライフサイエンス,2018).

2) 難病情報センター:肺胞低換気症候群(指定難病230).
http://www.nanbyou.or.jp/entry/172

3) 陳 和夫:肺胞低換気症候群.呼吸器内科 42:512-516, 2022

4) 巽浩一郎:指定難病「肺胞低換気症候群」と睡眠呼吸障害.呼吸器ジャーナル 67:518-525, 2019

5) Hino A, Terada J, Kasai H et al:Adult cases of late-onset congenital central hypoventilation syndrome and paired-like homeobox 2B-mutation carriers: an additional case report and pooled analysis. J Clin Sleep Med 16:1891-1900, 2020

## 11. 呼吸不全と換気障害

# 過換気症候群

谷内七三子
たにうちなみこ
日本医科大学付属病院 呼吸器内科

**POINT**
- まず過換気状態を呈する重篤な基礎疾患を鑑別することが重要である.
- 患者は $PaCO_2$ 低下，呼吸性アルカローシスを惹起し，呼吸困難の悪循環に陥る.
- 不安軽減や腹式呼吸で改善がなければ抗不安薬を使用する.
- ペーパーバッグ再呼吸法は一般的に推奨されない．やむを得ず行う場合は酸素投与の併用や $SpO_2$ のモニタリングが不可欠である.

---

### ガイドラインの現況

過換気症候群に特化したガイドラインはなく，定まった診断基準も存在しない．パニック症/パニック障害と密接に関連する病態という点では，精神科領域のガイドラインが参考となる.

①熊野宏昭，久保木富房，貝谷久宣 編：パニック障害ハンドブック—治療ガイドラインと診療の実際．医学書院，2008
②American Psychiatic Association 日本精神神経学会日本語版用語監訳：DSM-5 精神疾患の診断・統計マニュアル．医学書院，2014

---

【本稿のバックグラウンド】　主に内科・救急領域で遭遇する過換気症候群という視点から，過換気を呈する病態の鑑別診断，治療の実際についてまとめた．心理的アプローチや再発予防には精神科の視点，精神科との連携が必要であるが，その詳細には触れていないので，精神科領域のガイドラインなどを参考にされたい.

---

### どういう疾患・病態か

　過換気症候群（hyperventilation syndrome：HVS）は，換気量が増加する病態のうち，心理的ストレスにより誘発された過換気発作に伴い，呼吸困難をはじめ多彩な身体症状と精神症状を呈する症候群である．広義には器質的疾患によって生じるものも含まれ

ているが，一般的には狭義の不安・恐怖などの情動によって引き起こされるものを指す．実臨床においてたびたび遭遇する代表的な呼吸器心身症のひとつであり，現代のストレス社会において本症を心身両面から正しく理解し対応することが求められる．大規模な疫学データはないが，一般人口の 9.5％ が罹患するとされ[1]，わが国においては内科外来患者

## 表1 過換気症候群の主な症状

| 呼吸器症状 | 息切れ，空気飢餓感，息が詰まる感じ，あくび，ため息 |
|---|---|
| 心血管系症状 | 動悸，頻脈，胸部絞扼感，胸痛 |
| 消化器系症状 | 嚥下困難，腹部膨満，腹痛，嘔気，嘔吐，呑気症，口渇，喉の圧迫感，ヒステリー球（喉に玉のようなものが詰まっている感じ） |
| 神経系症状 | 頭痛，頭の圧迫感，しびれ感，めまい，耳鳴り，筋肉のこわばり，振戦，全身性強直，運動失調，脱力，失神 |
| 精神症状 | 不安感，恐怖感，集中力低下，記憶力低下，現実感喪失，夢のような感覚 |

（文献1より引用）

の約3％[2]，欧米においては6～10％にみられると報告されている[3]．男女比は1：2～4で，10歳代後半～20歳代の女性に多いが，男性や中高年層にも幅広くみられる[2]．

患者は呼吸困難，動悸，手足のしびれなどを訴え，救急の現場に運ばれてくることが多い．主な症状を表1に示す[1]．典型的な患者は「原因不明の息苦しさ」，「息が十分に吸えない感じ」，「空気が足りない感じ」，「窒息する感じ」といった呼吸困難に感情的障害の性格を伴った訴えをする．このほかにも呼吸器系，心血管系，消化器系，神経系など各臓器にわたる非常に多彩な症状を呈する．発作性症状は一過性に生じ，生命に対する危険のない病態であるが，「異常はない」，「心配ない」という医療者の安易な説明が患者の不安を増幅させることがあるため，注意が必要である[4]．

通常，呼吸はPaO$_2$，PaCO$_2$値により化学的調節を受けており，PaCO$_2$値の正常値は35～45mmHgである．PaCO$_2$<35mmHgがいわゆる過換気の状態である．呼吸は大脳などの上位中枢による行動的調節によっても制御されている．過換気を引き起こす病態は多くあるが，心理的要因による過換気症候群には，行動的呼吸調節の影響が大きい[5]．なお過換気（hyperventilation）と過呼吸（hyperpnea）は同義ではない．過換気ではPaCO$_2$は必ず35mmHg未満であるが，過呼吸は必ずしも35mmHg未満とはならない．また呼吸は代謝性因子によっても化学的に調節されており，例えば腎不全時の代謝性アシドーシス時には，過換気による代償機構が働く（代謝性アシドーシスの呼吸性代償）．

本症の本態は，心理的要因によって誘発される発作的な過換気が引き金となり，低炭酸ガス血症（PaCO$_2$低下）とこれに続く呼吸性アルカローシスにより説明される．通常，呼吸は大脳皮質から投射される随意筋による調節のほかに，呼吸中枢や化学受容体を介した不随意な代謝性調節によって維持され，PaCO$_2$は35～45mmHgの狭い範囲に恒常性が保たれている．過換気症候群の患者では，この調節システムに破綻が生じ，換気量の増大によって容易にPaCO$_2$が低下し，急激なPaCO$_2$の低下はpHの上昇を引き起こす[2]．呼吸性アルカローシスに伴い発症する低カルシウム血症，低リン血症，あるいは低炭酸ガス血症による脳血管攣縮を原因とし，手足・口周囲のしびれ，めまい，テタニー（筋痙攣，Trousseau徴候，助産師手位）が起こる．これらの身体的苦痛により患者の緊張・不安・興奮はますます増強され，呼吸数の増加に拍車がかかり，さらにPaCO$_2$が低下するという悪循環に陥る（図1）．

多くの患者で頻脈，動悸，発汗などの交感神経刺激症状を伴うことから，本症では$\beta$受容体の機能亢進があり，これも重要な病因のひとつと考えられている．実際，本症の患者の過換気テストで$\beta$遮断薬を用いると，血液ガスに変動はないものの誘発症状が抑えられ

過換気症候群　393

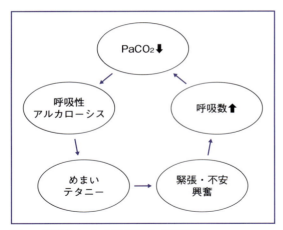

図1 過換気による呼吸困難の悪循環

表2 過換気の原因となる主な身体疾患

| | |
|---|---|
| 心疾患 | 狭心症，心筋梗塞，うっ血性心不全，頻脈性不整脈，起立性低血圧 |
| 呼吸器疾患 | 肺炎，肺塞栓，気管支喘息，腹膜炎，慢性閉塞性肺疾患 |
| 内分泌疾患 | 低血糖，甲状腺機能亢進症，褐色細胞腫，副甲状腺機能低下症 |
| 精神神経疾患 | 側頭葉てんかん，脳器質疾患 |
| 薬　物 | カフェイン，メタンフェタミン，アルコール離脱症候群 |
| その他 | メニエール病，代謝性アシドーシス |

（文献1より引用）

る効果が観察されると報告されている[2]．

なお，過換気症候群は低酸素血症がないことが診断上は重要な所見だが，過換気からの回復時には低炭酸ガスの影響により換気が抑制され，一時的に無呼吸や低換気の状態となり低酸素状態に陥ることが報告されているため，注意が必要である[6]．その他，過換気中には気道攣縮が起こり，気道抵抗の上昇を伴い，同時に肺血管収縮，換気血流不均衡などにより低酸素血症が起こるとの説も考えられている[7]．

## 治療に必要な検査と診断

本症に確立された診断基準は存在しない．診断のポイントを以下に示す．

### 1 器質的疾患の除外

過換気はさまざまな病態において出現する．過換気の原因となる主な身体疾患を表2に示す．心筋梗塞などの心疾患，肺血栓塞栓症などの呼吸器疾患をはじめ，糖尿病性ケトアシドーシス，脳腫瘍や髄膜脳炎，甲状腺機能亢進症など，重篤な疾患は確実に除外する必要がある．内科診察では，聴診で心雑音やラ音を聴取しないこと，$SpO_2$が低下していないことを確認する．胸部X線検査，心電図，血液検査をスクリーニングとして施行し，鑑別疾患を除外していく．必要に応じ，甲状腺機能，薬剤濃度，心エコー検査，頭部CT・MRIなどさらなる精査をプランする．本症に特異的な所見はないが，心電図でST変化やT波の陰転をみることがあり，急性冠症候群と鑑別を要する．また脳波の徐波化がしばしばみられると報告されている[2]．

### 2 問診・発症様式

丁寧な病歴の聴取は非常に重要である．本症の既往がある患者ではたびたび医療機関を受診しているケースがあり，自身で過換気症候群であることを認識していることが多い．発作のきっかけとなる心理的要因の有無を問診することも重要である．患者がストレスフルな状況で発症したのであれば，本症の疑いは強くなる．症状は数十分〜数時間程度であることが多く，ほとんどは救急外来にて対応できる時間内に収束する．過換気症状をきっかけに喘息と診断されるケースがあり，過去の発作性咳嗽や喘鳴のエピソード，症状の日内・季節性変動，アレルギー素因の有無など

を確認することも重要である.

### 3 動脈血ガス分析

診断確定のために積極的に行うべき検査であり，$PaCO_2$ 低下（典型例では 30 mmHg 未満），pH 上昇（典型例では 7.5 以上）を呈し呼吸性アルカローシスのパターンとなる．動脈血酸素分圧（$PaO_2$）は，室内気の測定であれば正常範囲か軽度の上昇を呈する．仮に $PaO_2$ 低下がみられれば，他の器質的疾患を鑑別する必要がある．$HCO_3^-$ は正常範囲内，肺胞気－動脈血酸素分圧較差（$A-aDO_2$）に開大がないことも確認する．なお，過換気症候群を規定する血液上の低炭酸ガスの基準値は決まっていない．

### 4 過換気誘発テスト（hyperventilation provocation test：HVPT）

非発作時に毎分 30 回以上の自発的過換気を 3〜5 分間施行し，発作症状が誘発されるか否かをみるテストである．患者の呼吸調節機構に何らかの障害があることを示唆する所見であるが，信頼性が乏しいとの報告があり[8]，狭心症，喘息発作，てんかん発作を誘発することもあるため[5]，実臨床で HVPT を施行するケースは少ない．

## 治療の実際

過換気を伴う重篤な基礎疾患を除外した後，患者の不安を取り除き症状を緩和するため，以下の手順でアプローチする．

①「この症状は身体疾患によるものではないこと」，「生命に危険のない病態であること」を患者が理解できるようにわかりやすく説明する．

②「息を吸った時点で一度呼吸を止めてから慌てずにゆっくりと息を吐く」方法を用いて腹式呼吸を指導する[9]．

③うまく呼吸を整えることができず発作症状が遷延する場合には，ベンゾジアゼピン系抗不安薬を主体とした薬物療法を行う（後述の処方例参照）．静脈注射を行う際は呼吸抑制に注意する．動悸や振戦を伴う患者には $\beta$ 遮断薬が有効なこともある[10]．

④自分の呼気を再呼吸させることによって $PaCO_2$ の上昇を図るペーパーバッグ再呼吸法は古くから用いられてきた方法であるが，近年は否定的な意見が多い．過換気の原因が心肺疾患であった場合悪化させるリスクがあること，$PaCO_2$ 上昇よりも前に $PaO_2$ 低下をきたしうること，パニック障害併存例において $CO_2$ 吸入がかえってパニック誘発因子となることなどがその理由である[9]．やむを得ず行う場合は，身体的基礎疾患のない若年者に限り，酸素投与や $SpO_2$ のモニタリングを併用して行う．

---

## 処方例

### 過換気発作が治まらず内服が困難な場合

**処方A** ヒドロキシジン（アタラックス®-P 注射液）25〜50 mg 静注
（呼吸抑制がなく使用しやすい）

**処方B** ジアゼパム（セルシン®注射液またはホリゾン®注射液）5〜10 mg 緩徐に静注 または 筋注
（呼吸抑制の危険があるため，フルマゼニル（アネキセート®注射液）の準備をし，モニタリング監視下に，酸素投与，気道確保ができる状態で行う）

過換気症候群 395

| 発作症状の遷延を認めるものの内服可能な場合（下記のいずれか） |
| :--- |
| 処方A　ロラゼパム（ワイパックス®）<br>　　　　0.5〜1.0mg　内服<br>処方B　アルプラゾラム（ソラナックス®）0.4mg　内服<br>処方C　エチゾラム（デパス®）0.5〜<br>　　　　1.0mg　内服 |

## 専門医に紹介するタイミング

過換気の原因となる器質的疾患や内臓疾患が疑われる場合，すなわち心理的要因ではない過換気状態にあると判断される場合は，各疾患に相応する専門医へコンサルトする．心理的要因に由来する狭義の過換気症候群症例においては，ベースとなる精神疾患の存在や発作症状で頻回の受診歴がある場合には精神科・心療内科へのコンサルトが必要である．鑑別診断が困難な場合，肺機能検査や胸部画像に異常がある場合，呼吸器疾患を疑うケースでは呼吸器科医へコンサルトする．

## 専門医からのワンポイントアドバイス

比較的若年でベースとなる精神疾患やきっかけとなる心理的要因があり，発症経過が典型的であれば診断はそれほど難しくない．しかし，器質的疾患の除外という重要な原則があることを忘れてはならない．呼吸器疾患に伴う低酸素血症を頻呼吸で補い $SpO_2$ 値を辛うじて維持している場合があるため，パルスオキシメータにおける $SpO_2$ 値のみを信用せず，動脈血ガス分析のデータを確認するとともに病態をしっかりと考察し，重篤な基礎疾患を鑑別することが重要である．

──────── 文　献 ────────

1) 辻井農亜，白川　治：過換気症候群．Med Pract 32：1313-1315，2015
2) 三浦勝浩，村上正人：過換気症候群の診療指針．医事新報 4255号：6-11，2005
3) Vansteenkiste J, Rochette F, Demedts M：Diagnostic tests of hyperventilation syndrome. Eur Respir J 4：393-399, 1991
4) 朝田義孝：不安発作と過換気症候群の治療．救急スタッフのための精神科マニュアル．日本救急医学会精神保健問題委員会 編．へるす出版，pp42-43，1992
5) 陳　和夫：ピットフォール 過換気症候群．呼吸 34：813-818，2015
6) Chin K, Hirai M, Kuriyama T et al：Hypoxaemia in patients with hyperventilation syndrome. QJM 90：477-485, 1997
7) Nolan SR, Saxena M, Burgess KR et al：Post-hyperventilation hypoxaemia is due to alteration of ventilation and perfusion matching. Respirology 9：204-210, 2004
8) Hornsveld HK, Garssen B, Dop MJ et al：Double-blind placebo-controlled study of the hyperventilation provocation test and the validity of the hyperventilation syndrome. Lancet 348：154-158, 1996
9) 松丸憲太郎，上島国利：状態像ごとの治療的対応─パニック発作・過換気症候群．精神科治療 18増刊号：138-143，2003
10) 豊﨑光信，藤島清太郎：呼吸困難．臨と研 92：1271-1275，2015

## 11. 呼吸不全と換気障害

# 慢性呼吸不全

**東出直樹，杉浦久敏**
東北大学大学院医学系研究科 内科病態学講座 呼吸器内科学分野

**POINT**

● わが国では，呼吸不全の診断と分類に，呼吸不全調査班による診断基準が一般に用いられる．

● 動脈血ガス分析の結果に基づき，肺胞気－動脈血酸素分圧較差（alveolar arterial oxygen gradient：A-aDO$_2$）を計算することは，低酸素血症の鑑別および呼吸不全の診断に有用である．

● 在宅酸素療法による長期酸素投与は，慢性呼吸不全の生存率を有意に改善する．

● 高二酸化炭素血症が悪化する場合，非侵襲的陽圧換気（noninvasive positive pressure ventilation：NPPV）療法の導入を検討する．

---

## ガイドラインの現況

わが国における慢性呼吸不全に関するガイドラインとしては，日本呼吸器学会が編集した「呼吸不全に関する在宅ケア白書 2024」と，2015 年に改訂された「NPPV（非侵襲的陽圧換気療法）ガイドライン（改訂第 2 版）」がある．慢性呼吸不全に対する酸素療法に関しては，日本呼吸器学会と日本呼吸ケア・リハビリテーション学会により編集され，2017 年に「酸素療法ガイドライン」から改訂された「酸素療法マニュアル」があり，海外においては米国胸部学会（American Thracic Society：ATS）が在宅酸素療法ガイドラインを 2020 年に発表している．慢性呼吸不全を呈する代表的な疾患である慢性閉塞性肺疾患（chronic obstructive pulmonary disease：COPD）の管理については，日本呼吸器学会による「COPD 診断と治療のためのガイドライン 2022（第 6 版）」が参考となる．呼吸不全のモニタリングに必須であるパルスオキシメータの適正利用に関しては，日本呼吸器学会が 2014 年に編集した「Q&A パルスオキシメータハンドブック」（一般医療向け）がある．

**【本稿のバックグラウンド】** 本稿は，主に「酸素療法マニュアル」，「NPPV（非侵襲的陽圧換気療法）ガイドライン（改訂第 2 版）」，「COPD 診断と治療のためのガイドライン 2022（第 6 版）」，「Q＆A パルスオキシメータハンドブック」（一般医療者向け）を参考とした．

慢性呼吸不全　397

## どういう疾患・病態か

呼吸不全とは「呼吸機能障害のため動脈血ガスが異常な値を示し，そのために生体が正常な機能を営めない状態で，室内気吸入時の動脈血酸素分圧（$PaO_2$）が60Torr以下となる呼吸器系の機能障害，またはそれに相当する状態」と定義され，その診断基準は昭和56年度の厚生省特定疾患呼吸不全調査研究班（笹本，横山）により表1のようにまとめられた[1]．呼吸不全は動脈血二酸化炭素分圧（$PaCO_2$）により，$PaCO_2$が45Torr以下をⅠ型呼吸不全，45Torrを超えるものはⅡ型呼吸不全に分類される．また，呼吸不全は急性と慢性に分けられ，慢性呼吸不全とは，呼吸不全の状態が少なくとも1ヵ月間続くものをいう．

$PaO_2$低下をきたす病態生理学的原因には，①換気血流比不均等，②拡散障害，③シャント，④肺胞低換気の4つがある．Ⅱ型呼吸不全に分類される$PaCO_2$の上昇をきたす原因は，主として肺胞低換気によるものであり，近年では換気血流比不均等による機序の関与も考えられている．

### 表1 呼吸不全の診断基準

1. 室内気吸入時の動脈血$O_2$分圧が60Torr以下となる呼吸障害またはそれに相当する呼吸障害を呈する異常状態を呼吸不全と診断する．
2. 呼吸不全を動脈血$CO_2$分圧が45Torrを超えて異常な高値を呈するものと然らざるものとに分類する．
3. 慢性呼吸不全とは呼吸不全の状態が少なくとも1ヵ月間持続するものをいう．
   さらに，$PaCO_2$の程度により下記に分類される．
   1) Ⅰ型呼吸不全（$PaCO_2$が45Torr以下のもの）
   2) Ⅱ型呼吸不全（$PaCO_2$が45Torrを超えるもの）

（文献1より引用）

慢性呼吸不全の原因となる主な疾患としては，COPD，気管支拡張症，びまん性汎細気管支炎などの閉塞性肺疾患，間質性肺炎・肺線維症，肺血栓塞栓症や肺高血圧症，肺結核後遺症・胸郭や胸膜異常による拘束性換気障害などがある．その他，呼吸器疾患以外でも，筋萎縮性側索硬化症（amyotrophic lateral sclerosis：ALS）や筋ジストロフィーなどの神経・筋疾患でも肺胞低換気により，Ⅱ型呼吸不全をきたすことに注意が必要である．

## 治療に必要な検査と診断

慢性呼吸不全の診断と分類（Ⅰ型，Ⅱ型）には，動脈血ガス分析が必須である．経皮的な酸素飽和度（$SpO_2$）をモニターするパルスオキシメータでは$PaCO_2$の情報が得られないため，動脈血を採取し分析する必要がある．その際，$A-aDO_2$を計算することは，呼吸不全の病態把握に有用である．$A-aDO_2$が開大（≧20Torr以上）する原因には換気血流比不均等分布，シャント，拡散障害があり，肺胞低換気のみでは$A-aDO_2$は開大しない．なお，酸素吸入によっても$PaO_2$の改善が乏しい場合，シャントの存在を疑う．図1に，血液ガス所見による呼吸不全の診断的アプローチを示す．

原疾患の鑑別診断および病状評価には，胸部単純X線やCTなどの画像診断，スパイロメトリーや肺拡散能検査などの呼吸機能検査，心電図や心エコーなどが必要である．また，呼吸困難（息切れ）の程度の把握も重要であり，modified British Medical Research Council（mMRC）の質問票がよく用いられる．

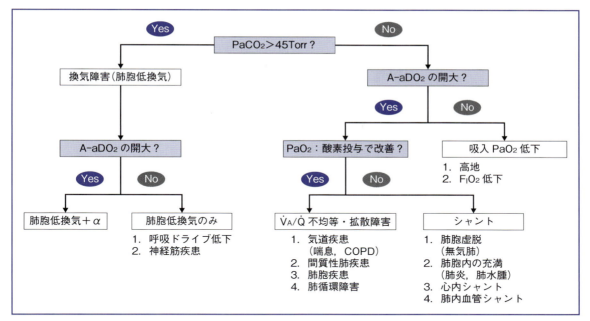

図1 動脈血ガス分析所見による呼吸不全の診断的アプローチ　　　　（文献1より引用）

## 治療の実際

慢性呼吸不全の治療には，①低酸素血症に対する長期（在宅）酸素療法（long term oxygen therapy：LTOTまたはhome oxygen therapy：HOT，以下，在宅酸素療法（HOT）として記載）と，②高$CO_2$血症を伴うII型呼吸不全進行に対する非侵襲的陽圧換気療法がある．近年では，肺炎球菌ワクチン接種などによる増悪予防や，日常生活の活動性の高い患者では予後がよいことから，日常生活の活動性を高める努力を行うように指導することも重要である[2]．

### 1 在宅酸素療法（HOT）

本邦の2009年に行われた全国調査において在宅酸素療法（HOT）推定患者は14.8万人であったが，2023年には18.2万人に増加している．また疾患割合としても，2009年時にはCOPD 45％，間質性肺炎18％，肺結核後遺症12％の順であったが，2023年にはCOPD 37％，間質性肺炎30％，肺癌6％となり，特に間質性肺炎によるHOT導入患者数が2倍以上に増加している．COPD患者において，長期酸素投与は生存率を有意に改善することが示されている（図2）．その一方で，間質性肺炎患者においては長期酸素療法が息切れ症状や運動耐用能，健康関連QOLの改善に有効であるとの報告はあるものの，生命予後の改善を示す直接的なデータは現在まで報告されていない．国内外の特発性肺線維症（IPF）ガイドラインでは，COPDの間接的なエビデンスを踏まえて，安静時低酸素血症を伴う慢性期IPF患者に対する酸素療法を推奨すると記されている．高度慢性呼吸不全例の対象患者に対する適応基準は，「病状が安定しており，空気呼吸下で安静時の$PaO_2 \leq 55Torr$，および$PaO_2 \leq 60Torr$で，睡眠時または運動負荷時に著しい低酸素血症をきたす者であって，医師が在宅酸素療法を必要と認めた者」である．適用患者の判定に，パルスオキシメータによる酸

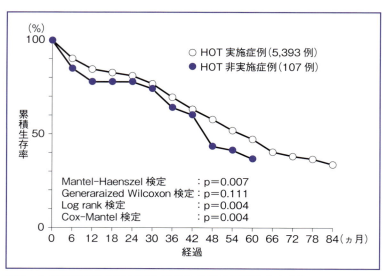

**図2　在宅酸素療法実施症例と非実施症例の累積生存率の違い**
(厚生省特定疾患呼吸不全調査研究班：在宅酸素療法実施症例（全国）の調査結果について．平成3年度研究報告書, pp11-17, 1992より引用)

素飽和度から求めたPaO₂を用いることは差し支えないとされている[1]．なお，HOT導入に際しては最大限の薬物療法や呼吸リハビリテーションを実施し，1ヵ月以上安定した状態で適応を判断する必要がある．なお，安静時にSpO₂が89〜93％で歩行時に中等度のSpO₂の低下を示すCOPDを対象としたHOTの効果を検討した大規模臨床試験では，その有用性は示されておらず[3]，現時点では安静時に重度の低酸素血症がなければHOTの適応はない．

投与する酸素流量の目安は，PaO₂＞60Torr（SpO₂＞90％）を維持できる流量であり，病態によって異なるが，概してSpO₂ 88〜92％を目安とする．吸入時間は，少なくとも1日15時間以上とされるが，COPDにおいて18時間以上の酸素吸入が12〜15時間と比べて予後を改善することが報告されており，可能な限り1日18時間以上が原則となる．高CO₂血症が認められる場合には，CO₂ナルコーシスの発生に注意し，0.25〜0.5L/分など少量ずつ投与量を増量し，動脈血ガス分析でPaCO₂を確認しながら調整する必要がある．また，安静時に加え，労作時（歩行・入浴時）や睡眠中などの状態に応じた酸素流量の調整が必要で，歩行負荷試験や夜間SpO₂のモニタリングがその把握に有用である．

「呼吸不全に関する在宅ケア白書2024」によると，年間でHOT患者全体の20％が新型コロナウイルス感染症以外の原因で呼吸器疾患の悪化により入院したと報告されている．平均入院回数は全体で0.3回/年，入院した人に限ると平均入院回数は1.4回/年で，29％が2回以上/年の入院を要している．HOTの導入にあたっては，患者本人のみならず介護者にも酸素機器の適正使用を繰り返し指導することや増悪の早期発見・早期対応をはじめとするセルフマネジメントスキル向上の指導，予防接種の積極的な施行，運動療法を主体とする包括的な呼吸リハビリテーションで身体活動性を維持することが重要である．

なお，HOT導入の患者が旅行時に飛行機

**表2　拘束性換気障害における長期NPPVの適応基準**

（A）自・他覚症状として，起床時の頭痛，昼間の眠気，疲労感，不眠，昼間のイライラ感，性格変化，知能の低下，夜間頻尿，労作時呼吸困難，体重増加・頸動脈の怒張・下肢の浮腫などの肺性心の徴候のいずれかがある場合，以下の（a），（b）の両方あるいはどちらか一方を満たせば長期NPPVの適応となる

（a）昼間覚醒時低換気（$PaCO_2 \geqq 45\,mmHg$）

（b）夜間睡眠時低換気（室内気吸入下の睡眠で$SpO_2 < 90\%$が5分間以上継続するか，あるいは全体の10%以上を占める）

（B）上記の自・他覚症状のない場合でも，著しい昼間覚醒時低換気（$PaCO_2 \geqq 60\,mmHg$）があれば，長期NPPVの適応となる

（C）高二酸化炭素血症を伴う急性増悪入院を繰り返す場合には長期NPPVの適応となる

（「日本呼吸器学会NPPVガイドライン作成委員会 編：NPPV（非侵襲的陽圧換気療法）ガイドライン 改訂第2版. p.116, 南江堂, 2015」より許諾を得て転載）

**表3　慢性期COPDにおける長期NPPVの適応基準**

1. あるいは2. に示すような自・他覚症状があり，3. の①～③いずれかを満たす場合.
　1. 呼吸困難感，起床時の頭痛・頭重感，過度の眠気などの自覚症状がある.
　2. 体重増加・頸動脈の怒張・下肢の浮腫などの肺性心の徴候.
　3. ① $PaCO_2 \geqq 55\,mmHg$
　　　　$PaCO_2$の評価は，酸素吸入症例では，処方流量下の酸素吸入時の$PaCO_2$，酸素吸入をしていない症例の場合，室内空気下で評価する.
　　②$PaCO_2 < 55\,mmHg$であるが，夜間の低換気による低酸素血症を認める症例. 夜間の酸素処方流量下に終夜睡眠ポリグラフ（PSG）あるいは$SpO_2$モニターを実施し，$SpO_2 < 90\%$が5分間以上継続するか，あるいは全体の10%以上を占める症例.
　　　　また，OSAS合併症例で，nCPAPのみでは，夜間の無呼吸，自覚症状が改善しない症例.
　　③安定期の$PaCO_2 < 55\,mmHg$であるが，高二酸化炭素血症を伴う増悪入院を繰り返す症例.

（「日本呼吸器学会NPPVガイドライン作成委員会 編：NPPV（非侵襲的陽圧換気療法）ガイドライン 改訂第2版. p.122, 南江堂, 2015」より許諾を得て転載）

を使用する際には，機内の高度が8,000ft（2,438m，0.75気圧）の場合，吸入酸素濃度は地上に比べて15%相当まで低下するため，地上での酸素流量に1～2L/分を追加し，50Torr以上を維持する必要がある[1, 2]. 搭乗に際しては各航空会社の書式による診断書の作成が求められる.

## 2 NPPV療法

　高$CO_2$血症を伴うII型呼吸不全進行時には，NPPV療法の導入を検討する. 慢性安定期のNPPV療法は，肺結核後遺症や脊椎後側弯症などの拘束性換気障害では欧米およびわが国の比較的大規模なレトロスペクティブな検討により，その有用性が明らかとなり，その使用が推奨される[4]. 慢性安定期COPDに関しても，死亡や入院，挿管のリスクを減少し，短期ではあるがQOLに対する効果も示され，その実施が弱く推奨される[2, 5]. しかし，増悪入院後の高二酸化炭素血症持続例に対してNPPVを導入した場合は，増悪改善の2～4週後にNPPVの必要性を再評価すべきである.

　NPPV導入の適応としては，最大限の薬物療法や呼吸リハビリテーションを実施しても，呼吸困難感，起床時の頭痛・頭重感，過度の眠気などの自覚症状や体重増加・頸静脈の怒張・下肢の浮腫などの肺性心の徴候があり，$PaCO_2$が55Torr以上や夜間の低酸素血症，

慢性呼吸不全　401

急性増悪による入院を繰り返す症例となる．表2に拘束性換気障害，および表3に慢性期COPDにおける長期NPPVの適応基準を示す．

導入に際しては，マスクは鼻マスクが主で，開口が著しいときのみ鼻口マスクを用いる．モードの設定はST（spontaneous timed）モードなどの自発呼吸を認識し同調するモードで開始する．なお，T（timed）モードのように，患者が人工呼吸器の送気に合わせたほうが呼吸筋の休息には優れている可能性もあり，患者がTモードを好む場合はTモードを選択する．まず，日中の覚醒時に低い圧（inspiratory positive airway pressure：IPAP 6～8cmH₂O，expiratory positive airway pressure：EPAP 4cmH₂O）またはCPAP（continuous positive airway pressure）から開始し，設定圧や呼吸回数を調整し，数時間程度装着できるようになるまで1～2日間練習した後，夜間に使用する．夜間の睡眠呼吸状態やSpO₂，日中の動脈血ガス検査でのPaCO₂を確認しながら，設定を調節する．低酸素血症が残存する場合には，NPPV機器の酸素ポートより酸素を投与する．導入後は3～4ヵ月後に血液ガス検査，睡眠呼吸状態・生活の質（QOL）・NPPVのアドヒアランスの評価を行い，継続の必要性を評価する必要がある．

---

## 処方例

### 在宅酸素療法

経鼻カニュラ　安静時1L/分，労作時2L/分

（多くの場合，労作時は，安静時よりも1～2L/分の酸素増量が必要）

### NPPV療法

表4に示す．

---

**表4　肺結核後遺症における代表的な設定条件**

### 方法1

①モード：Tモード
②IPAP：16cmH₂O
③EPAP：2～4cmH₂O
④換気回数：24回/分
⑤吸気時間率（I％）：40％
⑥吸入酸素量：酸素ポートより1L/分（鼻口マスクのときは2L/分）
⑦マスク：鼻マスクが主，開口が著しいときのみ鼻口マスク

### 方法2

①モード：STモード
②IPAP：14cmH₂O
③EPAP：2～4cmH₂O
④最大吸気時間：1.2秒，最小吸気時間：0.8秒
⑤バックアップの換気回数：20回/分
⑥バックアップの吸気時間率（I％）：40％
⑦吸入酸素量：酸素ポートより1L/分（鼻口マスクのときは2L/分）
⑧マスク：鼻マスクが主，開口が著しいときのみ鼻口マスク

（「日本呼吸器学会NPPVガイドライン作成委員会 編：NPPV（非侵襲的陽圧換気療法）ガイドライン 改訂第2版. p.118, 南江堂, 2015」より許諾を得て転載）

---

## 専門医に紹介するタイミング

日本呼吸器学会が編集した「Q & Aパルスオキシメータハンドブック」（一般医療者向け）の中のQ&Aから，参考事項を以下に引用する．慢性呼吸不全でHOT導入の患者の場合，往診などの際に，以前に測定したSpO₂の数値がわかっており，今回の測定で前値より3～4％低下している場合には，基礎疾患の悪化の可能性を考え，専門医に相談すべきである．また，日常生活での軽い労作でも息苦しさが増強する場合，夜間睡眠時の息苦しさや起床後の頭痛・全身倦怠感がある場合も，念のため専門医に相談することが望まれる．メモリー付きパルスオキシメータが使用可能な場合には，1日のSpO₂の変化を

検索してから専門医への相談を考えてもよい.

## 専門医からのワンポイントアドバイス

慢性呼吸不全でHOT導入中の患者が増悪した際には,酸素流量を増量しながら病院に搬送する必要がある.パルスオキシメータで$SpO_2$がモニタリングできる場合,目安としては$SpO_2$ 90%前後を維持すればよい.特にⅡ型慢性呼吸不全の患者では,$CO_2$に対する換気応答が減弱しており,換気刺激となっている低酸素血症を高濃度酸素吸入により改善してしまうと,肺胞低換気,呼吸性アシドーシスを生じ,意識障害が発生する.Ⅱ型慢性呼吸不全患者への高濃度酸素投与は高$CO_2$血症の増悪によるナルコーシスとなるリスクがあるため,最低限の必要な酸素を投与することに注意が必要である.

────────── 文 献 ──────────

1) 日本呼吸ケア・リハビリテーション学会 酸素療法マニュアル作成委員会,日本呼吸器学会 肺生理専門委員会:酸素療法マニュアル.メディカルレビュー社,2020

2) 日本呼吸器学会COPDガイドライン第6版作成委員会 編:COPD(慢性閉塞性肺疾患)診断と治療のためのガイドライン2022(第6版).メディカルレビュー社,2022

3) Albert RK, Au DH, Blackford AL et al：A randomized trial of long-term oxygen for COPD with moderate desaturation. N Engl J Med 375：1617-1627, 2016

4) 日本呼吸器学会NPPVガイドライン作成委員会 編：NPPV(非侵襲的陽圧換気療法)ガイドライン(改訂第2版).南江堂,2015

5) Wilson ME, Dobler CC, Morrow AS et al：Association of home noninvasive positive pressure ventilation with clinical outcomes in chronic obstructive pulmonary disease：a systematic review and meta-analysis. JAMA 323：455-465, 2020

慢性呼吸不全　403

## 11. 呼吸不全と換気障害

# 急性呼吸不全
## （代表的な ARDS について）

### 武田幸久, 阿部信二
東京医科大学 呼吸器内科学分野

**POINT**

● 2012 年に発表されたベルリン定義は，①急性発症，②胸部画像上の両側陰影，③左心不全のみで病態を説明できないこと，④陽圧換気下で低酸素血症（$PaO_2$ ≦300 mmHg）の 4 項目から成る.

● ARDS は，好中球主体の高度な炎症に伴う微小血管透過性亢進により生じた非心原性肺水腫を指す.

● ガイドライン 2021 では治療法が何点か変更された. 人工呼吸管理を行う場合，低容量人工換気法（一回換気量：4〜8 mL/kg（予測体重））と，中等症以上（P/F 比≦200）では高い呼気終末陽圧換気（PEEP）が推奨となった. 理学療法としては，重度の場合に 1 日 12 時間以上の腹臥位が推奨されるようになった. 薬物療法については，低用量の副腎皮質ステロイド（メチルプレドニゾロン換算で 1〜2 mg/kg/日程度）の使用が強い推奨となった.

---

### ガイドラインの現況

2016 年に作成されて以来，日本集中治療医学会，日本呼吸器学会，日本呼吸療法医学会の 3 学会共同で「ARDS 診療ガイドライン 2021」[1] が作成された. 今回の改訂では成人 46，小児 15 の CQ（臨床課題）が取り上げられており，GRADE システムにより推奨度が決定されている.

---

【本稿のバックグラウンド】 本稿では「ARDS 診療ガイドライン 2021」に基づき，ARDS の診断，呼吸管理（非侵襲的・侵襲的呼吸補助），理学療法，薬物治療について概説した.

### どういう疾患・病態か

ARDS の基本病態は，肺胞領域の高度な炎症に伴う血管透過性亢進型の非心原性肺水腫であり，通常，広範な肺損傷を伴う. ARDS はさまざまな病態を基礎に発症する

が，肺障害への関与から直接損傷と間接損傷に大別される（**表1**）. 直接損傷では重症肺炎および胃内容物誤嚥，間接損傷では敗血症の頻度が高いとされている.

病理組織学的には，びまん性肺胞傷害（diffuse alveolar damage：DAD）を認め，基礎

疾患および呼吸器症状増悪からの時間経過により，滲出期（1〜7日以内），増殖（器質化）期（1〜3週間後），線維化期（3〜4週間以降）の3つの病期に分けられる．

滲出期には肺胞上皮細胞や血管内皮細胞が高度に傷害を受け，活性化好中球を中心とした炎症細胞が間質および肺胞腔内へ流入し，オキシダントやメディエーターを放出し硝子膜が形成されていく（**図1**）．増殖（器質化）期には炎症と器質化が混在するようになり，筋線維芽細胞が間質や肺胞腔内に増生してくる．また，硝子膜周囲の虚脱した肺胞ではⅡ

表1 ARDSの原因となる基礎疾患

|  | 直接損傷 | 間接損傷 |
| --- | --- | --- |
| 頻度の多いもの | 肺炎<br>胃内容物の吸引（誤嚥） | 敗血症<br>外傷，高度の熱傷（特にショックと大量輸血を伴う場合） |
| 頻度の少ないもの | 脂肪塞栓<br>吸入傷害（有毒ガスなど）<br>再灌流肺水腫<br>溺水<br>放射線障害<br>肺挫傷 | 心臓バイパス術<br>薬物中毒（パラコート中毒など）<br>急性膵炎<br>急性免疫疾患<br>輸血関連急性肺損傷（TRALI） |

TRALI：transfusion-related acute lung injury

（ARDS診療ガイドライン2016より引用）

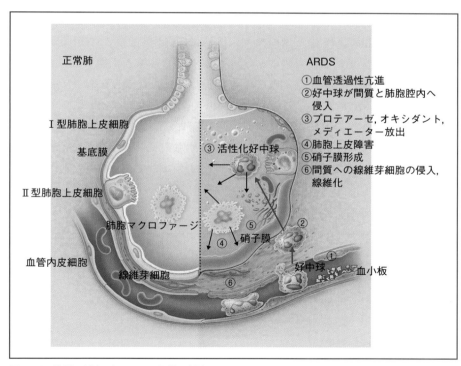

図1 正常肺（左）とARDS初期（右）
　　（Ware LB, Matthay MA：The acute respiratory distress syndrome. N Engl J Med 342：1334-1349, 2000より和訳して引用）

型肺胞上皮細胞の増加もみられる．線維化期には膠原線維が増生し肺胞構造の再構築が進行する．囊胞性の線維化，牽引性の気管支拡張を認め，不可逆的な変化となっていく．

## 診断に必要な検査と診断

2012年のベルリン定義によるARDSの診断基準（表2）を示す．ベルリン定義では1994年より使用されてきたALIの概念がなくなり，PEEP 5cmH2O以上の人工呼吸器管理下でP/F比により，mild ARDS（200mmHg < P/F ≦ 300mmHg），moderate ARDS（100mmHg < P/F ≦ 200mmHg），severe ARDS（P/F ≦ 100mmHg）の3つに分類された．ベルリン定義は病態診断であり，簡便であるものの非特異的であり，原因疾患の精査も同時に進めていく必要がある．

胸部単純X線検査での両側性浸潤陰影は診断のきっかけとなるが，他疾患との鑑別において胸部CT検査が有用であることはいうまでもない．診断基準に含まれないものの，ARDSを診断するうえで，高分解能CT（high resolution CT：HRCT）における所見は重要である（図2）．DAD滲出期では背側に浸潤陰影・両側胸水を伴う，両側肺のすりガラス陰影が主体であり，内部に小葉間隔壁

肥厚像を認める．増殖期では牽引性気管支拡張像を認めるようになり肺容積の縮小を伴ってくる．線維化期では，全肺野にわたるすりガラス陰影に加えて小囊胞性陰影を認めるが，これは末梢肺構造が改変・線維化をきたしていることを反映しており，予後不良の所見と考えられる．

また既存肺の状態を確認しておくことは重要であり，可能であれば過去のCT画像検査を入手すべきである．原因疾患検索のうえで気管支肺胞洗浄（BAL）は有用である．BAL液の細胞分画や培養の確認は感染症，肺胞出血，間質性肺炎などとの鑑別において重要な所見となる．さらにBALを用いたバイオマーカー測定の有用性も期待されている．中等症～重症患者を対象としたコホート研究において，IL-1Ra，IL-6，IP-10/CXCL10およびIL-10はショック患者よりも非ショック患者でBAL液/血清濃度比が上昇しており，中でもIL-8が最も上昇していた．またIL-1Raは死亡率との相関が示唆された．後述する低容量人工換気法において，これらの炎症マーカー濃度の低下が指摘されている．

さらにARDSでは心不全との鑑別が問題となる．心原性肺水腫の除外には，これまで肺動脈楔入圧測定が必要とされていたが，ARDSにおける右心カテーテルの有用性は

表2　ARDSの診断基準と重症度分類

| 重症度分類 | Mild（軽症） | Moderate（中等症） | Severe（重症） |
|---|---|---|---|
| PaO2/FiO2（酸素化能，mmHg） | 200 < PaO2/FiO2 ≦ 300（PEEP，CPAP ≧ 5cmH2O） | 100 < PaO2/FiO2 ≦ 200（PEEP ≧ 5cmH2O） | PaO2/FiO2 < 100（PEEP ≧ 5cmH2O） |
| 発症時期 | 侵襲や呼吸器症状（急性/増悪）から1週間以内 | | |
| 胸部画像 | 胸水，肺虚脱（肺葉/肺全体），結節ではすべてを説明できない両側性陰影 | | |
| 肺水腫の原因（心不全，溢水の除外） | 心不全，輸液過剰ではすべて説明できない呼吸不全：危険因子がない場合，静水圧性肺水腫除外のため心エコーなどによる客観的評価 | | |

（ARDS診療ガイドライン2016より引用）

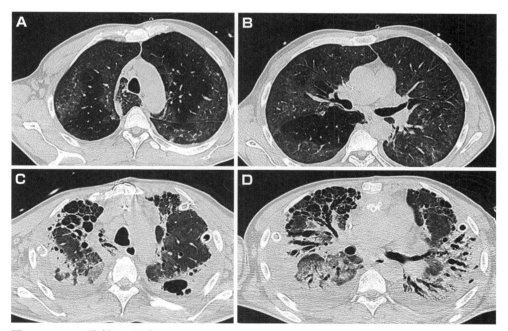

図2 ARDSの胸部CT所見
A, B：急性期（滲出期）には分布が不均一な，両側のすりガラス陰影が主体となる．
C, D：2ヵ月後の線維化期には線維化の進行，気管支拡張像がみられる．
(Maurizio Z, Federica C, Luca F：Overview of current lung imaging in acute respiratory distress syndrome. Eur Respir Rev 23：519-530 2014 より引用)

否定的であり，ベルリン定義では記載されていない．経胸壁心エコー検査や血中脳性ナトリウム利尿ペプチド（BNPまたはNT-proBNP）測定などの客観的評価を用いて総合的に判断を行う．

## 治療の実際

ARDSの治療は原因疾患の治療に加えて，人工呼吸管理，理学療法，薬物療法が求められる．人工呼吸管理はARDS国際ガイドライン2017において新しくなり[3]，肺保護戦略による低容量人工換気法（一回換気量：4〜8mL/kg（予測体重））が推奨されており，2021年わが国のガイドラインでも同様となった．軽症の場合は非侵襲的陽圧換気（NPPV），高流量鼻カニュラ酸素療法も選択肢となるが，どちらもガイドラインでは弱い推奨であり確立された治療法ではないため，気管挿管の判断の遅れを避けるよう注意するべきである．中等症以上（P/F比≦200）では高い呼気終末陽圧換気（PEEP）が推奨されている．また高頻度振動換気（HFOV）は効果が期待できないことから弱く推奨しないとなっている．近年世界的な問題となっているCOVID-19に起因するARDSでは，D-ダイマー濃度の上昇とともに肺コンプライアンスが低下する症例で死亡率が高いことが報告されている[4]．特にH型（重症）のCOVID-19肺炎では治療抵抗性であり，体外式膜型人工肺（ECMO）も考慮される．

理学療法としての長時間（12時間以上）腹臥位療法は過去の研究で結果が一貫していなかったが，2013年のProning Severe ARDS Patients（PROSEVA）試験では重症の成人

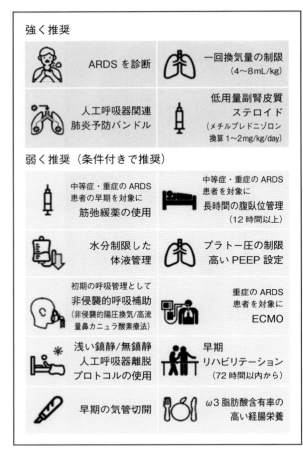

図3 「ARDS診療ガイドライン2021」推奨される管理の要約（成人）
＊推奨の詳細については必ず診療ガイドライン本体を参照ください
（文献1より引用）

ARDSにおいて死亡率の有意な改善が報告され，その後も中等症以上において有効性が支持されるようになった．2021年のガイドラインでも重度の場合は1日12時間以上の腹臥位換気が推奨となった．しかし施行に際しては手技に慣れた複数人のスタッフが必要であり，施設の状況に応じた対応が必要である．

薬物療法についてARDSに対するグルココルチコイド（GC）療法はこれまでに複数のランダム化比較試験（RCT）が行われ，急性期ARDSに対するGC大量療法（パルス療法含む）の有用性は示されていない．一方で，急性期ARDSに対する少量GC療法の検討では，メチルプレドニゾロン（1 mg/kg/日）を2週間投与後に漸減する方法で肺障害スコアの改善，人工換気日数，ICU滞在日数・死亡率の減少が示されている．またメチルプレドニゾロン以外にも，2020年の多施設間RCTで中等症～重症においてデキサメタゾンの有効性も報告されている[5]．この方法では，5日間デキサメタゾン20 mgを投与し，続いての5日間は10 mgに減量して投与という方法がとられ，死亡率低下に寄与したと考えられた．ガイドラインでの変更点として，高用量（メチルプレドニゾロン換算で30 mg/kg/日程度）ではなく低用量（メチルプレドニゾロン換算で1～2 mg/kg/日程度）の使用を「強く推奨する」と変更になった．しかし安易な投与は避けるべきであり，胸部HRCT，気管支内視鏡下のBAL，心エコー検査などの精査を速やかに行い，的確にARDSを診断したうえでの導入が望ましい．好中球エラスターゼ阻害薬であるシベレスタットはARDS治療薬として期待されていたが，死亡率，重篤な合併症の発生，非人工呼吸器使用日数に有用性を示した報告はなく，「ARDS診療ガイドライン2021」では費用対効果を考え「使用しないことを提案する」弱い推奨となった．肺以外の傷害が軽度な発症早期の症例に関して有効性を示唆する報告もあり，治療薬が少ない本疾患において選択肢のひとつとして検討されうる薬剤である．筋弛緩薬効果はこれまでにさまざまな検討がされてきたが，中等症以上の48時間以内の発症早期に限定して，深鎮静単独より筋弛緩薬の併用が生存率や人工呼吸器からの離脱を改善し，人工呼吸管理下においての肺保護の効果が期待される[6]．

また水分管理ではショック状態を除き，過

度なプラスバランスとならないよう水分制限することが提案されている.

最後に，2021年のガイドラインより引用した成人患者向けの要約を**図3**として示した.

## 処方例

処方　ソル・メドロール®静注用　60〜120mg　点滴静注
デキサメタゾン　10〜20mg　点滴静注
可能な範囲で早期から7日以上の継続が望ましい.

## 専門医に紹介するタイミング

胸部単純X線にて両側性の浸潤陰影と呼吸不全を認める場合には，胸部CT検査（可能であればHRCT）を施行して専門医へ紹介すべきである．さらに胸部CT（HRCT）を詳細に検討したうえで，呼吸状態が許せば気管支内視鏡下にBALを施行して，ARDS様陰影をきたす他疾患との鑑別を行うことが望ましい.

## 専門医からのワンポイントアドバイス

酸素化が保たれた段階から胸部HRCT，心エコー検査さらにBALなどを速やかに行い，的確にARDSを診断したうえで，人工呼吸管理や薬物治療を導入していくことが重要である.

### 文献

1) 3学会合同ARDSガイドライン2021作成委員会編：ARDS診療ガイドライン2021. 日集中医誌 29：295-332, 2022
2) ARDS Definition Task Force：Acute respiratory distress syndrome：the Berlin Definition. JAMA 307：2526-2533, 2012
3) Fan E, Del Solbo L, Goligher EC et al：An Official American Thoracic Society/European Society of Intensive Care Medicine/Society of Critical Care Medicine Clinical Practice Guideline：mechanical ventilation in adult patients with acute respiratory distress syndrome. Am J Respir Crit Care Med 195：1253-1263, 2017
4) Grasselli G, Tonetti T, Protti A et al：Pathophysiology of COVID-19-associated acute respiratory distress syndrome：a multicentre prospective observational study. Lancet Respir Med 8：1201-1208, 2020
5) Villar J, Ferrando C, Martínez D et al：Dexamethasone treatment for the acute respiratory distress syndrome：a multicentre, randomised controlled trial. Lancet Respir Med 8：267-276, 2020
6) Papazian L, Forel JM, Gacouin A et al：Neuromuscular blockers in early acute respiratory distress symdrome. N Engl J Med 363：1107-1116, 2010

## 12. 肺腫瘍

# 肺癌の診断

**姫路大輔**
ひめじ だいすけ
宮崎県立宮崎病院 内科（呼吸器部門）

**POINT**
- ●「肺癌診療ガイドライン」（日本肺癌学会 編）は GRADE（the Grading of Recommendations Assessment, Development and Evaluation）アプローチが採用され，エビデンスの質，臨床的有用性を評価して記載されている．肺癌の診断に関しては，6 つのカテゴリーに分けて記載されている．
- ● 2023 年版[1]では周術期の病理診断，遺伝子診断に関する記載が加わった．また遺伝子診断に関して，扁平上皮癌・非扁平上皮癌の区別をなくした記載となった．

## ガイドラインの現況

　日本肺癌学会編集の「肺癌診療ガイドライン」は 2003 年に第 1 版が発行された．2018 年からは世界標準のガイドライン作成手法である GRADE アプローチが採用されており，クリニカルクエスチョン（CQ）ごとにシステマティックレビューが行われ，エビデンスの強さは 4 段階（A：強，B：中，C：弱，D：とても弱い）に，推奨度は 1（強い，推奨する）と 2（弱い，提案する）の 2 段階に分けられ記載されている．

　2023 年度版では，肺癌の診断は，①検出方法，②質的画像診断，③確定診断，④病理・細胞診断，⑤病期診断，⑥分子診断，のカテゴリーに分けて記載されている．肺癌の治療，診断の進歩は著しく，2014 年以降は毎年改訂版が作成され，WEB 公開は毎年，書籍発行は隔年で行われている．

　また，諸外国の状況は，米国では NCCN（National Comprehensive Cancer Network）[2]，ACCP（American College of Chest Physicians）[3]，ATS（American Thoracic Society）と ERS（European Respiratory Society）[4]，ESMO（European Society for Medical Oncology）[5]も肺がんスクリーニングや診断に関連するガイドラインを出しており，適宜参考にする必要がある．

**【本稿のバックグラウンド】** 肺癌の早期診断，正確な画像診断，確定診断，病期診断，病理診断，分子診断は，適切な治療方針決定のために極めて重要である．本稿では日本肺癌学会による「肺癌診療ガイドライン 2023 年版」を参考に，肺癌の診断手順を概説した．

410　12. 肺腫瘍

## どういう疾患・病態か

肺癌は日本人における部位別がん死亡数（2022年統計）で，男性で1位，女性で2位である．発生率は50歳以上で急激に増加する．喫煙は危険因子のひとつであり，非喫煙者に比べて，喫煙者が肺癌になるリスクは高い．

原発性肺癌は組織学的に非小細胞癌と小細胞癌に分類される．CTの普及に伴い早期症例が増えてきたが，今なお診断時に手術可能な肺癌は40％程度であり，早期発見・早期診断はいまだに重要な課題である．

また，分子標的薬，免疫チェックポイント療法の発展に伴い，切除不能進行肺癌であってもその予後は改善したものの，適切な治療方針決定のためには，適切な確定診断，分子診断が求められる．以上より，肺癌の治療成績のさらなる向上のためには肺癌診療ガイドラインの普及が重要である．

「肺癌診療ガイドライン2023年版」では，肺癌の診断は，①検出方法，②質的画像診断，③確定診断，④病理・細胞診断，⑤病期診断，⑥分子診断，のカテゴリーに分けて記載されている．

実臨床での肺癌診断の流れを**図1**に示す．

原発性肺癌患者は，咳，血痰などの呼吸器症状で受診する場合と，検診で胸部X線写真異常陰影を指摘されて医療機関を受診する場合がある．

最初に胸部X線と，有症状，ハイリスク群では喀痰細胞診を行い，異常があれば胸部CTを行う．胸部X線写真の感度が必ずしも高くないことに留意が必要である（なお，低線量CTによる肺がん検診異常については，「低線量CTによる肺がん検診の肺結節の判定基準と経過観察のための考え方 第6版」を参照されたい）．

次に，胸部CTを撮影し，存在確認と病変の性状を評価する．3cm以下の小型病変では確定診断が不要な良性病変である可能性もあり，良悪性の鑑別を行うために「質的画像診断」を行う．肺癌が疑われる場合は，「確定診断」のために病変部分を採取し，「病理・細胞診断」を行う．この際，近年の分子標的治療，周術期治療の進展に伴い，後に述べる分子診断，PD-L1検査が治療方針決定に必要となる病期が広がっているため，適切な「確定診断」および「病理・細胞診断」が可能な良好な検体を採取，保存することが重要である．

「確定診断」の方法としては，気管支鏡による生検，経皮生検，胸腔鏡などによる外科的生検がある．簡便で低侵襲な検査から実施することが原則である．

特に非小細胞肺癌に関しては，分子標的薬，免疫チェックポイント療法の開発，臨床への導入に伴い，治療方針決定のため「分子診断」が必要となる．原発性肺癌と診断されたのちには，TNM分類に従って病変の広がりを確認するため，PET-CT，頭部造影MRIなどで「病期診断」を行い，臨床病期を決定する．以上の診断結果をもとに，全身状態，年齢，臓器機能，合併症，また患者のpreferenceを考慮し，治療方針を決定する．

## 必要な検査と診断

本稿では，「肺癌診療ガイドライン2023年版」に基づき，肺癌の診断について述べる．ガイドラインでは，CQとそれに対する推奨文章，推奨の強さの順で記載されている．本稿では，概説に加えて推奨文章を主体に記載した．推奨の強さ1が「推奨する」，強さ2が「提案する」と推奨文章自体に記載されているので，本稿ではそのまま記載したが，推奨の強さ（1, 2），エビデンスの強さ（A～D）も併せて記載した．

肺癌の診断 411

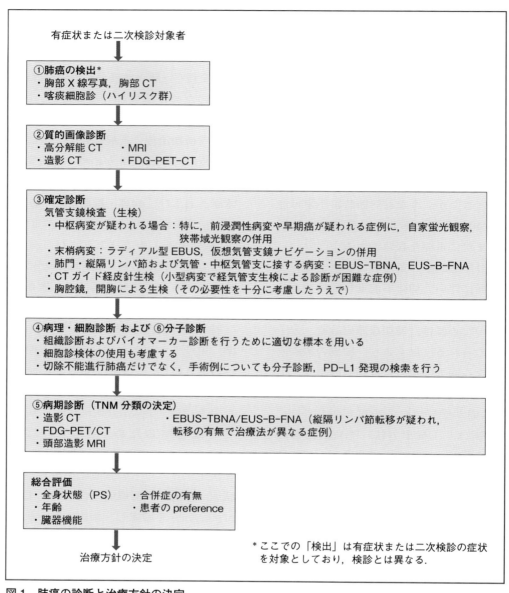

図1 肺癌の診断と治療方針の決定

## 1 検出方法

　喫煙は危険因子のひとつであり，ほかに慢性閉塞性肺疾患，間質性肺炎，アスベスト症などの吸入性肺疾患，肺癌の既往歴や家族歴，年齢，肺結核なども肺癌リスクを高める．肺癌に特徴的な臨床症状はないが，咳嗽，喀痰，血痰，発熱，呼吸困難，胸痛といった呼吸器症状がみられることもある．このような危険因子例・有症状例に対しては，肺癌検出のための検査を行う．

　最初に行うべき検査は胸部X線で，胸部X線で異常がある場合は，胸部CTを行うが，胸部X線写真における肺癌の検出感度を考慮し，適宜胸部CTの施行を検討する．

● 肺癌の検出に胸部X線と胸部CTを行うよう推奨する．〔1D〕

●ハイリスク群を対象とした肺門部肺癌の検出に喀痰細胞診を行うよう推奨する.〔1C〕
●肺癌の検出に，PET/CT 検査は行わないよう提案する.〔2C〕
●肺癌の検出に腫瘍マーカーは行わないよう提案する.〔2D〕

### ② 質的画像診断

　検診などのスクリーニング検査や臨床症状に対して撮影された胸部 X 線で肺癌を疑う所見を得た場合，CT で存在確認と病変の性状を評価しなければならない.
　CT にて 3cm を超える肺病変で肺癌を疑う場合には，良悪性の鑑別診断のため必ず確定診断を行う（③ 確定診断へ）. 3cm 以下の結節では確定診断が不要な良性病変である可能性もあり，良悪性の鑑別を行うために質的画像診断が施行される. 質的画像診断として，まず，肺結節部の高分解能 CT（HRCT）を行う.
●高分解能 CT で肺癌かどうか判断できない結節に対して，
・造影 CT を行うよう提案する.〔2C〕
・MRI を行うよう提案する.〔2C〕
・FDG-PET/CT を行うよう推奨する.〔1C〕
●画像診断で肺癌を否定できない結節に対して，高分解能 CT を用いて結節の性状や肺癌の危険因子の有無に基づいて，適切な観察期間で経過観察を行うよう推奨する.〔1C〕

### ③ 確定診断

　肺癌の確定診断には病変部から採取した組織もしくは細胞による病理診断が必要である. 肺癌は組織型，ドライバー遺伝子の有無，PD-L1 の発現状況などにより治療方針が異なるため，一部の手術例を除き，治療開始前に確定診断を行う必要がある. 確定診断のための方法には，気管支鏡による生検，経皮針生検，胸腔鏡検査による胸膜生検，外科的肺生検などがあるが，簡便で低侵襲な検査から実施することが原則である. さらに各検査の精度や合併症率だけではなく，各施設での普及度や術者の習熟度などの状況も加味したうえで，それぞれの検査の必要性や優先度を検討し，確定診断方法を選択する.
●中枢気道病変が疑われる症例に，気管支鏡検査を行うよう推奨する.〔1C〕
●中枢気道の前浸潤性病変や早期癌が疑われる症例に，白色光による気管支鏡検査に自家蛍光観察を併用するよう提案する.〔2C〕
●中枢気道の前浸潤性病変や早期癌が疑われる症例に，白色光による気管支鏡検査に狭帯域光観察を併用するよう提案する.〔2C〕
●肺癌を疑う肺末梢病変に，経気管支生検を行うよう推奨する.〔1C〕
●肺末梢病変の経気管支生検に，ラジアル型 EBUS を行うよう推奨する.〔1B〕
●肺門・縦隔リンパ節および気管・中枢気管支に接する病変に対して，コンベックス型 EBUS-TBNA を行うよう推奨する.〔1B〕
●肺末梢小型病変の経気管支生検に，仮想気管支鏡ナビゲーションを行うよう推奨する.〔1A〕
●肺癌を疑う中枢気道病変に対してクライオ生検を行うことを提案する.〔2B〕
●肺癌を疑う末梢肺病変に対してクライオ生検を行うよう推奨するだけの根拠が明確ではない.〔推奨に至る根拠が明確ではない〕
●肺癌を疑う肺末梢病変，特に小型病変で経気管支生検による診断が困難な症例に対しては，空気塞栓や胸膜播種などの重篤な合併症の可能性を考慮のうえで，CT ガイド

肺癌の診断　413

経皮針生検を行うよう提案する．〔2C〕
●肺癌を疑う肺末梢病変に対する胸腔鏡，開胸による生検は，気管支鏡や経皮針生検と比較して侵襲が大きいため，その必要性を十分に考慮したうえで行うよう提案する．〔2D〕

### 4 病理・細胞診断

切除不能進行非小細胞肺癌症例の治療方針決定に，組織・細胞診検体を用いた分子診断は必須である．加えて近年の周術期における分子標的薬，免疫チェックポイント療法の導入に伴い，その必要性は周術期まで広がりつつある（6 分子診断の項目参照）．そのため，検体採取や標本作製に関わる臨床医・病理医・検査士はバイオマーカー検査を適切に行うことができるよう，検体の取り扱い，解析試料の提出には十分留意する必要がある．日本病理学会の「ゲノム診療用病理組織検体取扱い規程」も参照していただきたい．
●肺癌の組織診断およびバイオマーカー診断を行うためには，適切な標本を用いることを推奨する（規定どおりに固定され，腫瘍細胞を含む組織量と腫瘍細胞含有率が十分で，かつ腫瘍細胞が挫滅していない検体を用い，古い検体を用いる際は保存状態を確認したうえで用いる）．〔1C〕
●原発性肺癌のバイオマーカー検索に適した検体として，細胞診検体を使用することを提案する．〔2D〕
●原発性肺癌の組織型診断において，形態学的評価もしくは組織型同定が困難，あるいは分化傾向の不明瞭な非小細胞癌は免疫染色を推奨する．〔1D〕
●臨床的，形態学的に転移性の可能性がある際には，形態学的に鑑別が困難な場合は免疫染色を行うことを推奨する．〔1D〕
●術前未診断の主病巣に対して，術中迅速診断は，腫瘍型や診断の目的によって正診率が異なるが，良悪性の判定等には一般に有用であり，行うよう推奨する．〔1D〕
●手術中に採取された胸腔内洗浄細胞診を行うことを提案する．〔2C〕
●術前治療後の病理組織標本に対して統一した基準による評価を提案する．〔2C〕

### 5 病期診断

肺癌は，TNM 分類による病期診断により予後予測が可能である．また病期分類に基づいて治療方針を決定するため，適切な病期診断が重要である．縦隔鏡検査と EBUS-TBNA の非小細胞肺癌の縦隔病期診断における効果は常に検討がなされており，注視が必要である．
● T 因子診断のために，
・胸部造影 CT を行うよう推奨する．〔1C〕
・縦隔浸潤，胸壁浸潤，腫瘍周囲の無気肺の鑑別が必要な場合，FDG-PET/CT を行うよう推奨する．〔1C〕
・縦隔浸潤，胸壁浸潤，腫瘍周囲の無気肺の鑑別が必要な場合，胸部 MRI を行うよう推奨する．〔1C〕
● N 因子診断のために，
・胸部造影 CT，FDG-PET/CT を行うよう推奨する．〔1A〕
・MRI を行うよう提案する．〔2C〕
・縦隔リンパ節転移の有無で治療法が異なる症例において，画像検査で縦隔リンパ節転移を疑う場合，超音波内視鏡検査（EBUS-TBNA，EUS-FNA）による病理学的診断を行うよう推奨する．〔1A〕
・術前の画像検査で縦隔リンパ節転移が疑われ，超音波内視鏡検査では転移を認めなかった場合，縦隔鏡検査などの外科的生検を行うよう提案する．〔2C〕
● M 因子診断のために，

・FDG-PET/CT, 頭部造影 MRI を行うよう推奨する. 〔1A〕
・FDG-PET/CT で, 単発の遠隔転移が疑われた場合は, 可能なかぎり他の画像診断や病理学的診断で転移であることを確認するよう提案する. 〔2B〕

## 6 分子診断

ドライバー遺伝子異常を有する切除不能進行非小細胞肺癌患者に対して, 各ドライバー遺伝子に対する標的療法は, 奏効率 (ORR) や無増悪生存期間 (PFS) において有効性が示されており, ドライバー遺伝子変異/転座陽性例に対しては, それらに対する標的療法の投与機会を逸しないようにするため, 適切な分子診断が極めて重要である.

また, 免疫チェックポイント阻害薬 (ICI) は, 腫瘍免疫における調節因子である PD-1 などの免疫チェックポイント分子を標的とした抗体薬である. ドライバー遺伝子変異陰性のⅣ期非小細胞肺癌の治療方針は, 腫瘍細胞での PD-L1 の発現程度によって分類されている. 以上より組織診断が確定した後に, 病期診断と並行して遺伝子異常の有無と PD-L1 の発現状況を確認する必要がある.

また, EGFR-TKI (チロシンキナーゼ阻害薬) や ICI を用いた術後補助化学療法の導入に伴い, 切除不能進行肺癌だけでなく, 手術例に対する分子診断も必要である.

さらに, ICI を含んだ術前導入化学療法も可能となっており, 手術例において周術期治療を検討するための分子診断や PD-L 検査について注視が必要である.

●非小細胞肺癌の手術例は, 術後補助治療を検討する場合に EGFR 遺伝子検査および PD-L1 免疫組織化学染色検査 (IHC) を行うよう推奨する. 〔1B〕
●進行・再発非小細胞肺癌の場合は, EGFR, ALK, ROS1, BRAF, MET, RET, KRAS, HER2 の遺伝子検査および PD-L1 IHC を行うよう推奨する. 〔1B〕
●第一・二世代 EGFR-TKI に治療抵抗性 (耐性) となった進行・再発非小細胞肺癌の場合は, EGFR 遺伝子変異検査を行うよう推奨する. 〔1B〕
●NTRK 融合遺伝子検査, MSI 検査, TMB 検査は固形癌が対象となるため, 肺癌の場合においても行うよう推奨する. 〔1A〕
●非小細胞肺癌の治療方針決定のために行う分子診断は, 検査項目に優先順位をつけず, 同時に行うよう推奨する. 〔1D〕

―――――― 文 献 ――――――

1) 日本肺癌学会 編：肺癌の診断・肺癌診療ガイドライン 2023 年版. 日本肺癌学会, 2023

2) 日本 CT 検診学会 肺癌診断基準部会 編：低線量 CT による肺がん検診の肺結節の判定基準と経過観察のための考え方 第 6 版. 2024 年 3 月改訂. https://www.jscts.org/pdf/guideline/gls6th202403.pdf

2) National Comprehensive Cancer Network：NCCN Clinical Practice Guidelines in Oncology (NCCN Guidelines®)：Non-Small Cell Lung Cancer. Version 7. 2024 https://www.nccn.org/professionals/physician_gls/pdf/nscl.pdf

3) Rivera MP, Mehta AC, Wahidi MM：Establishing the diagnosis of lung cancer：diagnosis and management of lung cancer, 3rd ed：American College of Chest Physicians evidence-based clinical practice guidelines. Chest 143 (5 Suppl)：e142S-e165S, 2013

4) Gaga M, Powell CA, Schraufnagel DE et al；ATS/ERS Task Force on the Role of the Pulmonologist in the Management of Lung Cancer：An official American Thoracic Society/European Respiratory Society statement：the role of the pulmonologist in the diagnosis and management of lung cancer. Am J Respir Crit Care Med 188：503-507, 2013

5) Postmus PE, Kerr KM, Oudkerk M et al；ESMO Guidelines Committee：Early and locally advanced non-small-cell lung cancer (NSCLC)：ESMO Clinical Practice Guidelines for diagnosis, treatment and follow-up. Ann Oncol 28 (suppl_4)：iv1-iv21, 2017

## 12. 肺腫瘍

# 限局型小細胞肺癌

**林　秀敏**
近畿大学医学部内科学 腫瘍内科部門

---

**POINT**
- 限局型小細胞肺癌では同時併用の化学放射線療法を行う.
- 治療効果が完全寛解（complete resporse：CR）もしくは good PR であれば予防的全脳照射を行う.

---

### ガイドラインの現況

　限局型（limited disease：LD）小細胞肺癌は，多くの場合は，病変が同側胸郭内に加え対側縦隔，対側鎖骨上窩リンパ節までに限られており，悪性胸水，心嚢水を有さないものと定義づけられる．日本肺癌学会による「肺癌診療ガイドライン」[1] では，performance status（PS）0〜2 の限局型小細胞肺癌では，化学療法（主にシスプラチン/エトポシド併用療法）と胸部放射線照射を治療早期から同時併用する，化学放射線療法が最も勧められている．放射線照射の手法としては，1 日 2 回の照射を行う加速過分割照射が最も生存成績が優れた照射法として勧められる．こうした初期治療により CR が得られた症例では，脳転移の再発を予防するために治療終了 6 ヵ月以内に予防的全脳照射を 25Gy/10Fr にて施行することが勧められる.

---

**【本稿のバックグラウンド】** 本稿は日本肺癌学会による 2023 年版の「肺癌診療ガイドライン」をもとに日常臨床における注意点を加えて解説した.

---

## どういう疾患・病態か

　小細胞肺癌は肺癌全体の 10〜15％を占めるとされており，喫煙に関連することが知られている．比較的進行の速い癌であるが，一方で抗癌薬や放射線治療に対する反応性が良好な癌種である．一般的に限局型（limited disease：LD）と進展型（extensive disease：ED）に分類されるが，実は明確には定義が確立していない．治療選択の面（放射線治療の適応があるか否か）からは，限局型と進展型の区分は重要であり，多くの第Ⅲ相臨床試験で採用されている定義であり，わが国の「肺癌診療ガイドライン」においてもこの定義に沿って治療法を推奨している．限局型の定義としては多くの場合は，病変が同側胸郭内に加え対側縦隔，対側鎖骨上窩リンパ節までに限られており，悪性胸水，心嚢水を有さないものと定義づけられる.

## 治療に必要な検査と診断

　小細胞肺癌の診断に関しては，気管支鏡下もしくは経皮による生検からの病理診断が必須である．小細胞肺癌の腫瘍マーカーとしてはPro-GRP，NSEなどが知られているが，腫瘍マーカーの上昇のみで小細胞肺癌の診断を行うことはできない．病期診断目的には胸腹部CT検査（リンパ節病変の評価のために造影CTの施行が望ましい）に加えて，小細胞肺癌においてしばしば認められる骨転移に関しては$^{99m}$TCを使用した骨シンチグラフィにて検索を行い，脳転移に関しては脳MRI（造影が望ましい）により検索を行う．骨転移やリンパ節転移も含めた診断目的ではPET/CTの施行も有用である．稀ではあるが，末梢血液像で赤血球減少，好中球減少または血小板減少を認めるものの，それ以外には転移を示す所見を認めない一部の症例では，骨髄生検が適応となる場合もある（米国のNCCNガイドラインではこうした症例は5%以下とされている）．

## 治療の実際

　「肺癌診療ガイドライン」では図1のような治療アルゴリズムが提示されている．

### ◼ Stage Ⅰ・ⅡA以外の限局型小細胞肺癌

　「肺癌診療ガイドライン」では，限局型小細胞肺癌においては，化学療法と胸部放射線治療の併用が最も高いグレードで勧められている．13の比較試験における限局型小細胞肺癌2,140例のメタ解析では，化学放射線療法群の相対危険率は0.86，3年生存率は14.3%（単独群では8.9%）と，化学放射線療法群において有意に優れていることが報告されており，化学療法と胸部放射線治療を用いた集学

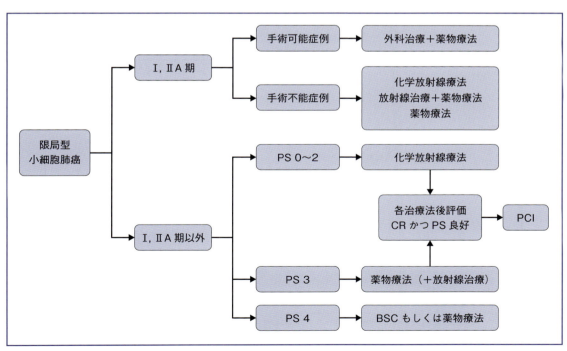

図1　限局型（limited disease：LD）の治療アルゴリズム　　　　　　　　　　　　　　　（文献1より引用）

的治療が限局型小細胞肺癌に対する標準治療とされている．しかしながら，化学放射線療法群は，化学療法単独群と比較して，肺臓炎，食道炎などの頻度が高いことも知られており，注意が必要である．化学療法と放射線療法を併用する場合のタイミングとしては早期同時併用，後期同時併用，逐次併用が挙げられるが，早期の同時併用において最も治療成績が良好であることがメタ解析で示されており，早期同時併用が勧められる．

放射線照射の方法に関しては，小細胞肺癌のような増殖の盛んな腫瘍に対しては，1日2回照射である加速過分割照射が従来の1日1回照射に比し，理論的には有効であるとされている．過去の加速過分割照射に関する臨床試験として，PE療法1コース目に放射線療法を1日1回1.8 Gy，total 45 Gy照射するconventionalな群と，1日2回1.5 Gy，total 45 Gyの加速過分割照射群の比較試験が行われており，加速過分割照射群のほうが有意に優れていることが示されている（図2）[2]．ただし，加速過分割照射に関する急性障害の増強が懸念されることや，通常照射でも同等の治療効果が得られるとする報告[3]も存在することより，「肺癌診療ガイドライン」では加速過分割照射が困難な場合は通常照射法を行うよう勧めている．

以上のエビデンスに基づくと，放射線療法については化学療法と同時に，早期に併用すること，そして加速過分割照射法での1日2回照射が有効であると考えられる．

化学療法のレジメについては，放射線治療と併用するのに最も適したレジメとされているのがPE療法（シスプラチン：CDDP，エトポシド：VP-16）である．PE療法は放射線療法との併用で毒性の出現頻度が比較的少なく，また，CDDPには放射線増感作用があるとされている．なお，PS不良例や高齢者などで，シスプラチン投与が困難な場合は，エビデンスは乏しいもののシスプラチンをカルボプラチンに置き換え，同時ではなく逐時併用による化学放射線療法を行うよう提案されている．

なお，限局型小細胞肺癌においても，切除

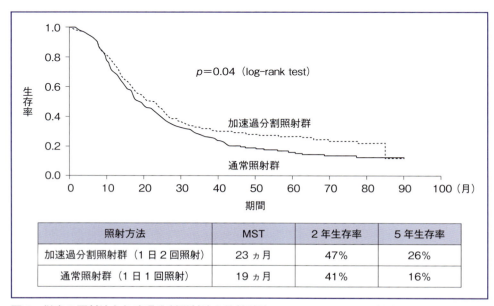

**図2　従来の照射法と加速過分割照射法の比較試験**　　　　　（文献2を参照して作成）

不能ステージ３非小細胞肺癌と同様に化学放射線療法後にPD-L1抗体であるデュルバルマブを投与する（ただし，非小細胞肺癌と異なり投与期間は２年）ことで，全生存期間，無増悪生存期間を改善することが示された（ASCO2024, Spigel）．今後，限局型小細胞肺癌における免疫チェックポイント阻害薬導入も期待される．

## ② StageⅠ・ⅡA（第８版）の限局型小細胞肺癌

限局型の小細胞肺癌において病期に関係なく手術および放射線療法を行った群と放射線治療単独を行った群とに分けたランダム化比較対照試験では，双方ともに２年生存率が20％前後と予後の差を認めておらず，LD症例に対する外科治療の有効性は認められなかった．また，外科治療および術前，あるいは術後化学療法を行った小細胞肺癌症例で，未治療時の臨床病期（Ⅰ，Ⅱ，Ⅲ期）別に予後をみてみると，５年生存率はどれも40％前後と，差を認めなかった．しかし，病理病期別にみてみると，Ⅰ期は５年生存率70％であり，Ⅱ期およびⅢ期の30％前後と比較して有意に予後良好であった．

StageⅠ・ⅡA（第８版）の小細胞肺癌は症例数が少ないため，化学放射線療法と直接比較した前向きな臨床試験は存在しないが，外科的切除例においてしばしば治癒や長期生存例が存在するため，「肺癌診療ガイドライン」では，StageⅠ・ⅡA（第８版）の小細胞肺癌では全身状態が許容できれば外科的切除が推奨されている．術後には，小細胞肺癌の特性から90％以上の症例で化学療法に感受性を有することや，術後の化学療法に対する臨床試験では良好な治療成績が報告されていることなどから，化学療法の施行が推奨されている．わが国からは外科的切除後にシス

プラチン＋エトポシドによる化学療法の有用性を検証する第Ⅱ相試験が行われ，臨床病期Ⅰ期の44症例では３年生存率が68％であり，病理病期ⅠAであった症例では５年生存率が73％，局所再発率が10％と良好な成績であったことが報告されている[4]．一方で，小細胞肺癌を含む肺原発の高悪性度神経内分泌癌の完全切除例を対象とした，PI療法とPE療法を比較する第Ⅲ相試験（JCOG1205/1206試験）では，主要評価項目のPFSで明らかな差は認められなかった（小細胞肺癌サブグループ HR 1.029，95％信頼区間（CI）0.544-1.944）．

以上より，厳密な病期診断が行われた（特に肺門，縦隔リンパ節の評価が重要である）結果，StageⅠ小細胞肺癌と診断された際には，外科的切除を行い，その後プラチナ製剤併用療法を行うことが勧められる．なお，患者の希望や呼吸機能の問題などのため外科的切除が施行できない症例では，定位照射もガイドラインでは提案されている．

## ③ 予防的全脳照射

限局型小細胞肺癌においては，化学放射線療法で完全寛解（CR）が得られた症例であっても，化学療法の移行性が比較的不良と考えられる脳に関しては転移再発が多いとされており，CR症例に関してはさらに予防的全脳照射（prophylactic cranial irradiation：PCI）を行うことで，３年生存率の改善がメタ解析で示されている．

現在では小細胞肺癌の初期治療においてCRあるいはCRに近い効果（good PR）を得られた症例にはPCIが標準治療として推奨されている．なお，PCI施行前には造影MRIなどによって脳転移の検索を行い，PCI施行時に脳転移が認められないことを確認する．また，化学放射線療法終了後できるだけ早期

（化学放射線療法終了後6ヵ月以内）に行う.

PCIの線量については25Gy/10Frを用いることが勧められる. 36Gy/18Frもしくは24Frなどの高線量のPCIについても検証されているが, 生存率の改善が得られないうえに認知機能障害などの遅発性有害反応の頻度が増加する報告も存在しており, 推奨されない.

---

## 処方例

### 胸部放射線治療

処方　加速過分割照射法　1日2回
45Gy/30回（3週）

※加速過分割照射法が困難であれば, 通常分割照射法50〜60Gy/25〜30回（5〜6週）が推奨される.

### 化学療法

処方　シスプラチン®注　80mg/m²
day 1
エトポシド®注100mg/5mL　100mg/m²　day 1, 2, 3
3〜4週ごと（放射線治療施行中は4週ごと）を合計4サイクル継続する.

---

## 専門医に紹介するタイミング

限局型小細胞肺癌が疑われた時点で, 放射線治療が可能で放射線治療専門医およびがん薬物療法専門医, 呼吸器専門医が在籍する施設に紹介するべきである. 限局型小細胞肺癌は適切な治療が行われれば, 治癒も可能な疾患である. 治療のタイミングを逸することがないようにすべきである.

---

## 専門医からのワンポイントアドバイス

限局型小細胞肺癌は治癒が可能な疾患であ

り, できる限り治療強度を下げることなく治療を遂行すべきである. 特に放射線治療に関しては, 放射線照射期間の短縮が予後の改善につながるという報告もあり, 有害事象にて放射線照射ができる限り中止とならないように細心の注意を払ったマネジメントが必要である.

例えば放射線食道炎は放射線治療開始後早期に発現することも多く, 早期からの粘膜保護薬, 制酸薬の導入, また発症後の疼痛マネジメントが必要である. また, 骨髄抑制が進行した際には抗菌薬の予防投与などを積極的に行い, Grade 4に悪化すれば放射線治療を休止する[5].

---

### 文　献

1) 日本肺癌学会：肺癌診療ガイドライン. 悪性胸膜中皮腫・胸腺腫瘍含む2023年版, 2023

2) Turrisi AT, Kim K, Blum R et al：Twice-daily compared with once-daily thoracic radiotherapy in limited small-cell lung cancer treated concurrently with cisplatin and etoposide. N Engl J Med 340：265-271, 1999

3) Faivre-Finn C, Snee M, Ashcroft L：CONVERT Study Team：Concurrent once-daily versus twice-daily chemoradiotherapy in patients with limited-stage small-cell lung cancer（CONVERT）：an open-label, phase 3, randomised, superiority trial. Lancet Oncol 18：1116-1125, 2017

4) Tsuchiya R, Suzuki K, Ichinose Y et al：Phase Ⅱ trial of postoperative adjuvant cisplatin and etoposide in patients with completely resected stage Ⅰ-Ⅲa small cell lung cancer：the Japan Clinical Oncology Lung Cancer Study Group Trial（JCOG9101）. J Thorac Cardiovasc Surg 129：977-983, 2005

5) Takada M, Fukuoka M, Kawahara M et al：Phase Ⅲ study of concurrent versus sequential thoracic radiotherapy in combination with cisplatin and etoposide for limited stage small-cell lung cancer：results of the Japan Clinical Oncology Group Study 9104. J Clin Oncol 20：3054-3060, 2002

## 12. 肺腫瘍

# 進展型小細胞肺癌

安田裕一郎, 里内美弥子

兵庫県立がんセンター 呼吸器内科

**POINT**
- 進展型小細胞肺癌の初回治療として, 免疫チェックポイント阻害薬併用化学療法が標準治療となっている. 3〜5年のフォローアップデータでは, 長期奏効例の存在が示された.
- 薬物療法に対する感受性の高い癌であり, performance status (PS) 不良例でも改善が期待できるようであれば薬物療法を検討する.

---

### ガイドラインの現況

　進展型小細胞肺癌における治療ガイドラインでよく参照されるものは, 日本肺癌学会編集の「肺癌診療ガイドライン (2023年版)」と National Comprehensive Cancer Network (NCCN) によるガイドラインである. 「肺癌診療ガイドライン」では, PS不良例では免疫チェックポイント阻害薬 (ICI) 併用化学療法は勧められていないが, NCCN ガイドラインでは, 癌による PS 低下であれば ICI 併用化学療法が最も推奨する治療として記載されている. また, NCCN ガイドラインで推奨されている初回薬物療法奏効例の予防的全脳照射は, わが国で行われた第III相試験の結果, 全脳照射施行群の全生存期間が短くなったことから, 行わないように推奨されている. さらに, わが国で開発されたイリノテカン (CPT-11) やアムルビシン (AMR) が小細胞肺癌においてわが国ではよい治療成績を残したものの, 国際的には使用されていない状況である. 本稿では「肺癌診療ガイドライン」に基づき解説を行うが, わが国と海外の治療の違いも理解されたい.

---

【本稿のバックグラウンド】　本稿は, 日本肺癌学会による「肺癌診療ガイドライン (2023年版)」をもとに, わが国で使用されている抗腫瘍薬や根拠となる臨床試験の結果を概説した.

## どういう疾患・病態か

　小細胞肺癌 (small cell lung cancer : SCLC) は神経内分泌腫瘍の一種で肺癌全体の約10%を占める. 腫瘍の増殖速度が速く早期にリンパ節転移や遠隔転移を認める悪性度の高い腫瘍である一方, 放射線治療や化学療法に対する感受性が高いという特徴をもつ. 末梢発生例もあるが, 多くは肺門部に好発し, 進行すると上大静脈症候群や反回神経麻痺による嗄声をきたすこともある. また, 腫瘍随伴症候群として, 抗利尿ホルモン不適合分泌症候群 (syndrome of inappropriate secretion of antidiuretic hormone : SIADH)

や Cushing 症候群（異所性 ACTH 症候群），Lambert-Eaton 症候群などを伴うことがあり臨床的に重要である．

SCLC は，治療方針（化学放射線療法もしくは薬物療法）の観点から TNM 分類とは別に限局型（limited disease：LD）と進展型（extensive disease：ED）に分類される．悪性胸水や心嚢液の扱いについて意見の一致が得られておらず定まった定義はないものの，病変が同側胸郭内に加え，対側縦隔，対側鎖骨上窩リンパ節までに限られ，根治的放射線照射が可能なものを限局型，それ以外を進展型と分類することが一般的である．頻度は限局型が 30 ～ 40％，進展型が 60 ～ 70％である．

## 治療に必要な検査と診断

確定診断には，アプローチ可能な部位からの生検（気管支鏡検査，経皮的針生検，CT ガイド下生検など）による病理学的の診断が必要である．気管支鏡検査に関して，小細胞肺癌は一般的に気管支壁に沿って粘膜下進展をきたすため，気管支の狭窄所見はあるが，上皮は保たれていることが多い．そのため，経気管支生検だけでなく，原発巣や縦隔リンパ節の経気管支針生検や経気管支吸引細胞診もしばしば必要となる．

病理学的に H/E 染色では比較的小型で細胞質の乏しい（N/C 比の高い）細胞を認め，核分裂像が多い特徴があり，病理組織学的に神経内分泌系マーカー（クロモグラニン A，シナプトフィジン，CD56（NCAM））が陽性となる例が多い．

血液検査における腫瘍マーカーは Pro-GRP や NSE が知られる．限局型，進展型いずれにおいても Pro-GRP のほうが高い感度と特異度を有し，治療効果の判定モニタリング，再発の指標ともなる．しかし，腎機能障害が

あると偽陽性となるため注意が必要である．

病期診断については他稿を参照．

## 治療の実際

### 1 初回治療（図 1）

#### 1．小細胞肺癌治療の変遷

SCLC は，薬物療法により全生存期間（overall survival：OS）の延長が示されている．2000 年頃までは，シスプラチン（CDDP）/エトポシド（ETP）による PE 療法がわが国，海外の標準治療とされていた．しかし，2002 年にわが国で PS 0 ～ 2・70 歳以下の未治療 ED-SCLC 患者を対象とし，CDDP/CPT-11 療法（PI 療法）と PE 療法を比較する第Ⅲ相試験（JCOG9511 試験）が行われ，OS，無増悪生存期間（progression free survival：PFS），奏効率すべてにおいて PI 療法が有意に良好であった（OS 中央値 12.8 ヵ月 vs. 9.4 ヵ月，PFS 中央値 6.9 ヵ月 vs. 4.8 ヵ月，奏効率 84.4％ vs. 67.5％）．

また，わが国で PI 療法と CDDP/AMR（PA）療法を比較した第Ⅲ相試験（JCOG0509 試験）では，PA 療法の PI 療法に対する非劣性は示されず，PI 療法で OS が良好（OS 中央値 17.9 ヵ月 vs. 14.9 ヵ月，HR 1.41，95％ 信頼区間（CI）1.10-1.80）であった．これら試験の結果から，わが国では PI 療法が PS 0 ～ 2・70 歳以下の ED-SCLC の標準治療となった．しかし，海外でも PI 療法と PE 療法を比較する比較試験が多数行われたが，そのほとんどで PI 療法の優越性は証明できず，海外では PE 療法が標準治療のまま変わらなかった．

また，わが国で PS 0 ～ 2・70 歳以上もしくは PS 3・70 歳未満を対象にしたカルボプラチン（CBDCA）/ETP 療法（CE 療法）と分割 PE 療法との第Ⅲ相試験（JCOG9702 試験）

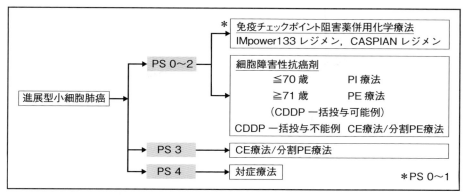

図1　ED-SCLCの初回治療フローチャート　　　　（文献1より引用）

が行われ，OS，PFS，奏効率の有意差は示されなかった（CE療法 vs. 分割PE療法：生存期間中央値10.6ヵ月 vs. 9.9ヵ月，PFS中央値5.2ヵ月 vs. 4.7ヵ月，奏効率73% vs. 73%）．

以上から，これまでのED-SCLCの初回薬物療法はPS 0～2・70歳以下ではPI療法が，PS 0～2・71歳以上でCDDPの一括投与が可能な場合にはPE療法，PS 0～2・71歳以上でCDDPの一括投与が困難な場合（腎障害，心機能低下例など）においては，CE療法もしくは分割PE療法が推奨されてきた．しかし，後述するIMpower133試験[1]，CASPIAN試験[2]が発表され細胞肺癌の初回薬物療法においてもICI併用療法が使用できるようになった．

**2．免疫チェックポイント阻害薬併用療法**

PS 0～1の未治療ED-SCLC患者においては，現在，CE療法にICIであるアテゾリズマブ（抗PD-L1抗体）を併用したレジメン（IMpower133レジメン）とプラチナ製剤（CDDPあるいはCBDCA）/ETP療法にデュルバルマブ（抗PD-L1抗体）を併用したレジメン（CASPIANレジメン）の2種類が使用できる．この背景となる試験を紹介する．PS 0～1の未治療ED-SCLC患者に対してCE療法にICIであるアテゾリズマブ（抗PD-L1抗体）の上乗せ効果をみた第Ⅲ相試験（IMpower133試験）では，アテゾリズマブ併用群で有意にOS，PFSの延長がみられた（OS中央値12.3ヵ月 vs. 10.3ヵ月（HR 0.70，95% CI 0.54-0.91），PFS中央値5.2ヵ月 vs. 4.3ヵ月（HR 0.77，95% CI 0.62-0.96））．この結果をもってCE療法＋アテゾリズマブはPS 0～1患者の初回治療として承認された．その後，同じくPS 0～1の未治療ED-SCLCを対象にプラチナ製剤（CDDPあるいはCBDCA）/ETP療法にデュルバルマブ（抗PD-L1抗体）もしくはデュルバルマブ/トレメリムマブ（抗CTLA-4抗体）を併用する治療を比較した第Ⅲ相試験（CASPIAN試験）においても，デュルバルマブ併用群は対照群よりも有意にOS（OS中央値12.9ヵ月 vs. 10.5ヵ月，HR 0.71，95% CI 0.60-0.86））を延長し，PFSに関してもよい傾向がみられ（PFS中央値5.1ヵ月 vs. 5.4ヵ月，HR 0.80，95% CI 0.66-0.96），プラチナ製剤（CDDPあるいはCBDCA）/ETP療法＋デュルバルマブもPS 0～1患者の初回治療として承認された．

一方，デュルバルマブ/トレメリムマブ併用群は対照群と比較し，主要評価項目であるOSに統計学的に有意な延長は認められなかった．

CASPIAN試験の長期フォローアップデータでは，3年生存率と2年無増悪生存割合は

デュルバルマブ併用群で 17.6％，11％である
のに対して対照群は 5.8％，2.9％であり
SCLC においても ICI による長期奏効例が一
定数存在することが示された．2023 年に
IMpower133 試験の長期フォローアップデー
タ（IMbrellaA）が発表され，アテゾリズマ
ブ併用群の 5 年生存率は 12％であった．長
期フォローアップが想定されていない試験で
あり，対照群のデータがない，ロールオー
バーされていない症例があることなどを踏ま
えても，CASPIAN 試験と合わせて，再現性
をもって ICI の長期奏効の可能性が示された．

IMpower133 レジメンと CASPIAN レジ
メンの違いは CASPIAN レジメンでは
CDDP が選択できること，無症候性未治療
脳転移が組み入れ可能であったこと，
IMpower133 レジメンでは，化学放射線療法
後再発例（6 ヵ月以上経過症例）であれば組
み入れ可能であったこと，維持療法における
各 ICI の投与間隔が IMpower133 レジメン
では 3 週間隔であるのに対し CASPIAN レ
ジメンでは 4 週間隔であることである．

IMpower133 レジメンと CASPIAN レジ
メンにおいて，奏効率や OS に大きな違いは
ないため，症例に応じて適宜いずれかを選択
する形となる．

### 3. PS 不良例

SCLC は薬物療法に対する感受性が良好で
あり，PS 不良例でも症状緩和や PS の改善
が期待できるようであれば薬物療法を検討す
る．IMpower133 試験，CASPIAN 試験は
PS 0 ～ 1 を対象にしていたため PS 2 以下の
症例に対してはエビデンスがない．非小細胞
肺癌において PS 不良例では ICI の効果が劣
ることが示されており，PS 2 以下の症例に
おいても有用かは今後検討が必要である．し
たがって PS 2 以下に対して推奨されている
のは，これまで通り PI 療法（70 歳以下），71

歳以上で CDDP 一括投与可能であれば PE
療法，CDDP 一括投与が困難な場合は CE 療
法もしくは分割 PE 療法となる．PS 3 におい
ては CE 療法もしくは分割 PE 療法が選択肢
となりうる．しかし PS 4 に関しては，毒性
や治療関連死の危険性を十分考慮する必要が
あり，原則的には緩和治療が勧められる．

### 2 再発例に対する治療

LD 症例の 75 ～ 80％，ED 症例ではほぼ
全例において再発がみられるが，初回薬物療
法が奏効し，かつ初回治療終了後から再発ま
での期間が長い患者（60 ～ 90 日以上の場合
が多い）は「sensitive relapse」，それ以外は
「refractory relapse」と定義されることが多
く，sensitive relapse のほうが再発時の薬物
療法の効果が高く，生存期間が長い．

### 1. sensitive relapse

Sensitive relapse に対しては，海外で行わ
れた比較試験の結果からノギテカン（NGT）
単剤が世界的な標準治療と考えられている．
しかし，わが国で PS 0 ～ 1 の sensitive re-
lapse に対する CDDP/ETP/CPT-11（PEI）
療法と NGT 単剤療法を比較する第Ⅲ相試験
で，PEI 療法が有意に OS を延長（18.2 ヵ月
vs. 12.5 ヵ月，HR 0.67，95％ CI 0.51-0.88）
し治療選択肢のひとつとなった．問題点とし
て，PEI 療法群は G-CSF 製剤の予防投与下
で発熱性好中球減少症が 31％発症してお
り，毒性面から投与対象は慎重に考える必要
がある．また，わが国で開発されたアムルビ
シン（AMR）と NGT との第Ⅲ相比較試験[3]
のサブグループ解析では，sensitive relapse
例で OS における AMR の優越性は示せな
かった（OS 中央値 9.2 ヵ月 vs. 9.9 ヵ月，HR
0.936，95％ CI 0.724-1.211）．しかし，9 つの
前向き試験を合わせたシステマティックレ
ビューにおいて，sensitive relapse に対する

AMRの効果は日本人で奏効率61%，1年生存率51%と良好な成績であり，治療の選択肢のひとつと考えられている．re-challengeのエビデンスに関しては，sensitive relapse症例に対してCE療法のre-challengeとNGTを比較した第Ⅲ相試験[4]で，主要評価項目であるPFSがre-challenge群で有意に良好（PFS中央値4.7ヵ月 vs. 2.7ヵ月，HR 0.6，95%CI 0.4-0.8）であった．OSに差はなかったものの，奏効率もre-challenge群で高く（49% vs. 25%），選択肢のひとつと考えられる．

## 2．refractory relapse

　再発SCLCに対するAMRとNGTとの第Ⅲ相比較試験[3]において全体ではOSに差はなかったものの，サブグループ解析ではrefractory relapseにおいてAMRによる生存期間の有意な延長が示された（OS中央値6.2ヵ月 vs. 5.7ヵ月，HR 0.766，95% CI 0.589-0.997）．わが国においてもrefractory relapse症例に対するAMR単剤の第Ⅱ相試験が行われ，奏効率は32.9%，OS中央値は8.9ヵ月と良好な治療成績であった．以上よりわが国では，refractory relapseに対してAMRが推奨されている．

　再発症例に関してもICIの効果をみた試験が複数行われているが，有用性は示せていない．現状，SCLCにおけるICIの使用は一次治療のみに限られている．

## 3．新規治療薬

　CD3とDLL3を標的とする二重特異性T細胞誘導（BiTE®）分子製剤であるタルラタマブの良好な効果が報告され[5]，日本国内で製造販売承認申請が行われている．プラチナ併用療法を含む2レジメン以上の前治療が無効であった進行再発ED-SCLC患者にタルラタマブ10mgを2週間ごとに投与した際の奏効率は40%であった．有害事象として，サイトカイン放出症候群の頻度が約50%と

高い薬剤であり副作用管理が重要であるが，奏効期間中央値が13ヵ月と，長期奏効の可能性も示され，今後が期待される薬剤である．

---

## 処 方 例

### 初回化学療法

● IMpower133 レジメン

処方　パラプラチン®注射液　AUC5，day1

　　　ラステット®注　100mg/m²，day1～3

　　　テセントリク®　1,200mg/body，day1　3週ごと，4サイクル

　　　その後，テセントリク®単剤で維持療法　3週ごと

● CASPIAN レジメン

処方　シスプラチン注　75～80mg/m²，day1 もしくはパラプラチン®注射液　AUC5～6，day1

　　　ラステット®注　80～100mg/m²，day1～3　3週ごと，4サイクル

　　　イミフィンジ®　1,500mg/body，day1　3週ごと，4サイクル

　　　その後，イミフィンジ®単剤で維持療法　4週ごと

● PI 療法

処方　シスプラチン注　60mg/m²，day1

　　　カンプト®注　60mg/m²，day1, 8, 15

　　　4週ごと，4サイクル

● PE 療法

処方　シスプラチン注　80mg/m²，day1

　　　ラステット®注　100mg/m²，day1～3　3週ごと，4サイクル

● CE 療法もしくは分割 PE 療法

処方　パラプラチン®注射液　AUC5，day1（シスプラチン注　25mg/m²，

進展型小細胞肺癌　425

```
                                     day1 ～ 3）
                                     ラステット®注　80 mg/m², day1
                                     ～ 3　3 週ごと，4 サイクル
```

**再発化学療法**

**処方 A　ハイカムチン®注射用**
　　　1.0 mg/m², day1 ～ 5　3 週ごと

**処方 B　カルセド®注射用　40 mg/m²,**
　　　day1 ～ 3　3 週ごと

**処方 C　PEI 療法**
　　　シスプラチン注 25 mg/m², day 1,8,
　　　ラステット®注　60 mg/m², day1 ～ 3
　　　カンプト®注　90 mg/m², day8,
　　　2 週ごと，5 サイクル

**処方 D　CE 療法（再投与）**
　　　パラプラチン®注射液 AUC5, day1
　　　ラステット®注　100 mg/m², day1 ～
　　　3　3 週ごと（最大 6 サイクル）

## 専門医に紹介するタイミング

　SCLC は病勢進行が速く，初診時に全身状態が不良であることも多い．速やかに診断・治療を行わなければ治療介入のタイミングを逸する可能性もあり，小細胞肺癌が疑われた時点で化学療法に精通した施設に紹介する．

## 専門医からのワンポイントアドバイス

　SCLC は喫煙と関連が深く，日常診療では間質性肺炎との合併例もしばしば経験する（5 ～ 23％）．しかしながら，CPT-11 は間質性肺炎があれば禁忌，AMR は胸部 X 線写真で明らかで臨床症状のある間質性肺炎に対しては禁忌，アテゾリズマブ，デュルバルマブや NGT に関しても慎重投与となっており，薬剤選択が限られ予後不良因子のひとつである．CE 療法は間質性肺炎合併 SCLC に対す

る安全性を示す前向きデータがあり，間質性肺炎合併 SCLC においてはプラチナ製剤＋ETP 療法が現在の主流となっている．初回治療でアテゾリズマブやデュルバルマブの上乗せをするかは，症状や呼吸機能，画像所見などを踏まえ総合的に判断いただきたい．

　また，SCLC は治療中に脳転移が出現することも多く，病勢進行が速いため脳転移があれば全脳照射を行うことが勧められてきた．しかし，近年，ICI の登場や MRI の性能向上などから，SCLC に対する定位放射線治療（stereotactic radiosurgery：SRS）の有効性も検討されている．頭部 MRI のフォローアップができる環境であることが前提ではあるが，SRS もオプションのひとつになる可能性がある．

─────── 文　献 ───────

1) Horn L, Mansfield AS, Szczęsna A et al：First-line atezolizumab plus chemotherapy in extensive-stage small-cell lung cancer. N Engl J Med 379：2220-2229, 2018

2) Paz-Ares L, Dvorkin M, Chen Y et al：Durvalumab plus platinum-etoposide versus platinum-etoposide in first-line treatment of extensive-stage small-cell lung cancer（CASPIAN）：a randomised, controlled, open-label, phase 3 trial. Lancet 394：1929-1939, 2019

3) von Pawel J, Jotte R, Spigel DR et al：Randomized phase Ⅲ trial of amrubicin versus topotecan as second-line treatment for patients with small-cell lung cancer. J Clin Oncol 32：4012-4019, 2014

4) Baize N, Monnet I, Greillier L et al：Carboplatin plus etoposide versus topotecan as second-line treatment for patients with sensitive relapsed small-cell lung cancer：an open-label, multicentre, randomised, phase 3 trial. Lancet Oncol 21：1224-1233, 2020

5) Ahn MJ, Cho BC, Felip E et al：Tarlatamab for patients with previously treated small-cell lung cancer. N Engl J Med 30：2063-2075, 2023

## 12. 肺腫瘍

# I，II 期非小細胞肺癌

**河口洋平，池田徳彦**
東京医科大学 呼吸器・甲状腺外科学分野

**POINT**

- ●「肺癌診療ガイドライン」は日本肺癌学会により作成され，執筆時点で最新のものは 2023 年版である（web 掲載のみ）．
- ●このガイドラインは，UICC–TNM 分類第 8 版に基づいて作成された「肺癌診療ガイドライン 2023 年版」と，新たに編集された外科療法にかかわるガイドラインを合わせたものである．

---

### ガイドラインの現況

　最新版ガイドラインでの I 期・II 期非小細胞肺癌の手術適応について変更はなく，外科的切除が可能な例では手術が第一選択である．術式は区域切除あるいは肺葉切除が推奨され，区域切除が標準術式のひとつとなった．リンパ節郭清には系統的と選択的の 2 通りがあり，基本的には予後を大きく左右しないと認識されているが，正確な病理病期による術後の治療方針を決定する意義を有する．

　II 期の一部の症例に対しては，術前にシスプラチン併用化学療法と免疫チェックポイント阻害薬を併用した術前導入療法が提案される．

　腫瘍径 2 cm を超える病理病期 I A，I B および II A 期ではテガフール・ウラシル内服，II 期ではシスプラチンに第三世代抗癌薬を加えた術後補助化学療法が推奨される．免疫チェックポイント阻害薬を用いた術後補助療法は，II 期の一部に対してシスプラチン併用化学療法を行った後にアテゾリズマブを投与することが提案される．II 期の EGFR 遺伝子変異陽性例に対してはシスプラチン併用化学療法を行った後にオシメルチニブを用いた術後補助化学療法が提案される．術後放射線治療は行わないことが推奨されている．放射線治療は，臨床病期 I 期の耐術不能例に代替療法として施行してもよい．

---

**【本稿のバックグラウンド】** 本稿は，日本肺癌学会「肺癌診療ガイドライン（2023 年版）」をもとに，I 期・II 期非小細胞肺癌の周術期治療について記載した．ガイドラインに記載がない事項については，実臨床を交えて記載した．

## どういう疾患・病態か

　肺胞・気管支上皮由来の悪性腫瘍である．TNM分類により病期診断を行うが，Ⅰ期はリンパ節・遠隔転移のない充実成分径4cm以下のもの，Ⅱ期は4～7cmでリンパ節・遠隔転移のないもの，または5cm以下で同側肺門までのリンパ節転移があるものが含まれる．ただし，いずれも胸壁や縦隔・横隔膜・多臓器への直接浸潤があるものは除く．

　臨床病期でのT因子，特にT1については UICC-TNM 分類第8版において，腫瘍径と充実成分径によってT因子が決定される．充実成分径3cm以下をT1とし，さらに充実成分径に応じて Tis，T1mi，T1a～T1c に分類される[1]．

## 治療に必要な検査と診断

　病理診断・病期診断については他稿の通りである．

　耐術能の評価としては，安静時心電図と呼吸機能検査が行われる．それぞれ，異常があった症例には適宜精査を追加する．

　肺葉切除以上に耐容しうるかどうかは，呼吸機能検査や肺血流シンチグラムから術後予測肺機能を算出し，術後予測1秒量（forced expiratory volume：FEV1.0）≧800mL/body などの指標が参考値として用いられているが，普遍的な指標ではない．

## 治療の実際

　臨床病期別の5年生存率は UICC Ver. 8 でそれぞれⅠA1期（$n=781$）：92％，ⅠA2期（$n=3,105$）：83％，ⅠA3期（$n=2,417$）：77％，ⅠB期（$n=1,928$）：68％，ⅡA期（$n=585$）：60％，ⅡB期（$n=1,453$）：53％で

あった[1]．

　標準術式は，臨床病期 IA1～IA2 期に対しては区域切除あるいは肺葉切除であり，IA3～Ⅱ期では肺葉切除以上である．日本胸部外科学会の学術調査によれば，2020年には本邦で45,436件の原発性肺癌手術が行われ，年々増加傾向にある．そのうち臨床病期Ⅰ期34,646例（76％），Ⅱ期5,233例（12％）であった[1]．

### 1 リンパ節郭清

　リンパ節を縦隔脂肪織ごと一塊に摘出する「系統的リンパ節郭清」，原発巣の位置によって郭清領域を選択して行う「選択的リンパ節郭清」，領域で一部のリンパ節のみ摘出する「サンプリング」がある．郭清が治療成績の改善を証明する明確なデータはない．しかし，正確な病理病期を把握し，術後補助化学療法の適応を検討するため，縦隔リンパ節郭清を行うことが推奨されている．

### 2 縮小手術

　区域切除と部分切除を指す．適応の目安として，腫瘍径や画像所見から悪性度の低い症例に積極的に行う場合と，低肺機能症例や併発疾患の多い症例の耐術能を考慮して葉切除の代用として消極的に行う場合がある．

　近年，画像診断技術の向上によって小型肺癌が発見される機会が増えたこと，高分解能CTで悪性度の推測も可能になり，すりガラス影主体の高分化腺癌ではリンパ節転移がほとんどないことがわかってきた．また，肺野末梢に存在する臨床病期 IA 期かつ腫瘍径2cm以下で充実成分が優位の病変に対して肺葉切除と区域切除の全生存期間を比較する非劣勢比較試験が行われ，5年生存率で肺葉切除91.1％，縮小手術94.3％と，縮小手術が有意に予後良好であった[4]．また，肺野末梢

に存在する臨床病期IA期かつ腫瘍径3cm以下ですりガラス成分が優位の病変に対して区域切除を施行する単群の臨床試験が行われ，5年無再発生存率が98.0％と良好な予後を示した[3]．以上からガイドラインでも腫瘍径3cm以下のIA1〜IA2期に対しては区域切除が標準術式のひとつとして推奨されている．

### 3 術前薬物療法

EGFR遺伝子変異/ALK融合遺伝子を認めない切除可能な臨床病期IB〜ⅢA期（第7版）を対象として，術前にプラチナ製剤併用療法にニボルマブ療法を追加する群と，プラチナ製剤併用療法のみを行う群（化学療法群）を比較した第Ⅲ相試験が行われた．無イベント生存期間において，ニボルマブ併用群が化学療法群に対して有意に予後延長を示した．主要評価項目のひとつである病理学的完全奏効割合は，ニボルマブ併用群で24.0％，化学療法群で2.2％であった[4]．ガイドラインでは，EGFR遺伝子変異/ALK融合遺伝子陰性または不明の臨床病期Ⅱ/Ⅲ期に対して，術前にプラチナ製剤併用療法とニボルマブを併用した治療を行うよう提案している．

### 4 術後補助化学療法

わが国では，TNM分類第7版における術後病理病期Ⅰ期の腺癌を対象にテガフール・ウラシルを2年間投与することによって，有意に生存期間の延長が認められた．サブセット解析ではあるが，この傾向はⅠB期（T＞3cm）でより顕著であり，術後5年生存率はテガフール・ウラシル投与群84.9％，非投与群73.5％であった．現在のTNM分類第8版におけるⅡA期は第7版以前でのⅠ期あるいはⅠB期に相当するため，病変全体径が2cmを超える術後病理病期ⅠA/ⅠB/ⅡA期

の非小細胞肺癌にはテガフール・ウラシル投与が勧められることになる．しかし，手術単独でも予後良好な高分化腺癌に対しても予後の改善効果があるかは意見が分かれるところである．

Ⅱ期では，肺癌根治術後にシスプラチンを用いた術後補助化学療法を行うことで，無病生存率および5年生存率の向上が得られる．しかし，シスプラチン併用化学療法を行った症例のうち治療関連死も1％程度存在するため，リスクを考慮して慎重に行う必要がある．

免疫チェックポイント阻害薬を用いた術後補助療法については，完全切除が行われた病理病期Ⅱ/Ⅲ期非小細胞肺癌患者のうち腫瘍細胞中のPD-L1が1％以上発現している患者に対して，シスプラチン併用化学療法を施行した後にアテゾリズマブを投与した群が支持療法群と比較して有意に無病生存期間を延長させた[5]．PD-L1陽性非小細胞肺癌患者に対する術後補助療法として，アテゾリズマブは2022年5月にわが国でも承認され，従来のプラチナベースの補助化学療法を行った後にアテゾリズマブを1年間投与する．しかし，サブグループ解析ではPD-L1発現率によって効果に差がみられたことから，ガイドラインではPD-L1発現率が50％以上の症例に対してシスプラチン併用化学療法後のアテゾリズマブの投与が提案される一方，PD-L1発現率が1〜49％の症例に対しては益と害のバランスを決定するだけの根拠が明確でないとして推奨度が決定不能とされている．

分子標的薬による術後補助療法については，病理病期Ⅱ/Ⅲ期非小細胞肺癌患者のEGFR遺伝子変異陽性例でEGFR-TKI（チロシンキナーゼ阻害薬）であるオシメルチニブを用いる臨床試験が行われた．オシメルチニブ内服群の5年生存率が85％，支持療法群が73％と，オシメルチニブ内服群が支持

療法群に対して有意に全生存期間を延長させた[6]．術後補助療法としてのオシメルチニブは 2022 年 8 月に本邦で承認され，ガイドラインでもプラチナ製剤併用化学療法後のオシメルチニブの投与が提案されている．

## 処方例

### 周術期

周術期は，創痛をしっかりコントロールすることで深呼吸や離床を促し，合併症予防に努める．
処方　ロキソニン® 錠 60 mg　1 回 1 錠
　　　1 日 3 回　毎食後　7 日
　　　タケプロン®OD 錠 15 mg　1 回 1 錠
　　　1 日 1 回　朝食後　7 日

● 神経痛が強い場合には
処方　リリカ® カプセル 25 mg　1 回 1～2 錠　1 日 2 回　朝夕食後
　　　ふらつきの副作用が強いため，添付文書よりも少なめである．

● さらにコントロール不良例には
処方　オキノーム® 散 2.5 mg　1 包
　　　疼痛時

● 気道内分泌が多い症例には
処方　ムコダイン® 錠 500 mg　1 回 1 錠
　　　1 日 3 回　毎食後　7 日
　　　ムコソルバン® 錠 15 mg　1 回 1 錠
　　　1 日 3 回　毎食後　7 日

### I 期の術後補助化学療法レジメン

処方　ユーエフティ® 配合カプセルまたは配合顆粒　250 mg/m² 　2 年

### II 期の術後補助化学療法レジメン

処方　シスプラチン注 80 mg/m² 　day1
　　　＋ビノレルビン 25 mg/m² 　day1, 8
各施設によりレジメンは異なり，制吐薬も指定がある場合が多いが，内服を追加する場合には，
　　　ナウゼリン®OD 錠 10 mg　1 回 1 錠
　　　1 日 3 回　毎食前　7 日
ビノレルビンは便秘が強く出ることが多いため，
　　　酸化マグネシウム錠 330 mg　1 回 1～2 錠　1 日 3 回　毎食後　7 日
　　　プルゼニド錠® 12 mg　1～2 錠
　　　便秘時
　　　ラキソベロン® 内用液 0.75%　5～20 滴　便秘時
などを適宜併用する．

### 免疫チェックポイント阻害薬による術後補助化学療法レジメン

処方　テセントリク® 注 1200 mg　day1
　　　1 年

### 分子標的薬による術後補助化学療法レジメン

処方　タグリッソ® 錠 80 mg　1 回 1 錠
　　　1 日 1 回　3 年

## 専門医へ紹介するタイミング

胸部異常陰影を認め，CT を施行して肺癌を疑う所見を認めたら，速やかに専門医へ紹介することが肝要である．いたずらに経過観察している間に病勢が進行して早期治療の機会を逸してはならない．重度喫煙者，間質性肺炎，COPD の経過観察中に新たな陰影が出現した場合は注意を要する．女性では非喫煙者であっても高分化腺癌を罹患することが

あることも念頭におく.

## 専門医からのワンポイントアドバイス

　喫煙は肺癌とともに虚血性心疾患, 咽喉頭癌, 食道癌などさまざまな疾患の危険因子である. 喫煙者には折に触れて禁煙を促すのが, 医療者の責務と考える.

　小型肺癌は症状もないため, CT などで偶発的に発見される場合も多い. 他疾患の診療で胸部 CT を施行した際にも, 改めて肺野条件で肺内に結節・腫瘤影の存在の有無などを確認されたい.

### 文　献

1) Committee for Scientific Affairs, The Japanese Association for Thoracic Surgery ; Matsumiya G, Sato Y, Takeuchi H et al : Thoracic and cardiovascular surgeries in Japan during 2020 Annual report by the Japanese Association for Thoracic Surgery. Gen Thorac Cardiovasc Surg 72 : 61-94, 2023

2) Saji H, Okada M, Tsuboi M et al : Segmentectomy versus lobectomy in small-sized peripheral non-small-cell lung cancer (JCOG0802/WJOG4607L) : a multicentre, open-label, phase 3, randomised, controlled, non-inferiority trial. Lancet 399 : 1607-1617, 2022

3) Aokage K, Suzuki K, Saji H et al : Segmentectomy for ground-glass-dominant lung cancer with a tumour diameter of 3 cm or less including ground-glass opacity (JCOG1211) : a multicentre, single-arm, confirmatory, phase 3 trial. Lancet Respir Med 11 : 540-549, 2023

4) Forde P, Spicer J, Lu S et al : Neoadjuvant nivolumab and chemotherapy in resectable lung cancer. N Engl J Med 386 : 1973-1985, 2022

5) Felip E, Altorki N, Zhou C et al : Adjuvant atezolizumab after adjuvant chemotherapy in resected stage IB-IIIA non-small-cell lung cancer (IMpower010) : a randomized, multicentre, open-label, phase 3 trial. Lancet 398 : 1344-1357, 2021

6) Tsuboi M, Herbst R, John T et al : Orverall survival with osimertinib in resected *EGFR*-mutated NSCLC. N Engl J Med 389 : 137-147, 2023

I, II期非小細胞肺癌　431

## 12. 肺腫瘍

# Ⅲ期非小細胞肺癌

かさはらかず お
**笠原寿郎**
日本医科大学付属病院 呼吸器内科

**POINT**
- ●Ⅲ期非小細胞肺癌は多彩な病態を含んでいる.
- ●外科的手術,放射線治療,薬物療法を機能的に組み合わせることで「治癒」に持ち込むことが治療目的となる.
- ●分子標的薬,免疫チェックポイント阻害薬がⅢ期非小細胞肺癌の治療に導入されて治療成績の改善が期待されており,最新情報に基づいた治療を心掛けるべきである.

## ガイドラインの現況

日本肺癌学会の「肺癌診療ガイドライン」[1]ではⅢ期非小細胞肺癌は外科治療の分野で手術適応から胸壁合併切除まで幅広く議論されており,放射線療法,薬物療法の周術期治療まで多くのCQが設定され記載されている.広くカバーされており,多彩な病態を含むⅢ期非小細胞肺癌の診療に有益と考えられる.

【本稿のバックグラウンド】 肺癌診療ガイドラインは毎年更新されており,執筆時点での最新版は2023年版になる.肺がんの診療ガイドラインはASCO,NCCNをはじめ多く発表されているが,治療の変遷は目覚ましいものがあり,「肺癌診療ガイドライン2024年版」(2024年11月発表)を含め最新の情報にアップデートしていく必要がある.

## どういう疾患・病態か

Ⅲ期非小細胞肺癌は極めて多彩な病態を含む.世界肺癌学会(IASLC)では現在TNM分類第9版の作成を行っており,案が公開されている[2].それによると縦隔リンパ節転移の個数によりN2aとN2bに分類するとしている.すなわちN2aは単数の縦隔リンパ節転移,N2bは複数のリンパ節転移をきたしたものとされている.従来T1(a~c)N2で単発の縦隔リンパ節転移を示した症例はⅢA期と診断されていたが,第9版ではT1(a~c)N2aはⅡB期に下げられ,T1(a~c)N2bがⅢA期と分けて病期診断されることとなる(表1).この案は原稿執筆段階では正式には決定ではなく今後決定されると思われる.本稿では,治療反応性や予後に関する報告がまだ少ないこと,従来の臨床試験が第8版をもとに行われているものがほとんどであることから第8版の病期診断に基づいて解説したい.

**表 1　TNM 分類 第 8 版と第 9 版（案）**

TNM 分類 第 8 版

| T/N | Label | N0 | N1 | N2 | N3 |
|---|---|---|---|---|---|
| T1 | T1a | IA1 | ⅡB | ⅢA | ⅢB |
|  | T1b | IA2 | ⅡB | ⅢA | ⅢB |
|  | T1c | IA3 | ⅡB | ⅢA | ⅢB |
| T2 | T2 隣接浸潤 | ⅠB | ⅡB | ⅢA | ⅢB |
|  | T2a 3〜4cm | ⅠB | ⅡB | ⅢA | ⅢB |
|  | T2b 4〜5cm | ⅡA | ⅡB | ⅢA | ⅢB |
| T3 | T3 5〜7cm | ⅡB | ⅢA | ⅢB | ⅢC |
|  | T3 隣接浸潤 | ⅡB | ⅢA | ⅢB | ⅢC |
|  | T3 同一肺葉内の結節 | ⅡB | ⅢA | ⅢB | ⅢC |
| T4 | T4>7cm | ⅢA | ⅢA | ⅢB | ⅢC |
|  | T4 隣接浸潤あり | ⅢA | ⅢA | ⅢB | ⅢC |
|  | T4 同側他肺葉転移 | ⅢA | ⅢA | ⅢB | ⅢC |
| M1 | M1a 胸膜播種 | ⅣA | ⅣA | ⅣA | ⅣA |
|  | M1a 対側肺の結節 | ⅣA | ⅣA | ⅣA | ⅣA |
|  | M1b 単独の他臓器転移 | ⅣA | ⅣA | ⅣA | ⅣA |
|  | M1c 多発の他臓器転移 | ⅣB | ⅣB | ⅣB | ⅣB |

TNM 分類 第 9 版

| T/N | Label | N0 | N1 | N2a | N2b | N3 |
|---|---|---|---|---|---|---|
| T1 | T1a | IA1 | ⅡB | ⅡB | ⅢA | ⅢB |
|  | T1b | IA2 | ⅡB | ⅡB | ⅢA | ⅢB |
|  | T1c | IA3 | ⅡB | ⅡB | ⅢA | ⅢB |
| T2 | T2 隣接浸潤 | ⅠB | ⅡB | ⅢA | ⅢA | ⅢB |
|  | T2a 3〜4cm | ⅠB | ⅡB | ⅢA | ⅢA | ⅢB |
|  | T2b 4〜5cm | ⅡA | ⅡB | ⅢA | ⅢA | ⅢB |
| T3 | T3 5〜7cm | ⅡB | ⅢA | ⅢA | ⅢB | ⅢC |
|  | T3 隣接浸潤 | ⅡB | ⅢA | ⅢA | ⅢB | ⅢC |
|  | T3 同一肺葉内の結節 | ⅡB | ⅢA | ⅢA | ⅢB | ⅢC |
| T4 | T4>7cm | ⅢA | ⅢA | ⅢB | ⅢB | ⅢC |
|  | T4 隣接浸潤あり | ⅢA | ⅢA | ⅢB | ⅢB | ⅢC |
|  | T4 同側他肺葉転移 | ⅢA | ⅢA | ⅢB | ⅢB | ⅢC |
| M1 | M1a 胸膜播種 | ⅣA | ⅣA | ⅣA | ⅣA | ⅣA |
|  | M1a 対側肺の結節 | ⅣA | ⅣA | ⅣA | ⅣA | ⅣA |
|  | M1b 単独の他臓器転移 | ⅣA | ⅣA | ⅣA | ⅣA | ⅣA |
|  | M1c1 1臓器の多発転移 | ⅣB | ⅣB | ⅣB | ⅣB | ⅣB |
|  | M1c2 2つ以上の臓器の多発転移 | ⅣB | ⅣB | ⅣB | ⅣB | ⅣB |

原著では第 9 版のⅢA 期・ⅡB 期の記載に誤りがあるものと考えられる．上表はその趣旨から訂正したものを掲載する．

（文献 2 を参照して作成）

## 治療に必要な検査と診断

### 1 診　断

　「肺癌診療ガイドライン 2023 年版」では TNM 因子の診断のために胸部造影 CT，FDG-PET/CT を推奨している．CT はいうまでもなく，病変の性状，正常構造との関係を正確に捉えることができる．隣接臓器への浸潤の診断にも有用であり，病期診断において重要である．FDG-PET/CT は T 因子の正診率が高く，T3，T4 の診断に推奨されて

いる．MRI はすべての症例には推奨されないが縦隔・胸壁浸潤，腫瘍周囲の無気肺との鑑別に有用とされ，CT と併用することが望ましい．CT，FDG-PET/CT いずれも N 因子の診断にも有用で，推奨の強さ 1，エビデンスの強さ A で推奨されており，T 因子，N 因子の診断にはこれら 2 つの検査を行うことが重要である．Ⅲ期非小細胞肺癌であると診断するためには遠隔転移を否定することが必要であるが，これには FDG-PET/CT が推奨される．注意を要するのは FDG-

PET/CT で単発の遠隔転移が疑われた際であり，できる限り MRI など他の画像診断や組織診断で確認する必要がある．

## ② 病期分類の基準とその意義

上記の検査から診断を行うが，第8版の病期診断基準においても幅広い病態が含まれる．すなわち，T4N0（7cm 以上の腫瘍，脊椎浸潤，縦隔浸潤など）はⅢ期（ⅢA）であり，原発が小さくても（T1）対側肺門・縦隔リンパ節転移を伴えばⅢ期（ⅢC）である．症例によって外科的手術を考慮する症例，化学放射線療法を選択される例，Ⅳ期肺癌と同様に考えねばならない症例などさまざまである．

## 治療の実際

### ① 治療方針の決定—多職種チームによる治療方針の検討

上述のようにⅢ期非小細胞肺癌は多彩な病態が入り混じっている集団と考えられる．症例によっては手術を優先すべき症例も多いし，化学放射線療法を選択する症例もある．さらに後述するが，周術期に免疫チェックポイント阻害薬（ICI）を含んだ治療を行う症例もある．それぞれに予後が異なる可能性も高く，呼吸器内科医，呼吸器外科医，放射線治療医，病理医を含め治療法を検討すべきである．また患者の全身状態の評価や患者の希望など共同意思決定（shared decision making：SDM）をもとに治療法を決定することが望まれる．この点は「肺癌診療ガイドライン」でも推奨の強さ1，エビデンスの強さCとなっているが，現在の医学レベルから考えて必須の事項といえる．

## ② 外科治療—手術適応

近年の周術期治療の進歩によりⅢ期非小細胞肺癌に対して手術単独の治療を強く推奨する根拠は薄くなりつつある．「肺癌診療ガイドライン 2023 年版」では「EGFR 遺伝子変異／ALK 融合遺伝子陰性もしくは不明例に対して，術前にプラチナ製剤併用療法とニボルマブを併用した治療を行うよう提案する．」とある．T3N0〜1，胸壁浸潤癌（ⅢA 期）では胸壁合併切除が推奨されており，T4N0〜1 でも手術が推奨されている．これらの症例も最新の周術期治療の大規模臨床試験の対象として含まれているもので，手術単独でよいか，今後変化する可能性がある．2024 年版の診療ガイドラインを参照する必要があると考えられる．一方で術前薬物療法の試験では15〜20％の症例が病勢進行や薬物療法の有害事象で手術不能であったことが報告されており，治療選択には十分な議論が必要である．

## ③ 薬物療法

### 1．同時化学放射線療法の適応と効果

切除不能局所進行非小細胞肺癌に対する放射線単独療法と化学放射線療法の比較試験をまとめたメタ解析の結果，シスプラチンを含む化学療法と放射線療法の併用群の生存率が放射線療法単独群に比較して有意に良好であったとされている（ハザード比（HR）0.87，p＝0.0052，2 年時点での死亡リスクを15〜30％減少）．古い解析ではあるもののこれを根拠に現在の標準療法が考えられている．これらのメタ解析には高齢者の割合が低いこともあるが，JCOG0301 試験では高齢者を対象として低用量 CBDCA（30mg/m$^2$ 週5 回，計 20 回の投与）＋放射線療法併用群で放射線療法単独群に比較して有意に全生存期間が長かったことが報告されている（HR

0.68，95％信頼区間（CI）0.47-0.98，p＝0.0179，中央値22.4ヵ月 vs. 16.9ヵ月）．

## 2．Ⅲ期ドライバー遺伝子異常陽性肺癌の治療

Ⅳ期 EGFR 遺伝子変異陽性肺癌では EGFR チロシンキナーゼ阻害薬（TKI）が標準療法と考えられる．優れた抗腫瘍効果と耐容可能な有害事象からより早期の症例を対象に広げるべくいくつかの試験が行われた．IMPACT 試験は，西日本がん研究機構（WJOG）が行った，EGFR 遺伝子変異陽性非小細胞肺癌完全切除後の補助療法としてゲフィチニブと標準的なシスプラチン＋ビノレルビン療法を比較するランダム化比較第Ⅲ相試験である．無再発生存期間（DFS）はゲフィチニブ群で有意に延長したが（35.9ヵ月 vs. 25.1ヵ月），全生存期間（OS）は統計学的に有意な差は認められなかった（HR 0.92，95％ CI 0.67-1.28，p＝0.63）．CTONG1104 試験は IMPACT 試験とほぼ同様の試験で，ゲフィチニブ群で DFS の有意な延長を認めたものの OS は延長しなかった．術後療法として EGFR-TKI の有用性を示したのは ADAURA である．ADAURA[3] は病理病期 IB～ⅢA 期の完全切除された EGFR 遺伝子変異陽性肺癌に対して行われたオシメルチニブとプラセボの比較試験である．観察期間中央値60ヵ月超の段階でオシメルチニブ群は5年生存率を12％改善した．本邦では IB 期術後には UFT が行われることが多いが，この症例を除いたⅡ～ⅢA 期の症例のサブグループでも5年生存率12％（5年 OS 率 85％ vs. 73％，HR 0.49，95％ CI 0.33-0.73，p＜0.001）の改善が得られており，オシメルチニブの有用性が確立された．「肺癌診療ガイドライン」でも推奨の強さ2，エビデンスの強さBとされた．オシメルチニブの投与期間が3年と長く，一部の委員から懸念する声もあり，推奨の強さ2となった．

Ⅲ期 ALK 融合遺伝子陽性肺癌では ALINA 試験が行われた[4]．完全切除後の ALK 融合遺伝子陽性肺癌症例に対してアレクチニブとプラチナ併用化学療法の有用性と安全性を評価する第Ⅲ相試験で，IB～ⅢA 期症例231例が参加した．主要評価項目である DFS はアレクチニブ群で未到達，化学療法群で44.4ヵ月であった（HR 0.24，95％ CI 0.13-0.24，p＜0.0001）．OS は観察期間が短く評価できないが，脳転移の発症も減少しており，ALK 融合遺伝子陽性肺癌の完全切除後の標準療法と考えられる．注意を要するのはアレクチニブの用量で，Ⅳ期非小細胞肺癌に対して本邦では 300 mg 1日2回投与が適応量であるが，術後療法においては倍の 600 mg 1日2回投与となっていることである．

化学放射線療法後のⅢ期 EGFR 遺伝子変異陽性肺癌では LAURA 試験が行われた．この試験は切除不能Ⅲ期非小細胞肺癌の化学放射線で増悪しなかった症例を対象にオシメルチニブとプラセボを比較する試験である．2024年の米国臨床腫瘍学会で発表されており，「肺癌診療ガイドライン」には反映されていない．主要評価項目は無増悪生存期間（PFS）でオシメルチニブ群39.1ヵ月，プラセボ群5.6ヵ月で有意に延長した（HR 0.16）．OS は観察期間が短く判断するには時期尚早と言わざるを得ないが，HR は 0.81 とオシメルチニブ群で良好な結果が得られた．今後標準治療になる可能性がある．

## 3．免疫チェックポイント阻害薬を用いたⅢ期非小細胞肺癌の治療

完全切除後のⅡ～ⅢA 期の非小細胞肺癌に対しても ICI の周術期治療の試験が広く行われるようになった．（先述したように周術期治療，特に術前治療として ICIs 療法を行った場合の利点として，病理学的な解析が詳細に行える点が挙げられる．すでにいくつ

表2　ICI を用いた切除可能な非小細胞肺癌に対する ICI を用いた周術期治療の試験

| | 試験名 | 対象 | 試験治療群 | 標準治療 | 主要評価項目 | 主な結果 | 文献 |
|---|---|---|---|---|---|---|---|
| 術後治療 | IMpower010 | IB 期（4cm 以上）～ⅢA 期 | アテゾリズマブ単剤治療 | BSC | DFS | 腫瘍細胞の 1% 以上で PD-L1 を発現したⅡ～ⅢA 期の患者（HR：0.66, 95%CI：0.50～0.88, p=0.0039）およびⅡ～ⅢA 期の全患者（HR：0.79, 95 ％ CI：0.64～0.96, p=0.020）において, BSC に比較して改善 | Felip E, Altorki N, Zhou C et al；IMpower010 Investigators：Adjuvant atezolizumab after adjuvant chemotherapy in resected stage ⅠB-ⅢA non-small-cell lung cancer (IMpower010)：a randomised, multicentre, open-label, phase 3 trial. Lancet 398：1344-1357, 2021 |
| 術前治療 | CheckMate 816 | 切除可能な IB 期～ⅢA 期 | 術前ニボルマブ＋化学用法 | 化学療法 | EFS, pCR | EFS 中央値は, ニボルマブ併用群で 31.6 ヵ月（95%CI：30.2～未到達）, 化学療法単独群で 20.8 ヵ月（95%CI：14.0～26.7）であった（HR：0.63, 97.38%CI：0.43～0.91, p=0.005）。pCR を示した患者の割合は, 24.0% および 2.2%（オッズ比：13.94, 99%CI：3.49～55.75, p<0.001） | Forde PM, Spicer J, Lu S et al；CheckMate 816 Investigators：Neoadjuvant nivolumab plus chemotherapy in resectable lung cancer. N Engl J Med 386：1973-1985, 2022 |
| 術前＋術後治療 | CheckMate-77T | 切除可能なⅡA（>4cm）～ⅢB（N2）, EGFR, ALK 遺伝子野生型 | 術前ニボルマブ＋化学用法, 術後ニボルマブ単剤治療 | 術前化学療法術後プラセボ単剤 | EFS | EFS の中央値はニボルマブ群では未到達, 化学療法群では 18.4 ヵ月（HR：0.58, 97.36 ％ CI 0.42～0.81, p=0.00025）, pCR はニボルマブ群 25.3%, 標準治療群 4.7% | Cascone T, Awad MM, Spicer JD et al；CheckMate 77T Investigators：Perioperative nivolumab in resectable lung cancer. N Engl J Med 390：1756-1769, 2024 |
| | AEGEAN | Ⅱ, ⅢA, 一部のⅢB 期 EGFR, ALK 野生型 | 術前デュルバルマブ＋化学療法, 術後デュルバルマブ単剤療法 | 術前化学療法術後プラセボ単剤 | EFS, pCR | デュルバルマブ群での EFS 中央値は未到達, 標準治療群では 25.9 ヵ月（HR：0.68, 95%CI：0.53～0.88, p=0.004）, pCR はデュルバルマブ群 17.2 %, 標準治療群 4.3% | Heymach JV, Harpole D, Mitsudomi T et al；AEGEAN Investigators：Perioperative durvalumab for resectable non-small-cell lung cancer. N Engl J Med 389：1672-1684, 2023 |
| | Keynote 671 | Ⅱ, ⅢA, 一部のⅢB 期 EGFR, ALK 変異型は許容 | 術限ペムブロリツマブ＋化学療法, 術後ペムブロリツマブ単剤療法 | 術前化学療法, 術後プラセボ | EFS, OS | EFS：推計 24 ヵ月時点でのペムブロリズマブ群で 62.4%, 標準治療群で 40.6（HR：0.58, 95 ％ CI：0.46～0.72, p<0.001）OS：推計 24 ヵ月時点でのペムブロリズマブ群で 80.9%, 標準治療群で 77.6%（p=0.02）pCR 18.1% および 4.0% | Wakelee H, Liberman M, Kato T et al；KEYNOTE-671 Investigators：Perioperative pembrolizumab for early-stage non-small-cell lung cancer. N Engl J Med 389：491-503, 2023 |
| | IMpower030 | EGFR, ALK 遺伝子野生型のⅡ, ⅢA, 一部のⅢB 期 | 術前アテゾリズマブ＋化学療法, 術後アテゾリズマブ単剤療法 | 術前化学療法術後は BSC | PD-L1 陽性のⅡ～ⅢA 期におけるDFS MPR | 結果未発表 | Peters S, Kim A, Solomon B et al：ELCC poster 2019：IMpower030：Phase Ⅲ study evaluating neoadjuvant treatment of resectable stage Ⅱ-ⅢB NSCLC with atezolizumab ＋ chemotherapy.（roche.com） |

BSC：best supportive care, DFS：無再発生存期間, EFS：無イベント生存期間, pCR：病理学的完全奏効, OS：全生存期間, MPR：病理学的奏効

かの評価に関する検討が行われている．1つは，病理学的奏効（major pathologic response：MPR）がある．腫瘍の残存が10％未満である場合をMPRとしているが，MPRが得られた症例と残存病変の割合が71～100％の症例を比較すると4～5倍リスクが高くなると報告されており，OSのsurrogate markerとして重要であることが示されていて，いくつかの第Ⅲ相試験ではMPRを主要評価項目としているものもある．また病理学的完全奏効（pathologic complete response：pCR）も同様に評価項目として挙げられている．術後療法としてのアテゾリズマブを行う治療法である．一方CheckMate-816は，術前治療としてICI＋化学療法を行った．いずれも「肺癌診療ガイドライン2023年版」で記載されている．数多くのエビデンスが創出されている．現在は結果が発表されていないものも含め，本邦でⅣ期非小細胞肺癌に承認がとれているICIに関して，4つの試験が行われた．AEGEAN試験，Keynote 671試験，CheckMate77T試験は結果が発表されており，IMpower030の結果は未発表細である．詳細を述べると冗長になるので表2にまとめて示した．いずれも標準治療群のプラチナ併用化学療法に比べ，無イベント生存率（EFS）や病理学的反応（MPR, pCR）を評価項目として行われており，ICI併用療法の有用性を示している．その一方でいずれの試験でも10～20％前後の症例が手術不能であったと報告されており，その多くは免疫介在性有害事象，または病勢の進行であったことは注意が必要である．

切除不能局所進行非小細胞肺癌に対しては化学放射線療法が推奨されている．この点については異論が少ないと考えられる．化学療法はプラチナ併用化学療法を，放射線治療は同時照射を強く推奨している（推奨の強さ1，エビデンスの強さ1）．この領域におけるICIのエビデンスはPacific試験に基づくデュルバルマブの地固め療法である．化学放射線療法でSD以上の効果を得た症例にデュルバルマブを1年間投与したところ，PFSはHR 0.52（95％ CI 0.42-0.65，p＜0.001，中央値16.8ヵ月 vs. 5.6ヵ月）およびOSはHR 0.68（99.73％ CI 0.47-0.997，p＝0.0025）で，デュルバルマブ群はプラセボ群に対してPFSおよびOSをともに有意に延長した．また，更新された報告による5年OS率は，デュルバルマブ群で42.9％，プラセボ群で33.4％，OS中央値は47.5ヵ月 vs. 29.1ヵ月であった．この後いくつかの試験が行われているものの，デュルバルマブの地固め療法に優ったという報告はまだみられていない．例えばCheckMate73L試験は化学放射線療法にニボルマブを追加し，維持療法期にニボルマブ単剤，またはニボルマブ＋イピリムマブを投与した試験であるが，主要評価項目のPFSは延長しなかった．現在ではデュルバルマブの地固め療法が標準療法である．

## 専門医に紹介するタイミング

Ⅲ期非小細胞肺癌は非常に多彩な病態を含む疾患であり，たとえ肺癌をよく診療している医師であったとしても1人の医師が治療法を決定すべきではない．キャンサーボードなどのカンファレンスを経て治療方針を考えるべきである．一方でSDMも重要であり，治療方針の最終決定には患者を含めた議論が必要である．

## 専門医からのワンポイントアドバイス

Ⅲ期非小細胞肺癌の治療目的は「治癒」である．一部に「治癒」症例が出てきたことは

喜ばしいことであるが，今も多くの症例は再発を経験する．一方で治癒している症例に過剰な治療を行っている可能性も否定できず，必要な症例に必要な治療を届けるためのバイオマーカー開発も必須と考えられる．現在多くの新規化合物を含んだ臨床試験が行われており，さらなる研究の進歩が望まれる．

―――――――――― 文　献 ――――――――――

1) 日本肺癌学会 編：肺癌診療ガイドライン2023年版―悪性胸膜中皮腫・胸腺腫瘍含む. 2023
https://www.haigan.gr.jp/publication/guideline/examination/2023/index.html

2) Detterbeck FC, Woodard GA, Bader AS et al：The proposed ninth edition TNM classification of lung cancer. Chest 166：882-895, 2024

3) Wu YL, Tsuboi M, He J et al：Osimertinib in resected *EGFR*-mutated non-small-cell lung cancer. N Engl J Med 383：1711-1723, 2020

4) Wu YL, Dziadziuszko R, Ahn JS et al：Alectinib in resected *ALK*-positive non-small-cell lung cancer. N Engl J Med 390：1265-1276. 2024

5) Lu S, Kato T, Dong X et al：LAURA Trial Investigators：Osimertinib after chemoradiotherapy in stage III *EGFR*-mutated NSCLC. N Engl J Med 391：585-597, 2024

## 12. 肺腫瘍

# Ⅳ期非小細胞肺癌

二宮貴一朗[1]，堀田勝幸[2]

[1]岡山大学病院 ゲノム医療総合推進センター，[2]岡山大学病院 新医療研究開発センター

**POINT**
- ●Ⅳ期非小細胞肺癌は，組織型だけでなく各種遺伝子検査および PD-L1 検査を用いて，それぞれのサブグループに分けて治療を計画する．
- ●腫瘍における遺伝子検査を用いて，ドライバー遺伝子異常を検索することが必須である．ドライバー遺伝子異常が検出された場合，各ドライバー遺伝子に対する標的療法が勧められる．
- ●ドライバー遺伝子異常が検出されなかった場合，免疫チェックポイント阻害薬を含む治療が勧められる．

---

### ガイドラインの現況

肺癌診療ガイドラインは，日本肺癌学会ガイドライン検討委員会の編集により年次改訂が行われている．特にⅣ期非小細胞肺癌の分野は，ドライバー遺伝子異常とそれに対応した標的療法の開発が著しく，また免疫チェックポイント阻害薬を用いた複数の臨床試験結果も次々に発表され，新しい治療薬が毎年のように標準治療のラインナップに追加されるに至っている．標準治療が乱立し複雑化しており，各患者の状態に合わせた治療選択が重要となる．なお，現在の肺癌診療ガイドラインはガイドライン作成の国際基準であるGRADE アプローチが採用されており，多職種で構成された小委員会の討議によりそれぞれの委員の評価や価値観が推奨の強さに反映される作成手法がとられている．

---

**【本稿のバックグラウンド】** 本稿は，日本肺癌学会ガイドライン検討委員会が編集した「肺癌診療ガイドライン―悪性胸膜中皮腫・胸腺腫瘍含む―2024 年版」[1] に基づき記載されたものである．また各遺伝子検査に関しては，日本肺癌学会バイオマーカー委員会が編集した「各種検査の手引き」をぜひ参考にしていただきたい．

---

### どういう疾患・病態か

Ⅳ期非小細胞肺癌は，小細胞肺癌を除いた肺癌の組織型で遠隔転移を有するなど進行した状態を指す．組織型は腺癌が最も多く，次に扁平上皮癌，大細胞癌の順に頻度が高い．

地域がん登録の臨床進行度分布（2009〜2011 年診断例）[2] によると，肺癌の約 4 割で診断時に遠隔転移を認めるとされており，ほかの癌と比べて進行期（Ⅳ期）で見つかる頻度が高い．なお，遠隔転移を有さなくとも局所治療（手術や放射線治療）が困難な Ⅲ B/C 期

は進行期と扱われ，IV期に準じて治療が行われる．

## 治療に必要な検査と診断

IV期非小細胞肺癌の治療では，発癌に強く関与する各種ドライバー遺伝子変異/転座を検索することが必要である．一部のドライバー遺伝子（*EGFR, ALK, RET*）陽性例では，比較第III相試験において細胞傷害性抗癌薬と比べてドライバー遺伝子に対する分子標的薬による治療により生存延長効果が高まることが示されている．上記以外のドライバー遺伝子変異/転座陽性例に対する分子標的薬も高い有効性が認められており，より早いタイミングでそれらの治療を行うことが勧められる．ドライバー遺伝子を認めなかった場合，もしくはすべてのドライバー遺伝子に対して検索を行うことができなかった場合には，PD-L1検査の結果を参考にして免疫チェックポイント阻害薬（immune checkpoint inhibitor：ICI）を含む治療を選択する（図1）．

### 1 悪性腫瘍遺伝子検査

現時点で，9種類の遺伝子（*EGFR, ALK, ROS1, BRAF, MET, RET, KRAS, HER2, NTRK*）に対する分子標的薬が非小細胞肺癌に対してわが国で承認されている（*NTRK*は固形癌を対象）．これらのドライバー遺伝子変異/転座に対応した分子標的薬を用いる場合には，それぞれの薬剤に対応した遺伝子検査が必要である．現在では，オンコマイン™ Dx Target Test マルチCDx，AmoyDx® 肺癌マルチ遺伝子PCRパネル，肺がんコンパクトパネル® Dx マルチコンパニオン診断システムを用いて，これら複数の遺伝子を一括して検索することが多い．なお，がんゲノムプロファイリング検査（リキッドバイオプシーを含む）を用いたより詳細な検索も可能であるが，現在の保険適用上は「標準治療終了後（終了見込みを含む）」の実施に限定されている[3]．

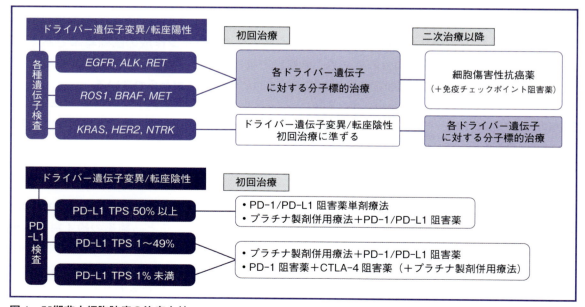

図1　IV期非小細胞肺癌の治療方針

## ② PD-L1 検査

　PD-L1 検査は，ICI である PD-1/PD-L1 阻害薬の効果予測因子として使用される[4]．Ⅳ期非小細胞肺癌においては，22C3 抗体を用いた腫瘍細胞の PD-L1 免疫染色の陽性率（tumor proportion score：TPS）が主に評価される．TPS 評価は，その評価値から「50%以上／1〜49%／1%未満」の3段階に分類されることが多い．なお，SP142 抗体を用いた PD-L1 検査を行う際には評価法が異なっており，TC（腫瘍細胞）だけでなく IC（腫瘍浸潤免疫細胞）の発現率（4段階評価：0／1／2／3）も合わせて評価される．

## 治療の実際

### ① ドライバー遺伝子変異／転座陽性例に対する分子標的治療

#### 1．*EGFR* 遺伝子変異陽性に対する治療

　*EGFR* 遺伝子変異は，アジア人ならびに非喫煙者，女性の肺腺癌症例に多く認められ，日本人肺腺癌症例の4〜5割程度に認められる．EGFR-チロシンキナーゼ阻害薬（TKI）の有効性が高く，主な変異タイプであるエクソン 19 欠失変異および L858R 突然変異に対しては，プラチナ製剤併用療法と比べて無増悪生存期間が長いことが複数の臨床試験で示されている[5]．EGFR-TKI には複数種類あり，第一世代 EGFR-TKI としてゲフィチニブ，エルロチニブ，第二世代 EGFR-TKI としてアファチニブ，第三世代 EGFR-TKI としてオシメルチニブの4剤が使用可能である．第三世代 EGFR-TKI であるオシメルチニブは，皮疹や下痢などの有害事象が従来の EGFR-TKI と比較して少なく，第一世代 EGFR-TKI と比べて臨床効果も高いことから，一次治療においては同薬剤の投与が強く推奨される．ただし，一部のサブグループ

（L858R 変異など）ではその効果が弱まる可能性が指摘されている．その場合，血管新生阻害薬を併用した治療や細胞傷害性抗癌薬を併用した治療も検討される．最近の報告では，オシメルチニブに細胞障害性抗癌薬を併用した治療によってオシメルチニブ単剤と比べて無増悪生存期間を延長させる結果が示された．

　エクソン 19 欠失変異および L858R 突然変異以外に，*EGFR* エクソン 18〜21 の領域においてさまざまな変異タイプが報告されている（uncommon 変異）．EGFR-TKI の有効性はやや劣るものの，第Ⅲ相試験において第二世代 EGFR-TKI であるアファチニブの有効性が示されている．

　Uncommon 変異のうち，エクソン 20 挿入変異は従来の EGFR-TKI の効果が乏しい．最近の報告では，プラチナ製剤併用療法に EGFR と MET の二重特異性抗体製剤であるアミバンタマブを併用する治療の有効性が示された．ただし，アミバンタマブは，注入反応や皮疹・低アルブミン血症，消化器毒性，静脈血栓塞栓症など有害事象の頻度が高く，毒性の管理には注意が必要である．

#### 2．*ALK* 融合遺伝子陽性に対する治療

　*ALK* 融合遺伝子は，肺腺癌の4〜5%程度に認められ，比較的若年者，非喫煙者に多いとされる．ALK-TKI の有効性が高く，プラチナ製剤併用療法と比べて無増悪生存期間が長いことが複数の臨床試験で示されており，全生存期間も延長させる傾向が示されている．ALK-TKI として，クリゾチニブ，アレクチニブ，セリチニブ，ロルラチニブ，ブリグチニブの5剤が承認されている．ALK-TKI 同士を比較した臨床試験も実施されており，アレクチニブ，ロルラチニブ，ブリグチニブの3剤はクリゾチニブと比較して無増悪生存期間が長いことが示されている．その

Ⅳ期非小細胞肺癌　**441**

中でも，アレクチニブは ALK 阻害の選択性が高く有害事象が少ないこと，ロルラチニブは無増悪生存期間が長いこと，などそれぞれ特徴があり，一次治療においては両薬剤のどちらかの投与が強く推奨される．

### 3. *ROS1* 融合遺伝子陽性に対する治療

*ROS1* 融合遺伝子は，肺腺癌の1〜2%程度に認められ，*ALK* 融合遺伝子と同様に比較的若年者に多いとされる．複数の単群第Ⅱ相試験において ROS1-TKI の有効性が示されている．ROS1-TKI として，クリゾチニブ，エヌトレクチニブ，レポトレクチニブの3剤が承認されており，いずれかの薬剤の投与が推奨される．

### 4. *BRAF* 遺伝子 V600E 変異陽性に対する治療

*BRAF* 遺伝子変異は，悪性黒色腫や大腸癌で多く認められるが，非小細胞肺癌でも数%に認められ，そのうち V600E 変異のみ（全体の1〜3%）が治療対象となる．BRAF 阻害薬であるダブラフェニブと MEK 阻害薬であるトラメチニブの併用療法により高い有効性が認められる．

### 5. *MET* 遺伝子変異陽性に対する治療

*MET* 遺伝子エクソン14スキッピング変異は，非小細胞肺癌の3%に認められ，肉腫様癌で頻度が高く，高齢者に多いとされる．MET-TKI であるテポチニブ，カプマチニブ，グマロンチニブのそれぞれで有効性が示されているが，全身性浮腫やクレアチニン上昇など特徴的な有害事象に注意する必要がある．

### 6. *RET* 融合遺伝子陽性に対する治療

*RET* 融合遺伝子は，肺腺癌の1〜2%に認められ，比較的若年者に多く，女性・非喫煙者に多いとされる．第Ⅲ相試験において RET-TKI であるセルペルカチニブの高い有効性が示されている．なお，同薬剤は非小細胞肺癌に限らず，*RET* 遺伝子変異（融合遺伝子を含む）を有する固形癌に対して最近広く用いることができるようになった．

### 7. *KRAS* 遺伝子 G12C 変異陽性に対する治療

*KRAS* 遺伝子変異は，非小細胞肺癌においても非アジア人に多く検出され，喫煙と強い関連がある．非小細胞肺癌において最も頻度が高い G12C 変異に対しては，第Ⅲ相試験で G12C 選択的阻害薬であるソトラシブが二次治療のドセタキセルを上回る有効性を示したことから，二次治療以降での使用が勧められる．

### 8. *HER2* 遺伝子変異陽性に対する治療

*HER2* 遺伝子変異はさまざまな癌種で認められるが，肺腺癌では2〜3%に認められる（エクソン20挿入変異が多い）．二次治療以降を対象として行われた第Ⅱ相試験において，HER2 の抗体薬物複合体であるトラスツズマブデルクステカンの有効性が示されたことから，二次治療以降での使用が勧められる．

### 9. *NTRK* 融合遺伝子陽性に対する治療

*NTRK* 融合遺伝子は，肺癌に限らず癌腫横断的に認められ，その頻度は1%未満と非常に稀である．TRK-TKI であるエヌトレクチニブとラロトレクチニブのそれぞれで有効性が示されている．なお，同融合遺伝子は主にがんゲノムプロファイリング検査で検索されるため，現時点では二次治療以降での使用が想定される．

## 2 ドライバー遺伝子変異/転座陰性例に対する治療

ドライバー遺伝子変異/転座が陰性もしくは不明であった場合，PD-L1 検査で「TPS 50%以上/TPS 1〜49%/TPS 1%未満」の3つのサブグループに分けて，ICI を含む治療レジメンを検討する．なお，PD-L1 検査が

未実施の場合には，プラチナ製剤併用療法にPD-1/PD-L1阻害薬を併用した治療が勧められる．プラチナ製剤併用療法における治療レジメンの選択には組織型の評価が重要であり，非扁平上皮癌に対してはペメトレキセド，扁平上皮癌に対してはタキサン系抗癌薬（パクリタキセル，ナブパクリタキセル）を含むレジメンを用いることが多い．

## 1. PD-L1 TPS 50%以上

最もPD-1/PD-L1阻害薬の効果が期待されるサブグループである．PD-1阻害薬であるペムブロリズマブは，PD-L1 22C3抗体で評価されたTPS 50%以上例に対して，プラチナ製剤併用療法と比較し有効性が高いことが示されている．すなわち，同対象に対してはPD-1/PD-L1阻害薬単剤療法が強く推奨される．一方，プラチナ製剤併用療法にPD-1/PD-L1阻害薬（ペムブロリズマブ，アテゾリズマブ，ニボルマブ）を上乗せする治療によって，PD-L1検査の結果にかかわらず，プラチナ製剤併用療法のみと比較して全生存期間が延長することが示されている．そのため，PD-L1 TPS 50%以上に対しても，プラチナ製剤併用療法にPD-1/PD-L1阻害薬を併用した治療が強く推奨される．プラチナ製剤併用療法にPD-1/PD-L1阻害薬を併用した治療は，PD-1/PD-L1阻害薬単剤療法と比べて無増悪生存期間が長い（早期の増悪例が少ない）ことがメリットであるが，有害事象が高まり継続不能率が上昇するといったデメリットがある．そのため，症例の状態に合わせて益と害のバランスを考慮し治療レジメンを選択することが望ましい．

## 2. PD-L1 TPS 1～49%およびPD-L1 TPS 1%未満

上述の通り，プラチナ製剤併用療法にPD-1/PD-L1阻害薬（ペムブロリズマブ，アテゾリズマブ，ニボルマブ）を併用した治療は，PD-L1検査の結果にかかわらず高い有効性が示されていることから，PD-L1 TPS 50%未満例に対しても同治療レジメンが強く推奨される．また，ニボルマブにイピリムマブを併用した治療や，ニボルマブ＋イピリムマブ＋プラチナ製剤併用療法，デュルバルマブ＋トレメリムマブ＋プラチナ製剤併用療法など，CTLA-4阻害薬を含む治療レジメンによって，プラチナ製剤併用療法のみと比較して全生存期間が延長することが示されている．なお，CTLA-4阻害薬を含む治療レジメンは，PD-L1 TPS 1%未満に対しより臨床効果が高い可能性が示唆されているが，一方で有害事象も高まる傾向にある．PD-L1 TPS 1～49%に限っては，ペムブロリズマブ単剤療法も選択肢となるが，同サブグループに対してはプラチナ製剤併用療法と比較して有効性はほぼ同等である結果が示されており，その使用機会は限られる．

---

## 処 方 例

### ドライバー遺伝子陽性例に対する分子標的治療

1. *EGFR*遺伝子変異陽性例（エクソン19欠失またはL858R変異）

下記A～Dのいずれかを用いる．

処方A　タグリッソ®錠80mg　1回1錠　1日1回　毎日

処方B

タルセバ®錠150mg　1回1錠　1日1回　毎日

アバスチン®点滴15mg/kg・3週ごと　もしくは　サイラムザ®点滴10mg/kg・2週ごと

Ⅳ期非小細胞肺癌　443

処方 C（3 週ごと）

　　イレッサ®錠 250 mg　1 回 1 錠　1 日 1 回　毎日

　　カルボプラチン点滴 AUC＝5　1 日目

　　アリムタ®点滴 500 mg/m² 1 日目

　　→4〜6 サイクル終了後に維持療法（イレッサ®とアリムタ®）を継続する.

処方 D（3 週ごと）

　　タグリッソ®錠 80 mg　1 回 1 錠　1 日 1 回　毎日

　　シスプラチン点滴 75 mg/m²　もしくは　カルボプラチン点滴 AUC＝5　1 日目

　　アリムタ®点滴 500 mg/m²　1 日目

　　→4 サイクル終了後に維持療法（タグリッソ®とアリムタ®）を継続する.

2. *EGFR* 遺伝子変異陽性例（uncommon 変異）

　　下記 A, B のいずれかを用いる.

処方 A　ジオトリフ®錠 40 mg　1 回 1 錠　1 日 1 回　毎日

処方 B　タグリッソ®錠 80 mg　1 回 1 錠　1 日 1 回　毎日

3. *EGFR* 遺伝子変異陽性例（エクソン 20 挿入変異）

　　下記のレジメン（3 週ごと）を用いる.

処方　ライブリバンド®点滴

　　　#1：350 mg/body　1, 2 日目,

　　　#2：700 mg/body　1 日目,

　　　#3 以降：1,750 mg/body　1 日目

　　カルボプラチン点滴 AUC＝5　1 日目

　　アリムタ®点滴 500 mg/m²　1 日目

　　→4 サイクル終了後に維持療法（ライブリバンド®）を継続する.

4. *ALK* 融合遺伝子陽性例

　　下記 A〜C のいずれかを用いる.

処方 A　アレセンサ®カプセル 150 mg　1 回 2 カプセル　1 日 2 回　毎日

処方 B　ローブレナ®錠 100 mg　1 回 1 錠　1 日 1 回　毎日

処方 C　アルンブリグ®錠 90 mg　1 回 1 錠　1 日 1 回　7 日間後に 1 回 2 錠に増量　毎日

5. *ROS1* 融合遺伝子陽性例

　　下記 A〜C のいずれかを用いる.

処方 A　ザーコリ®カプセル 250 mg　1 回 1 カプセル　1 日 2 回　毎日

処方 B　ロズリートレク®カプセル 200 mg　1 回 3 カプセル　1 日 1 回　毎日

処方 C　オータイロ®カプセル 160 mg　1 回 1 錠　1 日 1 回　15 日後に 1 回 2 錠に増量　毎日

6. *BRAF* 遺伝子 V600E 変異陽性

　　下記 A, B を併用する.

処方 A　タフィンラー®カプセル 75 mg　1 回 2 カプセル　1 日 2 回空腹時　毎日

処方 B　メキニスト®錠 2 mg　1 回 1 錠　1 日 1 回空腹時　毎日

7. *MET* 遺伝子変異陽性

　　下記 A〜C のいずれかを用いる.

処方 A　テプミトコ®錠 250 mg　1 回 2 錠　1 日 1 回食後　毎日

処方 B　タブレクタ®錠 200 mg　1 回 2 錠　1 日 2 回　毎日

処方 C　ハイイータン®錠 50 mg　1 回 6 錠　1 日 1 回空腹時　毎日

8. *RET* 融合遺伝子陽性

処方　レットヴィモ®カプセル80mg
　　　1回2カプセル　1日2回　毎日

9. *KRAS* 遺伝子 G12C 変異陽性

処方　ルマケラス®錠120mg　1回8
　　　錠　1日1回　毎日

10. *NTRK* 融合遺伝子陽性

　　下記 A, B のいずれかを用いる.

処方 A　ロズリートレク®カプセル
　　　　200mg　1回3カプセル　1日1
　　　　回　毎日

処方 B　ヴァイトラックビ®カプセル
　　　　100mg　1回1カプセル　1日2
　　　　回　毎日

## ドライバー遺伝子変異／転座陰性例に対する治療

1. PD-1/PD-L1 阻害薬単剤療法

　　下記 A, B のいずれかを用いる.

処方 A　キイトルーダ®点滴200mg・3
　　　　週ごと（もしくは400mg・6週
　　　　ごと）

処方 B　テセントリク®点滴1,200mg・
　　　　3週ごと

2. PD-1 阻害薬 /CTLA-4 阻害薬併用
　　療法

　　下記 A, B を併用する.

処方 A　オプジーボ®点滴240mg・2
　　　　週ごと（もしくは360mg・3週
　　　　ごと）

処方 B　ヤーボイ®点滴1mg/kg・6週
　　　　ごと

3. プラチナ製剤併用療法と ICI の併用
　　レジメン（非扁平上皮癌）

　　下記 A〜F のいずれかを用いる.

処方 A（3週ごと）

　　キイトルーダ®点滴200mg　1日目
　　シスプラチン点滴75mg/m$^2$　もしく
　　は　カルボプラチン点滴AUC＝5　1
　　日目
　　アリムタ®点滴500mg/m$^2$　1日目
　　→4サイクル終了後に維持療法（キ
　　イトルーダ®とアリムタ®）を継続す
　　る.

処方 B（3週ごと）

　　テセントリク®点滴1,200mg　もし
　　くは　オプジーボ®点滴360mg　1
　　日目
　　カルボプラチン点滴AUC＝6　1日目
　　パクリタキセル点滴200mg/m$^2$　1日
　　目
　　アバスチン®点滴15mg/kg　1日目
　　→4〜6サイクル終了後に維持療法
　　（テセントリク®とアバスチン®）を継
　　続する.

処方 C（3週ごと）

　　テセントリク®点滴1,200mg　1日目
　　カルボプラチン点滴AUC＝6　1日目
　　アブラキサン®点滴100mg/m$^2$　1, 8,
　　15日目
　　→4サイクル終了後に維持療法（テ
　　セントリク®）を継続する.

処方 D（6週ごと）

　　オプジーボ®点滴360mg　1, 22日目
　　ヤーボイ®点滴1mg/kg　1日目
　　シスプラチン点滴75mg/m$^2$　もしく
　　は　カルボプラチン点滴AUC＝5　1,
　　22日目
　　アリムタ®点滴500mg/m$^2$　1, 22日

IV期非小細胞肺癌　445

目

→上記終了後，維持療法（オプジーボ®とヤーボイ®）を継続する．

処方E（3週ごと）

イミフィンジ®点滴1,500 mg　1日目

イジュド®点滴75 mg　1日目（1〜4サイクル，6サイクルの全5回投与）

シスプラチン点滴75 mg/m²　もしくは　カルボプラチン点滴AUC＝5〜6　1日目

アリムタ®点滴500 mg/m²

→4サイクル終了後に維持療法（イミフィンジ®とアリムタ®）を継続する．

処方F（3週ごと）

イミフィンジ®点滴1,500 mg　1日目

イジュド®点滴75 mg　1日目（1〜4サイクル，6サイクルの全5回投与）

カルボプラチン点滴AUC＝5〜6　1日目

アブラキサン®点滴100 mg/m²　1,15, 22日目

→4サイクル終了後に維持療法（イミフィンジ®）を継続する．

4. プラチナ製剤併用療法とICIの併用レジメン（扁平上皮癌）

下記A〜Dのいずれかを用いる．

処方A（3週ごと）

キイトルーダ®点滴200 mg　1日目

カルボプラチン点滴AUC＝6　1日目

パクリタキセル点滴200 mg/m²　1日目　もしくは　アブラキサン®点滴100 mg/m²　1, 8, 15日目

→4サイクル終了後に維持療法（キイトルーダ®）を継続する．

処方B（6週ごと）

オプジーボ®点滴360 mg　1, 22日目

ヤーボイ®点滴1 mg/kg　1日目

カルボプラチン点滴AUC＝6　1, 22日目

パクリタキセル点滴200 mg/m²　1, 22日目

→上記終了後，維持療法（オプジーボ®とヤーボイ®）を継続する．

処方C（3週ごと）

イミフィンジ®点滴1,500 mg　1日目

イジュド®点滴75 mg　1日目（1〜4サイクル，6サイクルの全5回投与）

カルボプラチン点滴AUC＝5〜6　1日目

アブラキサン®点滴100 mg/m²　1, 15, 22日目

→4サイクル終了後に維持療法（イミフィンジ®）を継続する．

処方D（3週ごと）

イミフィンジ®点滴1,500 mg　1日目

イジュド®点滴75 mg　1日目（1〜4サイクル，6サイクルの全5回投与）

シスプラチン点滴75 mg/m²　もしくは　カルボプラチン点滴AUC＝5〜6　1日目

ジェムザール®点滴1,000〜1,250 mg/m²　1, 8日目

→4サイクル終了後に維持療法（イミフィンジ®）を継続する．

## 専門医に紹介するタイミング

　Ⅳ期非小細胞肺癌に対する治療は，図1に示す通り腫瘍組織を用いた各種検査結果に応じて適切なレジメンを選択することが求められる．そのため，良質な組織採取と速やかな

検査実施が必要であることから，進行期肺癌が疑われ積極的な癌治療が検討される場合には，可能な限り専門施設での診断および治療が望ましい．

## 専門医からのワンポイントアドバイス

各種ドライバー遺伝子の発見と分子標的薬の進歩，免疫チェックポイント阻害薬を用いた治療開発によって，Ⅳ期非小細胞肺癌の治療は急速な発展を遂げている．各種検査に応じた個別化医療によって，高い臨床効果だけでなく有害事象の軽減にもつながることが期待される．Ⅳ期非小細胞肺癌に対して，治療法の選択や副作用管理だけでなく，各種検査の内容および精度管理を含めて，総合的に治療計画を行うことが重要である．

―――――― 文 献 ――――――

1) 日本肺癌学会 編：肺癌診療ガイドライン—悪性胸膜中皮腫・胸腺腫瘍含む— 2024 年版．金原出版，2024
2) 公益財団法人がん研究振興財団：がんの統計 2022．
https://ganjoho.jp/public/qa_links/report/statistics/pdf/cancer_statistics_2022.pdf
3) 日本肺癌学会バイオマーカー委員会：肺癌患者における次世代シークエンサーを用いた遺伝子パネル検査の手引き，第 2.0 版．2021
https://www.haigan.gr.jp/uploads/files/NGS％E3％82％AC％E3％82％A4％E3％83％89％E3％83％A9％E3％82％A4％E3％83％B3-2％E7％89％88_％E6％9C％80％E7％B5％82_version.MM.Oct.21.2021.pdf
4) 日本肺癌学会バイオマーカー委員会：肺癌患者における PD-L1 検査の手引き，第 2.0 版．2020
https://www.haigan.gr.jp/uploads/files/％E8％82％BA％E7％99％8C％E6％82％A3％E8％80％85％E3％81％AB％E3％81％8A％E3％81％91％E3％82％8BPDL1_％E7％AC％AC2.0％E7％89％88％20HP％E6％8E％B2％E8％BC％89％E7％89％88％281％29.pdf
5) Ninomiya K, Teraoka S, Zenke Y et al：Japanese Lung Cancer Society Guidelines for stage IV NSCLC with *EGFR* Mutations. JTO Clin Res Rep 2：100107, 2020

## 12. 肺腫瘍

# 転移性肺腫瘍

小島宏司, 佐治 久
聖マリアンナ医科大学 呼吸器外科

**POINT**
- ●転移性肺腫瘍の治療は, 原発腫瘍がコントロールされているか, 肺転移以外の他臓器への転移の有無, 肺転移の個数や部位などにより, 総合的に判断する必要がある.
- ●治療の基本方針は, 原発腫瘍に準じた薬物治療が原則であるが, 外科的切除によって予後も大きく変わることから, 主治医と呼吸器外科医との連携が重要である.

---

### ガイドラインの現況

転移性肺腫瘍に対する治療は, 一部を除いて手術適応はなく, 全身治療, 特に薬物療法が大前提である. 各々の原発腫瘍疾患のガイドラインや治療指針に従うが, 大腸癌, 腎臓癌, 子宮癌などは肺転移に対する外科的切除が標準治療のひとつとして行われているが, そのエビデンスがほとんど比較対象をもたず, 肺転移切除例のみの予後を示した報告が多い. また, 進行癌であっても, 近年の分子標的治療薬や免疫チェックポイント阻害薬の開発により, 薬物療法が第一選択となっているものの, 集学的治療の一環として手術や放射線治療が追加されることによって生命予後の延長が期待できる可能性がある.

---

**【本稿のバックグラウンド】** 転移性肺腫瘍に関するガイドラインはなく, 多くの報告は肺転移発見時に, 肺だけ (あるいは肺と肝臓) に転移巣がみられた手術報告である. 本稿は転移性肺癌の外科治療を中心に執筆した.

---

### どういう疾患・病態か

転移性肺腫瘍は原発腫瘍が全身性に進行, 再発する状態で, 肺組織にも転移した腫瘍である. 原発腫瘍として, 消化器癌, 乳癌, 腎臓癌, 前立腺癌, 頭頸部癌, 皮膚癌, 子宮癌, 骨肉腫, 軟部肉腫, 胚細胞性腫瘍などに一定の頻度で肺転移を認める. 頻度に関する報告は, 2021年の日本胸部外科学会による全国集計[1]があり, 近年ではほとんどが胸腔

鏡やロボットを使用した手術となっている (**表1**).

転移の様式は, 血行性転移, リンパ行性転移, 経気道性転移と大別される. それ以外にも臓側胸膜を経由した場合, 胸腔を介して播種性に転移し, 胸水が貯留し癌性胸膜炎を生じることもある. また特殊な転移様式として, 気管支壁転移と呼ばれるものがある. 最も多い血行性転移の経路には, 癌細胞が直接その原発臓器の静脈を経て, 大静脈に流入す

**表1 2021年転移性肺腫瘍手術症例（日本胸部外科学会による全国集計）**

| 原発腫瘍 | 症例数 | VATS | Robotic Surgery |
|---|---|---|---|
| 結腸・直腸癌 | 4,307 | 4,000 | 157 |
| 肝胆道系癌／膵臓癌 | 503 | 474 | 16 |
| 子宮癌 | 530 | 483 | 21 |
| 乳癌 | 552 | 530 | 16 |
| 卵巣癌 | 91 | 82 | 2 |
| 睾丸腫瘍 | 50 | 45 | 0 |
| 腎臓癌 | 733 | 687 | 22 |
| 骨肉腫 | 89 | 72 | 5 |
| 軟部腫瘍 | 236 | 207 | 2 |
| 頭頸部癌 | 469 | 434 | 16 |
| 肺癌 | 443 | 362 | 4 |
| その他 | 1,044 | 955 | 37 |
| 合計 | 9,047 | 8,331 | 298 |

（文献1を参照して作成）

る場合，癌細胞が門脈に入り肝臓を経由して下大静脈に流入する場合，癌細胞が胸管や縦隔や鎖骨リンパ節を経て静脈角から上大静脈に流入する場合，稀ではあるが何らかの理由で左心系に入った癌細胞が大動脈から気管支動脈を経て転移をきたす場合がある．リンパ行性の経路は，縦隔リンパ節へ転移した癌細胞が，リンパ流の鬱滞などで肺門，気管支周囲のリンパ管内へ逆行性に浸潤した結果，癌性リンパ管症などを生じるとされている．経気道性転移は浸潤性粘液腺癌で認められることが多く，肺胞腔内に遊離した癌細胞が経気道性に他の肺葉などに転移をきたしたものと考えられている．

　以上より，さまざまな臓器の癌が多種多様な転移経路を示しているが，どのような転移性肺腫瘍に外科的切除が適応となってくるのか．これは，Viadanaのカスケード理論に基づいている[2]．原発臓器から血行性に流出した癌細胞が最初のフィルターとなる肺に着床し，そこから最終的に次の臓器に血行性転移するという一方向性の転移であるという理論である．すなわち，原発腫瘍や肺以外の病変がコントロールされていれば，肺というフィルターにキャプチャーされた腫瘍を摘出することで，それ以外の転移拡大を予防できるという理論である．この理論に従えば，大腸癌のように癌細胞が門脈や肝静脈に流出する場合は，肺のフィルターにかかる前に肝臓のフィルターにかかることになり，肝転移巣を肺転移巣とともに積極的に摘出していくことは予後の改善につながると考えられ，これまでに多くの報告がある[3,4]．

　さらに最近は，oligometastasesという局所療法を加味することによって長期生存または治療を達成することが期待できる数個以内の遠隔転移という概念が提唱され，転移性肺腫瘍に対する外科的切除をさらに支持する考え方もある．

　転移性肺腫瘍は原発腫瘍の精査中や治療観察中に胸部X線や胸部CTで異常影を認めるケースが大半であり，自覚症状を認めることは少なく，身体診察上も大きな問題がないことが多い．しかし転移性肺腫瘍が気管，気管支へ直接浸潤した症例，多発肺転移や胸水貯留症例では，咳嗽，血痰，喘鳴，呼吸困難などの呼吸器症状が認められることがある．

## 治療に必要な検査と診断

### 1 検査

　検診など，胸部X線による所見で転移性肺腫瘍が疑われる場合は，直ちに原発巣の検索を行う必要がある．まず，消化管，腎臓，肝臓，膵臓，子宮，卵巣，前立腺などの重点臓器を内視鏡やCTで検索して，同時に腫瘍マーカー（CEA，Ca19-9，PSA，AFPなど）

転移性肺腫瘍　**449**

の検査や，全身の視診，触診も行う必要がある．近年は，FDG-PETの有用性が認められ，簡便で全身を一度で検索できるためこちらを優先するようになってきた．一方，原発腫瘍の治療中の場合などは定期的に胸部X線検査を行うように勧められているが，検出率は不十分であるため胸部CTでの評価が一般的である．

### 2 診　断

転移性肺腫瘍は原発性肺癌に比べ，周囲組織との境界が明瞭で類円形を特徴とする．また，転移性肺腫瘍の特殊な形態として，空洞形成がみられることがある．しかし，乳癌，頭頸部癌などの肺転移は不整形であることが多く，単発であった場合，原発性肺癌との鑑別は画像上困難なこともある．臨床的に感染症や他の炎症性肺疾患を否定できない，多発肺結節に対して，画像的に転移性肺腫瘍を強く疑い薬物療法をすぐに選択する際は，まず病理学的診断をすることが勧められる．また，転移性肺腫瘍53例のうち気管支鏡的に何らかの異常所見を呈する症例が41例（77%）に認められたという報告[3]もあり，血痰，咳嗽，呼吸困難などの気道症状を有するものは気管支鏡検査も考慮する必要がある．

## 治療の実際

### 1 総　論

転移性肺腫瘍の治療として，薬物療法であれ，手術療法であれ，放射線療法であれ，生存期間を延長する根拠を示すような前向きのランダム化比較試験は存在しない．しかし近年，分子生物学や腫瘍免疫学の飛躍的な進歩により，分子標的薬や免疫チェックポイント阻害薬などが臨床の場に多くの成果をもたらしていることは，転移性肺腫瘍の治療法が大きく変わっていく可能性がある．

### 1. 局所治療

手術療法が最も有力な局所療法であり，その適応に関しては古くからThomfordの診断基準[4]が用いられてきた．①手術に耐えられる，②原発巣がコントロールされている，③肺以外に転移巣がない，④肺転移は一側に限られる．現在では両側に転移があっても切除可能であるし，肝臓と肺に同時に転移していても切除を行う症例があり，一部は時代の流れに合わなくなってきた．術式に関しては，転移性肺腫瘍は全身性疾患であり，多発病変への対応，再手術の可能性を考慮する観点から，肺機能をできるだけ温存する楔状（部分）切除が最も多く選択される．その際切除のマージンは腫瘍からおおむね10～15mmが必要と考えられる．腫瘍が肺門部に存在したり，腫瘍径が30mm以上の場合は区域切除や肺葉切除が行われることもあるが，その適応は限定的である．また，肺門や縦隔リンパ節転移を伴う転移性肺腫瘍は予後不良であり，治療としての郭清効果も手術も否定的である．以上のことを考慮し，現在考えられる転移性肺腫瘍の手術適応は，①肺機能も含め手術に耐えられる，②原発巣，転移巣に関してコントロールされているか，治療により癌細胞を制御できる，③手術以外に有効な治療法がない，④患者本人，主治医，呼吸器外科医との十分な連携ができている．これらの基準に当てはまれば，肺機能が温存される限り，症例ごとに切除個数や手術回数を検討することで外科的切除は許容される．いったん手術日が決定された場合，少なくとも手術日の1ヵ月以内に胸部CT検査が必要である．なぜなら1ヵ月以上経過した症例では，稀に腫瘍が急速に増大したり，新たな肺転移巣が発見されることがしばしば経験されるからである．その結果治療方針も大きく変わる可能性があることも頭に入れておくべき

である.

　手術療法以外の局所治療として, 近年インターベンションによる治療が開発され, その適応も広がってきた. ガンマナイフやサイバーナイフに代表される定位放射線療法や経皮的ラジオ波焼灼療法や凍結療法も臨床応用され, 耐術能がない患者には手術に代わる治療法として期待されるようになった.

## ② 各　論

### 1.　大腸癌

　大腸癌肺転移の治療成績は, 術後早期の発見や薬物療法の進歩によって著しく向上し, 5年生存率は50%に達しつつある. また多剤併用療法 (FOLFOX, FOLFIRI, FOLFOXIRI) や分子標的治療薬 (ベバシズマブ, セツキシマブ) の導入は, 切除不可能であった大腸癌肝転移を切除可能とし, 結果的に肝転移に対する切除既往のある症例や, 肝・肺同時転移症例の肺転移切除の適応をさらに拡大している. 肺切除の有力な予後因子として, 病変数, 術前CEA値, 原発巣切除後の無症候期間 (DFI), 肺門, 縦隔リンパ節転移の有無が挙げられる. 直腸癌に限れば最も転移しやすい臓器は肺であり, その頻度は結腸癌の2倍であるといわれている. しかし2020年に, 大腸癌, 直腸癌の肺転移に対する手術群と非手術群の全生存率を検討した, 小規模であるが興味深い結果が報告された[5]. 93人の大腸癌術後の肺転移切除可能な患者を無作為に非手術群 (47人), 手術群 (46人) に分け, 全生存期間を検討した. 両群とも約半数以上が化学療法を受けており, 転移個数は1～6で, 95%以上は4個以下であった. 全生存期間における両群による差はなかったが, 生存期間中央値は非手術群が3.8年で手術群の3.5年よりよい結果であった. 症例数の少ない報告ではあるが, 今後の化学療法のさらなる進歩によって, 大腸癌における治療方針

は大きく変わる可能性がある.

### 2.　腎　癌

　腎癌は他臓器に血行性転移をきたしやすく, 転移部位では肺が最も頻度が高く, 多発性であることが多いとされている. 腎癌肺転移巣に対しては外科切除のほかに化学療法や免疫療法, またはこれらを組み合わせた治療が行われるが, 化学療法や免疫療法は肺転移巣に対しての効果に限界があるといわれていた. しかし, 進行腎癌に対する治療戦略は, 分子標的薬や免疫チェックポイント阻害薬の進歩により大きく変貌した. 現在では, 「腎癌診療ガイドライン (2017年版)」のInternational Metastatic Renal Cell Carcinoma Database Consirtium (IMDC) 分類が, 進行腎癌に対する薬物治療の選択基準として推奨されている.

### 3.　乳　癌

　乳癌の遠隔転移の多くは骨, 肺, 肝であり, 多発性で多臓器に転移している. 一般的に手術となることは少なく, 症状緩和, QOLの維持向上, 生命予後延長が目的である. しかし, 近年は前述したoligometastasesという概念が提唱され, 薬物療法に加えて転移巣切除や放射線療法を行うことによって生存期間の延長が期待されている. 2011年のSan Antonio Breast Cancer シンポジウムで, 乳癌の手術から肺転移出現まで2年以上経過していて, 肺転移巣の大きさが2cm以下で, 肺転移巣を完全切除できた場合の5年生存率は67%であったとの報告がある.

### 4.　頭頸部癌

　甲状腺癌・唾液腺癌などの低悪性度の肺転移切除後の5年生存率は60%を超えるが, ともに5年あるいは10年以上経過してからの再発・転移も少なくない. しかし, 甲状腺癌肺転移は多発することが多いため報告例は少ない. 頭頸部扁平上皮癌は肺扁平上皮癌と

転移性肺腫瘍　　**451**

の鑑別が困難なことが多く，経過や胸部CTの画像なども考慮して治療する必要がある．扁平上皮癌肺転移の5年生存率はあまりよくなかったが，近年の分子標的治療薬や免疫チェックポイント阻害薬を含めた化学療法，放射線治療の進歩により治療成績は大きく向上した．特にPD-1抗体であるニボルマブが，2017年3月に再発または遠隔転移を有する頭頸部癌に追加承認され，切除可能な症例も増え，予後の改善が期待される．

## 5．骨軟部肉腫

　骨・軟部腫瘍は血行性転移が多く，肺に最も多く転移する．そのため，肺転移治療を行わなかった症例では予後不良で，そのほとんどが肺転移による死亡である．そのため，肺転移に対する治療は予後に影響を与える重要な因子であり，肺転移に対する外科的完全切除は予後を改善するという報告が多く，外科切除は骨軟部肉腫肺転移の治療として積極的になされてきた．骨肉腫は若年者に多く，80％以上に肺転移が認められ，多発性の転移をすることが多いため，外科切除の症例は少ない．近年では骨肉腫に対する化学療法の奏効率も上がり，肺転移の頻度も減少した．軟部肉腫には滑膜肉腫，脂肪肉腫，Ewing肉腫，未分化多形肉腫などさまざまな腫瘍があり，腫瘍ごとの検討は症例が少なく困難であるが，原発巣治療から1年以上経過した症例や，転移個数が少なく，完全切除された症例の予後は比較的良好とされている．

## 6．その他の腫瘍

　非セミノーマ性胚細胞腫瘍は化学療法に対する感受性が強いのが特徴である．集学的治療の一環として，化学療法後の残存病変に対してサルベージ手術の積極的な適応があり，治療効果の判定にもなる．

## 専門医に紹介するタイミング

　外来で偶発的に胸部X線などにより発見した肺病変に対し，可能であれば早急に胸部CTを施行し，呼吸器科専門医へ紹介する．原発腫瘍の治療中や経過観察中であれば，各臓器の専門医へのコンサルテーションを勧める．

## 専門医からのワンポイントアドバイス

　胸部X線や胸部CTで転移性肺腫瘍を強く疑う場合は，全身における悪性腫瘍の有無を一度に調べることができるPET検査が極めて有用である．同時に腫瘍マーカーの測定や，上部・下部消化管への内視鏡検査も有用である．血痰，咳嗽，呼吸困難などの気道症状があれば気管支鏡検査も考慮に入れる．

### 文　献

1) Committee for Scientific Affairs, The Japanese Association for Thoracic Surgery：Yoshimura N, Sato Y, Takeuchi H et al：Thoracic and cardiovascular surgery in Japan in 2021. Gen Thorac Cardiovasc Surg 72：254-291, 2024
2) Viadana E, Bross ID, Pickren JW：The metastatic spread of cancers of the digestive system in man. Oncology 35：114-126, 1978
3) 近藤晴彦：転移性肺癌の外科治療．日臨外医会誌 58：495-501, 1997
4) 松浦陽介，奥村　栄：転移性肺腫瘍の外科治療．日臨外会誌 80：641-651, 2019
5) 沖津　宏，内藤　淳，阿部真也 他：転移性肺腫瘍の気管支鏡所見の検討．気管支学 7：39-47, 1985
6) Thomford NR, Woolner LB, Clagett OT et al：The surgical treatment of metastatic tumor in the lungs. J Throcic Cerdiovasc Surg 49：357-363, 1965
7) Milosevic M, Edwards J, Tsang D et al：Pulmonary metastasectomy in coloretal cancer：updated analysis of 93 randomized patients - control survival is much better than previously assumed. Colorectal Dis 22：1314-1324, 2020

## 12. 肺腫瘍

# 良性腫瘍

**吉野一郎**
国際医療福祉大学成田病院 呼吸器外科

**POINT**

- 良性肺腫瘍は，原発性肺腫瘍全体の 2〜5％と頻度が少ない腫瘍である．
- 過誤腫は 50％以上と最も多く，肺実質型では核出術や楔状切除術，気管支内腔病変の場合はインターベンションや手術を検討する．
- 硬化性肺胞上皮腫は局所再発やリンパ節転移を生じることがあり，十分な外科的切除線をとった手術術式を検討する．

---

### ガイドラインの現況

日本肺癌学会による第 8 版補訂版の「臨床・病理 肺癌取扱い規約」[1] の原発性肺腫瘍の組織分類において，悪性腫瘍以外のそのほかの腫瘍は表 1 に示すように分類される．腫瘍様病変を含めると良性肺腫瘍は多岐にわたることがわかる．腫瘍様病変を含めた良性肺腫瘍切除例は種々報告されているが，その内訳として肺過誤腫（hamartoma）が最も多く，硬化性肺胞上皮腫（sclerosing pneumocytoma）や炎症性偽腫瘍（inflammatory pseudotumor（inflammatory myofibroblastic tumor））などが続いている[2]．しかしながら，良性肺腫瘍の割合は原発性肺腫瘍全体の 2〜5％と頻度として少なく，腫瘍として稀なものもあり，良性肺腫瘍の診療にかかわるガイドラインはない．ただし，診断として孤立性肺結節がある際に，画像診断として良性か悪性かを見極めることは重要であり，画像診断のマネジメントについての報告は散見される．このような背景の中，良性肺腫瘍についてわれわれが日常臨床で行っている診療・治療方針について，画像を交えながら論ずるので参考にしていただきたい．

**【本稿のバックグラウンド】** 孤立性肺結節を確認した際には，画像的特徴を捉え，過去の画像と比較することが重要である．検査や経過観察の方針は，日本 CT 検診学会による「低線量 CT による肺がん検診の肺結節の判定基準と経過観察の考え方 第 6 版（2024 年 3 月改訂）」は参考になるガイドラインである．

---

## どういう疾患・病態か

良性肺腫瘍は基本的には無症状で経過することがほとんどであり，受診経緯としては胸部単純 X 線写真（CXR）や CT で偶然発見されることが多い．腫瘍は緩徐な発育をすることがほとんどである．腫瘍の局在により気道症状を示すことがある．腫瘍が気管・気管

良性腫瘍　453

**表1 良性肺腫瘍の組織分類**

**A. 上皮性腫瘍**
　多形腺腫（唾液腺型腫瘍）
　硬化性肺胞上皮腫（腺腫）
　肺胞腺腫（腺腫）
　乳頭腺腫（腺腫）
　粘液腺腺腫（腺腫）
　扁平上皮乳頭腫（乳頭腫）

**B. 間葉形腫瘍**
　肺過誤腫
　類上皮性血管内皮腫
　軟骨腫
　リンパ脈管平滑筋腫症
　（PEComa 群）
　炎症性筋線維芽細胞腫
　淡明細胞腫

**C. リンパ組織球系腫瘍**
　肺ランゲルハンス組織球症
　リンパ腫様肉芽腫症

**D. 異所性起源の腫瘍**
　髄膜腫
　成熟奇形腫

**E. 肺転移**
　平滑筋腫

支に関連する場合には，咳嗽，喀痰などがみられることがある．また，腫瘍により末梢気道が狭窄したり閉鎖したりすると，いわゆる閉塞性肺炎を呈し，発熱・咳嗽・喀痰症状を伴うことがある．

## 治療に必要な検査と診断

　良性肺腫瘍の診断は肺癌診断と表裏一体であり，孤立性肺結節（solitary pulmonary nodule：SPN）の診断方針は参考になる．CXR で SPN を指摘された場合，過去数年間に遡って CXR を入手し，比較読影を行うことがポイントとなる．良性肺腫瘍であれば，緩徐な発育形態をとることが多いため，過去の所見とほとんど変化がないことが多い．また良性肺腫瘍の陰影の特徴として，石灰化が

認められることや，腫瘍は辺縁整，境界明瞭な結節陰影として描出されることが多い．これらの特徴を有さない場合は CT 撮影を行い，腫瘍の特徴を評価することは重要である．CT は可能であれば thin slice で撮影し，十分な情報を得ることが大切である．良性肺腫瘍の CT における特徴としては，一般的に辺縁整，境界明瞭，内部均一な腫瘤が示される．また，石灰化像も特徴とされる．しかしながら，このような画像的特徴を示す悪性腫瘍（カルチノイド，粘表皮癌，転移性肺腫瘍など）もあり，十分注意を要する必要がある．

　CT 撮影した SPN が良性肺腫瘍の一般的特徴を有さず，充実性の場合には，サイズに応じて CT 撮影を定期的に行うことが提示されている報告がある．代表的なものに，腫瘍径が 4～8mm のものを 3 つに分類し，撮影間隔を提示している Fleischner Society Guideline[3] のほか，日本 CT 検診学会[4] においては 10mm を境に定期的 CT 撮影や確定診断を行うように提示している．これらは肺癌画像診断のマネジメントであるが，良性肺腫瘍の診断を見極める際にも応用できるものである．

　最も多い肺過誤腫の特徴としては，軟骨，脂肪，結合織，平滑筋などで構成される腫瘍のため，構成成分の異なるところが CT 値の変化として heterogenous に描出される（**図1**）ので，鑑別診断の参考になる．さらには MRI で脂肪成分があることを認められれば肺過誤腫の診断に結びつくこともある．硬化性血管腫の場合においても良性肺腫瘍の特徴となる像（**図2**）を示す．

　過去の CXR や CT があれば比較読影により，良性肺腫瘍である診断が可能であるが，良性肺腫瘍も多岐にわたるため，悪性腫瘍との鑑別も踏まえると PET 検査や気管支鏡検査が必要となる．PET 検査においては良性

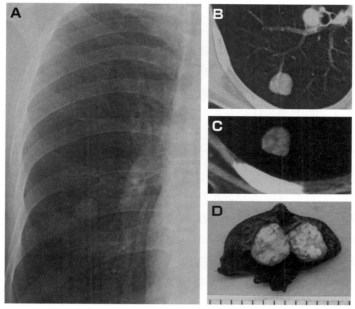

図1 右下葉肺過誤腫
A：CXRで境界明瞭な結節影を認める．B, C：胸部CT像．肺野条件で境界明瞭，辺縁整な腫瘍像．縦隔条件ではlow densityな部分を認める．D：摘出標本の割面像．軟骨成分と脂肪成分（CTのlow density部）で構成される．

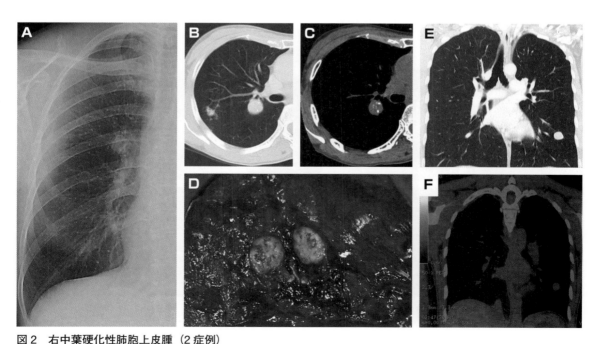

図2 右中葉硬化性肺胞上皮腫（2症例）
A：CXRで肺動脈陰影に重なる境界明瞭な結節影を認める．B, C：胸部CT所見．中葉S4葉間側に存在し，辺縁整，境界明瞭で，石灰化を伴う腫瘤．D：中葉切除＋リンパ節郭清術で摘出された標本の割面像．E, F：胸部CTで左下葉に辺縁整，境界明瞭，内部均一な結節像を認める．FDG-PETでは異常集積なし．

良性腫瘍 455

腫瘍であれば基本的には異常集積は認めないことが多い（図2F）．腫瘍は末梢病変が多いため，気管支鏡検査では透視下に経気管支鏡下針生検や経気管支鏡下組織生検で確定診断を得る．また中枢気道病変の場合は，内視鏡下に直接病変を生検することで診断に至る．

## 治療の実際

画像的または組織学的に良性腫瘍の診断が得られた場合，①経過観察，②内視鏡下の処置（呼吸器インターベンション），③手術による摘出が検討される．原則的には①の経過観察になるが，その場合にはCXRまたはCTによる定期的なフォローを行う．画像診断，組織診断にかかわらず，急速増大する場合や，増大過程で機能障害の可能性が疑われたりする場合は手術を検討する．気管・気管支内腔に病変が存在する場合（図3）はインターベンションによる処置を検討する．呼吸器インターベンションの主たる目的は症状の改善であり，十分な処理が可能であるかどうか判断することが重要となる．図3C, Dは過誤腫で右底区入口部に存在した症例である．内視鏡下レーザー焼灼に加えてスネアリングで腫瘍を切除することで，症状改善とともに確定診断を得られた．また，図3G～Iは左主気管支を閉塞する多形腺腫で，これもレーザー焼灼とスネアリングを用いて処理した．レーザー治療やスネアリング後は定期的な気管支鏡による内腔観察を行う．診断未確定な腫瘤病変や，増大する過誤腫，硬化性肺胞上皮腫が疑われる場合，呼吸器インターベンションが困難な症例に関しては手術が行われる．肺過誤腫は末梢に発生しやすく，硬い腫瘍であるため核出術が行われる．遺残があると再発する報告もあり，核出術の際には十分に核出することである．近年ではVATS（video-assisted thoracoscopic surgery）による切除術が普及しており，VATSによる核出術とともに楔状切除術を行われることが多い．また，硬化性血管腫の疑いの診断であ

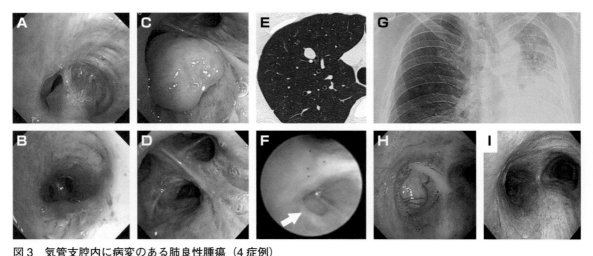

図3 気管支腔内に病変のある肺良性腫瘍（4症例）
A, B：右底気管支 B8/9 の平滑筋腫．半導体レーザーによる総計 3,400 J にて気道の開放を行った．C, D：右 B3 入口部の過誤腫．有茎性であり，診断時にスネアリングで摘出した．E, F：右 B3a を閉塞する肺過誤腫像（矢印）．気管支鏡によるインターベンション不可にて右 S3 区域切除を施行．G, H, I：CXR にて左無気肺像あり．主気管支外側から発生し，左主気管支を閉塞する平滑筋腫を認め，半導体レーザー，スネアリングにて腫瘍を切除した．

る場合は核出術を行わず，楔状切除を行うようにする．硬化性血管腫は局所再発を生じることや，リンパ節転移をする場合があるので，外科的切除線を十分とった楔状切除や区域あるいは肺葉切除にリンパ節サンプリング／郭清を術式として検討する必要がある．良性肺腫瘍であっても続発性肺炎や無気肺を生じる症例に関しては，手術が行われる．この場合は，中枢側に腫瘍が発生しているため，区域切除や肺葉切除が行われるが，部位によっては機能温存としての気管支形成術が行われることもある．

## 専門医に紹介するタイミング

以下に専門医に紹介するタイミングとなる事項を記載する．
①CXR において腫瘍の特徴が良性腫瘍の特徴と異なる場合
②過去の画像（CXR や CT）と比較して明らかに増大している場合
③経過観察中に増大してきた場合
④PET 検査で異常集積を認める場合
⑤腫瘍による気道症状を呈する場合
⑥多発病変がある場合

## 専門医からのワンポイントアドバイス

良性肺腫瘍の画像的特徴（CXR，CT）の有無を見極める．過去の画像の入手を行い，比較読影をする．過去の画像に同様な陰影がないかどうかを確認する．新出病変である場合や過去の陰影に比べて明らかに増大している場合は専門医に紹介する．

良性肺腫瘍の 50％以上が肺過誤腫であるが，画像的に肺過誤腫の特徴を示さない場合は専門医に相談する．

--- 文　献 ---

1) 日本肺癌学会 編：臨床・病理 肺癌取扱い規約（第8版補訂版）．金原出版，2021
2) Robinson PG, Shields TW：Benign Tumor of the Lung. In "General Thoracic Surgery, 7th ed., in 2 vols" Shields TW, Locicero JⅢ, Reed CE et al (eds). Wolters Kluwer/Lippincott Williams & Wilkins, pp1565, 2009
3) MachMahon H, Austin JH, Herold CJ et al：Guidelines for management of small pulmonary nodules detected on CT scans：a statement from the Fleischner Society. Radiology 237：395-400, 2005
4) 日本CT検診学会肺がん診断基準部会 編：低線量CT による肺がん検診の肺結節の判定基準と経過観察の考え方 第6版．2024 年3月改訂．https://www.jscts.org/pdf/guideline/gls6th202403.pdf

## 13. 縦隔の疾患

# 縦隔気腫

**坪島顕司，栗原正利**
公益財団法人日産厚生会玉川病院 気胸研究センター

---

**POINT**

● 縦隔に気腫が発生した状態であり，原因となる基礎疾患がない特発性縦隔気腫と感染や食道，気道損傷などを契機に発症する続発性縦隔気腫に分類される．

● 特発性縦隔気腫の場合，安静で治癒することがほとんどである．

● 続発性縦隔気腫に合併することのある緊張性縦隔気腫については，基礎疾患の状況によっては死に至ることも報告されており，機を逸することなくドレナージを行うことが重要である．

---

### ガイドラインの現況

縦隔気腫は比較的稀な疾患であり，現在のところ国内外で診療ガイドラインはなく今後の作成が待たれるところである．そのため定義に不明瞭な点があり，特発性縦隔気腫については基礎疾患なく発症するとされる一方で，気管支喘息との関連を指摘する報告がある．基本的には安静で自然軽快することが見込めるが，近年猛威を振るった新型コロナウイルス感染症などに併発する続発性縦隔気腫は重篤な経過をたどることがあり注意を要する．

【本稿のバックグラウンド】 診療ガイドラインが存在しない状況を踏まえ，国内外の文献を参考に現在主流であるその定義と特徴を中心に解説した．

---

### どういう疾患・病態か

縦隔気腫は縦隔を支持する結合組織内に本来存在しない空気が出現する状態である[1,2]．特発性と続発性に分類され，前者は直接の原因となる基礎疾患がないにもかかわらず発症し，後者は新型コロナウイルスなどの感染症，嘔吐などによる食道損傷，胸部外傷による気道損傷などが契機となり縦隔内に気腫が発生する．

特発性縦隔気腫については，何らかの誘因

で肺胞内圧が上昇することで肺胞が破裂し，その後気管支血管組織面に沿って空気が縦隔に波及することで発症すると考えられており，その機序は Macklin 効果といわれている[3]．発症平均年齢は 25 歳，70％は男性に発症し，最も多い症状は胸痛で 70.9％，次に多い症状は呼吸困難感で 43.4％に出現するとされ，原発性自然気胸に近い患者背景と症状である[3,4]．

明確な定義はないが，慣習的に気管支喘息合併症例については基礎疾患のない特発性縦

隔気腫に分類されることが多い[5]．気管支喘息発作時の咳嗽が誘因となりうるが，気管支喘息そのものはあくまで間接的に縦隔気腫の発症に関与するという考え方である．特発性縦隔気腫患者の 25.9～41.8％に気管支喘息の既往があり[3,5]，その後も再発しやすいという報告もある[5]．また自然気胸と同時に発症した場合も特発性縦隔気腫として扱われることが多い[3-5]．一方で，自然気胸に対する胸腔ドレナージ後に創周囲で生じた皮下気腫が縦隔まで及んだ場合には続発性縦隔気腫として扱われる点には留意が必要である．

## 治療に必要な検査と診断

　理学所見としては，縦隔気腫が頸部まで進展すると皮下気腫として触知することが可能である．また胸骨左縁付近で心収縮期に一致して"crunching（バリバリ音）"が聴取でき，Hamman徴候とされる[2,3]．

　患者背景や症状が類似している原発性自然気胸などとの鑑別のために胸部X線検査は必須であり，気管気管支，大動脈，心陰影に沿う透亮像を確認できる場合がある[2]（図1）．一方で胸部X線検査のみでは特発性縦隔気腫の約30％は診断がつかないとされており，縦隔気腫の範囲の確認や他疾患鑑別のためにはCTが有用である（図2）．また病状から食道破裂や気道損傷を疑う場合は，上部消化管内視鏡検査，食道造影，気管支鏡検査を考慮する．

## 治療の実際

　特発性縦隔気腫はほとんどの場合，安静のみで治癒が期待できる．一方で続発性縦隔気腫の場合は，原疾患の状況によってさまざまな経過をとる．稀ではあるが食道破裂による縦隔炎や新型コロナウイルス感染後に発症することが報告されている緊張性縦隔気腫は重篤な経過をたどる恐れがあり，注意が必要である．早急に原疾患の特定に努め，それぞれ

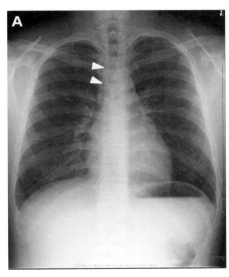 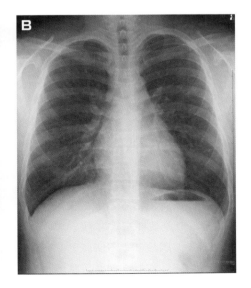

図1　胸部X線所見
　A：特発性縦隔気腫発症初日：詳細に観察することで気管支に沿う形の透亮像を確認できる（矢印）．
　B：発症1週間後：縦隔の気腫は消失している．

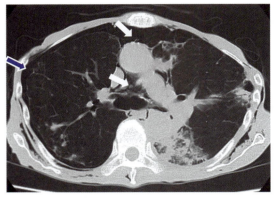

図2 胸部 CT 所見
　　左自然気胸に伴う続発性縦隔気腫の症例である．前縦隔や気管前まで拡大した気腫を認める（白矢印）．壁側胸膜直下まで気腫が波及した場合は，肺が虚脱しているように見えるため注意を要する（紫矢印）．

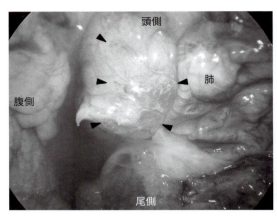

図3 術中所見
　　肺気腫による左続発性自然気胸に対し胸腔鏡下手術を施行した自験例である．胸腔ドレーン留置部より発生した皮下気腫が前縦隔まで及んでおり，縦隔胸膜直下に気腫が透見できる（矢印）．

の専門科と連携して治療を行い，時に縦隔ドレナージが必要なことは常に念頭におく．ドレナージの方法としては，CT ガイド下に施行される場合や胸骨上窩や剣状突起での切開がある．また胸腔鏡下手術では縦隔気腫の確認が容易であり（図3），その部分を切開する方法もある．

　特発性縦隔気腫については頸部にまで拡大することがあるが，続発性縦隔気腫と異なりほとんどの症例で自然治癒することをよく説明し患者の不安解消に努める．また壁側胸膜直下まで気腫が及んだ場合，一見胸腔内の空気と誤認し，自然気胸と同時発症した特発性縦隔気腫に見えることがある（図2）．自然気胸の合併は 10.8％と報告されているが[3]，一方でその多くは誤診であるとする報告もある[4]．縦隔気腫との連続性をよく観察すれば鑑別は可能であり，誤診による胸腔ドレーンの留置は回避したい．安静を保ち，状態が安定していることを確認する意味でも短期間の入院は考慮してよい．535 人を対象としたレビューでは 57％で予防的な抗生剤投与が行われていなかったが，縦隔炎の発症例はなく，その必要性については今後の検討課題といえる[3]．

### 処方例

**特発性縦隔気腫の場合**

処方A　ロキソプロフェン 60 mg　1回1錠　1日3回，レバミピド 100 mg　1回1錠　1日3回

処方B　メジコン® 15 mg　1回1錠　1日3回

**続発性縦隔気腫の場合**

上記に加えて適宜原疾患の治療が必要である．

## 専門医に紹介するタイミング

　特発性縦隔気腫の壁側胸膜直下への拡大と

自然気胸の同時発症の鑑別が困難な場合は，不要な胸腔ドレーン留置を回避するためにも専門医への紹介が望ましい．また縦隔炎，緊張性縦隔気腫発生時には早急な対応が求められる．これらを疑った時点で専門医に相談し適切な抗生剤加療，ドレナージを行うことが大切である．

## 専門医からのワンポイントアドバイス

縦隔気腫の多くは安静を保つだけで自然治癒が期待できる．一方で，重篤な経過をたどることが稀にあることを念頭に管理することが大切である．

### ─────── 文　献 ───────

1) Hamman L：Spontaneous mediastinal emphysema. Bull Johns Hopkins Hosp 64：1-21, 1939
2) 小林花神，立川壮一，堀口高彦 他：特発性縦隔気腫の3例．日呼吸会誌 44：350-353, 2006
3) Morgan CT, Maloney JD, Decamp MM et al：A narrative review of primary spontaneous pneumomediastinum: a poorly understood and resource-intensive problem. J Thorac Dis 13：3721-3730, 2021
4) Morgan CT, Kanne JP, Lewis EE et al：One hundred cases of primary spontaneous pneumomediastinum：leukocytosis is common, pleural effusions and age over 40 are rare. J Thorac Dis 31：1155-1162, 2023
5) Yu MH, Kim JK, Kim T et al：Primary spontaneous pneumomediastinum：237 cases in a single-center experience over a 10-year period and assessment of factors related with recurrence. PLoS One 18：e0289225, 2023

13. 縦隔の疾患

# 縦隔炎

古川欣也
同愛記念病院/東京医科大学茨城医療センター 呼吸器外科

POINT ●縦隔炎は頻度の高い疾患ではなく，病態により診療方針もさまざまであるため，国内外において診療ガイドラインは設けられていない．

## ガイドラインの現況

縦隔炎は比較的稀な疾患であり，疾患の原因や症状もさまざまであるため，個々の症例の病態に対応した適切な診断治療を行うことが必要である．診療ガイドラインはないが，欧州心臓胸部外科学会からは expert consensus statement が出ている[1]．

急性の縦隔炎は，食道や気道の損傷を原因として感染症を発症することが多く，抗生物質による治療が中心になる．口腔や咽喉頭の化膿性病巣から頸部に感染が波及し，縦隔へ進展していく沈降性壊死性縦隔炎も経験する．縦隔内に膿瘍を形成した場合には，敗血症によるショック状態に陥り致死的になるため，可及的速やかな縦隔切開ドレナージが必要となる．慢性の縦隔炎は，特異的感染症による肉芽腫を形成する．原因不明の縦隔軟部組織の慢性炎症により線維化を起こし，縦隔の大血管などを圧迫して狭窄・閉塞する硬化性縦隔炎も稀に認める．

【本稿のバックグラウンド】診療ガイドラインが設けられていないため，実臨床において現在標準診療と考えられる指針を文献および成書を参考にして記述した．

## どういう疾患・病態か

縦隔炎は，縦隔に何らかの原因で炎症を起こす疾患であり，縦隔の疎結合組織に感染が波及していく疾患である．急性縦隔炎，慢性縦隔炎，硬化性（線維化性）縦隔炎に分けられる[2]．

急性縦隔炎のほとんどが，食道穿孔により発症する．食道穿孔の原因としては，食道癌や食道憩室の穿孔，特発性食道穿孔などの疾患のほかに，義歯などの異物誤飲や外傷などを原因とするもの，また，医原性の原因として食道狭窄拡張術，異物摘出術施行時の食道穿孔がある．近年普及した早期食道癌に対する内視鏡的粘膜下層剥離術（endoscopic submucosal dissection：ESD）における，合併症としての食道穿孔からの急性縦隔炎も経験する．食道癌の化学放射線治療後に食道穿孔を起こし，縦隔に炎症が波及する場合もある．胸骨正中切開による心大血管手術や縦隔腫瘍手術の合併症として，術後縦隔炎が起こ

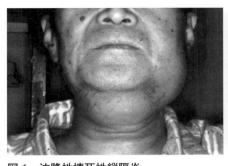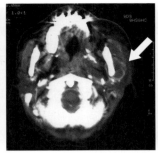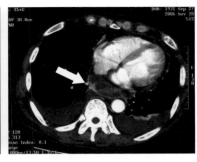

図1 沈降性壊死性縦隔炎
75歳，男性．両側下顎臼歯抜歯後，同日夕より両側顎下部から頸部に腫脹・圧痛を認め，翌日近医受診．点滴加療するも，左顎下部から前頸部の腫脹・圧痛の改善なく紹介された．初診時，WBC：$24.8×10^3/μL$，CRP：32.3 ng/mLと著明に増加．CTにて，頸部から後縦隔にかけての膿瘍と両側胸水を認め（→），頸部切開排膿，ドレーン留置および右開胸による縦隔切開排膿，ドレーン留置が行われた．培養で連鎖球菌を認めた．
（東京医科大学耳鼻咽喉科 西山信宏先生提供）

ることもある．気道を原因とするものには，胸部鈍的外傷，麻酔導入時の挿管や異物摘出時の気管損傷などが挙げられる．また，肺癌縦隔リンパ節転移の気管・主気管支浸潤部位が化学放射線療法により壊死した結果，縦隔穿孔を起こして縦隔に炎症が波及していく場合もある．最近では，縦隔リンパ節の診断手技として普及している超音波気管支鏡下穿刺吸引生検（endobronchial ultrasound guided-transbronchial needle aspiration：EBUS-TBNA）後の急性縦隔炎の報告が散見されるようになった．肺化膿症が縦隔に波及するものや，歯科領域感染，咽頭後膿瘍，扁桃周囲膿瘍など口腔や咽喉頭の化膿性病巣から頸部に感染が波及し，腫脹・発赤を呈し，さらに沈降性に縦隔へ感染が進展して組織の壊死を惹起し，致死的な病態となる沈降性壊死性縦隔炎も，稀ではあるが経験する（図1）．頸部臓器は疎結合組織に包まれ，その周囲の筋膜との間にretropharyngeal space，pretracheal space，perivascular spaceなどの間隙がみられ，これらの間隙を通って炎症が波及するとされている．糖尿病などの合併症をもつ場合が多い．原因菌として，連鎖球菌，ブドウ球菌，インフルエンザ菌，嫌気性菌などの細菌やカンジダなどの真菌が報告されている．急性縦隔炎の症状は，原因疾患により異なるが，発熱，嚥下障害，胸痛，咳嗽，呼吸困難などで，重篤な場合には敗血症からショック症状に至る．特発性食道破裂では嘔吐を原因として発症する．膿瘍が大きな場合には，上大静脈などを圧排し上大静脈症候群を起こす場合もある．また，胸腔内へ穿破すると膿胸を併発する．

慢性縦隔炎の多くは，特異的感染症による慢性炎症である[2]．病理学的には，縦隔肉芽腫という診断名が用いられる．原因となる感染症は，ほとんどが結核である．そのほかに放線菌症，ヒストプラズマ症，真菌症，梅毒などがある．急性縦隔炎の慢性化によるものや，サルコイドーシスの肉芽腫病変に付随して起こることもある．前縦隔，気管，肺門周囲，食道周囲のリンパ節に発生する．多くは無症状であり，検診などで縦隔腫瘤陰影を指摘され発見されることが多い．陳旧化すると石灰化像を呈する場合もある．

硬化性縦隔炎は，線維化性縦隔炎，縦隔硬化症ともいい，原因不明の縦隔軟部組織の慢性炎症と線維化を起こす稀な疾患である[2]．線維化の結果，縦隔臓器を圧迫し狭窄・閉塞

を起こすことがある．上大静脈や肺動静脈が圧迫されることが多い．感染症による慢性縦隔炎の肉芽腫を経過し，数年後に線維化してくる可能性も否定できない．また，近年，IgG4関連線維化疾患が注目されており，その一部分症状としての硬化性縦隔炎も報告されている．病理組織学的には，線維芽細胞内への形質細胞の増殖がみられる．後腹膜線維症を合併すると膵炎や尿管の狭窄や閉塞を起こす場合がある．横隔神経や反回神経麻痺で原因不明のものの中には本症によるものがあると考えられる．

## 治療に必要な検査と診断

急性縦隔炎では，胸部Ｘ線画像にて縦隔気腫および縦隔陰影の拡大を認める．食道穿孔や気管穿孔を原因とするものは，早期に縦隔気腫を認めるので，診断の参考になる．穿孔がないものでも，嫌気性菌感染の場合には縦隔に気腫を認めることがある．縦隔炎が波及し膿瘍を形成してくると縦隔陰影の拡大を認め，心・大血管陰影が不鮮明になる．胸部Ｘ線写真にて少しでも縦隔炎を疑う場合には，胸部CTを施行し早期に診断することが重要である．遠藤らは，沈降性壊死性縦隔炎を3つのタイプに分類することを提唱している．上縦隔で気管分岐部までにとどまるものをタイプⅠ，気管分岐部より尾側に広がるものをタイプⅡとし，そのうち前縦隔に及ぶものをタイプⅡA，前縦隔および後縦隔に及ぶものをタイプⅡBとしている[3]．杉尾らは，わが国での225例の沈降性壊死性縦隔炎を検討し，遠藤らの3分類に加えて気管分岐部より尾側で後縦隔に広がるものをタイプⅡCとし，4つの分類を提唱している[4]．

慢性縦隔炎は，縦隔鏡やEBUS-TBNAなどの組織検査にて診断される．鑑別疾患とし

ては，サルコイドーシス，気管支嚢腫，リンパ腫，肺癌のリンパ節転移などが挙げられる．

硬化性縦隔炎の診断には，胸腺腫，悪性リンパ腫，縦隔型肺癌，胸膜中皮腫などの疾患を否定しなくてはならないため，適切な生検材料の採取が必要である．組織が線維化しているため，生検が困難な場合がある．縦隔鏡で生検できない場合には，胸骨正中切開や開胸による生検が行われる．Fliederらは硬化性縦隔炎を病理組織学的に3つの病期に分類し，Ⅰ期では浮腫状変化した線維粘液性組織中に多数の紡錘形細胞，炎症性細胞浸潤，薄壁血管を伴う組織，Ⅱ期では局所的な紡錘細胞と炎症性細胞浸潤を伴う無秩序な厚い膠原線維組織，Ⅲ期では炎症性細胞や時に石灰化を伴う密な無細胞膠原線維組織を認めるとしている[5]．

## 治療の実際

急性縦隔炎の治療は，起炎菌に感受性のある抗生物質による感染制御が中心になる．穿孔の小さなものは，禁飲食による保存的治療で軽快する場合もある．穿孔が大きく膿瘍を形成している場合には，膿瘍の切開排膿を行わないと致死的状態となる．膿瘍の切開排膿が必要な場合には，胸部CTによりその広がりの範囲を確認し，切開排膿のアプローチ方法を検討する．上縦隔，前縦隔では，頸部アプローチで胸骨上縁から縦隔鏡下のドレナージや胸骨側方からの切開排膿ドレナージが行われる．沈降性壊死性縦隔炎では，咽喉頭の浮腫を起こして呼吸困難に陥ることがあり，気道管理が必要になる場合がある．胸骨正中切開による排膿は，胸骨への感染を考えると積極的には行われない．後縦隔に広がる場合には開胸手術が行われるが，最近では胸腔鏡を用いた縦隔の切開と胸腔ドレーン留置による低侵襲な治療が中心となっている．杉尾ら

464　13. 縦隔の疾患

によるとタイプⅠとタイプⅡCは頸部アプローチが，タイプⅡA，ⅡBは開胸や胸腔鏡下手術が選択されることが多かったと報告している．特発性食道破裂や外傷性気管気管支損傷の場合には，早期に損傷部の外科的閉鎖を行わないと予後不良となる．

慢性縦隔炎では，原疾患の治療が基本になるが，乾酪壊死による穿孔や穿孔しそうな結核性肉芽腫や巨大な肉芽腫は外科的切除の適応がある．

硬化性縦隔炎の治療は，炎症活動期までであれば，抗炎症作用を期待したステロイドの投与が行われる．また，線維芽細胞の増殖を抑制する作用のある抗エストロゲン薬のタモキシフェン投与の報告もある[6]．すでに線維化が完成され瘢痕化し，血管を狭窄・閉塞し症状があるものに対しては，ステントグラフト内挿術や人工血管置換術が行われる．

---

### 処 方 例

#### 急性縦隔炎（細菌性）

処方　メロペネム点滴静注用 0.5 mg
　　　0.5〜1 g　1日2〜3回　点滴静注
　　　細菌培養結果が出たら感受性のある
　　　適切な抗生物質に切り替える．

#### 慢性縦隔炎（結核性縦隔リンパ節炎）

処方　リファジン® カプセル 150 mg　1回
　　　2〜4 カプセル　1日1回　朝食前
　　　イスコチン® 錠 100 mg　1回2〜3
　　　錠　1日1回　朝食後
　　　エブトール® 錠 250 mg　1回2〜3
　　　錠　1日1回　朝食後
　　　ピラマイド® 原末　1回1.0〜
　　　1.5 g　1日1回　朝食後（最初の
　　　2ヵ月のみ投与）

---

#### 硬化性縦隔炎（活動期）

処方　プレドニゾロン錠 5 mg　1回6錠
　　　1日1回　朝食後，漸減

---

## 専門医に紹介するタイミング

急性縦隔炎は，数日で悪化しショック症状に陥る場合があるため，臨床症状やX線所見で疑った場合には，直ちに専門医へ紹介すべきである．

## 専門医からのワンポイントアドバイス

頸部の腫脹や発赤を伴う沈降性壊死性縦隔炎は致死的な状況になるので，耳鼻咽喉科または頭頸部外科，呼吸器外科を標榜する総合病院への紹介が必要である．

---

### 文 献

1) Abu-Omar Y, Kocher GJ, Bosco P et al：European Association for Cardio-Thoracic Surgery expert consensus statement on the prevention and management of mediastinitis. Eur J Cardiothorac Surg 51：10-29, 2017

2) 正岡　昭：縦隔の炎症．"呼吸器外科学"．正岡　昭編．南山堂，pp255-259，1994

3) Endo S, Murayama F, Hasegawa T et al：Guideline of surgical management based on diffusion of descending necrotizing mediastinitis. Jpn J Thorac Cardiovasc Surg 47：14-19, 1999

4) Sugio K, Okamoto T, Maniwa Y et al：Descending necrotizing mediastinitis and the proposal of a new classification. JTCVS Open 8：633-647, 2021

5) Flieder DB, Suster S, Moran CA：Idiopathic fibroinflammatory (fibrosing, sclerosing) lesions of the mediastinum：a study of 30 cases with emphasis on morphologic heterogeneity. Mod Pathol 12：257-264, 1999

6) 石橋直也，佐藤伸之，岡田克典 他：ステロイドが著効した線維性縦隔炎の2例．日呼外会誌 26：25-30，2012

## 13. 縦隔の疾患

# 胸腺上皮性腫瘍

奥村明之進[1]，新谷　康[2]，舟木壮一郎[3]

[1] 国立病院機構大阪刀根山医療センター，[2] 大阪大学大学院医学系研究科 外科学講座 呼吸器外科学，[3] 兵庫医科大学 呼吸器外科学

**POINT**

● 胸腺上皮性腫瘍の治療の中心は外科的切除であるが，薬物療法と放射線治療の有効性も認められており，進行病期，不完全切除，切除不能の症例では集学的治療が勧められる.

● 胸腺上皮性腫瘍の病理像，悪性度，進行度は多様であり，さらに重症筋無力症などの傍腫瘍症候群の合併も高頻度であり，多彩な臨床像を呈する.臨床像に合わせて，個別的に的確な治療方法を考慮する必要がある.

● 一次治療不応の胸腺癌にレンバチニブの投与が推奨されている.さらに，高頻度マイクロサテライト不安定性（MSI-High）もしくは腫瘍遺伝子変異量が高い（TMB-High）症例ではペムブロリズマブがキードラッグと考えられている.

● Union for International Cancer Control（UICC）によって，2017年のTNM version 8に胸腺上皮性腫瘍のTNM分類が追加され，2024年のTNM version 9で修正が加えられた.

---

## ガイドラインの現況

　胸腺上皮性腫瘍が希少疾患であり，加えて胸腺腫はslow growingであるため，prospective studyは非現実的である.そのため，ガイドラインのもととなるエビデンスレベルの高い研究結果を得ることは困難であるが，現時点の経験と知見をもとに，わが国では日本胸腺研究会による「縦隔疾患取扱い規約」[1]と日本肺癌学会の「肺癌診療ガイドライン」[2]，海外ではNational Comprehensive Cancer Network（NCCN）によるNCCN Clinical Practice Guidelines in Oncologyと[3]，International Thymic Malignancy Interest Group（ITMIG）による診断・治療のコンセンサス[4]が刊行されている.

　胸腺腫に合併する重症筋無力症の診療については日本神経学会の「重症筋無力症/ランバート・イートン筋無力症候群診療ガイドライン2022」が刊行されている.

---

**【本稿のバックグラウンド】**　胸腺上皮性腫瘍は比較的低頻度であるため，エビデンスレベルの高い前向き研究は少なく，主として大規模データベースなどの後方視的研究をもとにしてガイドラインが作られている.少数ではあるが，薬物療法におけるランダム化試験の結果も報告され，ガイドラインに反映されている.

本邦での胸腺上皮性腫瘍の大規模なデータベースは，2003年の日本呼吸器外科学会による

1,320 例の集計，2012 年の日本胸腺研究会の 2,793 例の集計である．European Society of Thoracic Surgeons（ESTS）と ITMIG も国際的なデータベースを作成した．2014 年以降，これらの大規模データベースをもとに多数の研究結果が報告され，さらに International Association for Study of Lung Cancer（IASLC）が 10,000 例規模のデータベースをまとめ，2017 年に UICC TNM version 8 での胸腺上皮性腫瘍の TNM 分類の承認につながり，2024 年には UICC TNM version 9 で改訂が提案されている（表 1）[5]．

## どういう疾患・病態か

胸腺上皮性腫瘍は病理学的に多彩であり，病理組織像によって悪性度も異なる．胸腺腫は，胸腺癌と胸腺 NEC（neuroendocrine carcinoma）に比して slow growing である．胸腺腫の手術症例の 75％が正岡病期分類の I・II 期であるのに対して，胸腺癌と胸腺 NEC の手術症例の大多数が正岡病期分類の III 期以上の進行病期である．

### 表 1　TNM 分類　（UICC 第 9 版への提案）（文献 5 を参照して作成）

T－原発巣
TX　原発巣不明
T0　原発巣消失
T1　胸腺内に限局あるいは，縦隔脂肪，胸膜被膜に浸潤しているが，その他の縦隔構造への直接浸潤はない（Level 1）
　　T1a 最大径 5cm 以下
　　T1b 最大径 5cm より大きい
T2　隣接臓器浸潤：心膜，肺，横隔神経（Level 2）
T3　隣接臓器浸潤：腕頭静脈，上大静脈，胸壁，心膜外の肺門部血管（Level 3）
T4　接臓器浸潤：大動脈（上行，弓部，下行），大動脈弓の分枝血管，心膜内の肺血管，心筋，気管，食道
N－所属リンパ節
NX　所属リンパ節の検索できず
N0　リンパ節転移なし
N1　前縦隔リンパ節転移
N2　深部胸腔または頸部リンパ節転移
M－遠隔転移
MX　胸膜・心膜播種，遠隔転移の検索できず
M0　胸膜・心膜播種，および遠隔転移なし
M1a　胸膜あるいは心膜播種
M1b　肺内転移あるいは遠隔転移

**●病期分類**

| | | | |
|---|---|---|---|
| I 期 | T1 | N0 | M0 |
| II 期 | T2 | N0 | M0 |
| III 期 a | T3 | N0 | M0 |
| b | T4 | N0 | M0 |
| IV期 a | T any | N1 | M0 |
| | T any | N0, 1 | M1a |
| b | T any | N2 | M0, 1a |
| | T any | N any | M1b |

胸腺腫のWorld Health Organization（WHO）病理分類では，主としてType A，Type AB，Type B1，Type B2，Type B3の5つに分類される．micronodular型のような分類不能の腫瘍もあるが低頻度である．Type A，Type ABはほぼ良性腫瘍的な性質を有するが，Type A腫瘍の中には一部に悪性度の高い腫瘍が存在すると考えられている．Type B1，Type B2，Type B3の順に悪性度が高くなり，術後の再発率が上昇する．

胸腺腫には，重症筋無力症，赤芽球癆，低γグロブリン血症などの自己免疫疾患を合併することがよく知られており，ほかにも低頻度ながら全身性エリテマトーデス（systemic lupus erythematosus：SLE），扁平苔癬，移植片対宿主病（graft-versus-host disease：GVHD）様症状，stiff person症候群，Morvan症候群などの合併も報告されている．腫瘍による死亡以外に，これらの合併疾患が治療成績に影響することも多い．

胸腺癌では扁平上皮癌が多いが，その他に多種類の組織像が報告されている．扁平上皮癌を代表とするlow-grade腫瘍と，lymphoepithelioma-like carcinomaを代表とするhigh-grade腫瘍に大別される．

胸腺NECは，2021年のWHO classification of tumors（5th edition）Thoracic tumorsによれば，low-grade（typical carcinoid），intermediate-grade（atypical carcinoid），high-grade（small cell carcinomaとlarge cell neuroendocrine carcinoma（LCNEC））に大別される．

胸腺NECには，Cushing（クッシング）症候群の合併が知られているとともに，多発性内分泌腺腫症（multiple endocrine neoplasia：MEN）I型に合併することも知られている．したがって胸腺NECの治療には，これらの内分泌疾患の把握と治療も必要

である．

## 治療に必要な検査と診断

### 1 腫瘍による局所症状

非進行病期では，局所症状的には無症状であることが多い．健康診断の胸部X線，人間ドックあるいは他疾患観察中のCTで発見されることが多い．

進行病期症例では，周囲臓器への浸潤・圧迫による呼吸器症状が重要であり，巨大前縦隔腫瘍による気管狭窄は，時に緊急の呼吸管理を必要とする．多量の胸水貯留は呼吸困難を誘発する．腫瘍の圧迫や血管内進展による上大静脈閉塞は上大静脈症候群の原因となる．腫瘍浸潤による反回神経麻痺により嗄声が，横隔神経麻痺により横隔膜挙上が発現する．

### 2 傍腫瘍症候群

重症筋無力症による眼瞼下垂，複視，四肢脱力，球麻痺症状（嚥下困難，構音障害），呼吸困難が重要である．ほかにも抗電位依存性$K^+$ channel抗体（抗VGKC抗体）によるneuromyotoniaとMorvan症候群，抗glutamic acid decarboxylase抗体（抗GAD抗体）によるstiff person症候群など，ほかの神経筋結合部疾患も少数ながら報告されている．

赤芽球癆による貧血症状，低γグロブリン血症による繰り返す肺炎，クッシング症候群なども重要である．

術前は無症状でも術後に傍腫瘍症候群が発症することもあり，留意すべきである．

### 3 血清学的診断

胸腺腫瘍が疑われた場合，自己抗体の検索が重要である．抗アセチルコリン受容体抗体

の存在は胸腺腫を強く疑わせる.

グロブリン分画の検索も重要で，低γグロブリン血症があれば胸腺腫を強く疑う.

ACTH，PTH などの内分泌機能の評価，高カルシウム血症の有無などを評価し，胸腺カルチノイドの可能性を検討する.

### 4 画像診断

何らかの症状あるいは胸部 X 線にて縦隔腫瘍が疑われた場合，まずは胸部 CT によって評価する．形態（oval or flat），辺縁（smooth or irregular），石灰化の合併の有無，周囲臓器への浸潤の有無，リンパ節腫大の有無，胸膜播種病変の有無，肺転移の有無を評価する．胸腺腫には胸膜播種転移が高頻度に起こるが，リンパ節転移と遠隔転移は少なく，特に胸郭外の遠隔臓器への血行性転移は稀である．一方，胸腺癌にはリンパ節転移と胸腔外の遠隔転移の頻度が高い．胸腺NEC にはリンパ節転移が比較的高頻度に合併する.

胸部 MRI は，造影 CT が行えない場合，胸腺過形成との鑑別，囊胞性病変の診断に有用である．腫瘍の周囲臓器への浸潤の有無を評価するために MRI は有用であるが，CTで非浸潤性腫瘍の可能性が高ければ行う必要はない.

PET-CT scan は，胸腺腫と胸腺癌の鑑別に有用である.

病期診断には上腹部を含めた胸部造影 CTを行う.

### 5 生 検

胸腺上皮性腫瘍が疑われる症例で，局所浸潤により完全切除が難しい場合には，導入化学療法や放射線化学療法の後，切除を検討することになる．したがって，生検により病理学的診断を得て治療方針を決定することが望ましい．生検においては，病理組織の形態的評価のみならず，免疫組織染色も有用である.

生検の方法は経皮針生検による core biopsy，胸腔鏡による生検，開胸術による直視下生検がある．切除可能と考えられる胸腺上皮性腫瘍に対しては，経皮針生検を行わないように推奨される.

大きな胸腺腫瘍を全身麻酔下に生検する場合に注意すべきことは，筋弛緩の結果，腫瘍の重さによって気管と肺動脈が圧迫され閉塞することである．緊急の対応として，仰臥位から側臥位にして腫瘍による圧迫を解除することが必要である．大きな前縦隔腫瘍の生検に際しては，経皮的心肺補助装置（percutaneous cardio-pulmonary support：PCPS）の準備が望ましい.

## 治療の実際

### 1 概 説

胸腺上皮性腫瘍の各疾患には，生物学的悪性度や合併疾患などで違いがあり，治療法における考え方も多少の違いがあるが，共通の根治的治療方法は外科的完全切除である.

近年，CT 画像の進歩や人間ドックでの胸部 CT 検査の導入，肺癌の CT 検診などで，無症状の胸腺腫瘍が発見されることが多い.

胸腺腫瘍に限らず，縦隔腫瘍は発見されれば原則として外科的切除の適応になると考えられる．ただし充実性部分のない囊胞や，高齢者で腫瘍が生命予後を規定しないことも考えられる場合には，総合的に手術適応を判断する.

画像的に完全切除可能と考えられれば，生検を行わずに外科的切除を考慮する.

縦隔リンパ節の郭清の外科治療上の意義は明らかではないが，病理病期の診断と予後予測の意義がある.

胸腺上皮性腫瘍　**469**

画像的に完全切除が困難と考えられる場合には，生検によって病理診断を確定し，化学療法あるいは放射線化学療法によって腫瘍の縮小を図った後に切除を検討する．NCCNの2019年版のガイドラインを図1にまとめる．両側の反回神経の切除は，呼吸不全につながるので避けるべきであると記載されている．

### 2 胸腺腫の治療

画像的に比較的浸潤性に乏しい腫瘍は，胸腺腫の可能性が高い．完全切除が可能と考えられれば，拡大胸腺摘出術を行う．アプローチは胸骨正中切開が基本であるが，近年の胸腔鏡手術の進歩に伴い，胸腔鏡による低侵襲手術が広がっている．近年，剣状突起下からの単孔式手術が注目されている．

局所浸潤性腫瘍の場合に，特に上大静脈などの大血管に浸潤がある場合には完全切除が難しいことが多く，化学療法の後に切除が行われることが多い．化学療法のレジメンは多数報告されている．

胸腺腫では，胸膜播種を伴うⅣA期が比較的多い．完全切除のためには，理論的には胸膜肺全摘術が必要であるが，手術侵襲度とリスクが高く，一般的には行われていない．胸腺腫では完全切除が不可能であっても，亜全摘術と術後の放射線治療および化学療法によって比較的長期の生存が得られることが期待される．したがって，原発腫瘍の切除およ

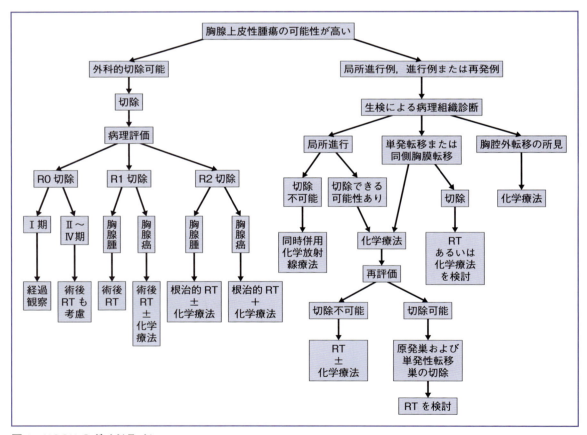

**図1　NCCNのガイドライン**
　　RT：放射線治療　　　　　　　　　　　　　　　　　　　　　（文献3を参照して作成）

び胸膜播種の可及的切除もひとつの選択肢である.

胸腺腫ではリンパ節転移を伴うことは稀であり，系統的リンパ節郭清の意義については不明であるが，リンパ節郭清・サンプリングは高悪性度症例や進行症例において正しい病期診断のためには推奨されている.

エビデンスに基づく治療方針はないが，リンパ節転移を伴うⅣB期も術前化学療法後の外科的切除を考慮することが望ましい.

肺転移を伴うⅣB期も，肺転移の切除が可能であれば原発巣とともに切除を考慮する.

胸腔外の遠隔転移を伴うⅣB期では，一般的には外科治療は行われない．化学療法が選択となる.

胸腺腫の腫瘍内にはリンパ球が多数あり，その多くはCD4$^+$CD8$^+$ double positiveの胸腺皮質型のTリンパ球である．特にWHO病理分類のType B1とType B2の腫瘍内にはCD4$^+$CD8$^+$Tリンパ球が多く，ステロイドに感受性である．リンパ球優位型の胸腺腫はステロイドに感受性であり，大量のステロイドにより腫瘍縮小が得られる.

胸腺腫は横隔神経を巻き込んでいることが多い．重症筋無力症の合併症例では，横隔神経を合併切除することにより重症筋無力症のクリーゼのリスクの増大が危惧される．腫瘍から横隔神経を剥離可能な場合には，横隔神経の温存を目指すことが勧められる.

### 3 胸腺癌および胸腺NEC

胸腺癌は発見時に進行病期で切除不能であることが多いが，画像的に完全切除可能であれば外科的切除を優先する.

画像的に完全切除が難しいと予測される場合には，生検にて病理診断を得る.

Ⅲ期であれば，化学療法あるいは放射線化学療法にて腫瘍の縮小を図る．術前治療後の評価が完全切除可能であれば，根治的切除を目指す．完全切除が不可能と判断されれば，外科治療適応なしと判断する.

胸膜播種，遠隔転移を有するⅣ期症例では外科治療の適応はなく，化学療法による治療を行う.

一次治療に不応となった胸腺癌に対して，レンバチニブが弱く推奨される．また，高頻度マイクロサテライト不安定性（MSI-High），もしくは腫瘍遺伝子変異量が高い（TMB-High）症例ではペムブロリズマブがキードラッグと考えられている.

### 4 補助療法

胸腺腫では，完全切除された場合には補助療法なしで経過観察することが推奨される．術後の補助化学療法の適応も定まっていない.

Ⅱ〜Ⅲ期の胸腺癌に対しては，完全切除後も放射線治療による補助療法が弱く推奨される.

### 5 術後経過観察と再発腫瘍に対する治療

胸腺腫では10年，胸腺癌では5年の術後経過観察が推奨されている.

再発症例では，切除可能な病変に対しては，外科治療が推奨される．切除不能な病変に対しては，化学療法あるいは放射線治療を行う.

### 6 自己免疫疾患の治療

重症筋無力症の治療には，ステロイドが使用されることが多い．プレドニンの1日量10mg程度で管理できることが多いが，増量が必要な場合にはステロイドパルス療法，免疫グロブリン静注（IVIg）療法が有効である．さらに治療が必要な場合は，シクロスポリンあるいはタクロリムスによる免疫抑制治療も有効である.

胸腺上皮性腫瘍　471

「重症筋無力症／ランバート・イートン筋無力症候群診療ガイドライン 2022」では，重症筋無力症を合併する胸腺腫の術後のクリーゼのリスクの低下のために，術前に重症筋無力症の症状を十分にコントロールしておくことが推奨されている．

近年，重症筋無力症に対する分子標的療法が進歩しており，各種の補体制御薬や胎児性 Fc 受容体（FcRn）阻害薬が保険診療認可されている．胸腺腫の術後の重症筋無力症の治療にも有用である．

赤芽球癆の治療にはシクロスポリンの有効性が知られている．

低 γ グロブリン血症には γ グロブリン製剤の継続的投与による補充療法が必要である．

## 処 方 例

### 化学療法

NCCN ガイドラインに記載されているレジメンを示す．

● CAP（胸腺腫で用いられることが多い）
処方　シスプラチン 50 mg/m² 静注 day 1
　　　ドキソルビシン 50 mg/m² 静注 day 1
　　　シクロホスファミド 500 mg/m² 静注 day 1
　　　3 週ごとに反復

● CAP with プレドニゾン
処方　シスプラチン 30 mg/m² 静注 day 1〜3
　　　ドキソルビシン 20 mg/m²/day 静注持続注入 on day 1〜3
　　　シクロホスファミド 500 mg/m² 静注 on day 1
　　　プレドニゾン 100 mg/ 日 day 1〜5
　　　3 週ごとに反復

● ADOC
処方　シスプラチン 50 mg/m² 静注 day 1
　　　ドキソルビシン 40 mg/m² 静注 day 1
　　　ビンクリスチン 0.6 mg/m² 静注 day 3
　　　シクロホスファミド 700 mg/m² 静注 day 4
　　　4 週ごとに反復

● PE
処方　シスプラチン 60 mg/m² 静注 day 1
　　　エトポシド 120 mg/m²/day 静注 day 1〜3
　　　3 週ごとに反復

● VIP
処方　エトポシド 75 mg/m² 静注 on day 1〜4
　　　イホスファミド 1.2 g/m² 静注 on day 1〜4
　　　シスプラチン 20 mg/m² 静注 on day 1〜4
　　　3 週ごとに反復

● カルボプラチン / パクリタキセル（胸腺癌で用いられることが多い）
処方　カルボプラチン AUC 5 静注
　　　パクリタキセル 225 mg/m² 静注
　　　3 週ごとに反復

## 専門医に紹介するタイミング

比較的小さな胸腺腫の場合，胸腔鏡下あるいはロボット支援下の低侵襲手術が標準手術になりつつあるので，低侵襲手術の経験の豊富な施設での治療が望ましい．

大血管浸潤などにより完全切除が難しい進行病期腫瘍においては，生検による確定診断，小さな組織での専門的病理医の診断，術前導入療法が必要である．集学的治療の経験のある施設への紹介を勧める．

胸膜播種が指摘された場合の治療方針は確立していないが，胸膜播種切除は長期生存に寄与する可能性が示唆されており，呼吸器外科への相談を勧める．

重症筋無力症などの傍腫瘍症候群のコントロールは，腫瘍そのものの治療と同様に重要であるので，脳神経内科，血液内科などとの共同での治療が必要である．

## 専門医からのワンポイントアドバイス

胸腺腫は低悪性度で slow growing な腫瘍であることが多いので，完全切除が不可能であっても，可能な限りの外科的切除で長期生存を期待することができる．胸膜播種を伴う

ことが比較的多いが，肺癌とは異なり，胸膜播種があっても外科治療の意味がある．肺癌との違いを認識して治療方針を立てることが必要である．

### 文　献

1) 日本胸腺研究会 編：臨床・病理縦隔腫瘍取扱い規約．金原出版，2009
2) 日本肺癌学会 編：肺癌診療ガイドライン 2024 年版．金原出版，2024
3) National Comprehensive Cancer Network (NCCN)： Clinical Practice Guidelines in Oncology.
4) ITMIG definitions and policies. J Thorac Oncol 6： S1689-S1755, 2011
5) Ruffini E, Huang M, Cilento V et al；Members of the IASLC Staging and Prognostic Factors Committee and of the Advisory Boards, and Participating Institutions：The International Association for the Study of Lung Cancer Thymic Epithelial Tumors Staging Project：Proposal for a stage classification for the forthcoming (ninth) edition of the TNM classification of malignant tumors. J Thorac Oncol 18：1655-1671, 2023

胸腺上皮性腫瘍　473

## 13. 縦隔の疾患

# 縦隔腫瘍（胚細胞腫瘍，神経原性腫瘍ほか）

**臼田実男**
うすだじつお

日本医科大学付属病院 呼吸器外科

**POINT**

●胸腺以外の縦隔腫瘍に対する診断，治療に関して，2009年1月に出版された日本胸腺研究会編集による「臨床・病理 縦隔腫瘍取扱い規約」をもとに解説する．

●胚細胞腫瘍の中に分類される精上皮腫に対しては，化学療法が勧められる．それ以外の胚細胞腫瘍に対しては外科的切除，あるいは化学療法などとの集学的治療が勧められる．

●神経原性腫瘍，先天性嚢胞（嚢胞性腫瘍）に対しては，外科的切除が行われる．

●縦隔腫瘍に対するロボット支援下手術症例数は2018年の保険適用以来，急速に増加している．手術支援機器であるロボット機器の種類も数社から発売されている．

## ガイドラインの現況

胸腺疾患以外の縦隔腫瘍としては，胚細胞腫瘍，神経原性腫瘍，先天性嚢胞などがある．

胚細胞腫瘍は，良性である奇形腫と悪性である非奇形腫性胚細胞腫瘍に分類される．すなわち，奇形腫以外の胚細胞腫瘍はすべて悪性であり，精上皮腫と非精上皮腫性胚細胞腫瘍（絨毛癌，卵黄嚢腫瘍，胎児性癌，混合型胚細胞腫瘍）に分類される．奇形腫に対する治療は，外科的に腫瘍摘出である．精上皮腫に対してはまず化学療法が勧められるが，非精上皮腫性胚細胞腫瘍に対しては，化学療法と外科切除などの集学的治療が必要である．

神経原性腫瘍は，病理学的に神経鞘由来の神経鞘腫，神経線維腫，神経節由来の神経節細胞腫，傍神経節由来の傍神経節細胞腫，褐色細胞腫などに分類される．成人発生の縦隔神経原性腫瘍の多くは，末梢神経由来の神経鞘腫である．無症状で，検診で偶然発見されることが多い．治療は，外科的摘出である．

先天性嚢胞は，腫瘍というよりも組織奇形と考えられるが，「臨床・病理 縦隔腫瘍取扱い規約」においても腫瘍として扱われる．胸腺，心膜，食道，気管支，胸管などから発生する．

2018年4月より縦隔腫瘍に対してロボット支援下手術が保険適用になった．対象となる術式は，「胸腔鏡下縦隔悪性腫瘍手術」と「胸腔鏡下良性縦隔腫瘍手術」であり，良性の奇形腫や神経原性腫瘍，嚢胞性腫瘍などはよい適応である．

広く使用されてきた手術ロボットとして Intuitive 社の da Vinci® Xi Surgical System 以外に同社の da Vinci® SP Surgical System が適応拡大された．この da Vinci® SP は，1ヵ所の切開創からアプローチする単孔式ロボットで，肋間からではなく，剣状突起下からアプローチを行う．また，Riverfield 社から直接的・体感的に力覚を与えることができる Saroa®，Medicaroido 社からは hinotori® が縦隔腫瘍手術に適応がされている．こうした縦隔腫瘍に対する新しい機種のロボットを使用する場合は，日本呼吸器外科学会で定める「呼吸器外科領域におけるロボット支援手術を行うに当たってのガイドライン（2024 年 5 月 24 日改訂）」を遵守し，十分に安全に配慮して行う必要がある．

【本稿のバックグラウンド】 本稿は，2009 年に出版された日本胸腺研究会編集による「臨床・病理 縦隔腫瘍取扱い規約」をもとに診療，治療について解説した．

## ◆ 胚細胞腫瘍

### どういう疾患・病態か

胚細胞腫瘍は，胚細胞（germ cell）を発生源とする腫瘍で，性腺に次いで縦隔は好発部位である．良性胚細胞腫瘍と悪性胚細胞腫瘍に分類される[1]．良性胚細胞腫瘍は，成熟奇形腫，未熟奇形腫に分類され，悪性胚細胞腫瘍は，精上皮腫と非精上皮腫性胚細胞腫瘍（絨毛癌，卵黄嚢腫瘍，胎児性癌，混合型胚細胞腫瘍）に分類される．成熟奇形腫は，扁平上皮に覆われた囊胞成分，歯牙や毛髪など各胚葉由来の成分が混在する．画像的には，多彩な CT 所見を呈するが，歯牙などの所見があれば奇形腫を強く疑う．一般的に症状は軽く，圧迫症状を呈することがある．また，成熟奇形腫の中には，膵組織を含むことがあり，その中に含まれるアミラーゼなどの消化酵素により周囲組織へ穿孔を起こし，発熱，胸痛などの症状を有することもある．精上皮腫は，放射線感受性が高い特徴を有し，CT 所見では内部に壊死の乏しい比較的均一な軟部組織濃度の腫瘤として認められる．病理組織学的には，腫瘍細胞は胞体が明るく明瞭な核小体を有し，蜂窩状構造を形成する．非精上皮腫性胚細胞腫瘍は，進行が急速であることが多く，上大静脈症候群や胸痛などの症状を呈することもあり，予後不良である．

### 治療に必要な検査と診断

胸部 CT，MRI による画像診断を行い，最終的には生検を行ってから確定診断をする．成熟奇形腫では，腫瘍内部に石灰化を認め，腫瘍辺縁が平滑で境界鮮明であることが多い．炎症により周囲組織と癒着，浸潤を認める場合は辺縁も不明瞭化する．悪性である非精上皮腫性胚細胞腫瘍では，$\alpha$-fetoprotein（AFP）と $\beta$-HCG が高値になることが多い．AFP は卵黄嚢腫瘍の成分が，HCG は絨毛癌の成分が産生する．これらの腫瘍マーカー500 ng/mL 以上の上昇例は，「臨床・病理 縦隔腫瘍取扱い規約」に記載されているように，悪性の非精上皮腫性胚細胞腫瘍と診断し，生検結果を待たずに治療を開始する．

**表1　縦隔胚細胞腫瘍の病期分類**

| Ｉ期 | よく被包化された腫瘍で，胸膜・心膜に癒着を認めるが顕微鏡的に周辺臓器に浸潤がない． |
|---|---|
| Ⅱ期 | 腫瘍は縦隔にとどまるが，肉眼的あるいは顕微鏡的に胸膜，心膜，大血管などに明らかに浸潤する． |
| ⅢＡ期 | 胸腔内臓器（リンパ節，肺など）に転移がある． |
| ⅢＢ期 | 胸腔外臓器に転移がある． |

また，悪性胚細胞腫瘍は，肺，骨，肝，脳などに血行性転移や播種性転移を起こすことがある．特異的な TNM 分類はないが，「臨床・病理　縦隔腫瘍取扱い規約」では，Moran and Suster による縦隔胚細胞腫瘍の病期分類などが利用されている[1, 2]（**表1**）．

## 治療の実際

良性である奇形腫の治療は，外科的切除である．悪性化の可能性もあるため，発見されれば外科切除を推奨する．周囲と炎症性に癒着を伴うことがあるため，心膜や肺を合併切除することもある．

悪性胚細胞腫瘍に対する治療戦略は，放射線感受性が高いことが知られているが，化学療法を施行することが基本である．シスプラチン，エトポシド，ブレオマイシンの3剤によるBEP療法が施行されている．特に精上皮腫は，化学療法のみで治癒する例も少なくない．精上皮腫の5年生存率はおよそ90%

であるが，非精上皮腫性胚細胞腫瘍は33〜45%と報告されている[3, 4]．画像上CRになり，またAFPやβ-HCGなどの腫瘍マーカーが正常化すれば経過観察を行う．画像上，残存腫瘍の可能性があるときは，化学療法の後，外科的切除を行う．腫瘍マーカーが正常化しない場合は，化学療法の追加や，残存腫瘍の外科的切除を考慮する．

---

### 処方例

**悪性胚細胞腫瘍**

● BEP療法

処方　シスプラチン点滴静注
　　　20 mg/m² 　day/1〜5
　　　エトポシド点滴静注 100 mg/m²
　　　day/1〜5
　　　ブレオ®注射用　30U　ボーラス
　　　週1回
　　　3週を1コースとして3〜4コース
　　　施行

---

## 専門医に紹介するタイミング

胚細胞腫瘍に対する治療に関しては，手術，化学療法など集学的治療を必要とするため，CT，MRIなどの画像診断で疑われる際は，迅速に専門医へのコンサルトが必要である．

## ◆ 神経原性腫瘍

### どういう疾患・病態か

神経原性腫瘍は，縦隔腫瘍の中で胸腺腫，奇形腫に次いで頻度が高く，縦隔腫瘍の12

〜15%が神経鞘腫であると報告されている．病理学的に発生由来から，①神経鞘由来の神経鞘腫，神経線維腫，②神経節由来の神経節細胞腫，悪性の神経芽細胞腫，③傍神経節由

表2　神経原性腫瘍の分類

| 発生由来 | 良性 | 悪性 |
|---|---|---|
| 神経鞘 | 神経鞘腫<br>神経線維腫 | 悪性神経鞘腫<br>神経線維肉腫 |
| 神経節 | 神経節細胞腫 | 神経芽細胞腫<br>神経節芽細胞腫 |
| 傍神経節 | 傍神経節腫<br>褐色細胞腫 | 悪性傍神経節腫<br>悪性褐色細胞腫 |

来の傍神経節腫，褐色細胞腫などに分類される（表2）.

神経鞘腫は，末梢神経の構成細胞であるSchwann細胞由来と考えられる良性腫瘍で，縦隔神経原性腫瘍の中で最も頻度が高い．病理学的には，紡錘形の腫瘍細胞が索状配列するAntoni A型と粘液様の結合組織の中に腫瘍細胞が配列するAntoni B型に分類される．

神経線維腫は，神経鞘細胞と神経線維が混在する腫瘍で，von Recklinghausen病の一分症として発生し，4〜10％に悪性化を認める[5].

神経節細胞腫は，脊髄神経節もしくは交感神経節から発生する良性腫瘍である．脊髄神経節から発生し，椎間孔を通じて脊柱管内外にdumbbell（亜鈴）型に発育するものもある．

神経芽細胞腫は，乳幼児に多く，大多数は5歳以下である．副腎髄質発生が多く，次いで縦隔に発生する．脊髄圧迫症状，交感神経圧迫によるHorner症候群，眼球後部への転移による眼球突出，腫瘍随伴症候群としての小脳性運動失調などを認めることがある．組織学的にHE染色で巣状の青色小型円形細胞の周囲に血管に富んだ線維組織を認めたり，ロゼッタ形成が特徴的である．腫瘍は，カテコールアミン産生能を有し，その代謝産物で

ある vanillymandelic acid（VMA），homovanillic acid（HVA）が尿中に検出される．

傍神経節由来の腫瘍は，クロム親和性細胞から発生し内分泌活性を有する褐色細胞腫，非クロム親和性細胞から発生し内分泌活性を有さない傍神経節腫に分類される[6].

## 治療に必要な検査と診断

診断には，CT，MRIによる画像診断が有用である．一般的に神経鞘腫は，造影CT上不均一に描出され，MRIにおいてT1強調像で低信号，T2強調像で不均一な高信号に描出される．神経芽腫や褐色細胞腫などカテコールアミンを産生するため，尿中のカテコールアミンやVMA，HVAも検出が有用である．確定診断には，生検による組織学的診断が必要である．

## 治療の実際

治療は，原則，外科的摘出術である．

現在では，低侵襲手術のひとつとしてロボット支援下手術が縦隔腫瘍（良性，悪性）に対して保険適用されている．ロボット支援下手術としては，da Vinci® Surgical Systemが広く使用されている．神経原性腫瘍に対しては，腫瘍の局在に応じてさまざまなアプローチ法が施行されている．また，$CO_2$の胸腔内送気により陽圧にし，縦隔を対側へシフトさせることで，胸腔内のワーキングスペースを広げ，操作性をよくしている[3].

Dumbbell（亜鈴）型の腫瘍の場合は，脊髄損傷をきたさないように，椎間腔内処理と胸腔内処理が必要である．この場合，腹臥位の位置で椎弓切除，脊柱管内の腫瘍を剥離したのち，体位変換し胸腔内から摘出する．

縦隔腫瘍（胚細胞腫瘍，神経原性腫瘍ほか）　477

## ◆ 先天性嚢胞

### どういう疾患・病態か

先天性嚢胞は，胸腺，心膜，食道，気管支，胸管などから発生する組織奇形である．「臨床・病理 縦隔腫瘍取扱い規約」によれば，周辺臓器を圧迫したり，嚥下障害，神経症状などを認める場合は，外科的摘出の適応である．最も頻度の高い気管支嚢胞は，穿孔により胸膜炎を引き起こす可能性があるため，摘出術が勧められる．一方で，胸腺嚢胞，心膜嚢胞などに対しては，慎重な経過観察も可能である．

### 治療に必要な検査と診断

診断には，CT，MRIによる画像診断が有用である．特にMRIにより嚢胞性腫瘍かどうか診断可能である．

### 治療の実際

胸部MRIで嚢胞性腫瘍と診断される場合，心膜嚢胞，胸腺嚢胞，気管支嚢胞などが鑑別疾患として挙げられる．こうした腫瘍は，ロボット支援下手術のよい適応である．

---

### 文　献

1) 日本胸腺研究会 編：臨床・病理 縦隔腫瘍取扱い規約．金原出版，2009

2) Moran CA, Suster S：Primary germ cell tumors of the mediastinum：I. Analysis of 322 cases with special emphasis on teratomatous lesions and a proposal for histopathologic classification and clinical staging. Cancer 80：681-690, 1997

3) Bokemeyer C, Nichols CR, Droz JP et al：Extragonadal germ cell tumors of the mediastinum and retroperitoneum：results from an international analysis. J Clin Oncol 20：1864-1873, 2002

4) Kuwano H, Tsuchiya T, Murayama T et al：Outcomes of combined modality therapy for patients with stage III or IV mediastinal germ cell tumors. Surg Today 44：499-504, 2014

5) Serra E, Rosenbaum T, Winner U et al：Schwann cells harbor the somatic NF1 mutation in neurofibromas：evidence of two different Schwann cell subpopulation. Hum Mol Genet 9：3055-3064, 2000

6) 正岡　昭，安光　勉，谷　靖彦：縦隔の褐色細胞腫．胸部外科 31：870-874，1978

7) Cerfolio RJ, Bryant AS, Minnich DJ：Operative techniques in robotic thoracic surgery for inferior or posterior mediastinal pathology. J Thorac Cardiovasc Surg 143：1138-1143, 2012

## 14. その他

# リンパ脈管筋腫症

井上義一
いのうえよしかず

大阪府結核予防会 大阪複十字病院 内科／国立病院機構近畿中央呼吸器センター 臨床研究センター

**POINT**

- リンパ脈管筋腫症（lymphangioleiomyomatosis：LAM）は，主として妊娠可能年齢の女性に好発する稀な全身性の希少疾患で，厚生労働省の指定難病である．孤発性と，結節性硬化症（tuberous sclerosis complex：TSC）に合併するLAMに分類される．
- LAM 細胞が肺や体軸リンパ節などで増殖し，肺では多数の囊胞が形成され呼吸不全に至る．気胸，乳び胸水をしばしば認める．胸郭外では，腎臓や肝臓の血管筋脂肪腫（AML），リンパ脈管筋腫，リンパ管拡大，リンパ節腫大，乳び腹水，リンパ浮腫を認める．
- LAM 治療薬としてシロリムス，TSC に対してエベロリムスが承認されている．

---

### ガイドラインの現況

2016 年と 2017 年に，米国胸部疾患学会／日本呼吸器学会による LAM 国際診療ガイドラインが発行された[1, 2]．

わが国では 2008 年，「LAM 診断基準」（厚生労働科学研究費呼吸不全に関する調査研究班），「LAM の治療と管理の手引き」（厚生労働科学研究費呼吸不全に関する調査研究班）が発表された[3〜5]．2021 年国際心肺移植学会から LAM を含む肺移植に関する国際合議文書が発表された[6]．2023 年，厚労科研，難治性呼吸器疾患・肺高血圧に関する調査研究班と日本呼吸器学会から「リンパ脈管筋腫症（LAM）診療の手引き 2022」が発行された[7]．LAM は厚生労働省の指定難病である．

---

**【本稿のバックグラウンド】** 本稿は，2016 年，2017 年米国胸部疾患学会／日本呼吸器学会による「LAM 国際診療ガイドライン」，2021 年国際心肺移植学会「肺移植国際合意文書」，2023 年「LAM 診療の手引き 2022」および指定難病認定基準などにもとづき作成した[1, 2, 6, 7]．

---

## どういう疾患・病態か

LAM は，妊娠可能年齢の女性に好発する，慢性進行性全身性の希少疾患である．肺の囊胞壁，胸膜，細気管支，血管周囲など，体軸リンパ節などで平滑筋様細胞である LAM 細胞が増殖し，組織を障害する．肺では無数の囊胞を形成し，呼吸不全に至る．気

表1 「米国胸部疾患学会／日本呼吸器学会による LAM の診断と管理に関する診療ガイドライン」（2016 年，2017 年）の推奨

| 内　容 | 推　奨 | 推奨の強さ | 効果推定値に対する確信度 |
|---|---|---|---|
| mTOR 阻害薬による治療 | 呼吸機能の異常または低下を伴う LAM 患者には，経過観察よりもシロリムスによる治療を推奨する． | 強 | 中等度 |
| | 臨床的に問題となる乳び胸水を伴う LAM 患者には，侵襲的管理の前にシロリムスによる治療を提案する． | 条件付き | 非常に低い |
| ドキシサイクリンによる治療 | ドキシサイクリンを LAM の治療に用いないことを提案する． | 条件付き | 低い |
| ホルモン療法による治療 | ホルモン療法を LAM の治療に用いないことを提案する．（「ホルモン療法」には，プロゲスチン，GnRH アゴニスト，タモキシフェンなどの選択的エストロゲン受容体調節薬，および卵巣摘出術が含まれる） | 条件付き | 非常に低い |
| 診断検査としての VEGF-D 値 | CT により，LAM に特徴的な嚢胞性病変が示されているが，LAM を裏付ける他の臨床的所見または肺外放射線学的所見が見られない患者には，肺生検による診断を検討する前に，LAM の診断を確定するための VEGF-D 検査を推奨する．（「LAM を裏付ける他の所見」には，結節性硬化症，血管筋脂肪腫，乳び胸水または腹水，およびリンパ脈管筋腫が含まれる） | 強 | 中等度 |
| HRCT 所見のみによる LAM の診断 | 胸部高分解能コンピュータ断層撮影（HRCT）画像で，LAM に特徴的な嚢胞性変化を認めるが，他に LAM を裏付ける所見（臨床的，放射線学的，または血清学的所見）を伴わない患者において，HRCT 所見のみによる LAM の臨床診断を行わないことを提案する | 条件付き | 低い |
| LAM の組織病理学的診断のための経気管支肺生検 | HRCT 画像上で，LAM に特徴的な多発性肺嚢胞を認めるが，他に LAM を裏付ける所見（臨床的，放射線学的，または血清学的所見）を伴わない患者において，LAM の確定診断が必要な場合は，外科的肺生検を行う前に，経気管支肺生検を含む診断的アプローチを提案する | 条件付き | 非常に低い |
| 初回気胸発症後，再発防止のための胸膜癒着術施行 | LAM 患者において，気胸再発まで同側胸膜癒着術の施行をもち越すのではなく，初回気胸発症後に胸膜癒着術を行うことを提案する | 条件付き | 非常に低い |
| 将来の肺移植に対する禁忌事項としての胸膜癒着術施行歴 | 過去の片側または両側の胸膜処置（胸膜癒着術または胸膜切除術）は，LAM 患者の肺移植の禁忌とは見なさないことを提案する | 条件付き | 非常に低い |

CT：コンピュータ断層撮影，GnRH：ゴナドトロピン放出ホルモン，LAM：リンパ脈管筋腫症，mTOR：mechanistic target of rapamycin，VEGF-D：血管内皮増殖因子 D，HRCT：高分解能 CT，LAM：リンパ脈管筋腫症
※日本語訳は「リンパ脈管筋腫症（LAM）診療の手引き 2022」から引用．

（文献 1，2，7 を参照して作成）

胸が高頻度に認められ，リンパ管の破壊により乳び胸水を生じることもある．胸郭外では，腎臓や肝臓のAML，リンパ脈管筋腫，リンパ管拡大，リンパ節腫大，乳び腹水，リンパ浮腫などが認められる[8, 9]．

LAMは，孤発性に発症する孤発性LAM（sporadic-LAM：S-LAM）と，遺伝性疾患（常染色体優性遺伝）であるTSCに伴うLAM（TSC-LAM）に分類される．S-LAMではLAM細胞の*TSC2*遺伝子体細胞変異により，TSC-LAMでは*TSC1*あるいは*TSC2*遺伝子の生殖細胞変異により，ラパマイシン標的蛋白質（mammalian target of rapamycin：mTOR）の活性を介して増殖シグナルが亢進している[6~8]．

わが国ではLAMの有病率は1.2～2.3人/100万人と考えられている．肺病変の進展度が，生命予後にとって最も重要である．LAM患者の5年生存率は91％，10年生存率は76％と考えられている[10]．

## 治療に必要な検査と診断

LAMの診断は，胸部高分解能CT所見，他の囊胞性疾患の鑑別，LAM細胞の証明，他臨床所見で診断される[3~5]．なお，TSC，腎AML，乳び腹水や胸水，後腹膜腔や骨盤腔のリンパ節腫大などの肺外病変があれば，臨床診断が可能である[11]．近年，血清VEGF-Dの値が診断に有用と報告されている（研究用試薬，未承認）（表1）[1, 2, 7~9]．

以下，厚生労働省難病情報センターに掲載されている，指定難病89，LAMの診断基準を概説する[3, 4]．詳細は難病情報センター

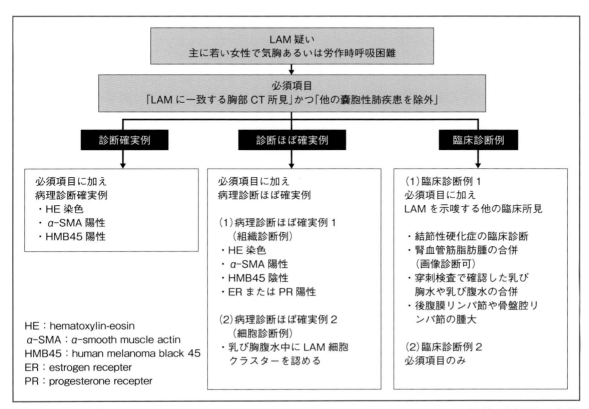

図1　LAMの診断　　　　　　　　　　　　　　　　　　　　　　　　（文献4を参照して作成）

ホームページを参照のこと[11]．

### 1 LAM の診断基準

厚生労働省特定疾患における LAM の診断基準（認定基準）を図1に示す[4]．

必須項目（典型的な胸部高分解能 CT 所見（びまん性で比較的均一な薄壁囊胞．乳び胸水を認めることあり．粒状影，小結節影を認めることがあるが一般的でない．図2)，ほかの囊胞性疾患の鑑別が必要．表2）に加え，病理診断確実（Definite），病理診断ほぼ確実例あるいは乳び胸腹水中に LAM 細胞クラスターを認めるもの（Probable），さらに，必須項目に加え LAM を示唆する他の臨床所見（結節性硬化症の合併，腎血管筋脂肪腫の合併（画像診断可），穿刺検査で確認した乳び胸水や乳び腹水の合併，後腹膜リンパ節や骨盤腔リンパ節の腫大）で臨床診断例とする（図1）．わが国では，必須項目のみでも臨床診断例に含めるが，国際ガイドラインでは異なる（図1，表1）．治療介入する場合，必須項目だけでは他疾患が十分に除外されていない可能性を考慮すること[11]．

さらに，腹部，骨盤腔，頭部，皮膚の全身の精査，呼吸機能障害の検査が必要である．指定難病では，呼吸機能障害（PaO$_2$，%FEV$_1$)，1年以内の気胸，腎血管筋脂肪腫，乳び胸水，腹水，リンパ浮腫，リンパ脈管筋腫の所見の組み合わせで重症度の診断をする．重症度II度以上が指定難病の対象である[11]．

図3は ATS/JRS の国際ガイドラインに基づき最近のレビューで作成された診断アルゴリズムである[8,9]．血清 VEGF-D（800 pg/mL 以上）は診断に有用であるが，わが国では測定は一部の研究室で研究用として測定されているのみである[8,9]．

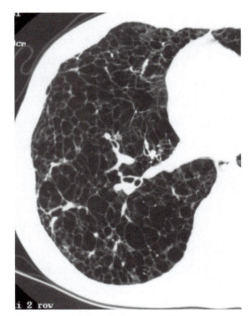

図2　LAM 患者の胸部 HRCT 像

## 治療の実際

表1は国際ガイドラインの推奨をまとめたものである[1,2]．LAM の治療は，LAM 細胞の増殖抑制とそれに伴う組織の破壊の対策が基本であるが，有効な根本的治療法はない．適応があれば肺移植の対象疾患である．個体差が大きく，個々の患者の経過などを踏まえて利益と損失を考慮し治療方針を立てる．他分野（内科，移植外科，泌尿器科，婦人科，心療内科，理学療法，コメディカルなど）と連携し，包括的な治療と管理が求められる[5]．

### 1 mTOR 阻害薬

基本的には LAM 細胞の増殖抑制とそれに伴う組織の破壊の対策が基本であり，mTOR 阻害薬（シロリムス，エベロリムス）が用いられる[1,2,8,9,12]．

mTOR 阻害薬治療は，LAM 患者が呼吸機能の異常/低下を認める場合，経過観察より

表2 LAMと鑑別を要する囊胞性肺疾患，囊胞様の画像所見を示す疾患とその特徴

| 診　断 | 臨床所見 | 胸部HRCT所見 |
|---|---|---|
| **囊胞性肺疾患** | | |
| リンパ脈管筋腫症 | 妊娠可能年齢の女性に好発．肺外病変（AML，リンパ脈管筋腫，乳び腹水）などあり．TSCではてんかん，皮膚病変などあり．VEGF-D高値． | びまん性で左右，上下均一な類円型の薄壁囊胞．気胸，乳び胸水を認めることあり．粒状影なし． |
| ランゲルハンス細胞組織球症 | 成人では喫煙と関連．肺外病変（骨病変，皮膚病変，腹部病変などを認めることがある． | 上肺野に類円型，あるいは不正形の囊胞．小葉中心性粒状影を伴う．囊胞壁の厚さは不均一．背景に小結節影，すりガラス影，線状影．肋横角はスペアされる． |
| シェーグレン症候群 | 乾燥症状，関節症状あり．SS-A，SS-B陽性． | 囊胞をみとめるが，一般に，結節影，すりガラス様陰影，濃度上昇域，肺血管・気管支の肥厚といった所見を伴う． |
| リンパ球性間質性肺炎 | シェーグレン症候群，AIDS，リンパ増殖性疾患，リンパ腫，特発性間質性肺炎として認められる． | 囊胞をみとめるが，一般に，結節影，すりガラス様陰影，濃度上昇域，肺血管・気管支の肥厚といった所見を伴う． |
| アミロイドーシス，軽鎖沈着症 | 腎不全，シェーグレン症候群，リンパ増殖性疾患，多発性骨髄腫，マクログロブリネミアを認めることあり． | 囊胞と結節を認める． |
| Birt-Hogg-Dubé症候群 | 肺の囊胞形成を特徴とする遺伝性疾患である．反復性気胸や皮膚病変，腎腫瘍． | 肺底部，縦隔側，胸膜下，レンズ様の囊胞．囊胞は壁が薄く数は少ない．楕円形〜不整形で，大きさは多様で，下肺野や縦隔側に多く存在する． |
| **囊胞様の画像所見を示す疾患** | | |
| 肺気腫，COPD | 一般的に中高年で発症し喫煙と関連． | 上肺野に多い．囊胞ではなく低吸収領域が多発．形状は不整．進行例では大小融合した低吸収領域．間質性肺炎合併で囊胞様に見えることがある． |
| ブラ，ブレブ | 通常無症状であるが，片側肺の1/3以上を占め巨大ブラ症と呼ばれ呼吸困難を呈することがある． | 大小の囊胞が肺尖や胸膜近くに好発する． |
| 空洞形成性転移性肺腫瘍 | 化学療法後に結節性陰影が薄壁囊胞を形成することもあり，治療歴や陰影の変化に注意する． | 転移性肺腫瘍の結節が空洞化し囊胞状にみえることがある．囊胞壁の厚さが不整であったり，壁が厚く囊胞というより空洞と認識できることが多い． |
| 特発性肺線維症 | 一般的に中高年で発症し進行性である． | 下肺野，胸膜直下中心に蜂巣肺．網状影，牽引性気管支拡張を伴い肺容量減少． |
| 線維性過敏性肺炎 | 病理組織で肉芽腫を認め，気管支肺胞洗浄液でリンパ球増多．鳥，トリコスポロンなど沈降抗体陽性となることがあり． | 上中肺野に囊胞を認める．網状影，牽引性気管支拡張，蜂巣肺を伴い肺容量減少． |

（文献7，8を参照して作成）

リンパ脈管筋腫症　　483

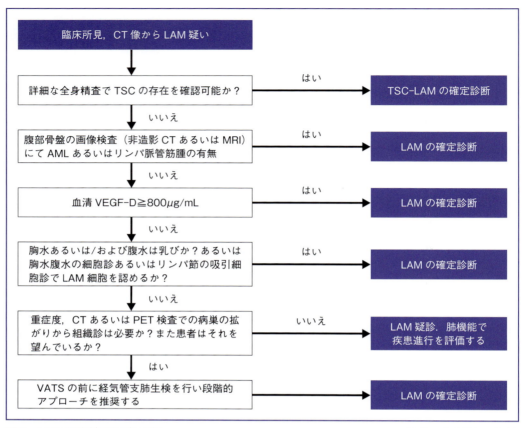

**図3** LAMの診断アルゴリズム （文献9を参照して作成）

もmTOR阻害薬の治療が推奨される．また問題のある乳び胸水や腹水などのあるLAM患者でも，侵襲的な治療を行う前にシロリムスを用いる（表1）[1,2,8,9]．

### 2 気管支拡張療法

チオトロピウム，サルメテロール，ツロブテロール，テオフィリンなどが対症的に用いられる（LAMとしては保険適用外）[5]．

### 3 ホルモン療法（抗エストロゲン療法）

国際診療ガイドラインでは，条件付きでLAMの治療にホルモン療法を用いるべきでないとされている[1,8,9]．わが国では従来からエストロゲンを抑制する治療が実施され，安定している患者では，現在でも個々の症例の経過をみながら，ゴナドトロピン放出ホルモンアゴニストとプロゲステロン療法が行われることがある．保険適用はない．シロリムスと併用される場合もある．ホルモン療法は臨床試験が行われていないためエビデンスが乏しい．最近，閉経後経過が安定化する可能性も示唆されているものの，ホルモン療法の評価は定まっていない[5]．

### 4 呼吸機能障害治療

適応あれば呼吸リハビリテーション，長期酸素療法，適応あれば肺移植を行う[5,6,8,9]．

### 5 肺移植紹介と登録のタイミング

2021年に国際心肺移植学会から合意文書が発表された．肺移植の評価のため患者を紹

介するタイミングは，mTOR阻害薬にもかかわらず以下のいずれかを認める場合である；肺機能障害が重篤（例えば％FEV$_{1.0}$＜30％），労作時呼吸困難（NYHA Class ⅢあるいはⅣ），安静時低酸素血症，肺高血圧，難治性気胸．肺移植の登録のタイミングは前述の紹介の基準を満たし，mTOR阻害薬にもかかわらず疾患進行のエビデンスがある場合とされた[6]．

なお，同合意文書は，さらに肺移植の時点でmTOR阻害薬治療は中止すべきと記載されている[6]．海外の希少疾患あるいは肺移植センターではシロリムスを血中半減期の短いエベロリムスに変更したりさまざまな試みが行われている．合意文書では，待機リストに載っている患者に，半減期の短いエベロリムスを使用しトラフ値をより低い治療レンジに設定することが望ましい場合があると記載されている[6]．ただしエベロリムスはわが国では孤発性LAMには適応外である．

## 6 気胸の治療

LAMで気胸を繰り返す場合，早い段階で胸腔鏡下全胸膜カバリング術（TPC），内科的胸膜癒着術，外科的胸膜癒着術などを考慮する．強力な胸膜癒着術は，肺移植術の際に出血，手術時間の延長の問題を生じる可能性がある．わが国では胸腔鏡下全胸膜カバリング術が好まれる傾向があるが，まだ一般的ではない[13]．2020年研究班からの報告では，「TPCは胸膜癒着によらず気胸を予防する効果が期待されるため，LAMに伴う気胸の再発予防策として考慮してよい．長期の効果と安全性，技術的に広く行われ得るかという点は今後の検討課題である」と記載された[7]．またわれわれの成績ではTPCにシロリムスを併用した場合，気胸の再発はより抑制された[14]．国際ガイドラインでは，TPCは一般

的でないため，初回気胸のLAM患者に対して，再発するまで待つよりも，片肺の胸膜癒着を行うことを提案すると記載された[1, 2, 7, 9]．

## 7 乳び胸

国際診療ガイドラインでは，問題のある乳び胸水や腹水などのあるLAM患者では，侵襲的な治療を行う前にシロリムスを用いるべきであると条件付き推奨を行っている[1, 2, 9]．脂肪制限食，あるいは，中鎖脂肪酸の補充と無脂肪食を行うことがある．胸水量が多く自覚症状が強い場合，シロリムスが無効の場合，乳び胸水例は胸膜癒着術を行うことがある[5, 7]．

## 8 リンパ浮腫

弾性ストッキング，リンパマッサージを行う[5, 7]．

## 9 AML

腫瘍径に応じた治療管理基準がある．4cm未満で自覚症状がなければ年1回の画像検査，腫瘍径4cm以上で自覚症状がない場合は6ヵ月ごとのチェックを行う．腎AMLは，腫瘍径4cm以上，動脈瘤5mm以上の場合，予防的治療を考慮する基準とされている．自覚症状がある場合，増大傾向を総合的に判断して適応を決定し，腫瘍の塞栓術か外科的摘出術を考慮する．泌尿器科，腎臓内科，消化器外科と連携する[5, 15, 16]．

結節性硬化症では，EXIST-2試験で3cm以上でエベロリムスの有用性が示された．2012年に開催されたInternational Tuberous Sclerosis Complex Consensus Conferenceでは，長径3cm以上の無症状のAMLに対してエベロリムスが第一選択薬として推奨されている．しかし「長径3cm以上」の理論的根拠はない．わが国においては，両側に

AML が多発し，それぞれの AML が増大し，長径 4 cm 以上もしくは腫瘍内動脈瘤 5 mm 以上が，エベロリムスの一般的な適応と考えられている[15, 16]．

厚生労働省難治性疾患政策研究事業呼吸不全に関する調査研究班によると，s-LAM に関して「孤発性 LAM を有する成人女性に合併した腎 AML において，mTOR 阻害薬の投与は腫瘍縮小効果が期待されるため，腫瘍増大に伴う腹部症状を認める場合や出血のリスクが高いと判断される場合の治療選択肢となりうるが，明確なエビデンスはない」としている[7]．

### 10 精神神経的，社会対応

心身医学的対応が必要となる場合がある[5]．

### 11 妊娠，出産について

妊娠中に気胸，乳び胸腹水などのリスクがある．妊娠出産は必ずしも禁忌ではないが，妊娠の可否は，LAM の病勢に及ぼす影響と，呼吸機能障害の程度を考慮し，慎重に考える．TSC-LAM 患者では，受胎前に遺伝相談を考慮する．呼吸器科医と産科医の両者によって観察されるべきである[5]．

### 12 その他

経口避妊薬ピル，ホルモン補充療法，不妊治療など，エストロゲンを含む薬剤は避けること．航空機では気胸のリスクがあり，呼吸不全の患者では，機内の気圧低下により，搭乗中酸素吸入が必要となる可能性がある．骨粗鬆症を認める場合はその治療を行う．インフルエンザワクチン，肺炎球菌ワクチンは有用である[5]．

---

### 処 方 例

処方 A　ラパリムス® 錠 1 mg（シロリムス）　1〜2 錠　1 日 1 回朝（保険適用）

処方 B　スピリーバ® 吸入用カプセル 18 $\mu$g　1 回吸入　1 日 1 回（保険適用外）

処方 C　セレベント® 50 ディスカス　1 回 50 $\mu$g　1 日 2 回吸入（保険適用外）

---

## 専門医に紹介するタイミング

無症状でも疑った段階で，専門医に紹介する．呼吸器科だけでなく，泌尿器科，婦人科，皮膚科，心療内科など必要に応じ複数の診療科の専門医との連携が必要である．肺移植の希望と適応があれば，呼吸器外科（肺移植担当）への相談，紹介が必要である．肺移植専門医に紹介するタイミングは前述した．

## 専門医からのワンポイントアドバイス

女性の気胸，女性の慢性閉塞性肺疾患（chronic obstructive pulmonary disease：COPD）と診断された場合，LAM の鑑別を忘れないこと．また腹部症状で発症し，腹部の血管筋脂肪腫，腹部リンパ脈管筋腫を疑った場合，胸部 HRCT で肺病変の有無を確認すること．

最後に，米国，日本の患者会ホームページの URL を示す．

・米国患者会：The LAM Foundation
（https://www.thelamfoundation.org）
・日本患者会：J-LAM の会
（http://j-lam.net）

## 文　献

1) McCormack FX, Gupta N, Finlay GR et al：Official American Thoracic Society/Japanese Respiratory Society clinical practice guidelines：Lymphangioleiomyomatosis diagnosis and management. Am J Respir Crit Care Med 194：748-761, 2016

2) Gupta N, Finlay GA, Kotloff RM et al：Lymphangioleiomyomatosis diagnosis and management：highresolution chest computed tomography, transbronchial lung biopsy, and pleural disease management. An official American Thoracic Society/Japanese Respiratory Society clinical practice guideline. Am J Respir Crit Care Med 196：1337-1348, 2017

3) 林田美江, 久保惠嗣, 瀬山邦明 他：リンパ脈管筋腫 lymphangioleiomyomatosis（LAM）診断基準. 日呼吸会誌 46：425-427, 2008

4) 林田美江, 瀬山邦明, 井上義一 他：特定疾患治療研究事業対象疾患リンパ脈管筋腫症（LAM）認定基準の解説. 日呼吸会誌 49：67-74, 2011

5) 林田美江, 藤本圭作, 久保惠嗣 他：リンパ脈管筋腫 lymphangioleiomyomatosis（LAM）の治療と管理の手引き. 日呼吸会誌 46：428-431, 2008

6) Lorriana EL, Are MH, Maryam V et al：Consensus document for the selection of lung transplant candidates：an update from the International Society for Heart and Lung Transplantation. J Heart Lung Transplant 40：1349-1379, 2021

7) 厚生労働科学研究費補助金 難治性疾患政策研究事業 難治性呼吸器疾患・肺高血圧症に関する調査研究班：リンパ脈管筋腫症（LAM）診療の手引き 2022. 日本呼吸器学会, 2023

8) McCormack FX, Gupta N, Inoue Y：Lymphangioleiomyomatosis. Murray & Nadel's textbook of respiratory medicine. 7th Ed（Vol.2）. Broaddis VC, Ernst JD, King TEJ, et al：Elsevier, pp1343-1362,

2022

9) McCarthy C, Gupta N, Johnson S et al：Lymphangioleiomyomatosis：pathogenesis, clinical features, diagnosis, and management. Lancet Respir Med 9：1313-1327, 2021

10) Hayashida M, Seyama K, Inoue Y et al；Respiratory Failure Research Group of the Japanese Ministry of Health, Labor, and Welfare：The epidemiology of lymphangioleiomyomatosis in Japan：a nationwide cross-sectional study of presenting features and prognostic factors. Respirology 12：523-530, 2007

11) 難病情報センター. リンパ脈管筋腫症. https://www.nanbyou.or.jp/wp-content/uploads/upload_files/File/089-201704-kijyun.pdf

12) McCormack FX, Inoue Y, Moss J et al：Efficacy and safety of sirolimus in lymphangioleiomyomatosis. N Engl J Med 364：1595-1606, 2011

13) Kurihara M, Mizobuchi T, Kataoka H et al：A total pleural covering for lymphangioleiomyomatosis prevents pneumothorax recurrence. PLoS ONE 11：e0163637, 2016

14) Sakurai T, Arai T, Hirose M et al：Reduced risk of recurrent pneumothorax for sirolimus therapy after surgical pleural covering of entire lung in lymphangioleiomyomatosis, Orphanet J Rare Dis 16：466, 2021

15) 「結節性硬化症の診断基準及び治療ガイドライン」改訂委員会：結節性硬化症の診断基準及び治療ガイドライン―改訂版―. 日皮会誌 128：1-16, 2018

16) Rouviere O, Nivet H, Grenier N et al：Kidney damage due to tuberous sclerosis complex：management recommendations. Diagn Interv Imaging 94：225-237, 2013

## 14. その他

# 肺移植ガイドライン

**伊達洋至**
京都大学大学院医学研究科 器官外科学講座 呼吸器外科学

**POINT**

- ●肺移植には，脳死肺移植と生体肺移植がある．
- ●わが国における脳死肺移植のガイドラインは，2023年に肺移植関連学会協議会が定めた，レシピエントの適応基準がある．
- ●脳死肺移植の国際的なガイドラインは，2021年に国際心肺移植学会が示したコンセンサスドキュメントがある．
- ●日本呼吸器学会肺移植検討委員会は，肺移植紹介のタイミングをホームページで公開している．
- ●わが国における生体肺移植ガイドラインは，2023年に日本移植学会が定めた，生体部分肺移植ガイドラインがある．
- ●国際的な生体肺移植ドナーに関するガイドラインは，2006年のVancouver Forumで示されたガイドラインがある．

## ガイドラインの現況

2023年12月までに，世界では8万例超，わが国でも約1,200例の肺移植が施行されてきた．肺移植は，末期呼吸器疾患の有効な治療法として確立している．肺移植には脳死肺移植と生体肺移植がある．世界的には，99%近くが脳死肺移植であるが，わが国では，脳死ドナー不足のために生体肺移植が約25%を占めている．

わが国における脳死肺移植のガイドラインは，2023年に肺移植関連学会協議会が改訂した，レシピエントの適応基準（表1）がある．脳死肺移植の国際的なガイドラインは，2021年に国際心肺移植学会が改訂したコンセンサスドキュメントがある[1]．このガイドラインでは，疾患別のガイドラインも示されている．日本呼吸器学会肺移植検討委員会は，肺移植紹介のタイミングをホームページで公開している（https://www.jrs.or.jp/activities/reports/lung_transplantation.html）．

生体肺移植は，脳死肺移植を待機できない重症例に行われる術式である．わが国における生体肺移植ガイドラインは，2023年に日本移植学会が定めた，生体部分肺移植ガイドラインがある（表2）．世界的には，2006年にVancouverで生体移植が行われている各臓器のドナーについての会議があり，生体肺ドナーの適応基準が示された[2]．

**【本稿のバックグラウンド】** 肺移植は，重症呼吸不全患者に対する有効な治療法として，国内外で広く行われている．肺移植には，脳死肺移植と生体肺移植があるが，それぞれに関するガイドラインが示されており，ここにまとめる．

## 表 1　脳死肺移植レシピエントの適応基準（肺移植関連学会協議会　2023 年）

### Ⅰ．一般適応指針

1. 治療に反応しない慢性進行性肺疾患で，肺移植以外に患者の生命を救う有効な治療手段が他にない．
2. 移植医療を行わなければ，残存余命が限定されると臨床医学的に判断される．
3. レシピエントの年齢が，原則として，両肺移植の場合 55 歳未満，片肺移植の場合には 60 歳未満である．
4. レシピエント本人が精神的に安定しており，移植医療の必要性を認識し，これに対して積極的態度を示すとともに，家族および患者をとりまく環境に十分な協力体制が期待できる．
5. レシピエント症例が移植手術後の定期的検査と，それに基づく免疫抑制療法の必要性を理解でき，心理学的・身体的に十分耐えられる．

### Ⅱ．適応となり得る疾患

1　肺高血圧症
2　特発性間質性肺炎（IIPs）
3　その他の間質性肺炎
4　肺気腫
5　造血幹細胞移植後肺障害
6　肺移植手術後合併症
7　肺移植後移植片慢性機能不全（CLAD）

8　その他の呼吸器疾患
　8.1　気管支拡張症
　8.2　閉塞性細気管支炎
　8.3　じん肺
　8.4　ランゲルハンス細胞組織球症
　8.5　びまん性汎細気管支炎
　8.6　サルコイドーシス
　8.7　リンパ脈管筋腫症
　8.8　嚢胞性線維症
9　その他，肺・心肺移植関連学会協議会で承認する進行性肺疾患

### Ⅲ．除外条件

1）肺外に活動性の感染巣が存在する．
2）他の重要臓器に進行した不可逆的障害が存在する．
　　悪性疾患　　　　　骨髄疾患
　　冠動脈疾患　　　　高度胸郭変形症
　　筋・神経疾患
　　肝疾患（T-Bil＞2.5mg/dL）
　　腎疾患（Cr＞1.5mg/dL，Ccr＜50mL/min）
3）極めて悪化した栄養状態．
4）最近まで喫煙していた症例．
5）極端な肥満．
6）リハビリテーションが行えない，またはその能力の期待できない症例．
7）精神社会生活上に重要な障害の存在．
8）アルコールを含む薬物依存症の存在．
9）本人および家族の理解と協力が得られない．
10）有効な治療法のない各種出血性疾患および凝固能異常．
11）胸郭に広汎な癒着や瘢痕の存在．

**表2　生体部分肺移植ガイドライン（2023年　日本移植学会）**

**Ⅰ．レシピエント適応基準**
1. 肺・心肺移植関連学会協議会の定める脳死肺移植の適応を満たすこと
2. 原因疾患と全身状態を鑑みて脳死肺移植を受けられる可能性がほとんどないと判断されること
  適応疾患：
  肺動脈性肺高血圧症，肺静脈狭窄症，肺毛細血管腫症，特発性間質性肺炎，肺気腫，気管支拡張症，肺サルコイドーシス，肺リンパ脈管筋腫症，アイゼンメンジャー症候群，その他の間質性肺炎，閉塞性細気管支炎，じん肺，肺好酸球性肉芽腫症，びまん性汎細気管支炎，慢性血栓塞栓性肺高血圧症，多発性肺動静脈，α1アンチトリプシン欠損型肺気腫，囊胞性線維症，肺囊胞症，慢性過敏性肺臓炎，その他肺・心肺移植関連学会協議会で承認する進行性肺疾患

**Ⅱ．ドナー適応基準**
1. 「日本移植学会倫理指針」で定める範囲内の親族
2. 「日本移植学会倫理指針」で定める範囲の年齢であること
3. ABO式血液型は一致及び適合を原則とすること*
4. 肺機能が正常であること
5. 全身性の活動性感染症がないことを原則とする
6. 悪性腫瘍がないこと（治癒したと考えられるものは支障ない）
7. 提供手術に関連する死亡率を増すような合併症がないこと
＊やむを得ず不適合となる場合には，潜在的な危険と利益についての十分な情報提供の元に同意を得ること

**Ⅲ．生体肺移植の移植実施施設基準**
1. 脳死肺移植の実施施設であること
2. 施設内の倫理委員会で生体肺移植実施の承認を受けていること
3. 厚生労働省「臓器の移植に関する法律」の運用に関する指針（ガイドライン），世界保健機関「ヒト臓器移植に関する指針」，国際移植学会倫理指針，日本移植学会倫理指針，日本移植学会「生体肺移植ガイドライン」を遵守していること

## 肺移植が必要なのはどういう疾患・病態か

表1に示した疾患が適応疾患である．実際に日本国内で行われた肺移植を疾患別にまとめたものが**表3**である．わが国では，間質性肺炎，肺高血圧症，閉塞性細気管支炎，肺リンパ脈管筋腫症が多いのがわかる．閉塞性細気管支炎の多くは，白血病などの血液疾患に対する造血幹細胞移植のGVHD（graft versus host disease）として発症したものである．欧米で多い，肺気腫や囊胞性線維症はわが国では少ない．

また，比較的進行が緩徐な肺リンパ脈管筋腫症の多くは脳死肺移植を受けているのに対して，間質性肺炎，肺高血圧症，閉塞性細気管支炎の生体肺移植の割合が高いのがわかる．現在の脳死肺移植待機期間は平均約900日あり，待機中の予後の悪い疾患は，生体肺移植に依存しているのである．

## 肺移植に必要な検査と手続き

わが国には，11の肺移植認定施設（東北大学，獨協医科大学，千葉大学，東京大学，藤田医科大学，名古屋大学，京都大学，大阪大学，岡山大学，福岡大学，長崎大学）がある．肺移植を希望する患者は，これらの認定施設で精密検査を受ける必要がある．

肺移植レシピエントの評価に必要な検査を

490　14．その他

表3　日本の適応疾患別肺移植施行例（2023年12月現在）

| 疾患名 | 脳死肺移植 | 生体肺移植 | 脳死＋生体肺移植 | 計 |
|---|---|---|---|---|
| 間質性肺炎 | 369 | 121 | 2 | 492 |
| 肺高血圧症 | 126 | 46 | 0 | 172 |
| 閉塞性細気管支炎 | 67 | 73 | 1 | 141 |
| 肺リンパ脈管筋腫症 | 106 | 7 | 0 | 113 |
| 気管支拡張症 | 64 | 11 | 0 | 75 |
| 肺気腫 | 58 | 2 | 0 | 60 |
| 嚢胞性線維症 | 7 | 5 | 0 | 12 |
| その他 | 71 | 27 | 0 | 98 |
| 計 | 868 | 292 | 3 | 1,163 |

（日本肺および心肺移植研究会データベースより）

表4　肺移植レシピエント評価に必要な検査（日本呼吸器学会肺移植検討委員会）

- ☐ 血液型
- ☐ 感染症検査（HBs抗原，HBs抗体，HCV抗体，HIV抗体，HTLV-1抗体，RPR，TPHA，IGRA検査）
- ☐ 血算・血液生化学検査（肝腎機能，耐糖能，BNPを含む），尿一般検査
- ☐ 出血凝固能検査
- ☐ 喀痰検査（一般細菌，真菌，抗酸菌）
- ☐ 胸部X線
- ☐ 全身CT（造影が推奨）
- ☐ 精密肺機能検査
- ☐ 動脈血ガス分析
- ☐ 6分間歩行
- ☐ 心電図
- ☐ 心エコー

（以下，必須ではないが，推奨される項目）

- ☐ 呼吸器症状，胸部画像所見，肺機能，動脈血ガス，6分間歩行の経年低下の推移を示すデータがある
- ☐ FDP-PET（血液疾患などの悪性腫瘍の再発や合併の判断が困難な場合）

表4にまとめた．その結果，表1に示す肺移植レシピエント適応基準を満たす場合には，各施設の倫理委員会で承認を得た後，中央肺移植適応検討委員会に脳死肺移植適応検討申請を行う．ここで，承認を得られると，日本臓器移植ネットワークに待機登録することができる．

生体肺移植では，表2に示すガイドラインを満たす場合に，各認定施設の倫理委員会の承諾を得られれば実施することができる．

## 肺移植の実際と成績

脳死ドナーが出現すると，血液型と体格を合わせた後，待機期間の長い待機患者がレシピエントとして選択される．脳死ドナー肺は，肺保存液で肺動脈からフラッシングしたのち，冷保存して移植施設に持ち帰る．レシピエントへ移植後に血流を再開するまで通常8〜10時間以内であれば，良好な移植後肺機能が期待できる．生体肺移植では，ドナー2人が右あるいは左下葉を提供し，これらを

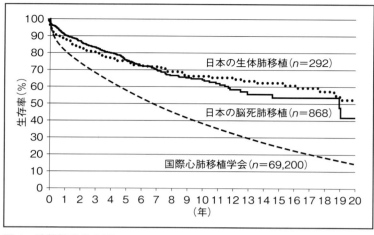

**図1 肺移植後生存率**
わが国の肺移植後5年生存率は、脳死肺移植（$n=868$）76.5％、生体肺移植（$n=292$）75.8％であった（$p=0.790$）。国際心肺移植学会の報告では5年生存率は約55％であり、わが国の成績のほうが良好である．

レシピエントの両肺として移植する．したがって、3人の手術を同時進行で行う．肺移植後は、生涯にわたって免疫抑制薬の服用が必要である．

2023年12月現在、わが国で行われた肺移植は1,163例（脳死肺移植868例、生体肺移植292例、脳死＋生体肺移植3例）である．5年生存率は脳死肺移植76.5％、生体肺移植75.8％であり、国際心肺移植学会報告の生存率[3]よりも良好である（図1）．

## 専門医に紹介するタイミングとワンポイントアドバイス

表1に示した脳死肺移植レシピエント適応基準を満たすと考えられる患者は、積極的に先に挙げた10の肺移植認定施設に相談するとよい．進行性で余命が限られていると思われる患者が対象になるのだが、肺移植が必要な病気は多種にわたり、それぞれの病気で予後も異なっている．代表的な疾患に関しては、相談するタイミングに関して、国際心肺移植学会が示したコンセンサスドキュメント[1]に記載されている．"早すぎる相談"は少なく、"遅すぎる相談"は、しばしば遭遇する．各認定施設には、相談窓口としてのコーディネーターがおり、気軽に相談するとよい．

―― 文 献 ――

1) Leard LE, Holm AM, Valapour M et al：Consensus document for the selection of lung transplant candidates：an update from the International Society for Heart and Lung Transplantation. J Heart Lung Transplant 40：1349-1379, 2021
2) Barr ML, Belghiti J, Villamil G et al：A report of the Vancouver Forum on the care of the live organ donor：lung, liver, pancreas, and intestine data and medical guidelines. Transplantation 81：1373-1385, 2006
3) Chambers DC, Perch M, Zuckermann A et al：The International Thoracic Organ Transplant Registry of the International Society for Heart and Lung Transplantation：Thirty-eighth adult lung transplantation report—2021；Focus on recipient characteristics. J Heart Lung Transplant 40：1060-1072, 2021

# 索引

「アレルギー性気管支肺真菌
　症」研究班診断基準　246
アレルギー性鼻炎　173
アレルギーマーチ　173

## い

イサブコナゾール　113
胃食道機能不全　72
移植片対宿主病　468
石綿　325
石綿肺　326，331，334
一過性脳虚血発作　226
溢水　219
遺伝子検査　66
遺伝子診断　410
遺伝子変異量（TMB）検査
　10
遺伝性出血性毛細血管拡張症
　226
医療・介護関連肺炎　56，
　73，83
インジウム肺　330，331
インターフェロンγ遊離試験
　97
院内肺炎　56，73，90
インフルエンザ　33，50，
　52
インフルエンザウイルス
　31
インフルエンザワクチン
　75

## う

ウイルス・細菌核酸多項目同
　時検出　51
ウイルス性肺炎　30
右左短絡　226
右室肥大　208
右心カテーテル検査　211
右心不全　208

## あ

アーク溶接工肺　331
悪性胸水　374
悪性胸膜中皮腫　326
悪性リンパ腫　126
アジスロマイシン　60
アスピリン喘息　173
アスベスト　325
アスベスト関連肺疾患　325
アスペルギルス　110
アスペルギルスガラクトマン
　ナン抗原　128
アスペルギローマ　111
アデノウイルス　31
アドバンス・ケア・プランニ
　ング　85
アトピー型喘息　173
アバコパン　304，308
アミカシンリポソーマル吸入
　懸濁液　105
アミロイドーシス　312，
　483
アミロイド蛋白　312
アムホテリシンBリポソーム
　製剤　114
アルツハイマー病　313
アレクチニブ　435
アレルギー性気管支肺アスペ
　ルギルス症　243，263
アレルギー性気管支肺真菌症
　243

## え

エアロゾル　64
壊死性肺炎　77
エトポシド　422
エプワース眠気尺度　381
エベロリムス　482
円形無気肺　326
嚥下機能障害　72
エンシトレルビル　45
炎症性骨髄腫瘍　318
エンドセリン　206
エンピリック治療　59，86

## お

横隔神経麻痺　468
オウム病クラミジア　67
オシメルチニブ　435
オピオイド　20
オミクロン株　42

## か

外傷性気胸　354
塊状巣　331
咳嗽・喀痰の診療ガイドライ
　ン　156
化学放射線療法　347，434
過換気症候群　392
過換気誘発テスト　395
核酸増幅法　96
喀痰抗酸菌検査　62
加湿器肺　278
過剰診断　17
過剰輸液　220
仮想気管支鏡ナビゲーション
　413
加速過分割照射　418
下大静脈フィルター　218
喀血　226
過敏性肺炎　277
カプラン症候群　333

493

ガラクトマンナン抗原　　111
ガリウムシンチグラフィ　　291
カルバペネム耐性グラム陰性桿菌　　93
簡易版肺塞栓症重症度　　215
環境調査　　280
環境調査問診票　　281
環境曝露　　326
ガンシクロビル　　132
間質性肺炎　　62，180，342，347，353
肝転移巣　　449
顔面神経麻痺などの神経症状　　290
管理区分　　334
緩和医療　　20

## き

奇異性脳梗塞　　226
気管支拡張症　　102，167
気管支拡張薬　　272
気管支鏡　　12
気管支鏡下治療　　27
気管支鏡検査　　24
気管支性肺囊胞　　152
気管支喘息　　138，232，459
気管支囊胞　　478
気管支肺胞洗浄　　193，221，258，291，406
気管支肺胞洗浄液　　252
機器の洗浄と消毒　　27
気胸　　153，354，459，485
起坐呼吸　　221
気腫合併肺線維症　　138
気腫性肺囊胞　　150
喫煙　　135，252，326
偽プラーク　　332
急進けい肺　　331
急性間質性肺炎　　183，186
急性気管支炎　　50

急性けい肺　　331
急性好酸球性肺炎　　252，259
急性呼吸窮迫症候群　　32，41，69，219
急性呼吸不全　　404
急性縦隔炎　　462
急性上気道炎　　49
急性心不全　　220
吸入ステロイド　　273，339
吸入誘発試験　　283
胸腔鏡下胸膜生検　　375
胸腔鏡下手術　　358
胸腔鏡下全胸膜カバリング術　　485
胸腔穿刺　　357
胸腔ドレナージ　　357
胸腔内出血　　226
胸水　　374
胸腺上皮性腫瘍　　466
共同意思決定　　434
強度変調放射線治療　　349，366
胸部単純 X 線　　16
胸膜生検　　361
胸膜切除／肺剝皮術　　359
胸膜中皮腫　　359
胸膜肺全摘　　364
胸膜肥厚斑　　333
胸膜プラーク　　327
胸膜癒着術　　357，376
局所麻酔下胸腔鏡手術　　358
気流閉塞　　2，135
筋弛緩薬　　219，223，408

## く

区域切除　　427
クッシング症候群　　468
クライオ生検　　12，27
クラミジア属　　64

クリニカルシナリオ（CS）　　222
クリプトコックス　　110
グルココルチコイド　　408

## け

経カテーテル的塞栓術　　226
経気道性転移　　448
経験的治療　　59
頸静脈怒張　　221
けい肺　　192，330
けい肺結節　　333
経肺熱希釈法　　221
経皮的動脈塞栓術　　229
経皮内視鏡的胃瘻造設術　　75
結核菌　　95
結核性胸膜炎　　334
血管拡張薬　　211，219
血管筋脂肪腫　　479
血管透過性　　220
血気胸　　355
月経随伴性気胸　　355
血行性転移　　448
血漿交換療法　　309
結晶質シリカ　　330
血小板減少　　126
血清アンジオテンシン変換酵素（ACE）　　289
血清可溶性インターロイキン 2受容体（可溶性 sIL-2R）　　289
結節性硬化症　　479
血栓溶解療法　　214，216
ゲフィチニブ　　435
嫌気性菌　　74
限局型小細胞肺癌　　416
検査室の環境整備　　26
検査の手引き　　8
健診（胸部異常陰影）発見例　　288

元素分析　335
検体採取および患者の条件　25
原発性肺癌　334
顕微鏡的多発血管炎　304

## こ

高 $CO_2$ 血症　401
抗 MDA5 抗体　299
高 PEEP　222
抗 TSLP 抗体　236
抗悪性腫瘍薬　341
高悪性度神経内分泌癌　419
抗アセチルコリン受容体抗体　468
抗インフルエンザ薬　35
抗エストロゲン療法　484
硬化性血管腫　457
硬化性縦隔炎　463
効果予測因子　8
抗凝固療法　214
抗菌薬　80
抗菌薬耐性菌　91
口腔ケア　89
抗血栓薬の休薬　26
抗原回避試験　280
抗原検査　66
膠原病　192, 295
抗好中球細胞質抗体　305
好酸球　252
好酸球性多発血管炎性肉芽腫症　262, 304
好酸球性肺炎　252
好酸球性副鼻腔炎　173, 175
抗真菌薬による経験的治療　131
抗真菌薬による予防投与　131
抗線維化薬　183, 298, 334

好中球エラスターゼ阻害薬　223, 408
好中球減少症　126
後天性免疫不全症候群　118
鉱物性粉じん　330, 331
高分化腺癌　428
高流量鼻カニュラ酸素療法　221, 407
高齢者肺炎　71
誤嚥　71, 77, 84
誤嚥性肺炎　71
誤嚥による肺炎のリスク因子　72
呼気中一酸化窒素（FeNO）　233
呼吸器インターベンション　456
呼吸困難　20
呼吸不全　255, 397, 398
呼吸リハビリテーション　144, 145
国際がん研究機構（IARC）　330
コクシエラ属　64
極細径気管支鏡　14
個人曝露測定　335
個人防護具の装着　26
孤発性 LAM　481
孤立性肺結節　454
コロナウイルス　31
混合粉じん性じん肺　333

## さ

細菌性胸膜炎　369
細径気管支鏡　14
在宅医療　88
在宅酸素療法　211, 399
サイトカインストーム　69
再燃症状軽減型　278
再膨張性肺水腫　355, 376
作業関連喘息　337

サルコイドーシス（サ症）　286
サルコイドーシス診療の手引き 2023　286
三次元放射線治療　349
三尖弁逆流速度　210
酸素飽和度　380

## し

シクロスポリン　471
シクロホスファミド　306
自己免疫性肺胞蛋白症　196
シスプラチン　422, 429
次世代シーケンサー　9
自然気胸　353
持続ドレナージ　376
持続陽圧治療　381
市中肺炎　56, 63, 73
疾患の挙動　297
実施法の標準化　24
質的画像診断　413
シャント　398
縦隔炎　462
縦隔気腫　458, 464
縦隔腫瘍　474
縦隔ドレナージ　460
縦隔リンパ節郭清　428
重症筋無力症　468
重症度　85
重症度分類　291
縮小手術　428
術後補助化学療法　415, 429
術前薬物療法　429
腫瘍遺伝子変異量　471
小細胞肺癌　416, 421
硝子膜　220
上大静脈症候群　468
職業性喘息　336
職業性肺疾患　192, 330
職業性曝露　326

495

食道穿孔　462
シロリムス　482
心エコー　221
新型コロナウイルス　220,
　252, 459
真菌球　112
神経芽細胞腫　476
神経原性腫瘍　474, 476
神経鞘腫　476
神経線維腫　476
心原性肺水腫　219
人工気胸　354
人工呼吸器関連肺炎　90
人工呼吸器関連肺損傷　188
進行性線維化を伴う間質性肺
　疾患　297, 309, 334
進行性肺線維症　182, 297
深在性真菌症　126
侵襲性真菌感染症診断基準
　129
侵襲的陽圧換気　222
滲出性胸水　369
心臓限局性サルコイドーシス
　286
心臓喘息　221
診断的胸腔穿刺　375
進展型小細胞肺癌　416,
　421
じん肺　329, 330
心病変による不整脈や心不全
　症状　290
深部静脈血栓症　213
腎不全　220, 224

### す

睡眠関連呼吸障害　385
睡眠関連低換気　385
睡眠時無呼吸症候群　379
スーパースプレディング
　41, 42
ステロイド　37, 252, 292

ステロイドパルス療法
　188, 351, 471
すりガラス陰影　258, 428
スルバクタム／アンピシリン
　59, 74

### せ

成熟奇形腫　475
精上皮腫　475
静水圧性肺水腫　220
生体肺移植　488
生物学的製剤　236
赤芽球癆　468
咳喘息　270
咳特異的 QOL　274
石灰化　454
舌下神経電気刺激療法　383
セフィデロコル　93
セフタジジム・アビバクタム
　93
セフトリアキソン　59
セルフマネジメント教育
　147
線維素溶解療法　372
潜在性結核感染症　96, 126
潜在性結核感染症治療指針
　132
潜在性発症型　278
全自動核酸抽出増幅検査機器
　57
全身性エリテマトーデス
　468
全身性強皮症　295
喘息　　1, 232, 253, 271,
　336
喘息増悪　240
喘息治療ステップ　235
喘息と COPD のオーバーラッ
　プ　1
選択的肺血管拡張薬　300
先天性嚢胞　474, 478

全肺洗浄法　198
喘鳴　271
線毛機能不全症候群　167

### そ

造影 CT　214
臓器横断的バイオマーカー
　11
造血幹細胞移植　127, 490
続発性気管支炎　334
続発性気管支拡張症　334
続発性気胸　334
続発性縦隔気腫　458
組織診断群と臨床診断群
　289

### た

大陰影　331, 333
体外式膜型人工肺　69
対策型検診　18
耐性菌のリスク因子　92
耐性菌リスク　86
大量出血　27
タクロリムス　471
多剤耐性結核　99
多剤耐性緑膿菌　130
多臓器不全　223
多臓器不全症候群　220
タゾバクタム／ピペラシリン
　59
多発血管炎性肉芽腫症　304
多発性筋炎　296
多発性単神経炎症状　263
多発性内分泌腺腫症　468
多発性囊胞性陰影　324
タルク　374
タルラタマブ　425
炭坑夫肺　331, 334
断続性ラ音　221

## ち

チェーンストークス呼吸 380
地図状分布 197
チャレンジテスト 253
中枢性睡眠時無呼吸 380
超音波気管支鏡ガイド下吸引
針生検 14
長期管理 233
直接服薬確認療法 98
治療ステップ 236
鎮静と麻酔のガイドライン
26

## て

低γグロブリン血症 468
定位放射線治療 347
低酸素血症 227
低酸素性肺血管攣縮 209,
211
低容量換気 219, 222
低容量人工換気法 406
低用量ステロイド 219
テガフール・ウラシル 429
デキサメタゾン 223, 408
鉄過剰 127
テトラサイクリン系薬 67
デフェロキサミン 127
デュルバルマブ 437
転移性肺腫瘍 448

## と

凍結時間 13
疼痛の要因 22
特異抗体 283
特発性間質性肺炎 180,
310
特発性縦隔気腫 458
特発性中枢性肺胞低換気
385

特発性肺線維症 181
特発性肺動脈性肺高血圧症
201
特発性肺ヘモジデローシス
193
トシリズマブ 45
ドナー 488
ドライバー遺伝子 440
ドライバー遺伝子検査 12
鳥関連過敏性肺炎 278

## な

内視鏡的気管支塞栓術 357
長引く咳 271
夏型過敏性肺炎 278
ナトリウム利尿ペプチド
209
難治性喘息 236

## に

肉芽腫性前部ぶどう膜炎
289
二酸化けい素 331
日本サルコイドーシス／肉芽
腫性疾患学会 287
日本臓器移植ネットワーク
491
乳び胸水 481
乳び腹水 481
ニューマトセル 152
ニューモシスチス肺炎 118
尿中抗原検査 57
ニルマトレルビル／リトナビ
ル 45
ニンテダニブ 183, 309,
334

## ね

捻髪音 181

## の

膿胸 369
脳死肺移植 488
脳膿瘍 226
農夫肺 278
囊胞性肺疾患 150, 483
囊胞内腔感染 153

## は

肺 Langerhans 細胞組織球症
356
肺 MAC 症 103, 159
肺移植 484, 488
肺エコー 221
肺壊疽 77
肺炎 30
肺炎球菌 57
肺炎球菌ワクチン 75
肺炎クラミジア 67
肺炎マイコプラズマ 64
バイオマーカー 8
バイオマーカー検査 414
肺過誤腫 454
肺化膿症 77
肺癌 346
肺換気・血流シンチグラム
210
肺がん検診 16
肺癌診療ガイドライン 410
肺癌バイオマーカー 8
肺気腫 137
肺機能検査 334
肺結核症 95, 334
肺血管拡張療法 205
肺血管透過性 223
肺高血圧症 201, 208, 211
胚細胞腫瘍 474, 475
肺腫瘍 448
肺障害 341
肺真菌症 110

肺水腫　219，406
肺水腫のネガ像　258
肺性 P 波　210
肺性心　208
肺動静脈奇形　226
肺動静脈瘻　226
肺動脈圧上昇　202
肺動脈性肺高血圧症　201
肺動脈内膜摘除術　216
肺嚢胞　150
肺嚢胞の分類　151
肺膿瘍　74，77
肺胞出血　191，305，309
肺胞蛋白症　196，331
肺胞低換気　387
肺胞低換気症候群　385
肺保護戦略　189
肺葉切除　427
曝露評価　279
バスキュラープラグ　230
白血病　126
パニック症／パニック障害
　392
パラインフルエンザウイルス
　31
バリシチニブ　45
バルーン肺動脈形成術　214
バルガンシクロビル　132
バンコマイシン　60
パンデミック　40
反応性気道機能不全症候群
　336

**ひ**

ピークフローメーター　339
非永久留置型下大静脈フィル
　ター　216
非癌性胸膜炎　369
非結核性抗酸菌　101，297
非小細胞肺癌　427，432，
　439

非心原性肺水腫　219，404
非侵襲的陽圧換気　189，
　212，222，384，388，397，
　407
非精上皮腫性胚細胞腫瘍
　475
微生物感染　77
非定型肺炎　64
脾摘出術　127
非特異性間質性肺炎　183，
　298
ヒトコブラクダ　41
ヒトメタニューモウイルス
　31
ヒト免疫不全ウイルス　118
皮膚筋炎　296
非扁平上皮癌　410
飛沫感染　64
びまん性胸膜肥厚　327
びまん性肺胞出血　191
びまん性肺胞傷害　41，
　187，191，220，404
びまん性汎細気管支炎　156
びまん皮膚硬化型　300
百日咳　50，52
標的療法　415
ピルフェニドン　183

**ふ**

腹臥位換気　219，222
腹臥位療法　407
副腎皮質ステロイド　350
副鼻腔炎　168
副鼻腔気管支症候群　157，
　173，174
不整形陰影　333，334
不適切な輸液　22
ブラ　150，353，354
プラトー圧制限　222
プリオン蛋白　313
プリオン病　313

ブレブ　150，353，354
プロカルシトニン　128
プロスタグランジン I₂　205
プロスタグランジン I₂ 誘導体
　製剤　211
プロピオニバクテリウム
　287
分子標的薬　411，450
粉じん　252

**へ**

閉塞性細気管支炎　163
閉塞性睡眠時無呼吸　380，
　386
ペーパーバッグ再呼吸法
　395
ヘパリン　215
ヘパリン起因性血小板減少症
　215
片側性胸水　369
扁平上皮癌　410
扁平苔癬　468
ベンラリズマブ　262

**ほ**

放射線線維症　346
放射線肺障害　346
放射線肺臓炎　346
ポサコナゾール　113
補助診断法　91
ホスカルネットナトリウム
　132
ボリコナゾール　113
ポリソムノグラフィ　380
ホルモテロール　238

**ま**

マイクロコイル　230
マイクロサテライト不安定性
　471

マイコプラズマ肺炎　58,
　65
マクロライド系薬　67
マクロライド耐性　67
マクロライド療法　159
正岡病期分類　467
マルチプレックス検査　9
慢性咳嗽　270
慢性気管支炎　137
慢性けい肺　331
慢性血栓塞栓性肺高血圧症
　214
慢性好酸球性肺炎　253,
　257,　263
慢性縦隔炎　463
慢性疼痛　21
慢性閉塞性肺疾患　135,
　209

### み

未熟奇形腫　475

### む

ムーコル　110
無呼吸低呼吸　381

### め

メチルプレドニゾロン　408
メトトレキサート　292
メポリズマブ　262
メロペネム　59
免疫グロブリン静注（IVIg）
　療法　471
免疫チェックポイント阻害薬
　344,　421,　429,　435,　440,
　450
免疫チェックポイント療法
　411
免疫低下患者　33
免疫不全　126
免疫抑制療法　298

### も

網羅的細菌叢解析法　85
モザイクパターン　283
モルヌピラビル　45

### や

薬剤性肺障害　341
薬剤耐性菌　84
薬剤リンパ球刺激試験　344
薬物血中濃度モニタリング
　114

### ゆ

有害事象への対応　27
融合（coalescence）　332
誘発試験　253
輸液過剰　224
輸液管理　219
輸血　220
ユニバーサルマスク　46

### よ

溶接工肺　330
溶接フューム　330
予防的全脳照射　419

### ら

ライノウイルス　31
ラジアル型 EBUS　413
ラパマイシン標的蛋白質
　481
ランゲルハンス細胞組織球症
　483

### り

リウマチ結節　333
理学療法　407
罹患後症状　43
リクルートメント手技　222
リツキシマブ　306

### 利尿薬　211
粒子線治療　348
粒状影　333
良性石綿胸水　326
良性肺腫瘍　453
両側性胸水　370
両側肺門縦隔リンパ節腫脹
　289
臨床的寛解　239
リンパ球性間質性肺炎　483
リンパ行性転移　448
リンパ浮腫　481
リンパ脈管筋腫症　354,
　356,　479

### る

類上皮細胞肉芽腫　287

### れ

レジオネラ属　64
レジオネラ肺炎　65
レシピエント　489
レスピラトリーキノロン
　62,　67
レテルモビル　131
レムデシビル　45
レレバクタム・イミペネム・
　シラスタチン　93
連続性ラ音　221

### ろ

労作時呼吸困難感　137
漏出性胸水　369

### わ

ワクチン　89
ワクチンで予防できる疾患
　39
ワルファリン　216

499

## A

A-aDO$_2$　398
AA アミロイドーシス　313
ACE2　41
ACO（asthma and COPD overlap）　1，138
acquired immunodeficiency syndrome（AIDS）　118
acute eosinophilic pneumonia（AEP）　252
acute interstitial pneumonia（AIP）　186
acute respiratory distress syndrome（ARDS）　32，41，69，219
A-DROP　57，59，67
air-fluid level　79
allergic bronchopulmonary aspergillosis（ABPA）　243
allergic bronchopulmonary mycosis（ABPM）　243
AL アミロイドーシス　313
ANCA 関連血管炎　191，263，303
ANCA 関連肺疾患　303
Aspergillus fumigatus　113

## B

BAL　406
balloon pulmonary angioplasty（BPA）　214，216
Berlin 定義　220
BHL　289
Birmingham Vasculitis Activity Score（BVAS）　265
Birt-Hogg-Dubé 症候群　152，356，483
BNP　221

BRAF/MEK 併用療法　323
BRAF$^{V600E}$ 変異　319
bronchiolitis obliterans（BO）　163
broncho-alveolar lavage fluid（BALF）　252
BVAS（Birmingham vasculitis activity score）　305

## C

CASPIAN　423
Centor score　51
chronic eosinophilic pneumonia（CEP）　253，257
chronic thromboembolic pulmonary hypertension（CTEPH）　214
CIRCI ガイドライン　223
clinical remission　239
CMV pp65 抗原検査　128
$CO_2$ ナルコーシス　400
community-acquired pneumonia（CAP）　73
Congo red 染色　312
constructive bronchiolitis　164
continuous positive airway pressure（CPAP）　381
COPD（chronic obstructive pulmonary disease）　1，135，144，158，399
COVID-19　40，194，407
COVID-19 のパンデミック　25
CPT-11　422
crazy-paving pattern　193，197
Creutzfeldt-Jakob 病　313
crunching　459
CTEPH　216

Cushing 症候群　468
CYP2C19 遺伝子多型　114

## D

deep vein thrombosis（DVT）　213
diffuse alveolar damage（DAD）　41，187，191，220，342，404
diffuse alveolar hemorrhage（DAH）　191
directly observed therapy（DOT）　98
DOAC　216
DPP4　42
drug lymphocyte stimulation test（DLST）　344
D-ダイマー　214

## E

EBUS-TBNA　14，413
ECMO　46，69，189，219，223，407
Ehlers-Danlos 症候群　356
expert consensus statement　11
extrapleural pneumonectomy（EPP）　364

## F

FABA（fast-acting $\beta_2$ agonist）　238
FISH 法　9
FLCN 遺伝子　152
fungus ball　112

## G

GABHS 咽頭炎　48，52
GM-CSF　196
Goodpasture 症候群　192

GVHD（graft versus host disease）　490

## H

halo sign　112
Hamman 徴候　459
hereditary hemorrhagic telangiectasia（HHT）　226
high flow nasal canula oxygen therapy（HFNC）　222
hospital-acquired pneumonia （HAP）　73，90
human immunodeficiency virus（HIV）　118

## I

IASLC ATLAS　10
ICS　3
idiopathic interstitial pneumonias（IIPs）　180
idiopathic pulmonary fibrosis （IPF）　181
IHC 法　10
IL-5　255
immune checkpoint inhibitor （ICI）　440
IMpower133　423
intensity modulated radiation therapy（IMRT）　366
interferon gamma release assay（IGRA）　97
invasive positive pressure ventilation（IPPV）　222
I-ROAD スコア　92
ISHAM コンセンサス基準　246

## J

JECS（Japan Efficiency CT Screening）　19

## K

Kerley B ライン　221，253

## L

LABA　3，139，273，339
LAMA　3，139，273
Langerhans 細胞組織球症　318
latent tuberculosis infection （LTBI）　96
long COVID　43
Loop-mediated isothermal amplification（LAMP）法　66
lymphangioleiomyomatosis （LAM）　479

## M

*M. avium*　103
*M. intracellulare*　103
Macklin 効果　458
MARS2 試験　359
MART 療法　235
mean PAP　202
MERS　40
mitogen-activated protein kinase（MAPK）経路　319
Morvan 症候群　468
MPO-ANCA　265
MRSA 感染のリスク　92
MSI-High　471
mTOR　481
mTOR 阻害薬　482
multiple organ dysfunction syndrome（MODS）　220
*Mycobacterium abscessus*　106
*Mycobacterium kansasii*　107

*Mycobacterium tuberculosis*　95

## N

NELSON（Nederlands-Leuvens Longkanker Screenings Onderzoek）　16
NGS　9
NLST（National Lung Screening Trial）　16
noninvasive positive pressure ventilation（NPPV）　222，384，388，397
noninvasive ventilation（NIV）　212
nontuberculous mycobacteria （NTM）　101
NPPV　189，219，401，407
nursing and healthcare-associated pneumonia （NHCAP）　73，83

## O

oligometastases　449

## P

PDE-5 阻害薬　206
PD-L1 検査　411，440，441
percutaneous endoscopic gastrostomy（PEG）　75
PE 療法　418
PF-ILD　334
PHEIC　40，42
PLCO（Plostate-Lung-Colorectal-Ovarian study）　17
pleurectomy/decortication （P/D）　359
pneumocystis pneumonia （PcP）　118

501

prophylactic cranial irradiation
（PCI）　419

## Q

qSOFA スコア　58，67

## R

radiation induced lung injury
（RILI）　346
reactive airways dysfunction
syndrome（RADS）　336
Respiratory Syncytial（RS）
ウイルス　31

## S

SABA　140
SARS　40
shared decision making
（SDM）　434
SIQ Ⅲ T Ⅲ　214
social distancing　44

SOFA スコア　59
sPESI　215
stiff person 症候群　468

## T

talc poudrage pleurodesis
377
talc slurry pleurodesis　377
Th1 細胞型免疫応答　287
TMB-High　471
TNM 分類　361
TNM 分類第 9 版　432
Treatable traits　238
TSC-LAM　481

## V

$V_{20 Gy}$　346
vaccine preventable diseases：
VPD　39

VATS（video-assisted
thoracoscopic surgery）
456
VEGF-D　481
ventilator-associated lung
injury（VALI）　188
ventilator-associated
pneumonia（VAP）　90
Virchow の 3 徴　213

## W

Westermark sign　214

## 数字・その他

$^{18}$F-FDG PET　291
2 型サイトカイン　232
3 つの密　43
Ⅰ型呼吸不全　221
Ⅲ型アレルギー　278
Ⅳ型アレルギー　278
$\beta$-D-グルカン　128

本書籍の訂正などの最新情報は，当社ホームページ
(https://www.sogo-igaku.co.jp) をご覧ください．

最新ガイドラインに基づく
呼吸器疾患 診療指針 第6版

| 2004年12月31日発行 | 第1版第1刷 |
| 2024年12月25日発行 | 第6版第1刷© |

編　集　弦間昭彦

発行者　渡辺嘉之

発行所　株式会社　総合医学社
〒101-0061　東京都千代田区神田三崎町1-1-4
電話 03-3219-2920　FAX 03-3219-0410
URL：https://www.sogo-igaku.co.jp

Printed in Japan　　　　　　　　　　　　　　　日本ハイコム株式会社
ISBN978-4-88378-467-7

・本書に掲載する著作物の複製権・翻訳権・上映権・譲渡権・公衆送信権（送信可能化権を含む）は株式会社総合医学社が保有します．
・　＜出版者著作権管理機構 委託出版物＞
本書の無断複写は著作権法上での例外を除き禁じられています．複写される場合は，そのつど事前に，出版者著作権管理機構（電話 03-5244-5088，FAX 03-5244-5089, e-mail：info@jcopy.or.jp）の許諾を得てください．

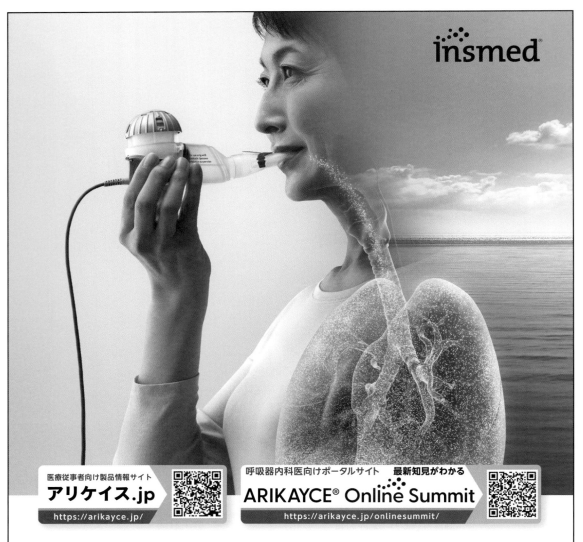